天津科技出版基金资助项目

3D 图像处理——技术与临床应用

主　　编：D.Caramella
　　　　　C.Bartolozzi
主　　译：于铁链　吴　天
主译助理：李　东　张　翔
主　　审：廉宗澂
参 译 者：（按姓氏笔画排序）
于长鹿　于铁链　王小玲　王文红
叶兆祥　闫建华　孙浩然　李　东
李建龙　吴　天　张　翔　陈　东
赵　杰　康立清

天津科学技术出版社

Translation from the English language edition:
3D Image Processing edited by D.Caramella and C. Bartolozzi

著作权合同登记号:图字:02-2004-104

图书在版编目(CIP)数据

3D 影像处理:技术及临床应用/(意)卡拉梅尔(Caramella.D.),(意)巴托洛兹齐(Bartolozzi,C.)著;于铁链,吴天译.—天津:天津科学技术出版社,2008

书名原文:3D Image Processing

ISBN978-7-5308-4188-2

Ⅰ. 3… Ⅱ.①卡…②巴…③于…④吴… Ⅲ.医学图像—图像处理 Ⅳ.R445

中国版本图书馆 CIP 数据核字(2006)第 096478 号

责任编辑:袁向远
责任印刷:王　莹

天津科学技术出版社出版
出版人:胡振泰
天津市西康路 35 号　邮编 300051
电话(022)23332399(编辑室)　(022)23332393(发行部)　(022)27217980(邮购部)
网址:www.tjkjcbs.com.cn
新华书店经销
廊坊市海涛印刷有限公司印刷

开本 787×1092　1/16　印张 24.25　字数 585 000
2008 年 8 月第 1 版第 1 次印刷
定价:260.00 元

序　言

近年来，计算机技术在放射学领域内的应用，与在其他医学领域内的应用相比，取得了令人瞩目的重大进步：数字化诊断图像的采集、显示和处理技术已经使放射学实践发生了革命性的变化，同时也引起了其他医学专业学者的兴趣，推动了这些专业的发展。

特别应指出的是，诊断图像的后处理和3D重建技术的出现，不仅仅是为了满足放射学医生的审美要求，它们已经成为显示复杂解剖结构、从形态和功能上理解病理改变的不可缺少的工具。当新一代横断层面成像技术使容积性图像数据量急剧增加时，它们的作用将更加突出。

同样，临床医生对放射学的要求也有了相应的变化。如今，临床医生不只是需要“单纯的”放射学诊断和一系列源图像，也需要得到重建图像以便能更好地理解病变、选择合适的治疗方案和准确地制定手术计划。

本书是由世界范围内站在本领域前沿的专家所著，提供了有关3D图像处理的翔实、最新进展的信息，包括技术方面的介绍和对主要临床应用方面的深入分析。最后几章重点讨论了放射学科具有挑战性的新领域内的进展：功能成像和计算机辅助手术。

我们和所有作者都殷切地希望本书能够满足那些对这一重要领域有浓厚兴趣的读者的需要。

最后，我们谨向《医学放射学》系列专著主编Albert Baert教授致以深深的敬意，对为本书的写作花费了大量时间并付出了艰辛努力的所有作者表示诚挚的感谢！

Pisa

DAVIDE CARAMELLA
CARLO BARTOLOZZI

前　　言

近年来,计算机技术在医学影像学领域内的应用已经对传统放射学实践产生了巨大的冲击。现在,我们几乎能毫无障碍地对所获得的数字化放射学信息进行处理、显示和传输。

本书着眼于向读者提供我们所了解的关于3D成像和影像虚拟再现技术在临床诊断中应用潜力的最新信息,这方面的知识为目前所期盼。我们欢迎本书参与构成《医学放射学》系列专著,该系列专著旨在涵盖现代放射诊断学临床成像技术的所有重要方面。

主编和所有作者致力于使本书不仅包括数字成像的理论基础方面的知识,也包括了这些新方法的临床应用价值方面的信息。因此,本书将不仅能引起放射学医生的兴趣,而且也能引起外科医生的兴趣。

Davide Caramella和Carlo Bartolozzi多年来一直致力于数字放射学技术方面的研究,Pisa大学的放射学部是研究这种新技术的潜在临床应用价值的开拓者。他们出色的学识和专业特长使他们能够联合一批具有国际知名度的数字成像方面的专家作为本书的作者。我对他们的这部内容丰富、图表精美的杰作表示诚挚的祝贺。

我相信,本书将与系列专著的前几卷一样,获得成功。

Leuven　　　　　　　　　　ALBERT L.BAERT

序

由于铁链、吴天等14位中青年专家翻译，经廉宗澂教授审阅的译著——《3D图像处理——技术与临床应用》，在天津科学技术出版社的大力支持下正式出版。我欣然接受为此译著作序，表示我的祝贺。

众所周知，现代成像技术，包括CT、MRI、ECT与超声成像都是数字化的断层图像。应用计算机图像处理，可使这些断层图像重组，构成三维图像，改变了断层图像的显示方式。三维图像虽并未增加断层图像的诊断信息，但扩大了图像的功能与应用价值。三维图像可立体地显示复杂的解剖结构，直观地显示病变与邻近解剖结构之间的空间关系，为临床医生提供他们所熟悉与需要的显示方式。在计算机辅助影像引导系统的指引下进行手术更为准确、安全。虚拟现实技术与导航技术可在根据病人个体数据建立的仿真模型上设计与练习手术，可提高手术的准确性与安全性，并为教学实践提供新型教具。当今医学影像设备及技术和计算机技术发展迅速。以CT为例，128层的CT装置已应用于临床，其空间分辨力与时间分辨力、层厚与扫描范围都有极大的改善。三维图像处理不仅能够充分利用由此获得的丰富信息，同时也能减轻对数以百计、甚至千计的多帧横断层面图像进行解读所带来的负担。因此，三维图像处理提高了医学影像的功能和信息资源的利用，扩大了医学影像学的应用范围。本书为读者提供了一部三维图像处理的基本原理、基本技术以及临床应用和展望的参考资料，将有助于读者了解三维图像处理的相关知识并开阔观察影像学前景的眼界。

本书是《医学放射学百科全书》续篇《医学放射学》中的一卷。由意大利Pisa大学放射学专家D.Caramella和C.Bartolozzi任主编。他们组织欧、美、亚三大洲的11个国家78位在国际上享有声望的数字成像权威学者编写此书，因此具有相当高的权威性。

译者都工作在第一线，在繁忙的医教研工作中为完成此译著付出了辛勤劳动，而来自不同国家的众多作者写作风格不同，文字表达亦异，给翻译工作带来相当多的困难。他们的精神值得敬佩。我对原著与译稿进行了浏览，感到译著忠实于原著，文字流畅不生硬，可读性强。还值得一提的是，书中新的名词、术语较多，有的目前尚无规范译名，译者均在中文名词术语后面附有英文原文以供读者参考与探讨。

相信本译著会引起医学影像学医生、工程技术人员和临床医生，特别是外科医生的兴趣，并对促进三维图像处理技术与临床应用的发展发挥很好的作用。

吴恩惠

中文版前言

影像数据的采集、显示和处理技术的进步,正深刻改变着医学影像学的临床实践。影像后处理和3D重建技术已经成为"显示复杂解剖结构、从形态和功能上理解病理改变的不可缺少的工具"。掌握和充分利用新的影像数据处理技术,已成为放射科医生面临的迫切需要解决的任务。

本书是大型系列专著《Medical Radiology》中的一卷,两位主编和来自十几个国家的作者都是世界范围内该领域的知名专家。全书分为三部分:技术、临床应用和特殊专题。第一部分包括数据采集、3D图像处理和图像融合技术的基本原理;第二部分介绍了电子脑图谱、仿真内镜检查和3D成像的临床应用经验,对这些技术的优势与不足和应用潜力进行了客观评估;第三部分重点讨论了具有挑战性的新进展——功能成像、虚拟现实技术的基本原理和计算机辅助手术临床应用的初步经验和潜力。

为了学习和借鉴国外先进技术和经验,在著名的影像医学家吴恩惠教授的鼓励和支持下,我们组织中青年影像学专家和专业骨干翻译了本书。译文得到廉宗澂教授的审阅,又邀请吴恩惠教授作序。在此,我们对他们表示衷心感谢!由于原著作者来自不同的国家,文字表达不尽一致,加之译者的专业与外语水平的限制,虽经努力,但译文中不当之处实属难免,恳请读者赐教、指正。

感谢天津医科大学总医院放射科主任张云亭教授、白人驹教授给予的支持和帮助。感谢原GE公司张华先生对译稿提出的宝贵意见。感谢天津医科大学总医院放射科郭宏工程师和研究生范丽娟、王瑞敏、李英、刘淑香、殷小会等在文字处理、编辑、校对方面给予的帮助。

于铁链　吴　天

2006年2月

目 录

技　术

1 超声图像采集

RICCARDO LENCIONI,MARZIO PERRI,DANIA CIONI

目录

1.1 引言

虽然3D超声近来得到大力推广,但与CT和MRI的3D重建相比，还是一种比较新的方法。超声具有独特的品质,包括实时成像、生理学指标测量、无电离辐射和无创性。超声图像质量的提高得益于日渐成熟的计算机技术,目前已有几种能产生3D图像的超声系统投入使用。

自1961年以来，超声容积成像就引起了学术界的兴趣。当时,BAUM和GREENWOOD将采集到的人眼眶的系列平行超声图像进行连续叠加,产生了3D显示(BAUM和GREENWOOD 1961)。20世纪70年代早期,工业界也对3D超声成像产生了兴趣。1974年,Kretztechnik集团开发了一种圆柱形换能器，在一只鼓上固定了25个换能单元以获取3D图像。这种装置能完成由25个平行层面组成的容积扫描。随后的进展是一种更为方便的轴向辐射换能器(end-fire transducer),做扇形扫描。然而,当时的显示和存储技术不适应3D超声成像的要求。1989年在巴黎举行的法国放射学会议上,Kretztechnik集团展示了第一台商用的称为3D Voluson技术的超声系统。仅在最近几年,随着计算机技术及显示技术的长足进步,才使3D超声具有临床实用价值。如今,3D超声成像在几秒钟内就可以在一幅图像上显示出整个容积的信息(BRANDAL等1999)。3D超声的实用性将取决于它能否表现出等同于或超过2D超声的能力,包括实时显示能力和交互性。

本章,我们将回顾研究人员在开发3D超声成像系统的过程中曾使用过的各种方法,将目前3D超声图像产生过程分为三个步骤:数据采集、数据处理和重建、数据的可视化。

R.LENCIONI, MD, M.PERRI, MD, D.CIONI, MD
Diagnostic and Interventional Radiology, Department of Oncology, Transplants, and Advanced Technologies in Medicine, University of Pisa, Via Roma 67, 56100 Pisa, Italy

1.2 数据采集

现已研制出多种技术来获取一系列超声图像,并最终将其重建为3D图像。在此过程中,采集系列图像是关键的步骤,原因主要有两个:第一,由于采集的系列断层图像将用于合成3D图像,所以要准确知晓被采集层面的几何方位,以避免重建时失真,而且必须能快速采集以避免病人运动;第二,控制换能器或控制换能器空间定位的机械装置不能影响超声检查的操作。为了满足这些要求,研究人员提出很多解决方案。目前3D数据采集系统的主要类型有:①机械扫描系统;②轨迹追踪手持系统(tracked freehand system);③无轨迹追踪手持系统(untracked freehand system);④2D换能器阵列。

1.2.1 机械扫描系统

机械扫描系统是将一种商用的线状或环状换能器阵列安装在一种机械装置上,换能器在受计算机控制的发动机驱动下,做非常精确的运动。现已开发的这类机械装置有两种:外固定驱动换能器(external transducer fixation drive device)和最近开发的整合容积换能器(integrated volume transducer)。

外固定驱动换能器代表第一代机械扫描系统。在该系统中,换能器被牢牢安装在一个特殊的外装置(即机械臂)上,并在扫描时实现精确运动。将该装置固定于身体某处,其发动机驱动换能器在可控范围内以拟定的方式扫描整个容积。该系统可以针对被扫描平面,对换能器高准确度定位。它曾应用于血管(DOWNEY和FENSTER 1995a)、前列腺(DOWNEY和FENSTER 1995b)和产科(STEINER等1994)的检查中。但由于这种换能器受到笨重的机械装置的限制,而且可能对一般超声检查造成妨碍,故没有应用于临床。为了克服这些缺点,整合容积换能器问世了。

整合容积换能器由一个安装在手持装置上的常规环状阵列换能器组成,在由计算机控制的发动机系统驱动下,换能器能做平移或旋转运动。整合容积换能器通过采集一系列方位略有不同的层面获得容积资料。每扫描一层后,换能器由步进发动机控制移向下一个位置。通过这种方法,使层与层之间的相对角度确切可知,从而消除最终合成图像时的失真。整合容积换能器较标准换能器略大,但它可在很大程度上消除外置传感器带来的准直和准确度不佳的问题。因此,操作者能够像在常规2D超声系统上一样使用换能器,仅需要在图像采集过程中使探头固定。产科检查只需几秒,心脏门控(cardiac-gated)检查也仅需1min左右。可以快速采集和重建容积信息且无配准伪影(registration artifact)。这种系统的视野相对较小,对小解剖结构成像没问题,但对较大解剖结构成像则有明显局限性。现已生产出经腹探头和腔内探头的整合容积换能器。据报道,这种方式的设备已被用于以下几种检查:腹部(HAMPER等1994)、前列腺(ELLIOT等1996;TONG等1996;HAMPER等1999)、心脏(DE CASTRO等1998)和产科检查(NELSON等1996;JOHNSON等2000)。这种系统还有一项特殊应用,即使用一个安装在导管末端由发动机驱动的旋转换能器,将其导入血管进行血管内成像(KLEIN等1992;THRUSH等1997),沿血管回撤导管和换能器的同时,获取用于重建3D图像的一系列2D图像。

不同类型用于3D成像的机械装置可分为三种基本运动形式:线性运动、倾斜运动和旋转运动(FENSTER和DOWNEY 2000)。

线性扫描:要求换能器在步进发动机驱动下沿病人皮肤表面做线性运动,获得一系列相互平行的2D图像(图1.1)。这些2D图像是按规律的、能确保合适解剖采样的空间间

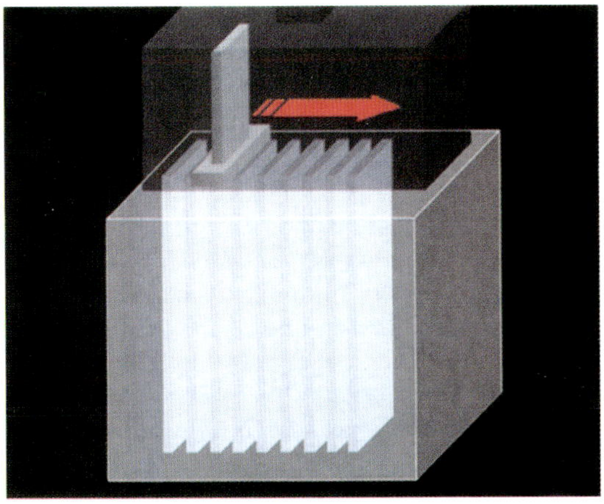

图1.1 线性扫描 换能器在病人感兴趣区皮肤表面呈线样平移，采集一系列平行的2D图像，然后重建成3D图像

隔进行采集的。由于2D图像是平行的，且采样空间间隔是预设好的，所以大多数重建参数都可以预先计算，使重建时间缩减。使用这种方法，可以在一次线性扫描结束后立即得到容积图像。

倾斜扫描：换能器扫描面倾斜，按预设的角度间隔进行数字化成像（图1.2）。这种方法的主要优势在于扫描设备通常很小，易于手控操作。该方法的主要问题是所获2D图像是扇形排列的，因此随着扫描深度的增加，层面间隔增大，分辨率下降。

旋转扫描：换能器围绕与换能器阵列垂直的轴旋转（图1.3），通过探头匀速旋转采集一系列2D B型图像，得到能够重建3D图像的数据。但随着与旋转轴之间的距离变远，采样距离随之增加，分辨率下降。另外，数字化的图像沿着旋转轴相交，以至于任何轻微运动都会造成3D图像的中心出现伪影。

1.2.2 轨迹追踪手持系统

手持操作方法非常引人注目，因为换能器可以自由移动，不受任何装置的限制，与标准的超声检查方式一样。使用轨迹追踪手持系统，操作者手持由换能器和位置感受器组

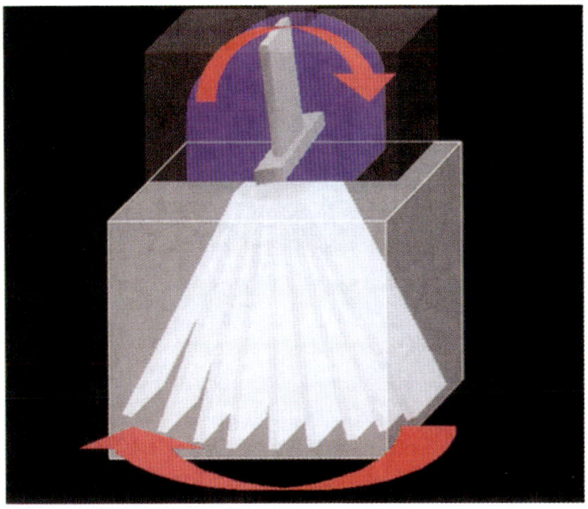

a

b

图1.2 a，b 倾斜扫描 a 换能器扫描面倾斜，采集2D图像，并用于重建容积图像。b 经直肠的换能器也可使用倾斜扫描方法。换能器沿其长轴旋转。该方法用于前列腺的3D超声成像

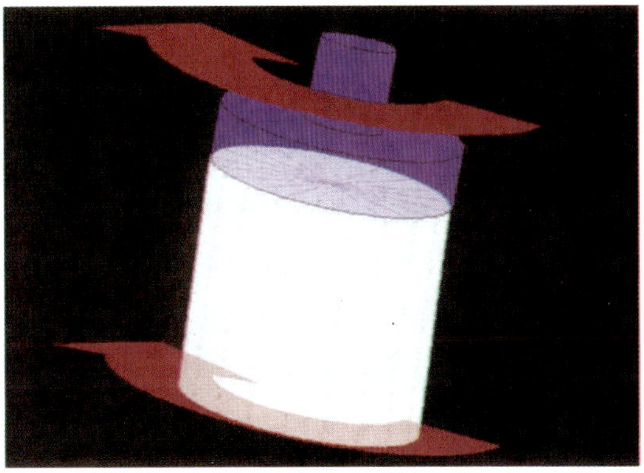

图1.3 旋转扫描 换能器沿着与换能器阵列垂直的轴旋转，3D图像资料是通过探头匀速旋转采集一系列2D B型图像而得到的

成的装置，对检查部位进行扫描。采集2D图像时，将轨迹追踪装置连于探头上，以监测超声换能器的空间位置和方向。轨迹追踪装置的体积和重量不大，不会影响换能器的移动，也不会影响医生的活动或惯常的工作程序。该系统具有灵活性，可选择最佳成像层面进行容积采样，获取数据。此外，它不需要复杂的、专用的3D探头，即无需由一种机械装置驱动换能器扫描预定的采集区。轨迹追踪手持系统有两种主要类型：声学追踪和磁场追踪。

声学追踪利用固定在换能器上的声发射器和一些小传声器来检测声波。这些传声器必须安置于病人上方的不同方位上，并且与声发射器足够贴近，以能检测到声脉冲。当操作者移动探头时，声发射器被快速连续通电，产生可被传声器检测到的声波。测量声脉冲从每个声发射器到每个传声器的传播时间，并根据环境条件进行校正，从而确定换能器和超声图像在传声器阵列所确定的坐标系统中的位置。超声系统记录下来的触发信号用于协调图像和位置数据。因此，当探头自由移动时激活了声发射装置，由此换能器的位置和方向被连续监测，同时得到实时采集的图像和位置信息（KING等1990；OFILI和NAVIN 1994）。声学追踪系统的一个缺陷是感受器（传声器）与超声探头之间需要一条直接视线。而磁场追踪系统，在扫描时对换能器的放置位置无任何限制，该系统允许换能器自由移动，可在一个或多个声窗中采集任意方向的2D图像。

磁场追踪是一种较新的轨迹追踪手持技术，它利用磁性定位器测量换能器的空间位置和角度。目前认为这是最成功的轨迹追踪手持技术。该系统包括一个磁场发生器（发射器），一个微型磁感应器（接收器）和一个系统控制单元（图1.4）。

接收器很小，直接固定在超声扫描头上。因体积较小，不会妨碍常规临床超声扫描。发射器常固定在检查床上，发射三个正交磁场。控制单元测量和比较接收器所测得的三个磁场的相对强度。测量结果用于计算出接收器相对于发射器的位置和方向（图1.5）。

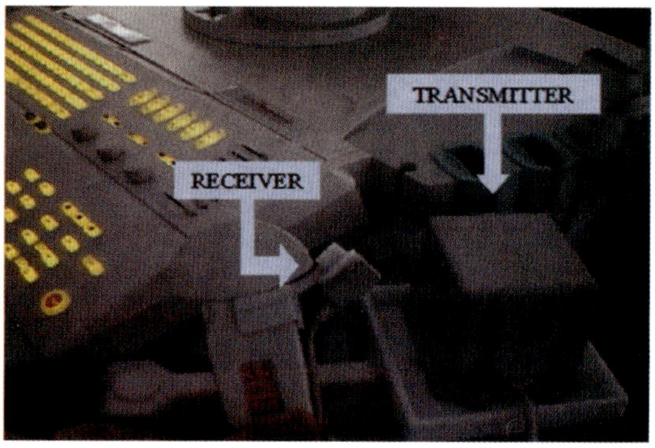

图1.4　磁场追踪系统　系统组件包括一个磁场发生器（发射器）和一个固定在探头上的磁感应器（接收器）

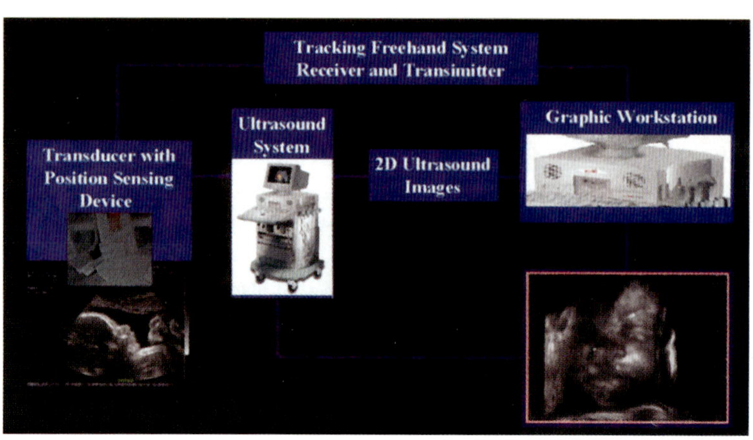

图1.5　3D磁场追踪系统图　磁场追踪系统在连续采集数字化2D超声图像的同时，获取这些图像的位置和方向信息。数据传送到图像处理工作站进行3D处理（承蒙ESAOTE许可，转载该照片）

为了获得准确的3D重建图像，必须尽量减少电磁干扰，发射器要尽量靠近接收器，而且附近不应有铁质或高传导性的金属物存在（KELLY等1994；DOWNEY等2000）。磁场追踪系统可以用于标准的和腔内换能器。这些系统已成功用于胎儿（KELLY等1994；PRETORIUS和NELSON 1994）和血管（HODGES等1994）的3D成像中。最近，适用于血管内换能器的微型磁场位置感应器的研发已有进展。

1.2.3　无轨迹追踪手持系统

无轨迹追踪手持系统不需要在探头上附加任何装置。要求操作者移动换能器时动作要一致、稳健，以稳定的速度做线性移动或角度的改变。这样才能以规律的、能保证合适的解剖学采样的空间间隔采集2D图像。尽管这种方法对于使用者来说很有吸引力，但因为图像质量依赖于换能器的移动是否匀称，因而极不稳定。此外，几何学测量（距离、体积、面积）也不精确。这些弊端使该系统失去使用价值，在任何情况下都不适合于完成准确的临床检查。

1.2.4　2D换能器阵列

2D换能器阵列代表着3D超声采集的最佳方法。这种阵列是由大量单元以行和列方式排列组成矩阵，在理论上，可以在3D空间中不受限制地进行扫描。不用移动换能器就能产生容积图像。这种阵列产生金字塔形或圆锥形超声脉冲并实时处理回声获取3D信息，虽然期望2D换能器阵列取代整合机械扫描换能器或其他的位置-传感换能器，但是它目前仍处于研究阶段。研究人员已描述了几种2D阵列系统（TURNBULL和FOSTER 1992；TURNBULL等1992），其中Duke大学研发的可进行实时3D心脏超声成像的系统最先进，已经用于临床（VON RAMM和SMITH 1990；SMITH等1992；LIGHT等1998）。目前2D换能器阵列使用中的最主要问题是系统的复杂性，即要求复杂的软件和强大的计算机运算能力。为了减少系统造价和复杂性，稀疏2D阵列（sparse 2D array）已经研制出来（DAVIDSEN等1994；DAVIDSEN和SMITH 1997）。此外，2D阵列换能器体积较小，因此视野相对较小，这可能限制了对大器官的成像（NELSON和PRETORIUS 1998）。

1.3　数据处理和重建

3D重建过程是指将一组数字化的2D图像组建成一幅3D图像。3D重建和处理系统对3D超声是最重要的，只有通过处理器、加速器和软件的频繁升级才能跟上快速发展的计算机技术。到目前为止，主要使用两种方法：3D表面模型（3D surface model）和基于体素的容积模型（voxel-based volume model）（DOWNEY等2000）。

1.3.1　3D表面模型

3D表面模型是通过在结构与背景之间形成界面的形式输出目标结构。该方法需要对采集到的每幅2D图像中目标结构特征进行分类和分割（segmentation）。操作者在2D图像中以手工或自动计算的方法勾绘出感兴趣区的边界。此外，这些边界还可通过指定某一数值或颜色的方法与邻近组织相区别，从而得到一个解剖学3D表面模型。这种技术的主要优势在于减少了3D数据量，仅仅包括一些边界或结构信息，而且不同结构之间对比也人为地增大了。这种方法的主要局限性在于分割数据处理（segmentation data process）。事实上，对超声数据的准确分割虽然是高质量再现（rendering）的必要程序，但它还是个难题，因为到目前为止，尚无高性能的自动分割系统可用，而人工分割则太冗长耗时。因此这种3D超声图像重建方法尚未用于临床。

1.3.2 基于体素的容积模型

基于体素的容积模型是3D重建技术中最常用的方法。该方法通过将每幅2D图像放到3D容积中最适当的位置来产生容积图像。该方法在3D重建过程中保留了所有的原始信息,即允许使用各种再现技术重复观察3D图像。使用基于体素的容积模型时,操作者可以在获得原始数据后,选择最合适的再现技术。而且,这种方法允许使用分割和分类算法测量容积和节段边界或做各种基于容积的再现操作。这种方法的主要局限性在于它产生巨大数据文件,要求大容量的计算机存储器,且3D重建过程较慢。

1.4 数据的可视化

容积一旦产生,就可以使用任何3D显示和再现软件进行交互性观察。在3D超声的发展和使用中,3D数据的显示技术是一个重要的部分,迄今为止主要使用三种方法:表面再现(surface rendering)、多平面重建(multiplanar reconstruction,MPR)和容积再现(volume rendering,VR)。

1.4.1 表面再现

表面再现是最常用的3D显示技术。在表面再现中,组织结构或器官表面被勾绘出来。表面可以用手工或计算机自动产生。手工分割方法可得到最准确的表面,但对操作者来说是件冗长费力的工作。遗憾的是,目前仅需操作者做简单辅助工作的自动分割法还不能保证在大量的应用中总能准确地产生出表面。使用这种方法,用线框或网格表现出边界,而表面被涂上适当颜色和纹理,代表解剖结构的表面形态(FENSTER和DOWNEY 2000;DOSNEY等2000)。心脏(RANKIN等1993;WANG等1994)和胎儿(NELSON和PRETORIUS 1992;KELLY等1994;LEE等1995)的3D超声研究代表了这项再现技术的主要临床应用。

1.4.2 多平面重建

已研发出两种不同的MPR技术:断面显示(section display)和纹理贴图(texture mapping)。

断面显示是使所得到的容积扫描数据在三个正交平面上进行多断面显示,即采集平面、横断或矢状重建平面和C-平面(平行于换能器表面的平面)。计算机用户界面工具允许操作者旋转和再定位这些平面,因此可以观察整个容积数据。这项技术易于操作,且3D重建时间短,已广泛应用于临床(HAMPER等1994)。

第二种技术称为纹理贴图,它将3D图像作为一个多面体来显示,每个面上显示出合适的解剖纹理。可以在任何方向上交互式地将成像容积切割成断层图像(cross-sectional image),观察被重建的结构。这种再现方法能以一种易于理解的方式显示出整个容积的空间关系(FISHMAN等1991;TONG等1996)。

1.4.3 容积再现

VR方法是将体素直接映入屏幕,而不用几何学图元。该方法要求每次再现一幅图时均需使用全部采样数据。VR算法很有吸引力,它显示的图像综合了数字化容积中的所有数据。最常用的能够产生高质量图像的容积显示算法是射线投影法(ray-casting)。射线投影法是将2D的射线阵列投射到3D图像上,然后沿每条射线检测出体素暗度和透明度值,乘以系数后,集合得到欲要的再现结果。依算法如何处理每条射线所遇到的每个体素,产生出多种视觉效果。最大强度投影(maximum intensity projection,MIP)和最小强度投影(minimum intensity projection,MinIP)是射线投影法的两种形式，当射线通过数据容积时只有最大(或最小)值的体素被保留下来。这些技术简单易行,并能够在多种临床应用中产生较高质量的图像（PRETORIUS和NELSON 1994;NELSON 和 PRETORIUS 1998;FENSTER和DOWNEY 2000)。因此,VR是以一种半透明的方式显示解剖结构，即模拟光线在半透明介质中的传播。显然,如果图像中含有复杂的软组织结构，即使增加深度或立体视觉效果,分辨起来也很困难。所以,这种再现方法最适合显示简单的解剖结构，在图像中没有或去除杂乱的结构最好。VR具有良好的使用效果，特别是对显示胎儿(PRETORIUS和 NELSON 1995;NELSON 等 1996;BABA 等 1997,1999)和心血管解剖(SALUSTRI等1995;MENZEL等1997;KASPRZAK等1998)。

参考文献

Baba K,Okai T,Kozuma S (1997) Real-time processable three-dimensional US in obstetrics.Radiology 203:571–574

Baba K,Okai T,Kozuma S (1999) Fetal abnormalities:evaluation with real-time-proces sable three-dimensional US:preliminary report.Radiology 211:441–446

Baum G,Greenwood I (1961) Orbital lesion localization by three dimensional ultrasonography. NY State J Med 61: 4149–4157

Brandal H,Gritzky A,Haizinger M (1999) 3D ultrasound:a dedicated system.Eur Radiol 9:S331–S333

Davidsen RE,Smith SW (1997) A two-dimensional array for B-mode and volumetric imaging with multiplexed electrostrictive elements.Ultrason Imaging 19:235–250

Davidsen RE,Jensen JA,Smith SW (1994) Two-dimensional random arrays for real time volumetric imaging.Ultrason Imaging 16:143–163

De Castro S,Yao J,Pandian NG (1998) Three-dimensional echocardiography:clinical relevance and application.Am J Cardiol 18:96G–102G

Downey DB,Fenster A(1995a) Vascular imaging with a three-dimensional power Doppler system.AJR 165:665–668

Downey DB,Fenster A (1995b) Three-dimensional power Doppler detection of prostatic cancer.AJR 165:741

Downey DB,Fenster A,Williams JC (2000) Clinical utililty of three-dimensional US. Radiographics 20:559–571

Elliot TL,Downey DB,Tong S (1996) Accuracy of prostate volume measurements in vitro using three dimensional ultrasound. Acad Radiol 3:401–406

Fenster A,Downey DB(2000) Three-dimensional ultrasound imaging. Annu Rev Biomed Eng 2:457–475

Fishman EK,Magid D,Ney DR (1991) Three-dimensional imaging.Radiology 181:321–337

Hamper UM,Trapanotto V,Sheth S (1994) Three-dimensional US:preliminary clinical experience.Radiology 191:397–401

Hamper UM,Trapanotto V,DeJong MR(1999) Three-dimensional US of the prostate: early experience.Radiology 212:719–723

Hodges TC,Detmer PR,Burns PH(1994) Ultrasonic three-dimensional reconstruction: in vivo and in vitro volume and area measurement.Ultrasound Med Biol 20:719–729

Johnson DD, Pretorius DH, Budorick NE(2000) Fetal lip and primary palate: three-dimensional versus two-dimensional US.Radiology 217:236–239

Kasprzak JD, Salustri A, Roelandt JR (1998) Three-dimensional echocardiography of the aortic valve: feasibility, clinical potential, and limitations.Echocardiography 15: 127–138

Kelly IG, Gardener JE, Brett AD (1994) Three-dimensional US of the fetus: work in progress.Radiology 192:253–259

King DL, King DL Jr, Shao MYC (1990) 3-D spatial registration and interactive display of position and orientation of real-time ul trasound images.J Ultrasound Med 9: 525–532

Klein HM, Gunther RW, Verlande M (1992) 3D-surface reconstruction of intravascular ultrasound images using personal computer hardware and a motorised catheter control.Cardiovasc Intervent Radiol 15: 97–100

Lee A, Kratochwil A, Deutinger J(1995) Three-dimensional ultrasound in diagnosing phocomelia.Ultrasound Obstet Gynecol 5: 238–240

Light ED, Davidsen RE, Fiering JO (1998) Progress in two-dimensional arrays for real-time volumetric imaging.Ultrason Imaging 20:1–15

Menzel T, Mohr-Kahaly S, Kolsch B (1997) Quantitative assessment of aortic stenosis by three-dimensional echocardiography.J Am Soc Echocardiogr 10:215–223

Nelson TR, Pretorius DH (1992) Three-dimensional ultrasound of fetal surface features. Ultrasound Obstet Gynecol 2:166–174

Nelson TR, Pretorius DH (1998) Three-dimensional ultrasound imaging.Ultrasound Med Biol 24:1243–1270

Nelson TR, Pretorius DH, Sklansky M (1996) Three dimensional echocardiographic evaluation of fetal heart anatomy and function: acquisition, analysis, and display.J Ultrasound Med 15:1–9

Ofili EO, Navin CN (1994) Three-dimensional and four-dimensional echocardiography, Ultrasound Med Biol 20:669–675

Pretorius DH, Nelson TR (1994) Prenatal visualization of cranial sutures and fontanelles with three-dimensional ultrasonography.J Ultrasound Med 13:871–876

Pretorius DH, Nelson TR (1995) Fetal face visualization using three-dimensional ultrasonography.J Ultrasound Med 14:349–356

Rankin RN, Fenster A, Downey DB(1993)Three-dimensional sonographic reconstruction: techniques and diagnostic applications.AJR 161:695–702

Salustri A, Spitaels S, McGhie J (1995) Transthoracic three-dimensional echocardiography in adult patients with congenital heart disease.J Am Coll Cardiol 26: 759–767

Smith SW, Trahey GE, von Ramm OT(1992) Two-dimensional arrays for medical ultrasound.Ultrason Imaging 14:213–233

Steiner H, Staudach A, Spinzer D(1994) Three-dimensional ultrasoud in obstetrics and gynaecology: technique, possibilities and limitations.Hum Reprod 9:1773–1778

Thrush AJ, Bonnett DE, Elliott MR (1997) An evaluation of the potential and limitations of three-dimensional reconstructions from intravascular ultrasound images.Ultrasound Med Biol 23:437–445

Tong S, Downey DB, Cardinal HN (1996) A three-dimensional ultrasound prostate imaging system.Ultrasound Med Biol 22: 735–746

Turnbull DH, Foster FS (1992) Simulation of B-scan images from two-dimensional transducer arrays.II.Comparisons between linear and two-dimensional phased arrays. Ultrason Imaging 14:344–353

Turnbull DH, Lum PK, Kerr AT (1992) Simulation of B-scan images from two-dimensional transducer arrays.I.Methods and quantitative contrast measurements.Ultrason Imaging 14:323–343

von Ramm OT, Smith SW (1990) Real time volumetric ultrasound imaging system.J Digit Imaging 3:261–266

Wang XF, Li ZA, Cheng TO (1994) Clinical application of three-dimensional transesophageal echocardiography.Am Heart J 128:380–388

2 CT图像采集:从单层到多层

MICHAEL MACARI and GARY ISRAEL

目录

2.1 引言

1972年,EMI将第一台CT扫描机应用于临床,当时是专为脑成像设计的,总扫描时间约25min,产生五幅80×80mm矩阵的图像。这种CT机就是现在所说的普通CT扫描机,曝光和平移进床交替进行(BRINK 1995)。普通CT扫描机曝光时X线管和探测器围绕静止状态的检查床和病人旋转360°。目前普通CT机X线管围绕病人旋转一周大约需要1s,再用1s将病人移动到Z轴下一个位置上。所以,这种系统的扫描效率约为50%(HU 1998)。普通CT的层厚和层间距是可以选择的,如果要增大Z轴的覆盖范围,层面准直或层间距就要增加,其结果是Z轴的分辨力随之下降。普通CT对临床医学实践产生了革命性的影响,但它很快就过时了。

CT技术的重要进步是1989年研发和使用的螺旋CT,它可以使病人的平移进床和X线曝光同时进行(KALENDAR等1990;BRINK 1995)。螺旋CT能在较短的时间内实现较大的Z轴覆盖范围。这减少了与病人运动、呼吸及肠蠕动有关的伪影,并可以使CT扫描在对比剂增强峰值时间内覆盖特定的解剖部位。除了噪声和层面敏感度轮廓(sensitivity profile)外,对于大多数参数而言,螺旋CT和普通CT的图像质量是等同的。两者差异的程度取决于螺旋扫描时的CT参数和重建算法(POLACIN等1992)。螺旋成像噪声更大一些。此外,由于检查床和X线管在扫描时同时运动,所以螺旋CT的层厚在采集过程中被增宽。实际层厚比选择的准直略大一些。层厚增宽的程度与螺距(pitch)有关,且受与层面准直以及与螺距有关的进床速度的影响。

CT技术的最新进展是多排探测器螺旋CT(图2.1)。现在多层CT扫描机可以在X线管每旋转一周就得到四个层面的信号,即采集数据的速度是单层扫描机的四倍。与单层螺旋CT相比,其数据采集速度更快,层面准直更薄,更利于对比增强检查。随着多层CT和图像工作站的发展,放射科医生不再局限于轴位观察(图2.2)。利用一次采集,就可以从任意方向(冠状位、矢状位、轴位或斜位)观察薄层(近似各向同性的体素)CT数据。熟悉这

M.MACARI, MD, G.ISRAEL, MD
Department of Radiology, Abdominal Imaging, NYU Medical Center, 560First Avenue, Suite HW 206 and 207, New York, NY 10016, USA

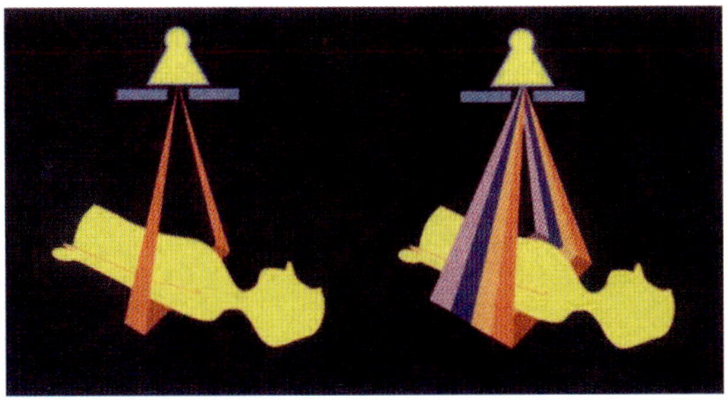

图2.1 单层采集(左)和多层采集(右)示意图 在多层采集中,X线管每旋转一周可以采集四个层面信号。可以更快地采集数据,覆盖更大的解剖范围和使用更薄的层面准直。(此图承蒙纽约大学医疗中心的David Naidich,MD许可使用)

种新技术及其能力,对于在新千年中优化放射学工作实践将是非常重要的(RUBIN等1996)。虽然单层扫描机可以满足很多临床应用的需要,但多层CT具有更多的优势。本章重点介绍从单层到多层CT成像技术的演变。

2.2 术语

1989年螺旋CT投入使用。使用当时的设备,在病人进床过程中,X线管每旋转一周可以采集一个层面的数据。1992年Elscint研发出双排探测器的螺旋CT系统,它允许X线管每旋转一周采集两层CT信息。1998年出现了X线管每旋转一周便可同时采集4层的螺旋CT系统。正如最近一篇关于多层CT系统术语的文章所指出,描述该技术的词汇很多,包括多排探测器CT(multidetector row CT,MDRCT)、多排螺旋CT(multi-row helical CT)、多排探测器螺旋CT(multidetector helical CT)和多层螺旋CT(multislice helical CT),结果造成了混乱(Silverman等2001)。不同机器装配的探测器元件是不同的,通用电气公司为矩阵探测器(matrix detector),西门子公司为自适应阵列探测器(adaptive array detector),但扫描架每旋转一周均能产生多层图像,因此多层CT应当是最合适的术语。很快,扫描架旋转一周可得到八层图像的CT系统也将出现。在本章中,多层螺旋CT将被用于描述这项技术,即X线管旋转一周产生多层CT图像。

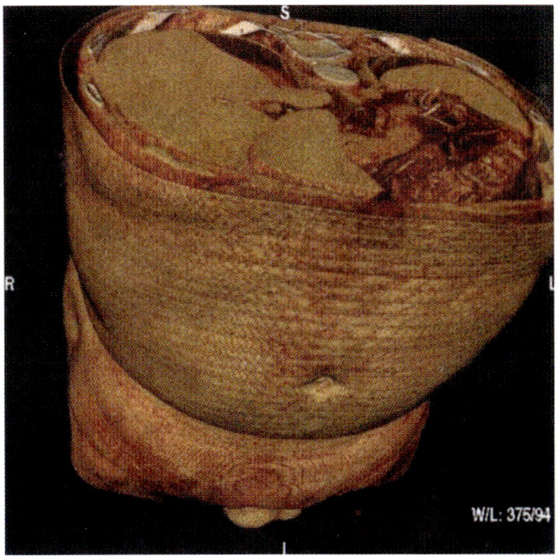

a

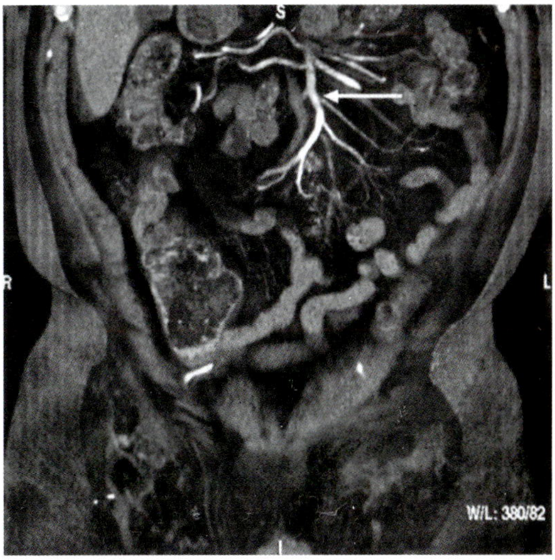

b

图2.2a,b 多层螺旋CT不再仅限于以轴位显示数据 a 多层螺旋CT采集的3D容积数据。b 冠状面观察肠系膜上动脉(箭),与图a来自同一组数据。当今的工作站可以从任意平面观察多层数据,能更好地诠释病变并显示给临床医生

2.3 单层CT和多层CT的根本区别

多层螺旋CT是指一种沿Z轴方向（病人方向）装备多排探测器的CT系统，这与传统螺旋CT系统中的单排探测器阵列完全不同(HU等2000)。不同厂家CT扫描机沿Z轴排列的探测器数目也不同(RYDBERG等2000)。我们使用的是通用电气公司的Light Speed和西门子公司的Volume Zoom两种机型。通用电气公司的Light Speed扫描机的探测器由16排连续排列的宽1.25mm探测器组成(矩阵探测器)，而西门子公司的Volume Zoom扫描机则由中间的两排1.0mm探测器和在其两侧排列的1.5mm、2.5mm和5.0mm探测器构成（自适应阵列探测器）。两种机型的探测器总宽度均为20mm。无论探测器的构型如何，两者均在X线管旋转一周时采集4层信号。两种系统的设计都有潜在的优势，在此不予讨论。多层CT系统比单层CT系统的主要优势在于扫描覆盖速度快，扫描时间短和可获取近似各向同性体素的显示。所有这些因素都是相互联系的，应依据临床指征，使用不同的多层技术来优化检查。

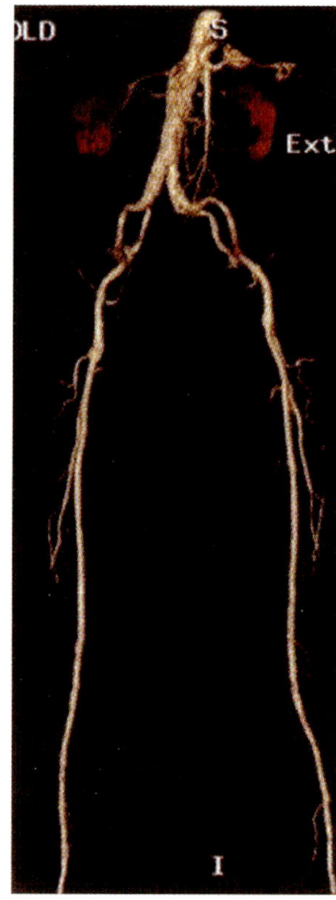

图2.3 多层CT血管造影，显示数据采集的速度和Z轴方向的覆盖范围。CTA容积再现显示上腹部的主动脉到腓骨远端的动脉血管。使用4×2.5mm的探测器配置，螺距1.5，X线管旋转速度0.5s/转(覆盖范围为3cm/s)，采集时间40s。短暂的扫描时间大大消除了呼吸和运动伪影，仅一次使用150ml碘对比剂即可完成检查

多层CT最主要的优势是采集速度的增加(图2.3)。其原因有两个：第一，与单排探测器系统的单层采集模式不同，多层CT扫描机在X线管每旋转一周时采集4层信号。例如，如果某次特定的临床应用要求5mm层厚，那么X线管旋转一周时多层CT能够采集4个5mm的层面(覆盖范围是20mm/转)，而单层技术只能扫描一个5mm的层面（覆盖范围为5mm/转）。第二，大多数多层CT系统的扫描架旋转速度比单排系统要快。大多数单排CT系统X线管旋转一周需要0.8~1.0s，而多层CT系统可达到0.5s。多层CT系统扫描速度快更适合于对比剂团注检查(图2.4)。

多层CT的第二个优势是可常规获得薄层准直(图2.5)。薄层准直利于获得近似各向同性体素，从而能够用轴位扫描获取的数据进行高质量的多平面重建(MPR)。单层CT的X线束准直影响扫描容积的覆盖范围和层厚(HU 1998)。而多层CT的一个优势在于X线束的准直仅对层面准直有部分影响。例如，使用单层扫描机，X线束准直为10mm，螺距为1，X线管旋转一周可在Z轴上扫描10mm的范围，得到一个10mm层厚的层面。若使用多层CT，同样是10mm的X线束则可被探测器排的准直进一步分成四个2.5mm厚的层面，使Z轴分辨力增加三倍。同样，使用多层CT，20mm的X线束准直可被探测器排的准直分为四个5mm的层面。这样，与采用10mmX线束的单层CT比较，Z轴的覆盖速度增加了一倍（20mm对10mm)，并且Z轴分辨力也提高一倍(5mm对

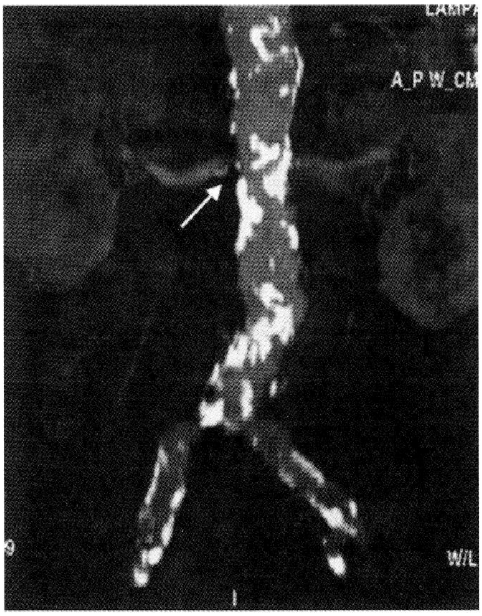

a

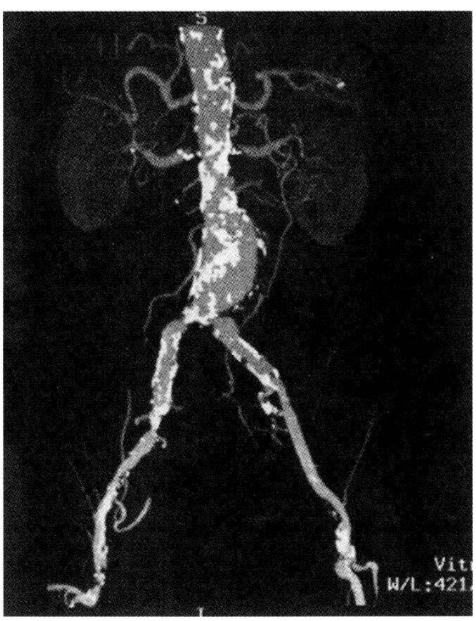

b

图2.4a，b 多层CT可以更好地利用对比剂，并提高Z轴分辨率。**a** 单层CT扫描机完成的CTA检查，3mm准直，螺距2，X线管旋转时间1s（覆盖范围为6mm/s），图像显示了腹主动脉和肾动脉狭窄（白箭），盆腔内的血管分支显影较差。**b** 同一病人一年后用多层CT扫描机行CTA检查，4×1mm探测器配置，螺距2，X线管旋转时间0.5s（覆盖范围为16mm/s），血管分支显示更清楚，Z轴分辨率更高

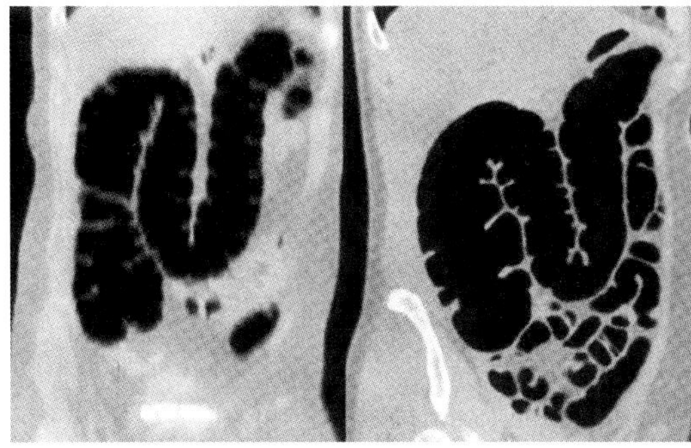

图2.5 多层CT薄层准直可获取近似各向同性体素的重建图像。图为两个不同病人的冠状面MPR结肠造影图像。左图是用单层CT扫描，5mm准直，螺距2，2mm重叠重建，Z轴的有效层厚为6.5mm。右图由多层CT扫描，使用4×1mm的探测器配置，螺距2，0.75mm重叠重建，Z轴的有效层厚为1mm，略大于X和Y轴上的像素尺寸

10mm）。多层螺旋CT能把X线束准直再分为更小部分，因而有助于获取更薄的层面和近似各向同性的体素。

2.4 螺距、层面敏感度轮廓和重建算法

放射学医生应当熟悉有关的螺旋CT技术，以便优化数据的采集。第一个参数就是螺距。

螺距指扫描架每旋转一周的进床量（mm）与层厚之比（Hu 1998）。对单层螺旋CT而言，如果扫描架每旋转一周进床5mm，层厚亦为5mm的话，则螺距是1（5mm/5mm）。如果扫描架每旋转一周进床10mm，层厚为5mm的话，则螺距是2（10mm/5mm）。螺距增大，单位时间内Z轴的覆盖长度就增加。遗憾的是，增大螺距带来层面敏感度的变宽（Brink 1995）。螺距越大，数据采集时进床速度越快，层面变宽越大。与螺距为1相比，螺距为2时在最大半全宽（full width half maximum，FWHM）处的层面敏感度增加30%。例如，如果用3mm

准直和螺距为2采集数据，则扫描架每旋转一周Z轴覆盖为6mm，但有效层厚不是3mm，而是3.9mm［3mm+（3mm×0.3）］。这仍比使用5mm准直、螺距为1时扫描同样Z轴长度的效果要好。使用后者参数，扫描架旋转一周可采集5mm的Z轴长度，有效层厚为5mm。总之，单层螺旋CT的螺距不应大于2，否则图像质量下降。

关于多层CT技术螺距的精确定义还有些混乱。实际上有两种定义。多层CT的螺距指X线管每旋转一周的进床量与名义层厚（nominal section thickness）之比，这个层厚是由探测器排的准直而不是总的X线束准直所决定的（HU 1998）。目前所有多层CT系统都是X线管每旋转一周采集4层信号，所以名义层厚即为取得4层信号之一的探测器的准直厚度。例如，如果扫描腹部和盆腔使用4×2.5mm的探测器配置（10mm的总X线束准直），旋转一周的进床量为15mm的话，则螺距为6［15mm（旋转一周的进床量）/2.5mm（名义层厚）］。多层CT系统螺距的另一个定义是扫描架旋转一周的进床量与总X线束准直之比（RYDBERG等2000；SILVERMAN等2001）。使用这个定义的话，上述例子中的螺距则为1.5［15mm（旋转一周的进床量）/10mm（总X线束准直）］。一些人提倡使用扫描架旋转一周的进床量与总X线束准直之比来定义螺距，因为这样与最初单层CT系统螺距的定义更一致，而且不会引起太大的混淆，但对多层CT螺距的这两个定义都应当有所了解（MCCOLLOUGH和ZINK 1999；FUCHS等2000）。

对任何360°螺旋扫描数据直接进行重建均会因连续的进床而出现运动伪影（POLACIN等1992）。大于1的螺距和不同的重建算法（180°与360°）均会使CT的层厚变宽，超出其名义值。限制螺旋CT层厚变宽的方法之一是使用180°的线性内插（linear interpolation，LI）算法，而非360°算法。POLACIN等已证明所有数据重建处理算法均会导致层厚变宽，但180°算法优于360°算法，可大大降低层厚变宽的程度。例如，层厚为5mm和螺距为1时，360°和180°LI算法在FWHM处的层厚分别为6.3mm和5.0mm。螺距较大时，重建算法的选择对层厚增宽的影响更为明显。同样是5mm层厚，如果螺距为2，则360°和180°LI算法在FWHM处的层厚分别是10.8mm和6.4mm。所以，螺距越大层面敏感度轮廓越大，与360°LI算法相比，180°LI算法显著减小了层厚变宽的程度。几乎所有的单层螺旋CT都使用180°LI算法重建。

多层CT系统的原理也类似，也用180°LI算法重建数据，但Z轴方向上所有可用的点值都要通过一个Z轴滤器加权处理以减小数据转换伪影（data transition artifact）（FUCHS等2000）。通用电气公司的Light Speed扫描机和180°LI算法有两个优选的标准螺距值［3（0.75）和6（1.5）］。螺距小于8时，西门子公司的Volume Zoom扫描机和180°LI算法在FWHM处的实际层厚不会有明显的增宽。

2.5　多层CT在腹部临床应用中的优势

如前所述，多层CT的优势在于扫描速度更快、覆盖解剖范围更大和层面准直更薄。目前的多层CT可在短时间内进行多次采集，可以在对比增强的不同期相对一个脏器实现动态扫描，提高病变的检出率，并且可以通过研究此期间内的强化形式而更好地发现病变特征。使用多层CT进行的多次数据采集对于肝脏可能是最好的检查方法。

很多因素能使肝脏的多血供肿瘤显示得更加明显，包括注射碘对比剂的速度和剂量、病人形体的大小、层面准直、窗宽/窗位和数据采集的时机。单层CT的肝脏动态成像仅能在团注对比剂后采集两次数据，一般包括注药后20~25s的动脉期和70~75s的门静脉期。多层CT扫描机使多次采集成为可能,并能提高对多血供病变的检出率(图2.6)。许多研究者提倡对肝硬化病人使用多次采集，以提高对多血供肿瘤的检出。在一项研究中提出双动脉期(动脉早期和动脉晚期)加门静脉期的三次采集模式，以提高肝细胞肝癌的检出率(MURAKAMI等2001)。该研究表明,双动脉期成像的敏感性明显优于单次的动脉早期或动脉晚期成像。只有多层CT系统才能实现双动脉期成像。另一研究证明了用动脉早期、门静脉流入期(动脉晚期)和肝静脉期扫描评价肝硬化和非肝硬化病人的多血供肝肿瘤的优越性(FOLEY等2000)。在该研究中,动脉晚期图像最有助于肿瘤的检出，而动脉早期则可获得最佳的肝动脉造影图像。其他研究者发现MDRCT系统用更薄的层面准直可以检出更多的肝内病变。一项研究表明,与10mm和7.5mm层厚相比,2.5mm层厚对肝脏病变的检出率可分别提高46%和33%(WEG等1998)。

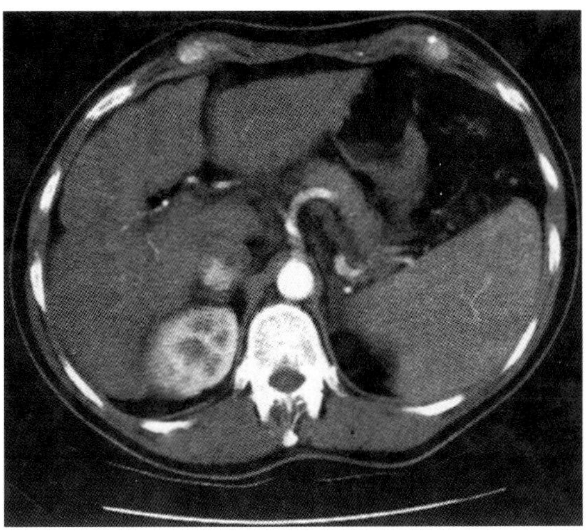

a

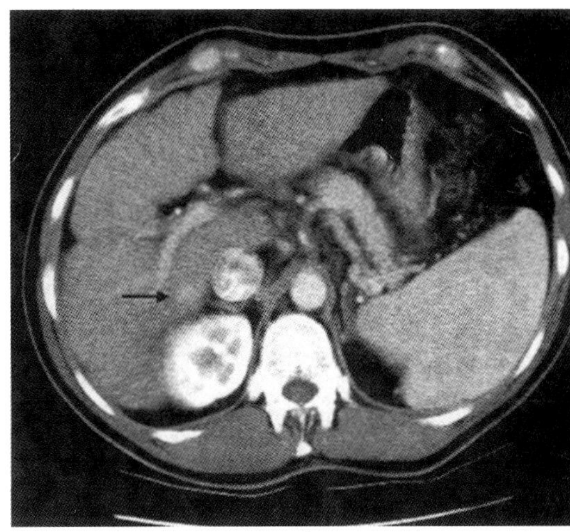

b

图2.6a,b 利用多次采集提高病变的检出 a 肝硬化病人的动脉期轴位像未见病变显示(4ml/s团注对比剂后23s扫描)。b 同一病人40s时(动脉晚期/门静脉流入期)的轴位像显示肝段Ⅵ内的一个多血供病变(箭)。多次采集使肝内多血供小病变得到更好的显示

将来，多层CT可能会改变临床医疗实践。例如,在评价胰腺肿瘤能否手术切除时,胰周血管的评估非常重要(HOUGH等1999)。薄层面多层CT可利用MPR和容积再现(VR)图像,更好地显示肿瘤与周围血管的关系(图2.7)。肿瘤侵犯肠系膜上静脉后胰周小血管常常扩张，多层CT除了能评价肠系膜上动、静脉等较大血管外，还能改善对胰周小血管的评价(VEDANTHAM等1998)。

在无创评价腹部血管结构的各种方法中,多层CT以能提供高质量的血管造影图像而成为一种非常重要的方法(图2.4)。这对于日益增多的腹部分叉状血管内支架(bifurcated endovascular stent)的应用来说尤其重要,这种支架的远端在髂动脉内展开，因此要增加CT血管造影(CT angiography,CTA)在Z轴的覆盖长度。除了动脉瘤的大小外,对于是否存在副肾动脉、动脉瘤体与瘤颈是否成角和扭曲以及髂动脉和股动脉是否存在狭窄都需要评价(QANADLI等2000)。过去认为必须结合应用常规血管造影和CTA才能提供所有这些

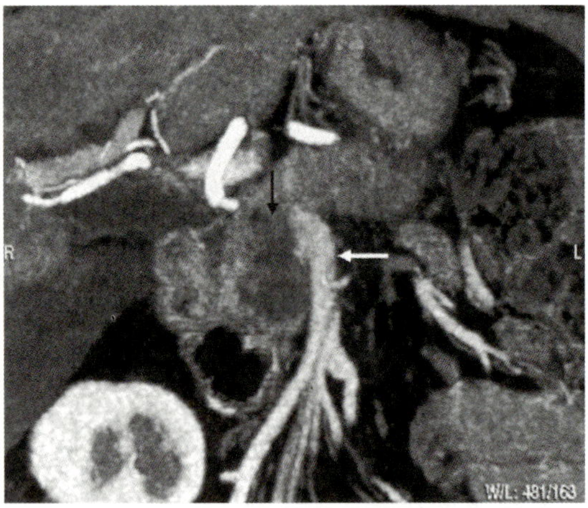

图2.7 薄层多层CT评价胰周血管受累　增强扫描胰腺期（4ml/s团注射碘对比剂40s后）冠状面MPR显示胰头部低密度肿块（黑箭），与腺癌表现一致。肠系膜上静脉（白箭）位于肿瘤边缘处，与肿瘤分界不清，提示受累

信息。然而，多层CT技术可以提供可靠的高质量CT数据组，并回答所有上述临床疑问，从而避免创伤性血管造影检查（图2.8）。

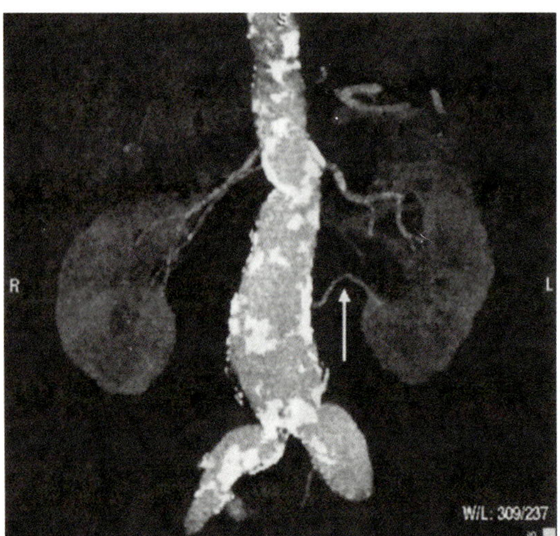

图2.8 多层CT有助于腹主动脉内支架计划的制定　腹主动脉冠状位最大强度投影（MIP）显示左副肾动脉（箭）起自动脉瘤，并向左肾下极供血。多层CT提高了分辨率，使很多病人避免了术前的血管造影检查

在我们研究所进行的CT结肠造影检查（CT colonography）中，多层CT因其采集速度快和层面更薄而取代了单层采集。最近的一项研究指出，多层CT相对于单层技术的优势在于呼吸伪影少和结肠扩张程度好（HARA等2001）。但该研究没能证明多层螺旋CT比单层采集能发现更多的息肉，这是因为作者在单层和多层CT采集中均使用的是5mm层厚，而且每组中都只有少数较大体积的息肉。若使用更薄准直，则能提高对形态学的评价能力，提高检出各种大小息肉的敏感性。

我们用单层CT行结肠造影时采用的是5mm层厚，2mm步进重叠重建，螺距2，扫描架旋转一周为1s，每秒覆盖范围10mm，有效层厚6.4mm。现在用多层CT，探测器配置为4×1mm，1.25mm层厚，0.75mm步进重叠重建，螺距选在5~7，以使数据的采集在单次屏气30s内完成。多层CT扫描架旋转一周的时间为0.5s，1s可采集10~14mm的范围，有效层厚为1mm。多层CT的Z轴分辨力明显提高，有利于进行MPR和3D成像（图2.9）。

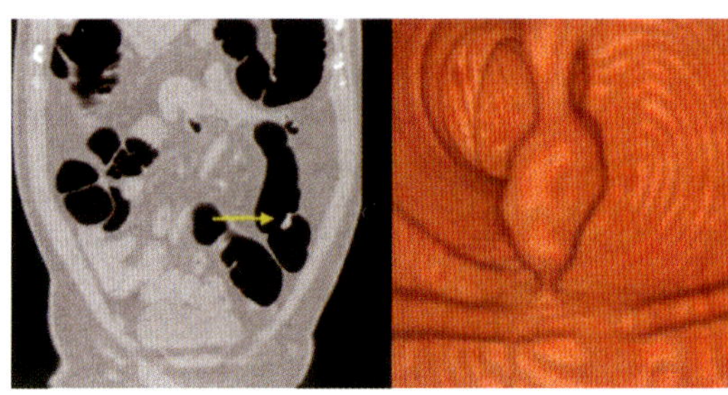

图2.9 多层CT结肠造影能更好地进行形态学评价　冠状面MPR结肠造影图像（左）显示降结肠的带蒂息肉（箭）。3D腔内VR图像（右）显示结肠内的息肉样病变

2.6 注意事项

是否每位病人都需要采用薄层准直扫描获得近似各向同性的体素，以利于进行MPR和3D成像？答案是否定的。其主要原因有三个：CT数据量超载；薄层准直的辐射量增加；对很多病例薄层准直完全是不必要。最后一

条或许是最主要的原因。

多层CT可产生大量的CT层面,即所谓的"数据爆炸"(BUBIN 2000)。现在的CT工作站能够处理明显增大的数据组,并还将继续改进。然而,一些多层CT研究,如CTA,可能产生多达1000幅轴位CT层面数据(BUBIN等1999)。如何交互式地处理这些庞大的数据组是很重要的。很显然,不可能用传统的胶片方式观察一千幅轴位图像。对于评估如此大的数据组,即使是图像存档和传输系统(picture archiving communication system,PACS)也存在局限性。因此,对工作站的要求将是能连续实现轴位、MPR和3D再现间的交互式操作。这样的工作站目前已有,但当评估很大的数据组时速度就慢下来。"CT数据爆炸"的问题很重要,尤其是因为CT制造商们计划推出新扫描机,能在扫描架每旋转一周同时采集八层信号。

并非每一次检查都需要用2.5mm层厚照像或存储,这样数据量太大。5mm甚至是7.5mm层厚多能满足数据评估的需要。我们对肿瘤、急腹症或腹部外伤病人的腹部和盆腔多层CT检查常规采用4×2.5mm准直的探测器配置,根据不同厂家的扫描机(通用电气公司或西门子公司)选用5mm或7mm层厚重建。浏览这些厚层图像时,若有疑问或可疑异常,或需要行MPR时,则可以把最初的CT数据调出来重建,以获得更薄层面和更大重叠量的重建图像,以利做出最佳评估(图2.10)。

应当慎重选用薄层多层CT扫描的第二

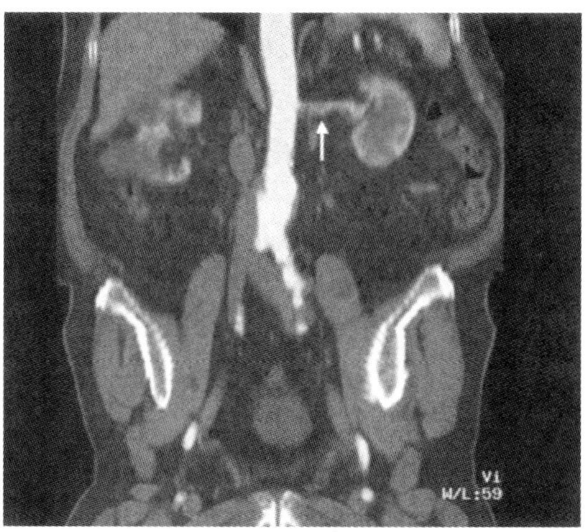

a

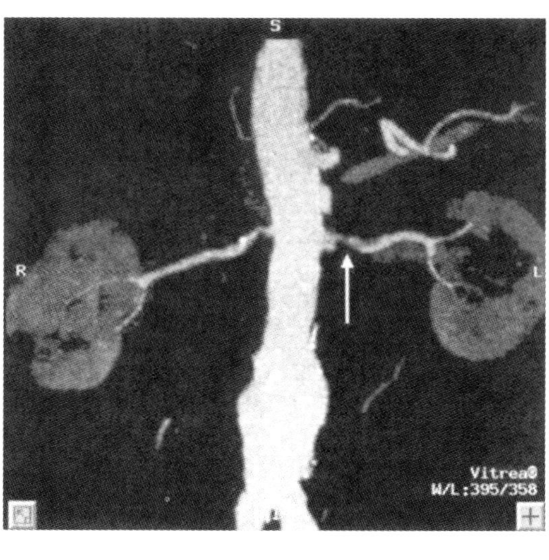

b

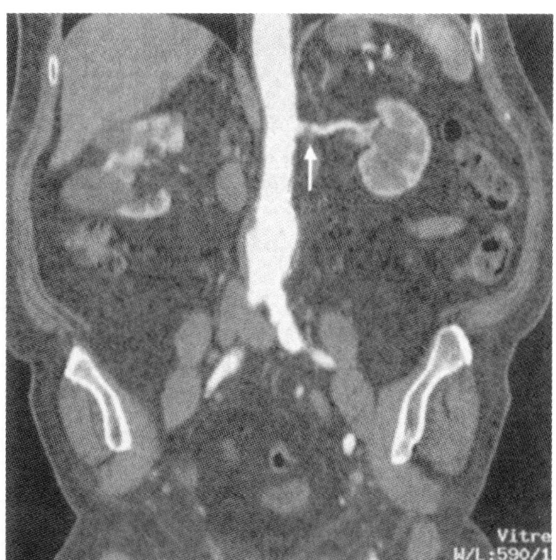

c

图2.10a–c 使用同一组CTA数据,用不同层厚和不同重叠程度获得的重建图像 CTA扫描采用4×1mm探测器配置,螺距1.5。a 3mm层厚、2mm重叠重建的冠状面MPR图像,显示左肾动脉局部模糊(箭)。b 1.25mm层厚和0.75mm重叠重建图像,清楚显示左肾动脉起始部的狭窄(箭)。c 经后处理去掉骨骼后,狭窄部位显示更佳(箭)

个原因是，较薄的层厚会增加病人的辐射量以及相邻层面的散射量(HIDAJAT等2001)。使用多层CT要特别谨慎,应避免扫描次数过多和层厚过薄的倾向，因为会增加病人的辐射量。

最后,对于某些CT检查来说,重要的问题是用很薄层厚扫描是否有意义，是否所有病人都需要很薄层厚的扫描检查(BERLAND和SMITH 1998)。例如,对于一个6mm的低密度病变,CT检查不可能进一步显示其特征,即使再薄的扫描又会有什么意义？在肝硬化病人中检出15个多血管病变与检出10个病变相比,其意义又如何呢？多层CT扫描方案应当根据所要回答的相关临床问题而制定。

2.7 结论

多层CT比单层CT有更多的优势,显然是螺旋CT未来发展的方向。更快的扫描速度、更大的Z轴覆盖范围和近似各向同性的体素,都是多层CT比单层技术优越的方面。但使用多层CT也要谨慎,因为它可能获得大量的层面和数据,并增加对病人的辐射剂量。

参考文献

Berland LL,Smith JK(1998) Multidetector-array CT:once again technology creates new opportunities.Radiology 209:327–329

Brink JA(1995)Technical aspects of helical CT. Radiol Clin North Am 33:825–840

Foley WD,Mallisee TA,Hohenwalter MD,et al (2000)Multiphase hepatic CT with a multirow detector CT scanner.AJR 175:679–685

Fuchs T,Kachleriess M,Kalendar WA(2000) Technical advances in multi-slice spiral CT.Eur J Radiol 36:69–73

Hara AK,Johnson CD,McCarty RL,et al(2001) CT colonography:single versus multi-detector row imaging.Radiology 219:461–465

Hidajat N,Wolf M,Nunnemann A,et al(2001) Survey of conventional and spiral CT doses.Radiology 218:395–401

Hough TJ,Raptopoulos V,Siewert B,et al (1999)Teardrop superior mesenteric vein: CT sign for unresectable carcinoma of the pancreas.AJR 173:1509–1512

Hu H (1998)Multi-slice helical CT:scan and reconstruction.Med Phys 26:5–17

Hu H,He DH,Foley DW,et al (2000)Four multidetector-row helical CT:image quality and volume coverage speed.Radiology 215:55–62

Kalendar WA,Sesser W,Klotz E,et al (1990) Spiral volumetric CT with single-breath-hold technique,continuous transport,and continuous scanner rotation.Radiology 176: 181–183

McCollough CH,Zink FE (1999)Performance evaluation a multi-slice CT system.Med Phys 26:2223–2230

Murakami T,Tonsok K,Takamura M,et al (2001)Hypervascular hepatocellular carcinoma: detection with double arterial phase multi-detector row helical CT.Radiology 218:763–761

Polacin A,Kalendar WA,Marchal G(1992) Evaluation of section sensitivity profiles and image noise in spiral CT.Radiology 185:29–35

Qanadli SD,Mesurolle B,Coggia M,et al(2000) Abdominal aortic aneurysm:pretherapy assessment with dual-slice helical CT angiography.AJR 174:181–187

Rubin GD(2000)Data explosion:the challenge of multideteor-row CT.Eur J Radiol 36:74–80

Rubin GD, Napel S, Leung AN(1996)Volumetric analysis of volumetric data:achieving a paradigm shift.Radiology 200:312–317

Rubin GD, Shaiu MC, Schmidt AJ, et al(1999) CT angiography:historical perspective and new state-of-the-art using multi-detector-row helical CT.J Comput Assit Tomogr 23:S83–S90

Rydberg J, Buckwalter KA, Caldemeyer KS(2000) Multisection CT:scanning techniques and clinical applications.Radiographics 20:1787–1806

Silverman PM, Kalender WA, Hazle JD (2001) Common terminology for single and multislice helical CT.AJR 176:1135–1136

Vedantham S, Lu DS, Reber HA, et al (1998) Small peripancreatic veins:improved assessment in pancreatic cancer patients using thin section pancreatic phase helical CT. AJR 170:377–383

Weg N, Scheer MR, Gabor MP(1998)Liver leisions:improved detection with dual-detector-array CT and routine 2.5mm thin collimation.Radiology 209:417–426

3 MR图像采集:从2D采集到3D采集

LUIS MARTÍ-BONMATÍ

目录

3.1 引言

在MR成像中,2D傅立叶变换(two-dimensional Fourier transformation,2DFT)是最常用、高效的数据处理方法。3D傅立叶变换(3DFT)也早已用于MR成像(JOHNSON等1983;YOUNG 1984;AICHNER等1994)。所有使用2DFT采集的MR脉冲序列也均可以使用3DFT采集。最初,3DFT因采集时间较长而很少应用。然而,人们对3D成像的兴趣却持续增加。如今,高质量、高梯度场强MR系统的使用和图像后处理技术及计算机技术的进步,使3D成像在临床实践中日益普及。

目前,日常工作中最常使用的MR成像技术是平面2DFT(planar 2DFT),或简称为2D成像,即只对两个空间方向编码。对整个容积进行空间编码的技术称为3DFT,或简称为3D成像。在3D成像中,除了读出梯度方向外,数据的采集还沿着两个相位编码梯度的方向进行(JOHNSON 等 1983;AICHNER 等 1994;RINCK 2001),即图像重建沿着三个方向进行。

2D采集时,层厚由梯度场的强度决定。层面厚度受到一定程度的限制,因为它与信噪比(signal-to-ratio,SNR)直接相关:层厚越薄,层面内体素的信号量就越少,因为体素中的质子数相对较少。所以,在2D采集中不常使用小于3mm的层厚。而且,2D采集中层与层之间通常要有间隔,即层面与层面之间被一些未被采集的组织隔开。真正立方体的体素称为各向同性体素,即体素在所有的三个轴上具有相同的长度。获得具有各向同性体素和高空间分辨率图像的方法之一是进行3D采集,它能无间隔地覆盖感兴趣区(region of interest,ROI)。在3D采集中,被检物体由3D体素阵列显示,这增加了感兴趣容积(volume of interest,VOI)中所有方向上的空间分辨率,使放射科医生可以使用后处理算法来提

L.MARTÍ-BONMATÍ,MD,PhD
Dr.Peset University Hospita l,Unidad de Resonancia Magnetica,Avenida Gaspar Aguilar 90,46017 Valencia,Spain

高诊断能力。

本章包括3D图像采集的基础知识并讨论所获图像的质量，最后讨论临床应用方面的一些问题。

3.2 图像采集

3.2.1 2D采集

在MR成像中，可以用层面方向的梯度磁场对空间信息进行编码，因为不同位置质子的共振频率依赖于局部磁场强度。2D成像是在层面选择梯度存在的情况下，发射选择性射频（radiofrequency，RF）脉冲激励一个*xy*坐标决定的层面（图3.1）。层面选择性激励的概念是指对纵向的*z*轴方向施加小的梯度场，并发射特定频率的RF脉冲。这样，只有具有这种特定频率的宏观磁化会受到激励而被编码。因此，一个给定的频率与具有该频率的核的空间位置相关（Nitz 1999）。通过这种方法，*xy*平面的一组体素被*z*轴梯度确定下来。*z*轴梯度场越大，层厚越薄。

为了获得其他两个方向的空间信息，必须使用相位编码和频率编码（图3.2）。*x*轴方向的频率编码梯度和*y*轴方向的相位编码梯度，将给*xy*平面中的每一个体素赋予一个独有的特征。相位方向上的编码梯度，作为相位编码方向*n*排体素的位置函数，将会引起相位

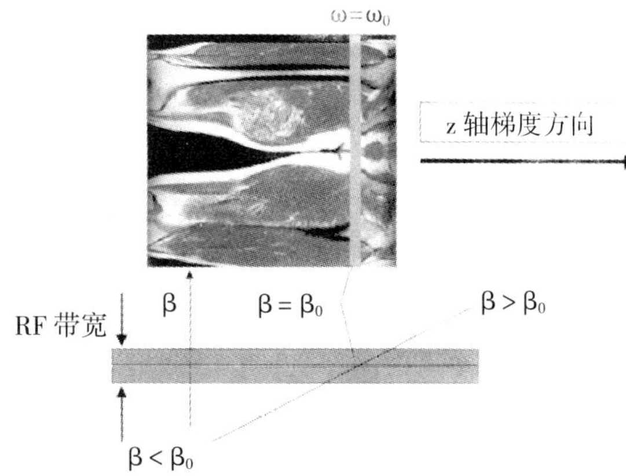

图3.1 轴位层面的选择由*z*梯度实现 层面的位置由共振频率决定。层厚由频率范围（带宽）决定

偏移。对于*n*排体素，则需要*n*次相位编码步，该过程消耗了MR序列的大部分时间（图3.3）。在施加相位编码梯度之后，施加第三个梯度场即频率编码梯度，它垂直于选层和相位编码方向。这样，在沿读出方向或频率方向的不同位置上，其共振频率也不同。这一梯度场产生的频率变化范围覆盖整个视野并将视野分为若干列，每列内体素具有相同的频率范围或带宽。与选层编码的*Z*轴梯度一起，相位编码梯度和频率编码梯度使该MR序列采集的不同层面的所有体素均具有独特特征。

相位编码梯度的开关切换*n*次，每次梯度均有变化，而频率编码梯度保持不变，从而获得了对*n*排像素的分辨力（图3.3）。2D数据矩

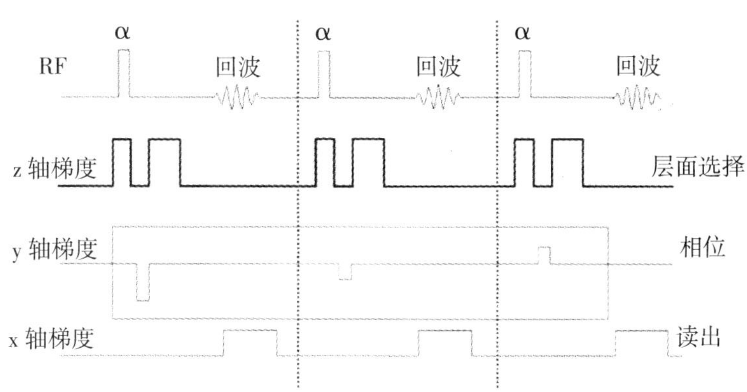

图3.2 RF脉冲产生一个回波 在成像平面内，空间编码是由相位和频率编码梯度实现的

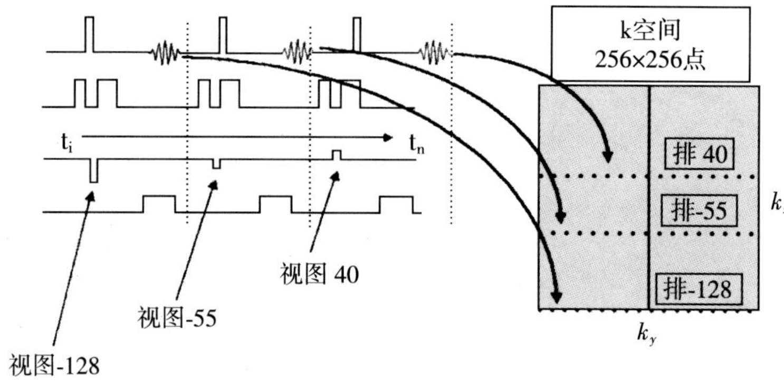

图3.3　整个2D成像过程在y轴方向上以不同的相位编码梯度重复n次。所获图像在相位编码方向上的分辨率与采集图像时的相位编码步数成正比

阵由一种2D逆变换技术(inverse 2D technique)处理。

3.2.2　3D采集

3D成像方法是由2D技术发展而来的。在2D技术中，虽然数据的采集是来自一个容积，但最终得到的是一组2D图像。在3D成像中，RF脉冲对整个取样容积同时进行激励(图3.4)而不使用选层梯度。为了获得层面编码方向的信息，需要应用第二个相位编码梯度。在3D成像中，重建的层面应称为切层(partition)。通过应用第二个相位编码梯度来划分这些切层，这样，最终得到的体素在两个方向上都具有独特的相位角度，同时在第三个方向上具有独特的进动频率。所有感应电流产生的数字化数据值都被存储在一个称为k空间的原始数据缓冲区里。在3D成像中，k空间也是3D的，代表了x，y和z 3D空间的频率分布(图3.5)。在3DFT成像中，每条测量线(k空间线)均包含着整个成像容积的信息，即所有记录下来的数据均来自整个VOI，而2DFT中的数据仅含有VOI中某一层面的信息。

在用图解表示的3D序列中，RF脉冲激发后需要应用两个相位编码梯度。在层面方向上(Gz)施加的第二个相位编码将显著增加采集时间。为了获取层面方向上的每一个切层，

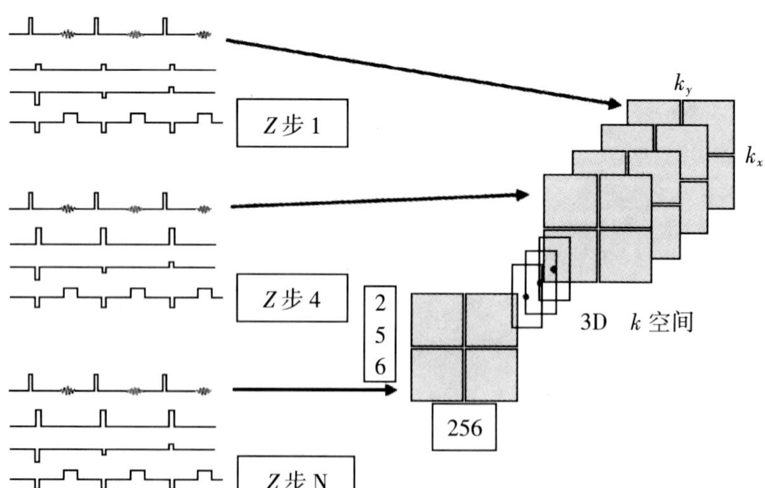

图3.4　3D采集过程中，当y梯度所有相位编码步都产生回波后，改变z梯度，因此产生一个3D k空间

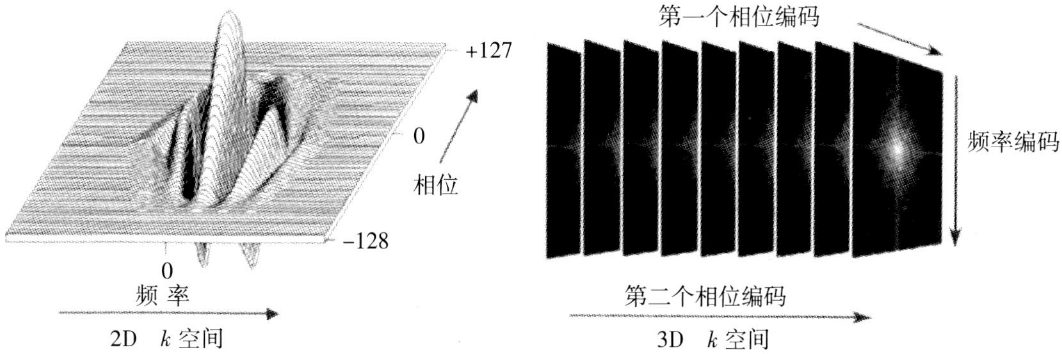

图3.5　2D和3D *k*空间的原始数据矩阵

在*y*方向上的所有相位编码步都必须反复进行(图3.5)。因为在*z*轴方向上切层的厚度较薄，因而3D序列中的重建图像数量常常较多。与2D采集相比，它的图像数量常多达几十到几百幅，图像的采集时间也比2D采集长得多。

由于每采集一帧轮廓图(profile)后(即每采集一条*k*空间线后）都必须回到平衡状态，所以3D序列总扫描时间长，且与每切层的轮廓图数乘以切层数的乘积成正比(JOHNSON 等 1983;YOUNG 1984;EDELMAN 等 1990;RINCK 2001)。3D序列的采集时间是以下几个因素相乘的结果：重复时间(repetition time,TR)、相位编码方向上的矩阵大小(*Ny*)即相位编码步数、层面方向上的编码步数或切层数(*Nz*)和信号平均次数(number of signal average,NSA)：

采集时间=$TR \cdot Ny \cdot NSA \cdot Nz$

应用于临床的3D MR序列，需在一个合理的扫描时间内完成。这主要靠短TR的序列[3D梯度回波 (gradient echo,GRE)T_1加权序列]或快速成像序列来实现。可以使用以下几种方法来缩短采集时间：①缩短TR时间，增加图像的T_1权重；②不采集全部轮廓图，在任一或全部三个空间方向上减小矩阵大小（在层面方向上减少空间覆盖范围，在平面内减少相位编码步数并降低相位方向上的分辨率)；③使用矩形或不对称视野，使采集的数据组仅含VOI；④使用部分傅立叶法(partial Fourier method)(PRINCE 等,1997)。快速序列基于多回波技术来加速 *k*空间的填充［如3D快速自旋回波(turbo spin echo,TSE)和3D回波平面成像(echo planar imaging,EPI)序列］或仅采集半数的*k*空间线（3D半傅立叶成像)。在这些序列中，采集时间的减少将与上述因素呈比例。

3D数据组中的层面轮廓(slice profile)是接近矩形的。因为沿选层方向上进行相位编码，故可能会出现振铃伪影(ringing artifact)，产生不良矩形层面轮廓。在2D成像中，不良层面轮廓妨碍连续层面采集方式的使用。当在2D成像中层面之间使用窄间隙(gap)时，每层面边缘部分都会受到来自邻近层面RF激励的干扰，这种现象称为“串音干扰”或“交叉激励(cross-talk)”，使最终图像的质量降低。而在3D成像中，在任意平面或方向上相邻切层(即层面)的数据均能产生出高质量的后处理重建图像。

3.3　3D图像

3.3.1　信噪比

SNR代表一幅图像的粒度(graininess)。在3D成像中，SNR与下式成正比：

$$\frac{B_0^2 \cdot k \cdot \mathrm{PD} \cdot f(TR,\alpha) \cdot FOV^2 \cdot \sqrt{CS} \cdot \sqrt{ST} \cdot \sqrt{Nz} \cdot \sqrt{NSA}}{f(TE) \cdot \sqrt{CSV} \cdot \sqrt{Ny}}$$

式中，B_0是静磁场强度，k是常数，PD 是组织的质子密度，CS是化学位移，TE是回波时间，ST是层厚，CSV是线圈敏感容积。SNR与体素大小直接成正比，而后者与xy平面的采集矩阵和视野大小相关。矩阵代表沿频率(x)和相位(y)编码轴的像素数。视野可被定义为图像中水平和垂直方向上的距离。在SNR允许的范围内，图像的空间分辨率随视野的缩小而增加(EDELMAN等1990)。x轴方向上的体素大小是该方向上视野的长度(Lx)与频率编码方向上的采集矩阵(Nx)之比。同理，y轴方向上的体素大小是该方向上视野的长度（Ly）与相位编码方向上的采集矩阵(Ny)之比。体素的高度(Lz)在2DFT成像中就是层厚，而在3DFT成像中则是z轴方向上的总覆盖长度。

体素的容积 $=(Lx/Nx)\cdot(Lx/Ny)\cdot Lz$

对单一的组织而言，由于每个体素内的质子数与其容积呈线性比例关系，所以每个体素的信号也与体素容积成线性比例关系。然而，噪声却不依赖于体素容积的大小(HENDRICK 1999)。所以，3D成像的SNR明显高。在3D成像中，这个大的平行六面体(即体素)又被第二个相位编码梯度沿z轴方向分为若干较小的体素。切层数由该方向上的相位编码步数所决定。3D成像中的重建层厚(即切层厚度)是容积的纵向长度(Lz)与第二个相位编码的编码步数(Nz)之比。

对采集到的k空间数据进行逆傅立叶变换从而获得一组3D MR层面图像，这些k空间数据分别与第一个相位编码梯度的每一次编码步相对应。而每一次k空间数据采样都含有所有体素的信息，从而增加了SNR。一个有S个切层的3D采集提供的信号量，通常是相应的2D采集信号量的S倍(CARLSON等1988)，如果其他因素恒定不变的话，SNR将是2D采集的$\sqrt{s}$倍。但在这种情况下，当 TR值恒定时，3D成像的时间也将是2D成像的S倍，最后的效率是相近的(CARLSON等1988)。在最优化状态下，单位成像时间的SNR在2D多层面成像和3D成像序列中被证明是相似的(JOHNSON等1999)。当成像时间和层数相同时，用常规自旋回波序列行3D成像获得的SNR比2DFT成像获得的SNR差。

在每一次相位编码步中，信号均是来自整个被激励的容积而不是仅来自某一层面。这对于采用部分翻转角的快速MR成像序列进行很薄层面（<2mm）的成像特别有利(CARLSON等1988)。使用这些技术，可最大限度地减少层面间的串音干扰。

3.3.2 空间分辨率

设立一个矩形ROI，即在各个方向上限定某一个解剖区。该ROI将由一个矩形体素阵列组成，其中每个体素在3D方向上都有一个长度值。所获得的层面内空间分辨率与视野和矩阵大小相关，并且也与2D成像的层厚和3D成像的切层厚度相关。切层的厚度实际上是3D采集中重建层面的厚度。体素矩阵的大小将决定像素的大小和所含质子数。

在3D成像的切层中，体素的形状可以是各向同性的或是接近各向同性的(图3.6)。各向同性的体素在3D方向上是等长的。而接近各向同性的体素，则其中一个方向比其他两个方向更长一些，这就限制了该方向上的空间分辨率，而且常常是在选层方向上限制了空间分辨率。在3D成像中，由于切层之间是无间隙的，所以z轴上的空间分辨率得到改善。在大多数情况下，MR成像使用各向同性体素是非常重要的，因为这可以使后处理重建的图像具有极高的质量。在2D成像中，间隙也可以设为零，通过隔层扫描方式进行无

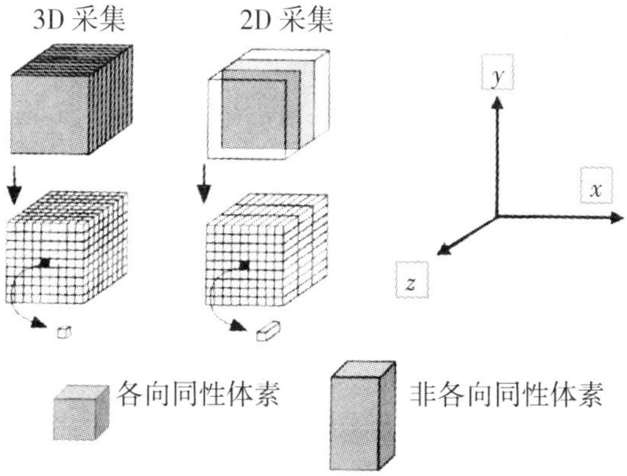

图3.6 各向同性和非各向同性体素的示意图。各向同性体素在所有轴上的长度相同

间隙成像,但采集时间会增加。

一幅图像的空间分辨率可以定义为对两个独立的、彼此分离但又互相靠近的点的辨认能力。对于一个给定的MR序列,空间分辨率由SNR和体素大小决定。体素大小与像素大小和z轴方向的层面厚度相关。平面内的分辨率由x和y方向决定,它与视野(FOV)的大小、相位编码和频率编码的步数有关。在大多数2D图像中，由于层厚较大和层间隙的存在,限制了z轴方向上的分辨率。

在3D成像中,使用一个弱的选层梯度选择一个VOI,并给出切层厚度,可获得一组很薄的切层，从而减少部分容积效应的影响(EDELMAN等1990)。切层的数目和厚度与被激励的VOI的大小和第二个相位编码方向上的编码步数成正比。例如，如果一个VOI的z轴方向长度为50mm,50次相位编码步数将在z轴方向上获得50幅重建图像,每切层图像的层厚为1mm。3D成像中各个源图像均由容积数据重建而来,并不是由激励单个的2D层面而来。在3D成像中,层面都是连续的,甚至是重叠的。

3.3.3 伪影

分辨率是图像质量的一个特征，可以定义为把一个目标从其周围环境中分辨出来的能力。分辨率与SNR的平方根成正比,而与图像的伪影及其严重程度呈负相关。为了获得高分辨率,3D成像技术得到了大力开发,因为可获得较高的SNR。但3D图像更容易出现运动伪影,虽然产生因素很多,都将会影响图像质量。

伪影可以定义为图像中任何没有解剖基础的信号或信号丢失。伪影将影响图像质量和组织对比。为得到质量较好的MR图像,消除运动伪影非常重要。在3D成像中,每个k空间数据样品均包含所有体素的信息。这个特点即增加了SNR，但也使3D图像更易产生伪影。这是因为在3D成像中存在如下事实,即在一个方向上每完成一次相位编码，则需要在另一个垂直方向上重复进行所有相位编码,以区别两个正交的相位编码方向。减少运动伪影主要应限制引起运动的原因。在3D成像中,使成像区保持不动是重要的。

除了运动伪影外，在选层方向上较易出现混淆伪影(aliasing artifact),特别是在3D对比增强MR图像中。这是因为未增强的背景组织上的Ernst角(Ernst angle)所致,发生在翻转角剖面的下降缘(WESBEY等1990)。由于数据的相位编码，在层面选择方向上也可发生截断伪影(truncation artifact)或Gibbs伪影。此外，因RF脉冲和沿层面选择方向上的卷褶(warp)所产生的不良层块轮廓(imperfect slab profile),可使z轴相位编码方向上容积两端出现数据劣化。这种影响可以通过只从VOI内的一个厚层块中获得切层而最大限度地被减少。

与2D GRE采集相比,3D GRE能减少T_2效应,磁化率伪影即(磁)敏感性伪影(susceptibility artifact)也更少。这是因为通过增加沿z轴方向的相位编码步数补偿了局部磁场的不均匀性(WESBEY等1990)。当切层的数量足够多时，一定强度的z梯度将消除因磁化率变化带来的局部磁场不均匀现象。此外，磁化率伪影随层厚的减小而减少，而3D技术可以产生很薄的层面。例如，3D GRE比2D GRE图像能更好地勾画出脑与含气的颅底结构间的界面。

3.3.4 显示

3D成像可覆盖大范围解剖区域并在三个方向上均获得高分辨率。随着设备的不断进步，越来越容易获得大范围的3D成像。使用这些技术，数据和图像的数量将大幅度增加。所获3D图像的显示方式可大体分为2D显示（逐图显示，电影方式）、表面显示和容积显示。虽然打印几千幅图像是不可行的，但可以通过每隔两或三幅打印一幅图像的方式或把两个或更多切层融合起来的方式减少图像数目，使硬拷贝的数量减少。在临床应用中，3D数据应当在工作站的监视器上显现。使用电影方式、表面显示和容积显示能增加诊断能力。容积显示充分利用了3D数据矩阵，能够用容积再现（VR）和最大强度投影（MIP）的方式观察。3D数据也可以使用多平面重建（MPR）方式获得高质量图像，可进行精确的组织分割和定量，以及容积配准（volume registration）和仿真内镜观察（virtual endoscopic view）。

3.3.5 临床应用

在某些临床应用中，3D数据采集具有优势。在临床应用中，多数3D成像均使用长回波时间（echo time，TE）的TSE或EPI序列采集T_2加权像，使用短TR、短TE的GRE序列采集T_1加权像。所以，可以在短的扫描时间内获得任何期望加权的高分辨率图像。3D成像在以下几个领域已被证实具有临床实用价值。

MR血管造影：TE和TR很短的3D GRE序列采集时间非常短，能够在注射对比剂后捕捉到ROI内动脉强化达到峰值时的图像。这项技术已被认为是评价主动脉弓上血管、腹部及周围血管很有效的诊断工具（PRINCE 1994；PRINCE 等 1997；REMONDA 等 1998；GLOCKNER 2001）。

腹部：3D GRE序列通常比2D采集具有更好的图像质量，提高了对局部病变的显示能力和诊断信心（KIM等2001）。屏气的薄层对比增强3D GRE序列可以在对比剂注入后的动脉期、门静脉期和延迟期获得T_1加权像（图3.7）。这项技术已被证实对分析肝和肾的血管性和非血管性病变很有用（ROFSKY等

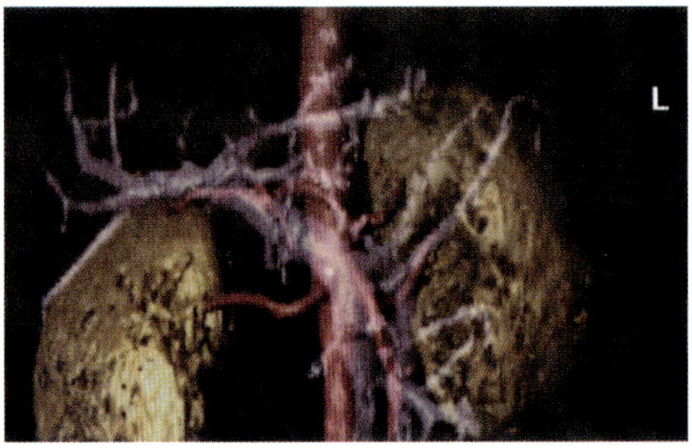

图3.7 VR，屏气3D GRE T_1加权序列（TR/TE/翻转角，4/1.2/20°，2×1.4×2mm体素），显示主动脉、肾动脉和门静脉

1999；HEISS等2000）。该技术具有极高的空间、时间和对比分辨率，能进行多个血管期相的研究，提高了诊断血管性和实质性病变的准确性。

胆系、胰腺及肾脏的管道系统：虽然这些管道系统可以用3D重T_2加权图像与MIP以及仿真内镜来观察，但人们常常更愿意使用速度很快的单次激发T_2加权采集以获得MR胆胰管造影和MR尿路造影图像。

脑：3D GRE T_1加权像对于分析脑的先天畸形和皮质发育不良以及对脑容积定量都很重要（图3.8）。3D T_2加权像对于分析颅神经和测量肿瘤体积有用（YAMADA等2000；Yousry

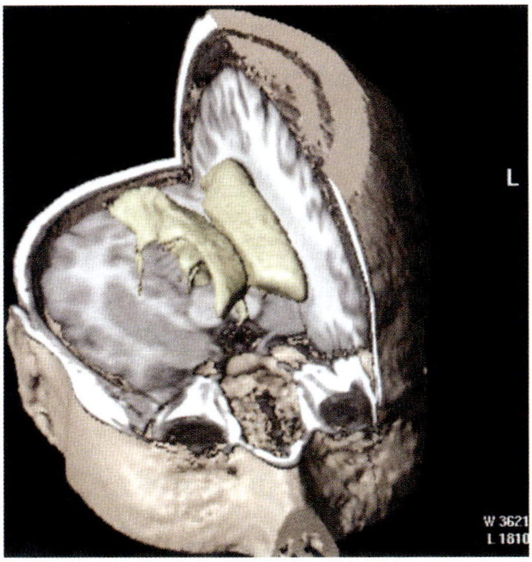

图3.8 皮质多小脑回畸形,3D GRE T_1加权序列(TR/TE/翻转角,14/4/30°,0.8×0.8×1mm体素)多平面重建(MPR)和分割显示

等2000)。而且3D T_2加权像与MIP可以对内耳异常做很细微的检查。在评价颅内动脉瘤方面,动态3D GRE T_1加权血管造影比2D MR血管造影更有效(METENS等2000)。

脊柱:虽然3D TSE T_2加权像可能不如2D影像显示病变更清楚,但2D和3D图像在组织对比方面是相似的(SWAINSON等1997)。

肌肉骨骼系统:对于双侧颞颌关节的3D成像,可以使用3D多层块(3D multislab)方式,在TR周期不同时间点选择性地激励各层块。这种方法可以在与单侧关节扫描相同时间内获得双侧关节的3D图像。3D图像也可以用来定量软骨的体积,分析其表面情况(图3.9)。

结肠镜:使结肠内充盈钆对比剂、水混合液(1:100)后,用3D GRE T_1加权序列扫描,通过直接观察源图像或用仿真结肠镜(virtual colonoscopy)观察,可以很准确的评价结肠息肉(LUBOLDT和DEBATIN 1998)。

胸部:钆对比剂增强3D GRE T_1加权序列可以提高MR成像评价肺浸润性病变、肺癌

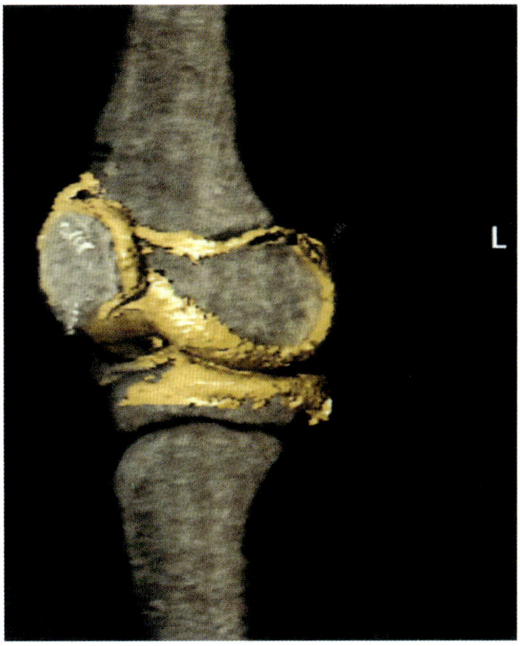

图3.9 表面重建,3D EPI GRE质子密度加权序列,软骨的分割显示

和肺转移瘤的质量(SEMELKA等2000)。

3.4 结论

3DFT,或者说3D采集,是一种MR数据采集方法。它激励的是一个厚块容积,并由选层方向的相位编码决定成像容积内的层面或切层。在3D成像中,相位编码是沿着y和z轴方向进行的。多种能够增加3D采集速度的方法,都将进一步提高这些序列的临床应用价值。这种奇特的成像方法将能够采集得更快、获得更高的分辨率。

在3D采集中,由于每次激励脉冲影响的是整个容积数据,因而使序列对运动敏感。

3.4.1 优势

在可以接受的扫描时间内,若用较小的像素采集较薄的层面时,3D采集比2D采集具有更高的SNR(对于同样大小的体素,SNR随层数的平方根而增大)。3D数据组的层面轮廓是矩形的。由于层面是连续的,没有任何间

隔,因而能够进行高质量的图像后处理,如多平面和表面重建。2D技术的缺点在于层与层之间常留有小的间隙。3D图像较少受磁化率伪影影响。

3.4.2 缺点

3D采集要比2D采集时间长。很多能缩短采集时间的技术已被用来降低扫描时间,如很短的TR、不同的k空间采样技术和快速成像技术等。3D采集对运动的敏感性更高,这是因为每一个回波都含有整个容积数据的信息。选层方向上可出现混淆伪影,特别是在3D对比增强MR图像中。

致谢:感谢Han Rademaker,Philips Sistemas Médicos和Javier Lafuente,H.G.Gregorio Marañón,在图片准备方面给予的帮助。

参考文献

Aichner FT,Felber SR,Muller RN(1994)Three-dimensional magnetic resonance imaging. Blackwell Scientific Publications,Oxford

Carlson J,Crooks L,Ortendahl D(1988)Signal-to-noise ratio and section thickness in two-dimensional versus three-dimensional Fourier transform MR imaging.Radiology 166:266–270

Edelman RR,Kleefield J,Wentz KU (1990) Basic principles of magnetic resonance imaging.In:Edelman RR,Hesselink JR(eds) Clinical magnetic resonance imaging. Saunders,Philadelphia

Glockner JF(2001)Three-dimensional gadolinium-enhanced MR angiography:applications for abdominal imaging.Radiographics 21:357–370

Heiss SG,Shifrin RY,Sommer FG (2000) Contrast-enhanced three-dimensional fast spoiled gradient-echo renal MR imaging: evaluation of vascular and nonvascular disease.Radiographics 20:1341–1352

Hendrick RE (1999)Image contrast and noise. In:Stark DD,Bradley WG(eds)Magnetic resonance imaging,3rd edn.Mosby,St Louis

Johnson G,Hutchison JMS,Redpath TW (1983)Improvements in performance time for simultaneous three-dimensional NMR imaging.J Magn Reson 54:374

Johnson G,Wadghiri YZ,Turnbull DH(1999) 2D multislice and 3D MRI sequences are often equally sensitive.Magn Reson Med 41:824–828

Kim MJ,Mitchell DJ,Ito K(2001)Hepatic MR imaging:comparison of 2D and 3D gradient echo techniques.Abdom Imaging 26:269–276

Luboldt W,Debatin JF (1998)Virtual endoscopic colonography based on 3D MRI, Abdom Imaging 23:568–572

Metens T,Rio F,Baleriaux D(2000)Intracranial aneurysms:detection with gadolinium-enhanced dynamic three-dimensional MR angiography:initial results.Radiology 216:39–46

Nitz W(1999)Principles of magnetic resonance imaging and magnetic resonance angiography.In:Reimer P,Parizel PM,Stichnoth FA (eds)Clinical MR imaging.Springer, Berlin Heidelberg New York,pp 1–36

Prince MR (1994) Gadolinium-enhanced MR aortography.Radiology 191:155–164

Prince MR,Grist TM,Debatin JF (1997)3D contrast MR angiography.Springer,Berlin

Heidelberg New York

Remonda L, Heid O, Schroth G (1998) Carotid artery stenosis, occlusion, and pseudo-occlusion: first-pass, gadolinium-enhanced, three-dimensional MR angiography-preliminary study. Radiology 209:95–102

Rinck PA (2001) Magnetic resonance in medicine. Blackwell Wissenschafts-Verlag, Berlin

Rofsky NM, Lee VS, Laub G (1999) Abdominal MR imaging with a volumetric interpolated breath-hold examination. Raiology 212: 876–884

Semelka RC, Cem Balci N, Wilber KP (2000) Breath-hold 3D gradient-echo MR imaging of the lung parenchyma: evaluation of reproducibility of image quality in normals and preliminary observations in patients with disease. J Magn Reson Imaging 11: 195–200

Swainson CJ, Hutchinson CE, Watson Y (1997) A comparison of 2-D and 3-D FSE imaging in MR of the cervical spine. Clin Radiol 52:194–197

Wesbey G, Edelman RR, Harris R (1990) Artifacts in MR imaging: description, causes, and solutions. In: Edelman RR, Hesselink JR (eds) Clinical magnetic resonance imaging. Saunders, Philadelphia

Yamada I, Tsunoda A, Noguchi Y (2000) Tumor volume measurements of acoustic neuromas with three-dimensional constructive interference in steady state and conventional spin-echo MR imaging. J Magn Reson Imaging 12:826–832

Young SW (1984) Magnetic resonance imaging: basic principles, 2nd edn. Raven Press, New York

Yousry I, Camelio S, Schmid UD (2000) Visualization of cranial nerves Ⅰ–Ⅻ: value of 3D CISS and T2-weighted FSE sequences. Eur Radiol 10:1061–1067

4 表面再现

ANDREAS G.SCHREYER, SIMON K.WARFIELD

目录

4.1 显示原理

表面再现是一种能很好地将断层图像数据转换为3D图像的显示技术。本章叙述表面遮盖再现(surface shaded rendering)的图像采集、数据准备及基本计算方法。

以3D形式显示2D断层图像数据对诊断很有帮助，可作为学科间交流的工具或协助制定手术计划。

CT或MR采集的断层图像并非是真正的2D，其图像均代表特定容积中的某一层,具有一定的厚度。因成像层面具有3D性质,所以CT或MR图像中的像素(pixel)也可称为体素(voxel)。因为这些层面都是3D的,所以更易于实现3D显示。

首先,我们应当定义"可视化"(visualization)或"显示"这个术语的含义。*Collins*英语词典(*Collins English Dictionary*)解释为"对某种不能被观察到或立即看到的物体形成心像(to form a mental image of something incapable of being viewed or not at that moment visible)"。从根本上说,显示是一种映像处理(mapping process)的过程:从现实到数字(计算机表示),再到图像显示(画面),最终成为观察者的感知解读。容积数据可视化的主要问题在于怎样在2D图像上显示3D数据而又不丢失太多的信息。目前,有几种较成熟的技术可显示断层容积数据。切片(slicing)、容积再现(VR)和表面再现是最重要的3D显示技术。切片技术是从3D数据容积中提取2D平面或者说2D层面,并显示为2D图像。该层面可平行于容积的某一轴线,也可为任意方位。但层面图像仅能显示层面内的细节信息，并不能提供对整个容积的印象。一种能有效显现整个容积数据的方法是创建一个动画，通过连续观察平行于某一轴线的一系列层面图像,想象出整个容积。然而,该技术不能提供3D观察,只能在头脑中形成3D图像。为了避免这种"平面化的(flatland)"图像,则应当把

A.G.Schreyer, MD
Department of Radiology, University Hospital Regensburg, Franz-Josef-Strauss Allee 11, 93053 Regensburg, Germany
S.K.Warfield, PhD
Surgical Planning Laboratory, Department of Radiology, Brigham and Women's Hospital Boston, 75 Francis Street, Boston, MA 02115, USA

3D(或较高维数)的数据投影到2D的表面上。有两种基本技术能以某种3D模型的方式再现容积数据。一种是表面再现，即本章的主题。该方法是在数据组中构建多边形表面(polygonal surface)并再现这些表面。另一种方法则是VR,即对数据组中每一个数据单元赋予一种颜色和阴影值，并将其投影到图像平面上,而不使用多边形表面。该技术将在第五章中叙述。两种方法各有优缺点,将在后面讨论。现在首先描述创建表面遮盖再现3D模型的工作流程和技术。

4.2 表面遮盖再现

4.2.1 图像采集

创建表面再现模型必须要取得容积数据。在放射学成像中,CT和MR成像适于行3D后处理。3D超声是新近出现的技术,也可以产生3D模型。然而,表面再现主要适合于CT和MR成像数据。3D模型的质量和准确性取决于最初采集的2D图像的分辨率。为了得到最佳的3D模型，体素应该是各向同性的,即立方体的体素在三个轴上的长度相等。

在CT成像中,轴位层面图像数据具有较高的分辨率。螺旋CT是对整个容积进行采集,并计算出一组具有一定厚度的2D轴位层面图像。容积采集是3D后处理的先决条件。尤其是对胸腹部，脏器的位置与呼吸运动相关,所以要在单次屏气内完成采集,以避免器官位置的变动。在螺旋CT扫描中,容积覆盖范围与沿身体长轴(*Z*轴)的分辨率总是相互制约的。最近出现的多层扫描机,在覆盖同样容积范围的情况下，至少可以通过更薄的层厚提高*Z*轴的分辨率。对一定长度的包含了感兴趣器官的容积进行3D成像时,层厚尽量薄,才可能获得近似各向同性的体素。MR成像则可利用3D成像序列获得近似各向同性的体素。三个空间轴上的分辨率均应尽可能高,以避免“阶梯伪影(stair step artifact)”。当感兴趣器官或结构表面有良好的对比度时,对自动分割处理极其有利,例如在CT成像中很容易对骨骼进行分割处理和表面再现。

4.2.2 图像增强和滤过

3D重建前可先对采集的图像组进行预处理,以提高图像质量。典型的预处理是使用软件内的数学算法对整个数据组进行图像滤过,以去除噪声和伪影、平滑或锐化图像、纠正对比度和亮度等（SCHREYER 1998;STOLL 1999)。中值滤过(median filter)和高斯滤过(Gaussian filter）总的效果是使图像平滑,用于消除噪声和背景伪影,修匀锐缘,但也有丢失小结构的一些细节信息的倾向。锐化滤过能够突出图像的细节信息，但同时也会增加噪声和其他一些小伪影的影响。当图像是由细微结构构成或欲得到边缘增强的效果时,锐化滤过尤为有用。但数据的滤过最终会影响3D重建后的定量测量,认识到这一点非常重要。所以,在有些情况下滤过仅用于显示上的需要，而定量测量则应在未做滤过处理的数据上进行。

4.2.3 分割

为产生表面遮盖3D模型,必须在每幅2D断层图像上确定出感兴趣目标的表面。“分割(*segmentation*)”是指将感兴趣目标从图像或数据容积的背景中提取出来的过程。现有多种技术用于此项工作。在每层图像上手工画出目标结构是一种简单但耗时的方法。也有一些半自动的方法，从简单的阈值法和遮蔽(masking）法，到复杂的边界检测(boundary detection)、局部生长(region growing)和簇算(clustering)法。另外,还有一些极其精细、在计算上极具挑战性的自动方法，如自适应模板调节（adaptive template moderate，ATM）与空间变化统计分类（spatially varying statistical classification，SVC）的联用（WARFIELD 2000）。

阈值法是一种常用的分割方法，适用于分割高对比度的结构。该法是将某幅图像或整个图像组的强度值限制在一定范围内，将低于某一特定值、对感兴趣目标形态影响不明显的像素去除。可通过每次浏览图像中一种像素的取舍情况设定阈值，保留超过所设强度值的像素，删除低于此值的像素。同样，阈值法也可以用于去除某一阈值范围以外的所有强度的像素，而仅保留那些感兴趣强度的部分。尤其在CT成像中，体素强度具有明确的Hounsfield单位（即CT值），可按特定的密度值分割出某些结构。所以CT成像中骨的分割很容易，只需保留所有超过某一密度值的体素即可。又如，去除强化的血管或充盈对比剂的肠管需要费时费力的精细手工操作才能完成，而使用阈值法则容易得多。

遮蔽法是在图像或图像组中圈定出一个区域进行处理的过程。可以用手工描记感兴趣区（ROI）的边界（如应用鼠标）或用自动程序完成。在图像中用手工描绘感兴趣目标的边界或通过绝对阈值法均可形成遮蔽，后者是保留所有超过某个特定强度值的体素，并去除所有低于此值的体素。将遮蔽法应用于整个图像组，保留遮蔽选择区内的部分，而去除该部分之外的区域。经遮蔽法处理后，还可以通过阈值法和图像滤过法进一步删除剩余的不想保留的部分。

使用**连通性**（*connectivity*），可将数据容积中强度相似的体素连接并分割出来。种子生长算法（seed-growing algorithm）是在感兴趣目标内设置一粒种子，然后在本层面内和邻近层面内自动找到相似的体素并将其连接起来。这种方法的问题是，那些空间上接近且密度相似的不同组织的体素也会连在一起。例如，对比增强后强化的主动脉可能与脊柱连在一起。除了可用手工精细调整外，还可用**腐蚀**（*erosion*）和**膨胀**（*dilatation*）法解决该问题。腐蚀法是去除分割区外缘的像素以避免种子生长到不希望要的结构中。膨胀法则是在分割后再加上一些像素。阈值法和种子生长法是目前最常用的半自动分割方法。更复杂的自动分割方法以组织强度的统计学分类为基础。另一种吸引人的自动分割技术是解剖学模板（anatomical template）。把可变形的模型直接与图像数据进行匹配，即可实现解剖结构的自动识别（WARFIELD 2000）。

4.2.4 3D显示

分割断层数据后，对数据之间边界的形态做近似模拟和连接，产生出容积数据的表面。这些步骤产生一种基于三角形的线框模型（triangle-based wire frame model）代表分割后的数据表面。最常用的算法是行进立方体算法（marching cube algorithm），主要用于确定某个表面是否经过某个数据单元。该法通过向与等表面（isosurface）相交的立方体单元“行进”，计算出表面边缘处的相交点，并在相交点处产生一个三角形的啮合（mesh），与相交处的顶点一致。平滑处理和三角形数目约减也可作为该处理过程的一部分。通过评估表面的属性、反射和颜色，使线框模型被一种仿真表面覆盖。此外，还可任意设置一个虚拟光源对模型投射以增强3D效果。

4.3 表面再现与容积再现

VR是一种计算机图形技术。采集到的感兴趣目标的信息被分别存储在许多立方体单元中，称为体素（容积单元）。3D的体素是与2D的像素相对应的，是容积的测量单位。每个体素都有一个或多个能反映该容积特性的测量值，如强度值等，并通常以立方体单元为单位显示和表现。3D体素组是由多个2D图像集合而成，这些图像存储在帧缓存器中。3D体素组的显示是通过把这些图像投影到一幅2D像素空间中实现的。在表面再现中，必须先对容积数据进行分割转换成几何学原型（geometric primitive）（如多边形网格或轮廓），再用常规几何学再现技术显示这些原型。

表面再现和VR各有优点和不足。VR的优势在于3D容积的显示不需要任何关于数据组的几何学知识，因此也就不需要做任何表面再现的中间转换过程。而在表面再现中这种转换过程有时相当复杂，需要大量手工操作。另一方面，在表面再现中3D数据组被缩减为一组几何学原型，需要存储的数据量明显减少，便于3D重建的快速显示和处理。对比来看，VR需要图像组的所有数据，需要具有强大的存储和处理功能的计算机。由于VR保留了整个数据组，因而可对容积内任何部分的结构和细节进行观察。而在表面再现中仅保留了表面几何结构信息，丢失了表面下方的内部信息。甚至在半透明表面再现处理时，下方的细节也将丢失。

总之，VR不需要耗时的手工后处理，可以迅速创建3D模型，但需要昂贵的高级计算机硬件设备。表面再现需要耗时的后处理和分割，而且3D模型的建立依赖于操作者主观分割，易于出现操作者个体间的误差。但因为有分割过程，所获3D模型准确，可用于定量研究或制定精细的手术计划。表面再现对计算机硬件的要求明显低于VR。

4.4 临床应用

表面再现可满足大多数临床应用对3D显示的需要。本书涵盖了大多数这种临床应用。仿真内镜（JOLESZ 1997）和手术计划（KIKINIS 1996）是该技术的两个典型应用。特别是对制定手术计划，通过准确的分割获得细致的表面再现3D模型是必要的。进行定量研究和制定精细神经外科手术计划时，通过分割获得的表面再现模型比VR更有用。一种令人感兴趣的方法是在制定外科计划时，把VR和表面再现结合起来：表面再现提供出详细的解剖学模型，而VR则可提供周围组织和解剖标志的信息。

4.5 结论

表面再现提供出断层图像数据的详细3D显示。快速的3D交互操作和显示可以在不太先进的计算机工作站上完成。但分割过程耗时间且易出现个体误差。除阈值法和连通法等临床中常用的半自动分割方法外，一些精细的高级分割算法也可用于分割操作，如ATM统计分类，但这些方法极具挑战性，尚没有进入市场。虽然在大多数3D显示应用中VR似乎优于表面再现，但表面再现技术仍然需要，例如在制定精确的外科手术计划时需要用分割的方法显示某些结构。

参考文献

Jolesz FA（1997）Interactive virtual endoscopy. AJR 169:1229-1235

Kikinis R（1996）Computer-assisted interactive three-dimensional planning for neurosurgical procedures.Neurosurgery 38:640-651

Schreyer AG（1998）3D modeling of the chest in patients with implanted cardiac defibrillator for further bioelectrical simulation. Computer Assisted Radiology and Surgery-

CAR 1998, Tokyo. Elsevier Science, Amsterdam

Stoll E (1999) A new filtering algorithm for medical magnetic resonance and computer tomography images. J Digit Imaging 12: 23–28

Warfield S (2000) Adaptive, template moderated, spatially varying statistical classification. Elsevier Science, Amsterdam

5 容积再现

NIGEL W.JOHN

目录

5.1 引言

容积再现(VR)是表现和分析容积数据的一种常用技术。使用该技术能观察容积数据内部结构和局部解剖，因而在诊断和制定术前计划等方面很有临床应用价值。本章概述VR的术语和主要算法,也介绍了如何实时应用该功能，使其成为一种交互式的临床工具。

*VR*的目的是逼真地显示和分析容积数据。尽管最终的图像也必然是2D的,但它通常被称为3D图像或3D重建以区别于2D横断层面图像和常规的X线片。

首先研发、应用VR技术的是医学领域。早在20世纪70年代末，就在颅面外科和整形外科中应用CT扫描显示骨骼。除CT外,目前的MR成像(MRI),超声、单光子发射计算机体层成像（single photon emission computed tomography,SPECT）和正电子发射体层成像(positron emission tomography,PET)都可进行VR。图5.1和5.2是医学数据VR的典型图像。同样的原理也被应用于其他领域中的取样和数据模拟,如流体动力学,地球科学,共焦显微镜术,科学可视化和气象学。

目前,容积可视化(volume visualization)算法有两种基本类型:

—表面提取算法(surface extraction algorithm)

—直接容积再现算法(direct volume rendering algorithm)

表面再现法的主要目的是从容积数据中提取相关目标的界面信息。然后只将此信息用于再现。该问题详见本书第四章。

在VR中，用容积数据直接创建图像,而不提取任何中间的几何学信息，本章将介绍

N.W.JOHN,PhD
Deputy Director,Manchester Visualisation Centre,University of Manchester,Oxford Road,Manchester,M13 9PL,UK

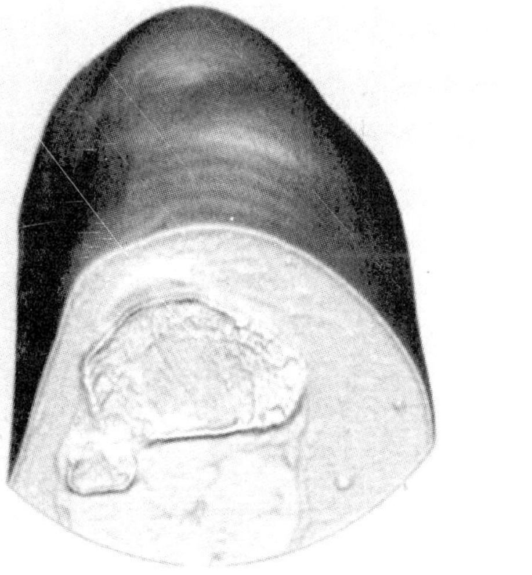

图5.1 VR图像显示下肢的一部分 源图像是58层CT数据，分辨率为512×512像素

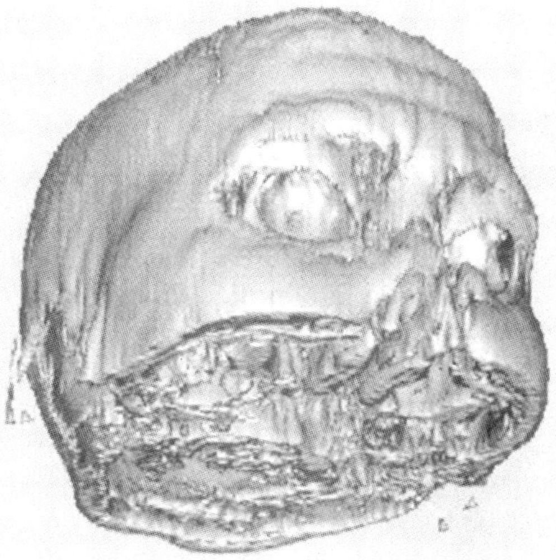

图5.2 头颅的VR 源图像是40层MR数据，分辨率为512×512像素

一些对理解VR所必需的术语和基本技术，概述主要的算法。更多的细节可参考BRODLIE和WOOD（2000）和EZQUERRA等（1999）的综述。

5.2 术语

本节介绍VR的一些基本术语。

5.2.1 容积网格

容积是指数据点以某种3D网格形式排列成的阵列。一般情况下，容积网格（volume grid）可分为：规则型、直线型、曲线型、块结构型、无结构型、混合型。曲线型和无结构型常见于数字模拟，在此不涉及。直线型目前在医学中应用最广泛，其中CT数据在*XY*平面上具有较高分辨率，而在*Z*平面上（层间距）的分辨力较低。目前高分辨率的医学扫描机已能产生规则型网格，采样密度在三个方向上相等，但这样的数据对于一般医院的临床医生来说并非总能得到。

5.2.2 体素

与2D图像的像素（图像单元）相对应的容积单元称为体素（体积单元）。体素的值是单位网格的平均值[1]。虽然每个体素仅有一个值，但应当认识到，反映某种容积特性的成分可能只占体素容积的一部分——即所谓的部分容积效应（*partial volume effect*）。体素模型的常用数据结构如下：

—**二进制**（*binary*）：体素值或为1（有），或为0（无）。

—**灰阶**（*gray level*）：每个体素都有一个强度值。

—**广义**（*generalized*）：除有一个强度值外，每个体素还包含有其内部成分与各种物体和/或其他来源的数据相关的属性。

—**智能容积**（*intelligent volumes*）：是广义体素模型的拓展。物体的特性（如颜色）和彼此间的联系在符号水平上被制成模型。这种容积模型对绘制医学图谱有用。

1 有些算法使用点模型，其数据值在网格顶点，体素内的值则由顶点的内插值决定

5.2.3 再取样方法

许多容积可视化算法处理的是各向同性的容积，即数据的采样在所有三个方向上是相同的。遗漏的信息需通过内插法重建。两种常用的简单内插法是：选择最近相邻体素的强度值；或在相邻影像间行强度值的线性内插（图5.3）。高次函数如三次函数和样条(spline)等能更好地显示细节，但计算费时。直线数据常常采用分段三线内插法(piecewise trilinear interpolation)处理，它可以在速度较快但不太精确的最近邻居法与速度较慢但更精确的三次立方内插法(tricubic interpolation)之间取得可接受的折中。

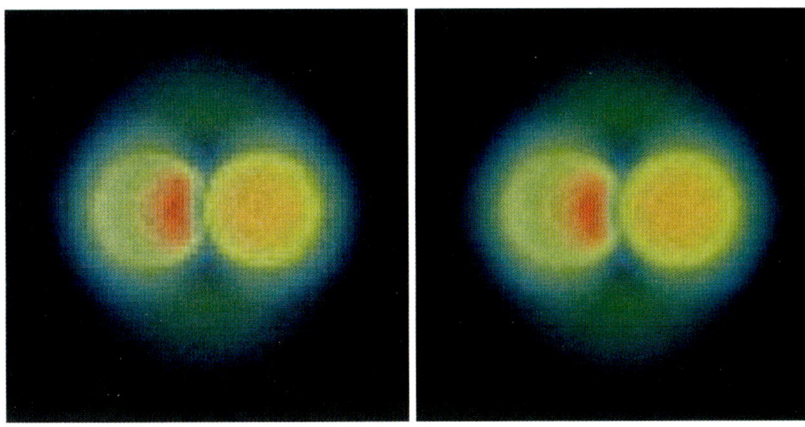

图5.3 最近体素强度内插法与线性内插法的比较

5.2.4 梯度近似法

由于部分容积效应，表面体素的3D邻域灰阶代表了这些体素内含不同物质的相对比例。所以可用灰阶梯度(*gray level gradient*)计算表面倾度(*surface inclination*)。数据组的灰阶梯度是指强度值变化率，反映出灰阶的差异。差异越大，梯度越大。在数字化图像中，梯度不能直接计算——而是使用一些离散的近似值。最简单的变量就是从沿主轴方向它的六个相邻体素的灰阶f中计算出表面体素(i,j,k)的梯度G：

$$G_x=f(i+1,j,k)-f(i-1,j,k)$$

$$G_y=f(i,j+1,k)-f(i,j-1,k)$$

$$G_z=f(i,j,k+1)-f(i,j,k-1)$$

这就是所谓用中心差别(*central difference*)近似计算梯度。把梯度G划分为单位长度，得出单位表面矢量，它是对表面法线(*surface normal*)较好的近似：

$$\vec{N}=\frac{\vec{G}}{\left|\vec{G}\right|}$$

灰阶梯度也可以从一个3×3×3邻域的所有26个相邻体素中计算出来，根据其与表面体素的距离加权。该方法几乎可消除混叠伪影(aliasing artifact)。但对薄骨片等很小物体的准确性还不能令人满意。

5.2.5 遮盖

总的说，**遮盖法**是通过物体的位置、方位、表面特性及其被模拟光源照亮的程度，来逼真地显示物体。表面的反射特性是通过**照明模型**(*illumination model*)获得的，如Phong(1975)研发的模型，它综合运用了周围的光线、漫反射（如来自纸张的反射光）和镜面反射（如来自抛光金属的反射光）。向这些模型输入的一个关键信息是局部表面的方位，用垂直于表面的**法线矢量**（*normal vector*）表示。用前述的梯度近似技术可获得每个体素的法线矢量近似值。

5.2.6 数据分类

体素数据组常被当做一组不同颜色的透明凝胶。该模型的目的是能观察到所有的数据。因此，典型的方法是为每个体素设置一个颜色值c和一个透明值α。常用术语有：

—不透明（opacity）：所有的光都不能穿过该物质（α=1）。

—透明（transparency）：所有的光均可穿过该物质（α=0）。

—半透明或不完全透明（translucency or semi-translucency）：不同程度的透明（0<α<1）。

复合颜色由每种成分所占百分比乘以其颜色值再求和得出。

DREBIN等（1988）研发了一种概率（模糊）法对CT数据中的气体、脂肪、软组织和骨等物质进行分类。该方法依据的是一个体素内至多有两种组织重叠。所以，每个体素的组成有7种可能：气体；气体和脂肪；脂肪；脂肪和软组织；软组织；软组织和骨；骨。对每个体素内的组成成分都赋予一个百分比，或直接赋值或通过概率分类法如最大似然分类器（maximum-likelihood classifier）。在假定了各成分的特性和所占百分比后，通过计算每种成分的百分比乘以其特性即可得出复合模型总的特性。如果有更多成分重叠或是灰阶范围相同，则该方法不适合。实际上这种情况是常有的！这需要更复杂的技术，如多维分割（multidimentional segmentation）（POKRIC 等 2001）。

5.3 直接VR

直接VR保留了扫描过程中所有最初采集到的灰阶信息，是交互性利用数据的理想技术。开始不明确的阈值和其他参数均可以交互性地改变。而且基于容积的再现可以显示不同方面的信息，如不透明的和半透明的表面、切割和最大强度投影（MIP）。与表面再现技术相比，直接VR可以：

—直接再现容积，而不需要中间的几何学过程；

—可显示反差小的和模糊的表面；

—放宽表面存在与否的界限。

图5.4是MR内耳图像，用VR和表面再现技术分别处理同一组数据得到不同的显示效果。

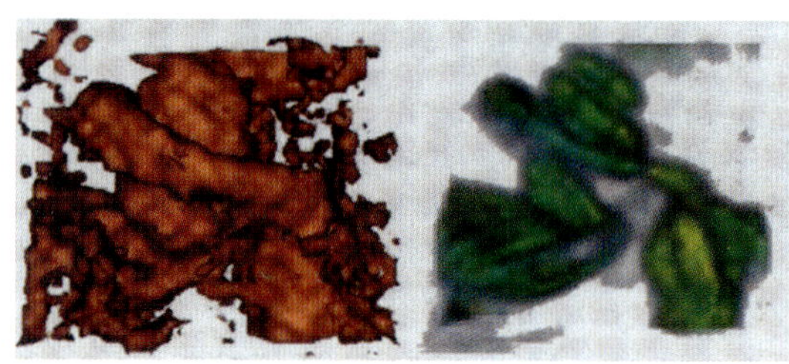

图5.4 MR内耳数据（20层）的容积显现 左图为表面再现，右图为直接VR

许多软、硬件都可用于进行直接VR。下面概述了目前使用的几个主要方法。但我们没有把基于域的技术（domain-based technique）包括在内，这种技术首先将空间容积数据转换成一种选择域（alternative domain），如傅立叶域，然后从该域直接产生投影。

5.3.1 贯穿容积

有两种基本的贯穿容积（traversing the volume）方法：

—**反馈投影**（*feed-backward projection*）或**图像次序遍历**（*image order traversal*）。贯穿图像平面内的像素，使假想光线通过每一个

像素并投影到容积中。线的路径决定像素的值。

—**前馈投影**（*feed-forward projection*）或**物体次序遍历**（*object order traversal*）。贯穿容积数据，将容积内的每一个体素投影到图像平面上。

这些方法与计算机制图中的图像和物体次序光栅化算法（image and object order rasterization algorithm）是一致的。

5.3.2 容积再现积分

对于任意一条射线，在图像平面上接受到的光线量为：

$$I_\lambda=\int_0^L C_\lambda(S)\mu(S)e^{-\int_0^s \mu(t)dt}ds$$

式中λ为波长，μ为密度，L是射线长度，$C\lambda(s)$是波长为λ的光在射线方向上s点处的反射光。VR积分是将射线穿过容积全长时的强度累加起来，射线的强度依射线穿过的组织密度而衰减（指数项）。$C\lambda(s)$可以根据Phong反射模型得出。权重系数$\mu(s)$代表某点的密度——强度越大，反射光的强度越大。经过多个步骤（BRODLIE和WOOD 2000），该积分可近似表示为：

$$I_\lambda=\sum_{i=0}^{n} C_\lambda(i)\alpha(i)\prod_{j=0}^{i-1}(1-\alpha(j))$$

简单地说，这是所有单个样本强度的总和，每一强度均被射线穿过样本到达观察者过程中累积的强度衰减。由于只知道数据点处的C值和α值，所以需要用内插法计算样本点$i\Delta s$处的值。

5.3.3 射线投影

射线投影（ray casting）是一种图像次序遍历技术，大多数应用的是基于LEVOY（1988）阐述的方法。其算法过程如下：

—遮盖采集的数据以获得容积的颜色值：

a）用中心差别法等局部梯度近似法计算每个体素的法线。

b）采用适当的遮盖模型计算每个体素的颜色/强度值，获得容积的颜色。将数据分类，得到每个体素的不透明值。用分类技术确定每个样本位置的不透明值。最适宜的分类技术取决于数据的类型。

—用三线内插法计算射线路径上每个样本点的颜色值和不透明值（图5.5）。典型的方法是用*Over* operator法获得沿每条射线路径从后到前所有体素的复合强度值（PORTER 和DUFF 1984）。

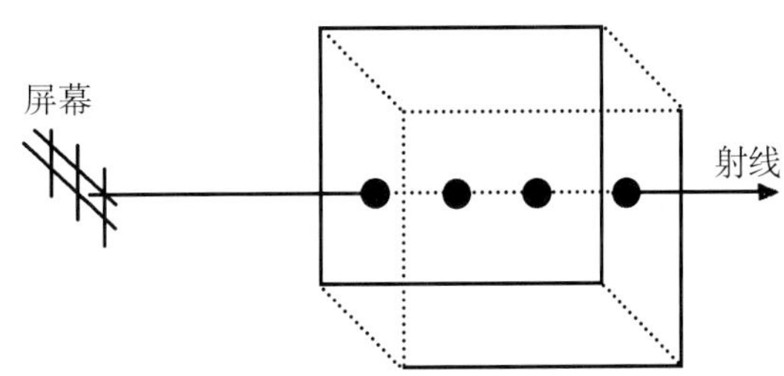

图5.5 射线投影穿过容积网格 综合各样本点上的颜色值和不透明值计算出最终的像素值

射线投影法的主要缺点在于计算费时——与容积大小成正比。现已提出几种技术以提高射线投影算法的速度，包括早期射线终止法（early ray termination）（LEVOY 1990）、分级空间枚举法（hierarchical spatial enumeration）（LAUR 和 HANRAHAN 1991）、模板法（templates）（YAGEL 1992）、空间跳跃法（space leaping）（YAGEL 1993）和剪切偏差法（shear warp）（LACROUTE和LEVOY 1994）。还有一种方法是并行射线投影编码，可用于多处理器系统。有许多方式已被应用，包括共享存储器（shared memory）（NIEH 和 LEVOY 1992；CHALLINGER 1992）和分布式存储器结构（distributed memory architecture）（ELVINS

1992；MA和PAINTER 1993）。

5.3.4　溅泼

溅泼（splatting）（WESTOVER 1991）是一种有效的物体次序遍历技术。其算法过程如下：

—决定用什么样的次序贯穿容积数据。按照体素与图像平面的距离次序对体素投影，每次一层。所以需要计算哪一层面离图像平面最近，并确保层面中近的体素遮盖远的体素。

—在每一层面中对体素进行分类和遮盖。根据一些不透明转换函数或查表对体素进行分类。用中心差别法计算出梯度并代入遮盖方程。

—将层面中的每一个体素投射到图像平面上。用重建滤器，通常为高斯分布滤器，决定图像平面上的溅泼范围（即覆盖区）。

—根据滤器衰减。根据已被分类、遮盖的体素在溅泼覆盖区内的具体位置对其进行衰减。投影到覆盖区中央的体素被衰减的最少。

—合并衰减后的溅泼。合并落入覆盖区内被衰减后的(γ,g,b,α)元组（tuple），向图像缓冲器输入一个像素值。

溅泼如同将一个雪球仍到玻璃盘中。

5.4　硬件工具

由于直接VR计算量巨大，故硬件工具对于实现交互性处理是必需的。下面介绍两种经常应用的方法。

5.4.1　VolumePro容积再现板

VolumePro 500容积再现板是实现物体次序射线投影的一种有成本效率的硬件。这种个人电脑界面（personal computer interface，PCI）的加速卡基于Cube-4结构（PFISTER和KAUFMAN 1996），并且使用剪切偏差算法（shear warp algorithm）。现在的版本可处理一个256^3的容积并实时完成梯度评估。它可以每秒处理5亿Phong-lit插值的复合样本。然而，它仍然不能求容积和多边形数据的积分或提供透视投影。

5.4.2　纹理贴图硬件

CABRAL等（1995）提出了一种新技术，即使用纹理贴图硬件（texture mapping hardware）进行VR。该技术常被称为**容积切片**（*volume slicing*），已在一些临床应用中获得成功。在装有3D纹理硬件的高性能工作站上可获得最佳的效果。硬件查询表可用于申请颜色和不透明处理。然而，对梯度的处理需要多通道图形管线。与常规方法产生的图像相比，这种图像也可能是“模糊”的。

纹理贴图技术也适合于2D硬件。在这种情况下，需要三份体素数据拷贝——即三个正交投影的取样。任何一次操作中的再现阶段只能用一组数据，而由于VR处理过程中数据是旋转的，所以在再现计算时必须进行三组数据间的互换。Silicon Graphics O2 工作站提供了2D纹理贴图硬件，在PC Graphics卡中也有相似功能。使用虚拟现实建模语言（virtual reality modeling language，VRML）和JAVA技术，进行基于网络的该技术的应用也已经开始（HENDIN等1998）。

OpenGL Volumizer是一种应用程序界面（application programming interface，API），可用于纹理硬件临床应用的开发。Volumizer使用体素和四面体作为容积的基元。任何3D形状都可以镶嵌到有限数目的四面体内，再现时仅需要根据这个简单形状进行优化。Volumizer使几何形状与外观分离，并支持建模功能，如容积变形、共配准（co-registration）和感兴趣容积的任意塑型。

5.5 结论

医学图像的VR能为临床医生提供更多的帮助，应用范围从诊断到术前计划的制定等。本章概述了VR的主要算法和技术。随着算法和硬件的不断改进和升级，VR的临床应用将越来越多，将成为广为临床接受的有用工具。

参考文献

Brodlie K, Wood J (2000) Recent advances in visualization of volumetric data: state of the art report. Eurographics 2000, Interlaken, Switzerland, pp 65–84

Cabral B, Cam N, Foran J (1995) Accelerated volume rendering and tomographic reconstruction using texture mapping hardware. Proceedings of the ACM/IEEE symposium on volume visualization, pp 91–98

Challinger J (1992) Parallel volume rendering on a shared memory multiprocessor. Technical report UCSC-CRL-91-23, University of California, Santa Cruz

Drebin RA, Carpenter L, Hanrahan P (1988) Volume rendering. Comput Graph 22: 65–74

Elvins T (1992) Volume rendering on a distributed memory parallel computer. Proceedings of IEEE Visualisation 1992

Ezquerra N, Navazo I, Morris TI (1999) Graphics, vision, and visualization in medical imaging: a state of the art report. Eurographics, 1999, pp 21–80

Hendin O, John NW, Shochet O (1998) Medical volume rendering on the WWW using JAVA and VRML. In: Westwood J, Hoffman H, Stredney D, Weghorst (eds) Medicine meets virtual reality. IOS Press, Amsterdam, pp 34–40

Laur D, Hanrahan P (1991) Hierarchical splatting: a progressive refinement algorithm for volume rendering. Comput Graph 25: 285–288

Lacroute P, Levoy M (1994) Fast volume rendering using a shear-warp factorization. Computer Graphics Annual Conference Series 1994, pp 451–458Levoy M (1988) Display of surfaces from volume data. IEEE Comput Graph Appl 8: 29–37

Levoy M (1990) Efficient ray tracing of volume data. ACM Trans Graph 9: 245–261

Ma K, Painter J (1993) A data distributed, parallel algorithm for ray traced volume rendering. Proceedings of the 1993 parallel rendering symposium. IEEE, San Jose

Nieh J, Levoy M (1992) Volume rendering on scalable shared memory MIMD architectures. Proceedings of the 1992 workshop on volume visualization

Pfister H, Kauiman A (1996) Cube-4-a scalable architecture for real-time volume rendering. Proceedings of the ACM/IEEE symposium on volume rendering, pp 47–54

Phong B (1975) Illumination for computer-generated pictures. Comm ACM 18: 311–317

Pokric M, Thacker N, Scott MLJ (2001) The importance of partial voluming in multidimensional medical image segmentation. Submitted to MICCAI 2001. Technical report of IERAPSI Project, University of Manchester

Porter T, Duff T (1984) Composing digital images.Comput Graph 18:253–259

Westover L(1990)Footprint evaluation for volume rendering.Comput Graph 24:367–376

Yagel R(1992)Template based volume viewing.Comput Graphics Forum 4:153–157

Yagel R(1993)Accelerating volume viewing by space leaping.OSU-CISRC-3/93 TR10.Department of Computer Science,Ohio State University

6 仿真内镜检查

EMANUELE NERI, PAOLA VAGLI, CHETI SPINELLI

目录

6.1 引言

仿真内镜检查(virtual endoscopy,VE)是计算机处理CT、MR 或超声数据组产生模拟内镜观察效果的显示方法(RUBIN 1996;YUH 1999),是虚拟现实技术在医学领域中的应用(GEIGER和KIKINIS 1994)。

Vining于1993年和1994年首次在放射学界发表了VE技术的报告，分别报道了VE在支气管和结肠检查中的应用。很多研究者依照漫游解剖结构（flying through anatomical structure）的概念开始了VE临床应用方面的实践。最初研究目的是论证该技术在全身应用的可能性（LORENSEN 1995;HARA 1996;Rubin 1996),但不久就转向了研究某些特定的临床问题。如今VE的应用报告已包括了结肠、胃、支气管树、喉和气管、中耳和内耳、鼻窦、脑室、血管、胆管、尿路和关节等。用于描述该技术的术语与被检查的解剖结构相对应,如仿真结肠镜、支气管镜、胆管镜、输尿管肾镜、血管镜等。大多数研究者认为VE在结肠的应用在临床上最具代表性。

E.NERI, MD, P.VAGLI, MD, C.SPINELLI, MD
Diagnostic and Interventional Radiology, Department of Oncology, Transplants, and Advanced Technologies in Medicine, University of Pisa, Via Roma 67, 56100 Pisa, Italy

6.2 仿真内镜检查的技术方法

6.2.1 图像采集

VE与其他3D成像方法相比,其独特之处在于观察方式(type of perspective)不同。VE利用一个专门的计算机程序模拟典型的光学纤维内镜的观察效果，操作者可以自由穿行或围绕由表面再现或容积再现(VR)等普通3D处理技术获得的3D目标进行观察。因此，VE与其他图像处理技术利用的数据的性质都是一样的，即都是与人体结构空间关系相关的容积数据。然而,VE对数据采集的范围有特殊要求。

与图像采集有关的一个显著的问题是，VE是否需要特殊设计数据采集方式,或者说是否可以在任何数据组中应用VE。在许多情况下,VE仅作为标准成像检查的一项附加检查，使用的是常规成像方案获取的数据，如作为腹部一般检查的一项补充检查。在这种情况下，CT和MRI中的许多扫描参数可影响VE重建图像的质量。

6.2.1.1 大肠

结肠充气检查是典型的例子。检查前，病人必须充分清洁肠道，因为残留粪便可酷似息肉或造成观察障碍。CT扫描前应静脉注射肌肉松弛剂以减少大肠运动并使肠腔扩张。标准侧位和前后位定位像即可验证整个结肠是否已扩张（图6.1）。采集数据时要求病人合作，尽量延长屏气时间以获得最大腹部扫描范围。使用单层CT 机时用3~5mm准直，螺距2，重建间距1~2.5mm，可包括整个结肠；使用多排探测器CT（MDRCT）系统，准直可以进一步减小到1mm，扫描时间也相应缩短（LAGHI 2000;RUST 2000;ROGALLA等2000;HARA 2001）。对是否使用静脉内对比剂现仍有争议，虽然增强并不是进行VE观察的必要条件，但有作者认为增强能提高息肉的检出率（MORRIN等2000，LOVENSTEIN 2001）。

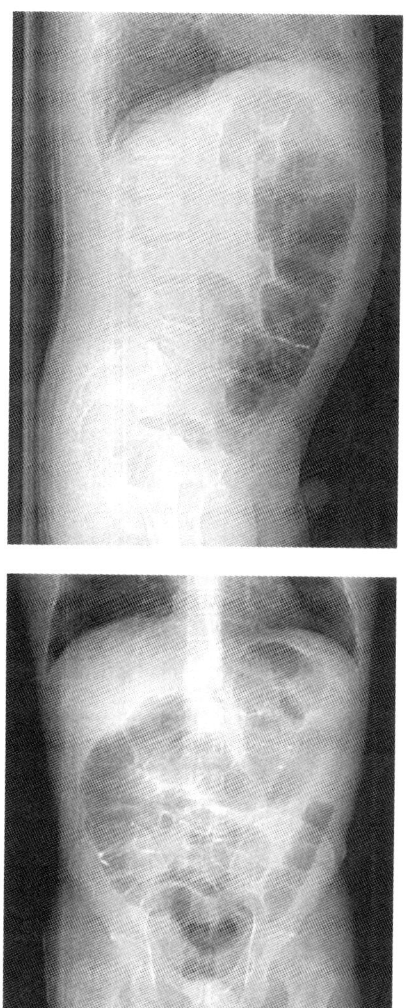

a

b

图6.1 结肠充气后病人仰卧位的CT定位像 侧位（a）和前后位（b）像均证实全部结肠已扩张

MRI也可获取观察结肠的数据（LUBOLDT 1999，2000）。为得到有价值的数据，检查前病人除需要做同CT检查前一样的准备外，还需要用钆或钡对比剂灌肠。容积数据采集用T_1加权扰相梯度回波（spoiled gradient recalled，SPGR）序列行冠状位扫描，层厚5mm，用高场强（1.5T）设备和相控阵线圈。近来也有人提出了与CT结肠充气造影类似的结肠充气MR成像（MORRIN 2001）。

6.2.1.2 血管

为使管腔不透明化（opacify），以便能够在表面再现或VR过程中进行充分的数据分割，血管的VE需要使用对比剂。采集主动脉的数据可以用常规CT血管造影 （CTA）（BARTOLOZZI 1998）或MR血管成像（MR angiography，MRA）（HANY 1998）。主动脉CTA检查时，应选择适当的注射对比剂开始后的扫描延迟时间（一般先做试验性团注）。我们用单层CT机的扫描方案是：腹主动脉检查用3mm准直，螺矩2，1mm重建间距；胸主动脉检查用5mm准直 （NERI1996b）。RUBIN （2000）用MDRCT对48例主动脉瘤或主动脉夹层病人行CTA检查，使用参数：2.5mm名义层厚，螺矩6.0，进床速度15mm/转（18.75mm/s）。他们发现，多层螺旋CT比单层螺旋CT血管造影速度快2.6倍、扫描效率高4.1倍、对比增强效率高

2.5倍,多层螺旋CT的对比剂用量更少而主动脉强化效果并无明显改变且层厚更薄。采集的图像分辨率越高,意味着VE的显示质量越好。

对比增强MRA技术能获得最佳仿真内镜重建数据。给病人静脉团注钆对比剂(浓度20~30mg/ml,速度2ml/s),像CTA那样适当延迟一定时间后(20~30s)开始采集动脉期图像。成像序列与在结肠检查中使用的相似,使用冠状面SPGR序列和3mm层厚(HANY 1998;WILDERMUTH和DEBATIN 1999)。最初有学者报道使用时间飞跃(time-of-flight,TOF)序列,但这项技术现已不再用于血管的VE(DAVIS 1996)。

6.2.1.3 支气管

螺旋CT数据经过后处理可以做支气管树的仿真内镜显示(FERRETTI 1995;VINING 1996;SUMMERS 1996;AQUINO和VINING 1999)。该检查依赖于两个关键因素:病人需尽可能长时间屏气以便使运动伪影减到最小程度;图像采集需用很高的分辨率,以显示肺段支气管分支。NENMANN(2000)报道,VE的最佳检查方案是使用薄的X线束准直和最大螺距值,他认为仿真支气管镜的效果极大地依赖于CT扫描技术和观察者使用3D成像软件的经验。

LEE(1997)提出了单层螺旋CT支气管树VE的扫描方案:层厚3mm,螺距1,重建间距1.5mm。该技术的扫描范围最大为9cm,但把螺距增大到2时可以将扫描范围扩大到18cm(该范围足以显示气管和大气道)。FISHMAN(2000)提出了MDRCT VE方案:探测器准直1mm,层厚1.25mm,重建间距1mm,螺距6(X线管每旋转一周时间为0.5s)。这两种情况均不需要口服或静脉内给予对比剂。

6.2.1.4 胆管和尿路

根据我们和其他作者的经验,MR胆管和尿路造影获得的数据可用于进行仿真内镜显示(DUBNO1998;NERI 1999a,2000a)。数据是由MR胆胰管造影和MR尿路造影即所谓水成像技术获取的。这些方法使胆管和尿路内的静止液体作为腔内对比剂而显影,以此产生对比。成像序列包括轴位、矢状位及冠状位的重T_2加权采集。我们(NERI 1997)和PRASSOPOULOS (1998)已经初步探讨了用CT胆管成像数据组行VE的技术,作为除MRI以外另一种可选用的方法。

6.2.1.5 喉

VE另一项重要的应用是喉部检查,建议使用高分辨率螺旋CT成像。RODENWALDT(1997)评估了一具尸体模型的仿真内镜图像质量,使用的是单层螺旋CT,扫描准直范围为1~10mm,螺距0.5~3。他们发现,就使用轴位层面图像数据进行VE的诊断质量和纵向覆盖范围而言,与解剖学所见之间具有最好相关性的扫描参数是3mm准直和1.5的螺距。喉部复杂的解剖结构要求使用薄的准直(1~3mm),且发声过程中声门的运动是一个潜在的伪影来源,因此需要使用快速扫描技术。Magli等(2001)报道了他们用MRDCT评估22例病人(10例正常,12例有病变)的经验,使用1.3mm层厚,增量(increment)0.6mm,螺距0.875,X线管旋转时间0.75s。

喉部仿真内镜图像采集时要求病人仰卧在CT床上,颈部适当过伸。扫描时要求病人发"e"或"ei"音,使真声带在声门中线上平行排列,使显示更加清晰。

6.2.1.6 鼻和鼻窦

可以用VE技术处理鼻腔和鼻窦的螺旋

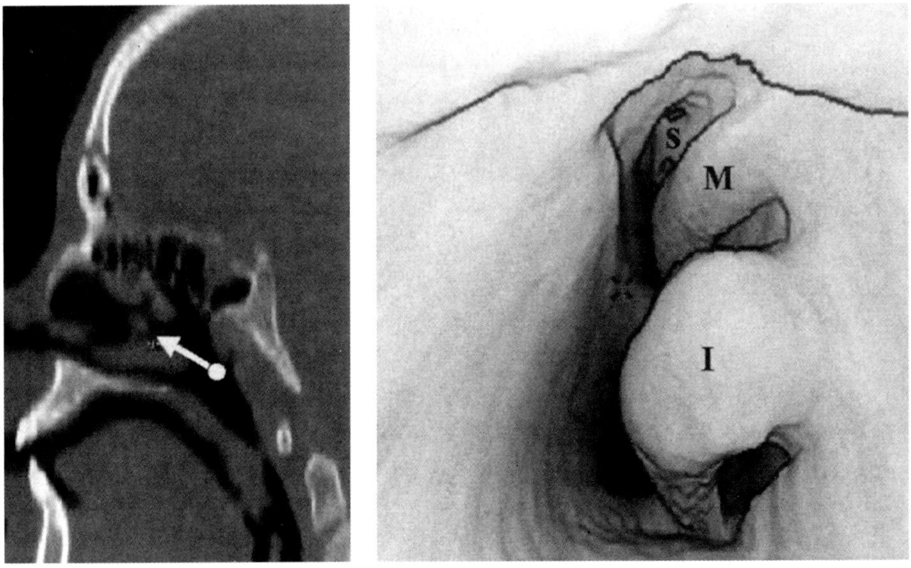

a　　b

图6.2　鼻腔CT仿真内镜检查　箭标指出仿真内镜的方位(a)。仿真内镜图像显示出右侧上(S)、中(M)、下(I)鼻甲(b)

CT数据(图6.2)。Rogalla(1998)做了45例鼻窦的低辐射剂量螺旋CT检查，并将仿真内镜图像与外科手术时内镜拍摄的图像进行了对比。De Nicola(1997)对多种鼻窦病变的螺旋CT数据进行表面重建，并观察获得的仿真内镜图像；Gilani(1997)用VR法做了同样的尝试。螺旋CT是鼻窦3D成像的可选择方法，采集方案包括使用1~3mm准直的轴位薄层扫描、不同螺距值和1~2mm重建间距、骨算法重建和16cm视野。然而，Morra(1998)用常规CT扫描机获得的鼻和鼻窦仿真内镜图像，对确定解剖结构也取得了极好的效果，并提出以下方案：轴位和冠状位扫描，准直1.5~3mm，进床1.5~3mm，120kV，140mA，扫描时间2s，骨算法重建和14~16cm视野。

虽然MRI对鼻窦病变的诊断有重要作用，但到目前为止尚没有人将其用于VE。主要原因可能是获取合适的3D MRI数据有困难。

6.2.1.7　中耳和内耳

Pozzi Mucelli(1997)是第一位重建出鼓室仿真内镜图像的人。他使用常规CT，高分辨率采集(1mm准直)，对显示听骨链取得了很好的效果(图6.3)。

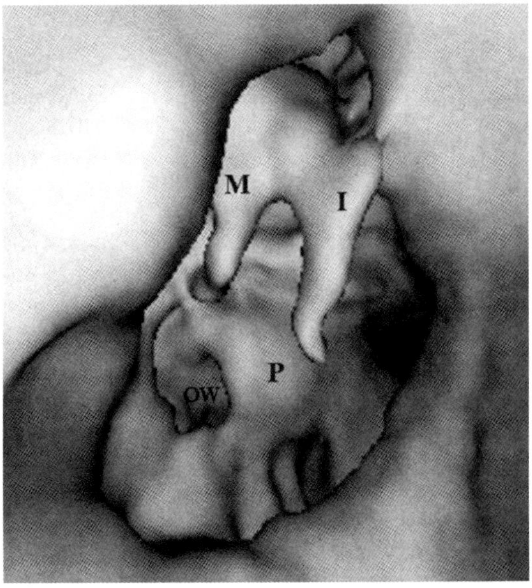

图6.3　中耳CT仿真内镜检查，由外耳道处产生的图像　显示了砧骨(I)、槌骨(M)、岬(P)和卵圆窗(OW)

对于中、内耳的仿真内镜研究，我们提出如下单层螺旋CT扫描方案：轴位和冠状位采集，X线准直1mm，螺距1，重建间距0.5mm(详见第十章)(NERI 2000b)。在这项检查中,中耳的所有组成部分都能看到,而且能产生骨迷路的腔内图像。TOMANDL(2000)应用同样的扫描方案和VR技术,重建出骨迷路的结构,解剖结构均显示清晰。

目前尚无证据表明螺旋CT与常规CT获得的中、内耳仿真内镜图像有实质性差异。然而,对中耳的解剖细节似乎MDRCT显示得更好(见第十章),虽然目前尚无这方面的报道,但我们期待着它的出现。

6.2.2 超声图像采集

虽然在该领域中仅有很少的初步经验,但对超声数据的VE做简单总结是必要的。超声图像采集在第一章中已详细讨论。总的说,可以通过2D超声阵列直接采集3D数据,或用一维超声阵列产生一系列的2D图像做3D重建。

一旦数据采集完毕,就可以进行VR处理,但为了更好地分割解剖结构,数据的采集应该使用能增强组织结构之间对比的超声技术。YUH (1999) 使用能量多普勒(power Doppler)对颈动脉成像,而且将灰阶超声用于女性盆腔和膀胱的仿真内镜研究。最近,NAKATA(2001)报道了使用能量多普勒和仿真内镜对腹部血管研究的初步经验。

6.2.3 容积生成

每个病人的数据组均由一定数目的相应图像系列组成,包括不同期相、平扫或增强后采集的图像系列。目前,图像格式遵循DICOM标准,现有的工作站都支持该标准(PRIOR 1993;ACKERMAN 1994)。所以,任何CT或MR扫描机都有将图像发送到任意工作站做图像后处理的潜力。CT图像的分辨率是512×512×12比特(相当于0.5兆字节),也就是说,如果使用单层螺旋CT检查整个结肠,若使用3mm准直和2mm重建间距获得约150~180幅图像,最终的容积数据约为75~90兆字节。MR检查中,总体数据量和所产生的图像的分辨率大约是CT的一半,因此占用比较小的计算机存储空间。

CT和MR数据组被采集和传送到专用工作站后,随即被软件处理生成容积。容积的生成是沿每个重建层面的中心线进行堆积而实现的(图6.4)。在螺旋CT成像中,中心线对应

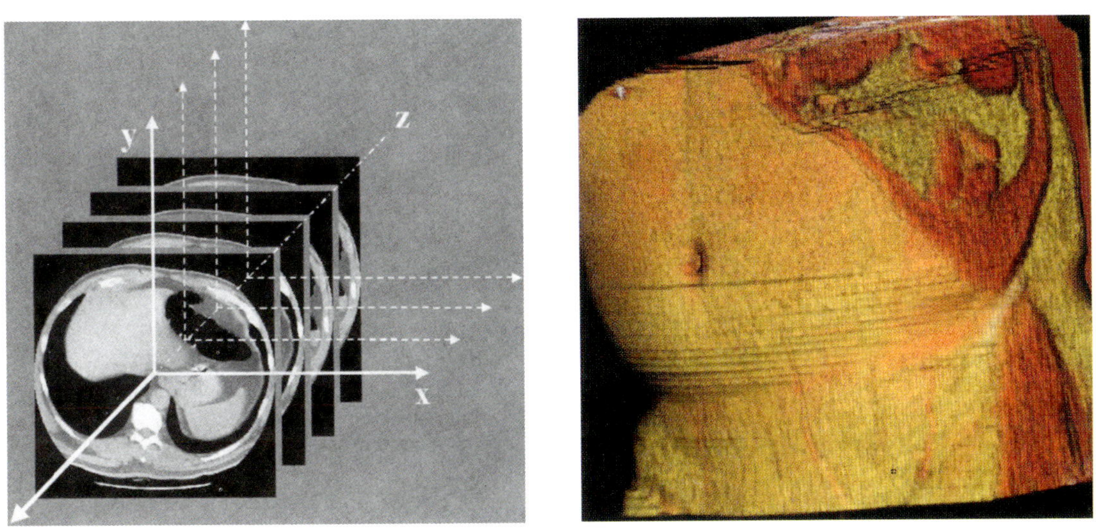

a b

图6.4 CT轴位图像沿Z轴排列(a),最后产生容积数据组(b)。整个过程由3D再现软件自动完成

于纵轴(Z轴),但在MRI中,中心线可以沿任何其他方位(冠状位、矢状位)定位。当MRI采集层面倾斜时,可能会出现一个问题:一些软件不接受这些非常规层面的源图像,因为它们不垂直于中心线。

容积一般由3D软件自动生成,放射科医生只需要选择出准备重建的一系列图像(图6.4)。为避免图像过载,可以选择一个限定的解剖区域内的图像进行小容积重建。为此,应当标注出图像重建的起点与终点(Z轴上),同时操作者可以在图像处理工作站上对这些位置数值进行修改。

在软件体系结构内,容积数据组是以体素为单位构成的。这些体素是对应于每个图像像素的接近立方形的容积单元,是容积的基本构件,它被赋予一个亨氏值(CT成像)或一个强度值(MRI),每个体素在容积中也有一个明确的空间位置和大小。

在理想的能够准确代表被成像结构的容积数据组内,所有体素均应当是各向同性的,即它们是立方形的。遗憾的是常规CT和单层螺旋CT均不能完全满足这个要求。专门的MRI序列和MDRCT似乎可以克服此限制。

6.2.4 容积分割

表面再现和VR是在3D方向上凭借虚拟现实技术展现人体结构的方法。为了从容积内部选择并显示解剖结构,每一种方法都有各自的数据分割原理。有关表面再现和VR中的数据分割的基本技术细节,请参见第四和第五章(图6.5)。

大多数现有的仿真内镜软件允许放射科医生对容积数据进行交互式处理和实时分割。利用表面再现技术,可以通过选择阈值来改变可见的结构,凭借阈值可确定出欲显示的表面的边界和两种不同密度值或强度值的结构(例如结肠黏膜与充满气体的结肠肠腔)

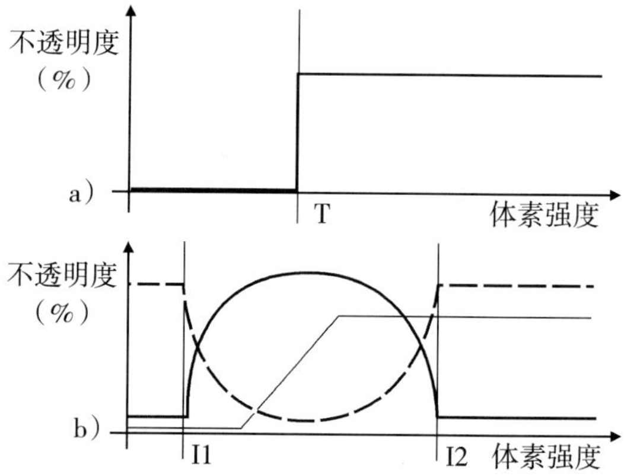

图6.5 表面再现(a)和VR(b)的数据分割原理。*I1*~*I2*是体素强度间隔,*T*是阈值

之间的分界线。因此,用该方法显示内部结构之前,操作者应当了解应该使用什么样的阈值。举例来说,CT结肠充气检查时显示结肠表面的最佳阈值范围是-800~-700HU,显示中耳是-500HU,而显示主动脉腔时则需根据强化的程度而定(CTA和MRA均如此)。

在VR技术中,当计算机的计算能力足够强大时,仿真内镜的使用将十分灵活,交互性强。然而,VR要求计算机有强大的计算能力和特殊的硬件保障(详见第五章)。几乎所有商品软件都提供了对特定器官做腔内观察的预定成像方案。为了简化操作,在进行VR时,通过转换不透明函数使阈值的应用很容易(图6.1),具有不同体素特征的组织结构之间的界线依一个线性等级值而逐渐增强或减弱。

6.2.5 视图的生成

典型的内镜视图是由射线投影算法(ray casting algorithm)生成的(ROTH 1982)。在射线投影中,平行射线是由一个虚拟点光源(相当于观察者的眼睛或内镜所在的位置)产生的。这些射线以发散的方向穿过采集容积,并通过应用表面再现或VR算法将所遇到的体素按照不透明程度分类。在表面再现中,投影射线所遇到的强度高于或低于阈值的体素被确定下来,形成一种多边形网格。用于做表面提取的算法被称为“行进立方体”算法(LORENSEN和CLINE 1987)。这种算法把立方体形状的体素转变成一种三角啮合(三角化),并最终由转化后的体素构成等平面。

在VR中,用线性不透明函数(linear opacity function)对体素进行分类,对具有不同强度的体素赋予不同的不透明值。这种方法的优势是能优化动态范围并能够改变组织的不透明性,由此产生的3D再现既保留了表面细节,又能够表现整个容积数据组的特征。

射线投影算法最终生成的表面再现或VR图像的视野呈圆锥形(像真实内镜视野一样)。可通过改变视角来改变视野的大小。大多数软件用大视角,但增大该值会使表面形态发生一定程度的扭曲,并可能影响病变的发现。这种方法看来也有在真正内镜应用中存在的某些缺陷,即当从直肠向盲肠方向探查结肠时,即使使用最宽的视角也不能完全显示所有的结肠袋皱褶(图6.6)。为增加诊断把握,推荐使用反向导航(backward navigation),即从盲肠到直肠的再观察,以便探查单向导航看不见的隐藏的角落。这种方法比较

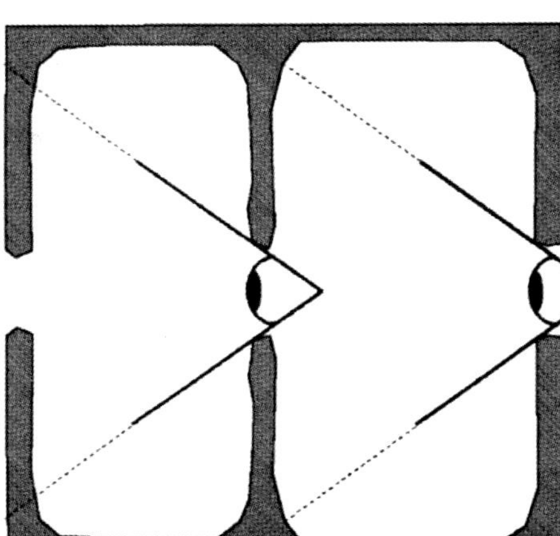

图6.6 结肠仿真内镜检查的锥形视野效果 结肠皱褶妨碍了观察;如果视角较小,则不能看到结肠壁的一些隐藏的角落

耗时,很多学者试图建立不同的观察方法以便使用单向导航即可显示整个结肠壁。PAIK(2000)提出了一种基于Mercator和立体照相技术的结肠映射投影法(map projection),并把该方法与锥形视野图像进行对比。结果显示,映射投影法对黏膜表面的显示率为98.8%,而锥形视野法只能在很大的视角下才能取得这种结果,但这会使黏膜细节的显示发生扭曲。此外,当分析大于7mm的息肉时,映射投影法的敏感性(87.5%)较轴位图像(67.5%)和锥形视野法(67.5%)高。

SORANTIN(2001)提出了一种类似的但很有趣的显示结肠的方法,称为“展开(unfolding)”法。该技术基于对息肉的非线性射线投影,用非线性2D缩放(non-linear 2D scaling)补偿由于展开折叠带来的扭曲(VILANOVA BARTROLI 2000)。结肠折叠被完全有效地展开并投影到2D平面。WANG(1996,1998)也提出一种相似的方法并已用于多种临床应用中。

6.2.6 漫游路径

漫游路径(fly-through path)的设定在VE中是关键问题。对管状结构的导航十分困难,特别是如果这些管状结构出现扭曲、急转弯或在其行程中出现管径显著增大或变小时(图6.7)。需要通过计算较短的和中心导航路径来帮助放射科医生完成操作。理想的辅助导航应当让放射科医生舒适地坐在计算机前显示和观察检查时完全穿行某结构的电影。这在呈直线的结构中很容易做到,如腹主动脉或气管,但检查结肠时则较困难。

辅助导航的要求是:自动路径设定、碰撞的监测和与被显示目标的直接交互性。最后一点应当包括下列的步骤:停止导航,察看目标,接触目标及与其他图像(轴位、MPR、目标的外部3D模型)互相联系。

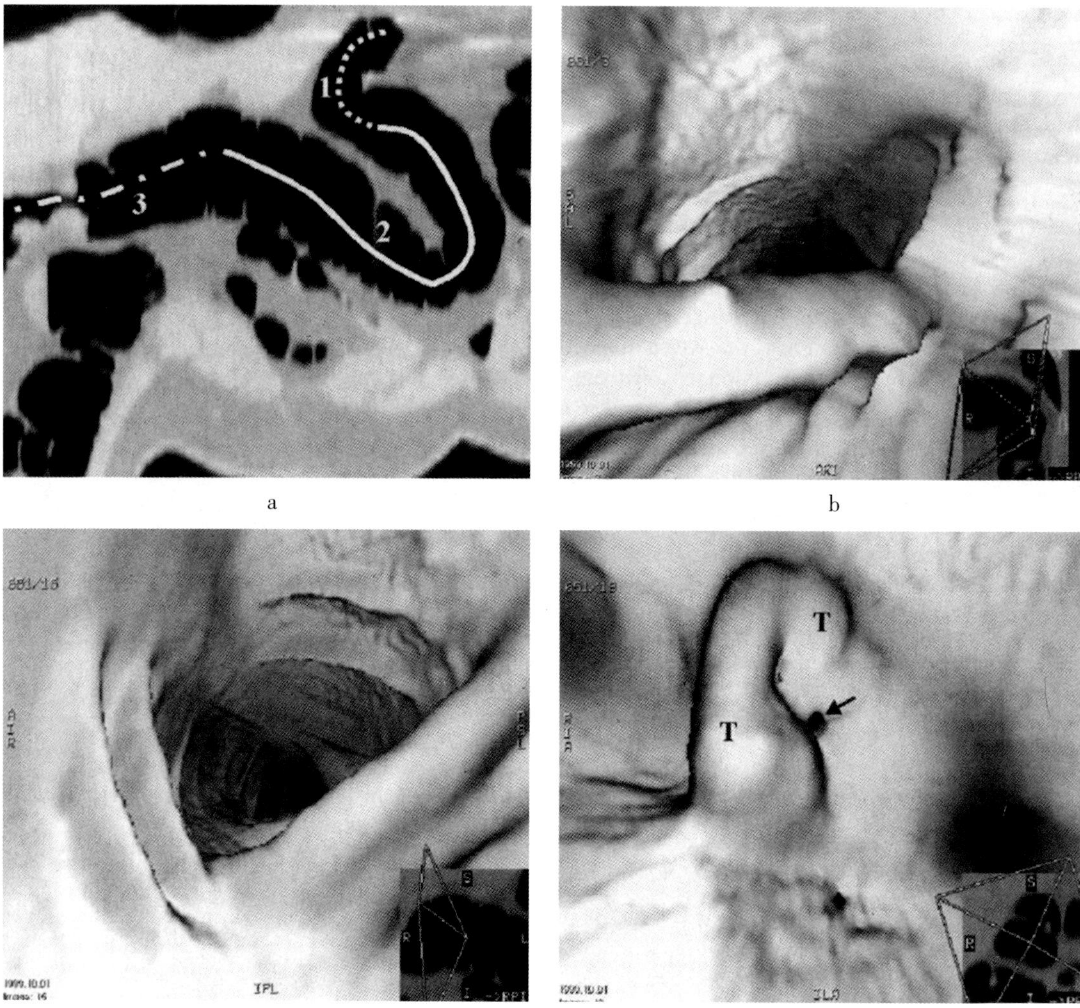

a b c d

图6.7a–d 右侧结肠肿瘤病人，从左向右肠曲导航 通过手工在轴位源图像上（a）描记轨迹进行曲面重建从而展开结肠；中心线追踪分三个步骤：左肠曲（*1*），横结肠（*2*）和右肠曲（*3*），并依次生成仿真内镜图（b，c，d）。最后的视图显示出因肿瘤性狭窄而中断的管腔（*T*），肿块中心可见残存的管腔（箭）。在所有的仿真内镜图上，内镜的位置和方向均在右下角的参照图上显示出来

不同作者提出了自动路径的计算方法。JOLESZ（1997）提出的方法是把内镜摄像机（endoscopic camera）当作机器人，器官的壁当作障碍物。通过阈值范围或组织标记识别障碍物，路径设定器给3D数据组中所有体素都标记上到达目标的距离值。然后，从指定的起始点开始，路径设定算法找到距离目标最近的路径，并把路径上每一个点的体素坐标记录下来。

PAIK（1998）提出基于中轴转换（medial axis transform）的方法。该方法通过将组织结构重复切薄分段来计算空腔脏器的中线并不断纠正路径。VILANOVA BARTROLI（2000）提出了一种与之相似的方法，该方法将管状脏器看作近似圆柱体。

然而，任何现有的自动路径法都难免计算误差，存在与器官表面发生碰撞的可能。碰撞检测算法现已在使用，如JOLESZ（1997）所用的方法，它能够检测到接近表面时阈值的变化，从而改变仿真内镜前进的方向。

碰撞检测算法也被用于虚拟现实建模语言(VRML)。在VRML中,表面再现模型表现了虚拟世界中的不同物体，可以通过国际互联网的浏览器浏览。我们已经创建并使用VRML对腹主动脉的动脉瘤进行了辅助导航观察。通过腹主动脉CTA,在与腹主动脉走行方向垂直的平面获取一系列图像，并在这些连续层面上计算出腹主动脉的中心线，完成数据分割，产生漫游路径（图6.8)(NERI 2000c)。

在仿真内镜观察过程中对被显示目标进行直接的交互对照是绝对必要的。仿真内镜技术的主要缺陷是它可能错误地再现现实世界中的物体。为了克服这个问题,大多数软件允许医生在观察目标物体上点击鼠标，得到相应的轴位或MPR图像。另一方面,一定要记住仿真内镜不是一种孤立的技术，它仅是描绘容积数据组的方法之一。所以,要经常与源图像进行对照分析，特别是为了证实仿真内镜的阳性发现时。

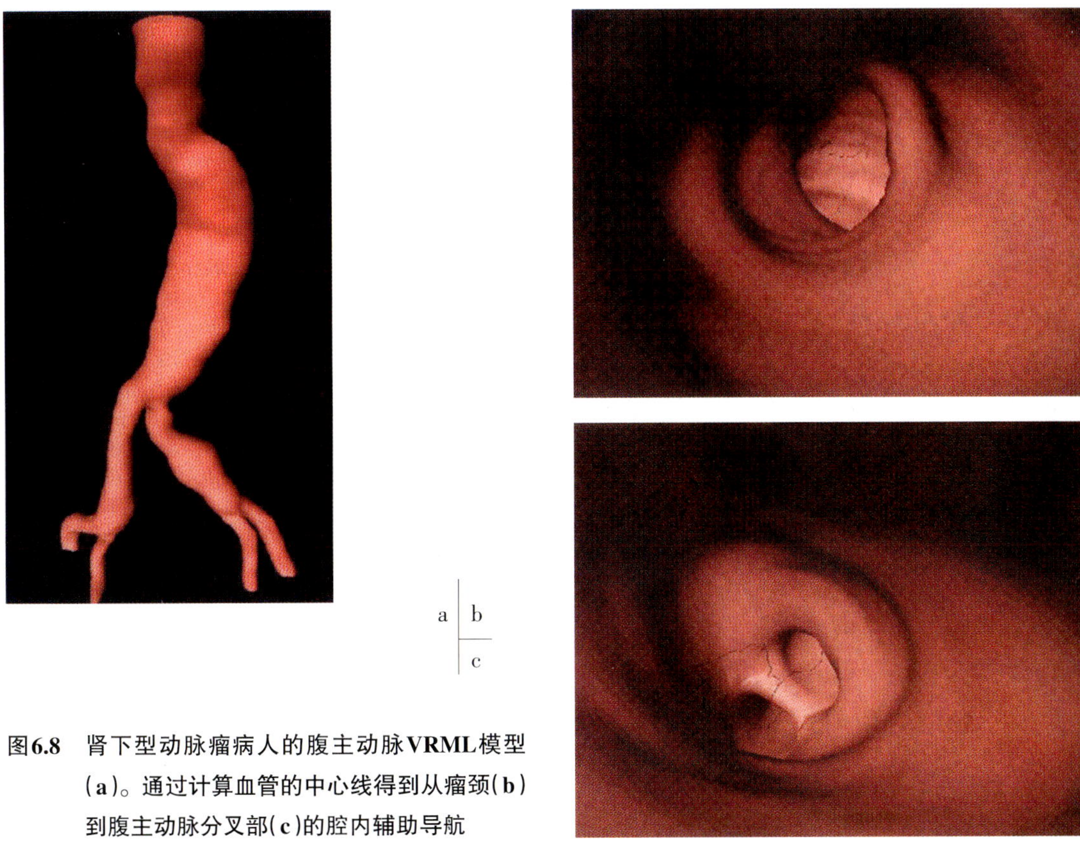

a | b
  | c

图6.8 肾下型动脉瘤病人的腹主动脉VRML模型(a)。通过计算血管的中心线得到从瘤颈(b)到腹主动脉分叉部(c)的腔内辅助导航

6.3 结论

VE是放射学中的新技术。它可以用于显示CT、MRI和超声数据组,尽管处理技术方法都十分相似,但最终的3D图像因受采集过程的影响而差别很大。对于大多数病例,图像采集是使用为显示病变特征而设计的特定方案进行的,而不单是为适应3D重建的需要。但另一方面，目前图像采集越来越趋向获得容积数据,从而又适合于3D重建。所以,未来放射学的VE将较少受到图像采集的影响,真正的问题是这项技术的应用是否有重要的临床意义。

参考文献

Ackerman LV （1994） DICOM：the answer for establishing a digital radiology department.Radiographics 14：151–152

Aquino SL，Vining DJ （1999）Virtual bronchoscopy.Clin Chest Med 20：725–730

Bartolozzi C（1998）CT in vascular pathologies. Eur Radiol 8：679–684

Davis CP （1996）Human aorta：preliminary results with virtual endoscopy based on three-dimensional MR imaging data sets. Radiology 199：37–40

De Nicola M（1997）Virtual endoscopy of nasal cavity and paranasal sinuses.Eur J Radiol 24：175–180

Dubno B （1998）Virtual MR cholangiography. AJR 171：1547–1550

Ferretti G （1995）Endoluminal 3D reconstruction of the tracheo-bronchial tree（virtual bronchoscopy）.J Radiol 76：531–534

Fishman EK （2000）Spiral and multidetector CT of thoracic pathology：techniques and clinical applications.Radiology 217：618

Geiger B，Kikinis R （1994）Simulation of endoscopy.AAAI spring symposium series：applications of computer vision in medical images processing，Stanford University，pp 138–140

Gilani S （1997）Virtual endoscopy of the paranasal sinuses using perspective volume rendered helical sinus computed tomography.Laryngoscope 107：25–29

Hany TF（1998）Diagnostic impact of four post-processing techniques in evaluating contrast-enhanced three-dimensional MR angiography.AJR 170：907–912

Hara AK （1996）Detection of colorectal polyps by computed tomographic colography：feasibility of a novel technique.Gastroenterology 110：284–290

Hara AK （2001）CT colonogrphy：single-versus multi-detector row imaging.Radiology 219：461–465

Jolesz FA（1997）Interactive virtual endoscopy. AJR 169：1229–1237

Laghi A （2000）Optimization of the technique of virtual colonoscopy using a multislice spiral computerized tomography.Radiol Med 100：459–464

Lee KS （1997）Evaluation of tracheobronchial disease with helical CT with multiplanar and three-dimensional reconstruction：correlation with bronchoscopy.Radiographics 17：555–567

Lorensen WE （1995）The exploration of cross-sectional data with a virtual endoscope. In：Morgan K，Satava RM，Sieburg HB，Mattheus R，Christensen JP（eds）Interactive technology and the new paradigm for healthcare.IOS Pres/Ohmsha，Amsterdam，pp 221–230

Lorensen WE，Cline HE （1987）Marching cubes：a high resolution 3D surface recon struction algorithm.Comput Graph 21：163–169

Lovenstein T，Holtmann G，Schoenfelder D （2001）MR colonography without colonic cleansing：a new strategy to improve patient acceptance.AJR 177：823–827

Luboldt W （1999）MR colonography：optimized enema composition.Radiology 212：265 –

269

Luboldt W(2000)Colonic masses:detection with MR colonography.Radiology 216:383-388

Magli T,Fella R,Scialpi M,Lorenzini E(2001) Virtual laryngoscopy with multislice volumetric spiral CT:preliminary study.Eur Radiol 11(Suppl 1):399-400

Morra A (1998)Virtual endoscopy of the nasal cavity and the paranasal sinuses with computerized tomography:anatomical study, Radiol Med 96:29-34

Morrin MM (2001)MR colonography using colonic distention with air as the contrast material: work in progress.AJR 176:144-146

Morrin MM,Farrell RJ,Kruskal JB,Reynolds K,McGee JB,Raptopoulos V(2000)Utility of intravenously administered contrast material at CT colonography.Radiology 217:765-771

Nakata N(2001)Ultrasound virtual endoscopic imaging.Semin Ultrasound CT MR 22:78-84

Neri E (1997)Spiral CT,three-dimensional reconstructions and virtual endoscopy of the biliary tract.Eur Radiol 7:311

Neri E (1999a)MR virtual endoscopy of the pancreaticobiliary tract.Magn Reson Imaging 17:59-67

Neri E(1999b)Virtual CT intravascular endoscopy of the aorta:pierced surface and floating shape thresholding artifacts.Radiology 212:276-279

Neri E (2000a)MR virtual endoscopy of the upper urinary tract.AJR 175:1697-1702

Neri E(2000b)Virtual endoscopy of the middle and inner ear with spiral computed tomography.AM J Otol 21:799-803

Neri E(2000c)Virtual reality modeling language:applications to the study of abdominal aortic aneurysms.Radiology 217:486-487

Neumann K(2000)Real-time interactive virtual endoscopy of the tracheo-bronchial system:influence of CT imaging protocols and observer ability.Eur J Radiol 33:50-54

Paik DS(1998)Automated flight path planning for virtual endoscopy.Med Phys 25:629-637

Paik DS (2000)Visualization modes for CT colonography using cylindrical and planar map projections.J Comput Assist Tomogr 24:179-188

Pozzi Mucelli RS (1997)Virtual endoscopy of the middle ear with computed tomography.Radiol Med 94:440-446

Prassopoulos P(1998)Development of virtual CT cholangiopancreatoscopy. Radiology 209:570-574

Prior FW(1993)Specifying DICOM compliance for modality interfaces.Radiographics 13:1381-1388

Rodenwaldt J (1997)3D virtual endoscopy of the upper airway:optimization of the scan parameters in a cadaver phantom and clinical assessment.J Comput Assist Tomogr 21:405-411

Rogalla P(1998)Virtual endoscopy of the nose and paranasal sinuses.Eur Radiol 8:946-950

Rogalla P,Meiri N,Ruckert JC (2000) Colonography using multislice CT.Eur J Radiol 36:81-85

Roth SD(1982)Ray casting for solid modelling. Comput Graph Image Proc 18:109–144

Rubin GD(1996)Perspective volume rendering of CT and MR images:applications for endoscopic imaging.Radiology 199:321–339

Rubin GD(2000)Aorta and iliac arteries:single versus multiple detector-row helical CT angiography.Radiology 215:670–676

Rust GF (2000)Virtual coloscopy with multislice computerized tomography.Preliminary results.Radiologe 40:274–282

Summers RM (1996)Virtual bronchoscopy: segmentation method for real-time display. Radiology 200:857–862

Tomandl BF(2000)Virtual labyrinthoscopy:visualization of the inner ear with interactive direct volume rendering.Radiographics 20:547–558

Vining DJ (1993)Virtual bronchoscopy:a new perspective for viewing the tracheo-bronchial tree.Radiology 189:438

Vining DJ (1994)Virtual colonoscopy.Radiology 193:(p)446

Vining DJ (1996)Virtual bronchoscopy.Relationships of virtual reality endobronchial simulations to actual bronchoscopic findings.Chest 109:549–(p)553

Vilanova Bartroli A(2000)Cylindrical approximation of tubular organs for virtual endoscopy. In: Hamza MH (ed) Computer graphics and imaging, October 25–27, 1999, Palm Springs, Calif, USA.IASTED/ACTA, pp283–289

Wang G (1996)Unwrapping cochlear implants by spiral CT.IEEE Trans Biomed Eng 43: 891–900

Wang G(1998)GI tract unraveling with curved cross sections.IEEE Trans Med Imaging 17:318–322

Wildermuth S, Debatin JF(1999)Virtual endoscopy in abdominal MR imaging.Magn Reson Imaging Clin North Am 7:349–364

Yuh EL(1999)Virtual endoscopy using perspective volume-rendered three-dimensional sonographic data: technique and clinical applications.AJR 172:1193–1197

7 仿真内镜检查的假象和伪影

EMANUELE NERI, PAOLA VAGLI, SILVIA PICCHIETTI

目录

7.1 引言

伪影指图像中的错误信息，它严重影响对病人解剖及病理的解释。对于放射科医生来说，正确认识伪影对避免误诊是相当重要的，因此详细掌握这方面的知识是必须的。同其他3D成像方法一样，伪影会影响仿真内镜检查(VE)的效果。腔内视图中出现的伪影会给仿真内镜影像的解释增加困难（BODE等2001)。根据仿真内镜视图产生的不同阶段，即图像采集和图像处理阶段，可将伪影分为两组。

E.NERI, MD, P.VAGLI, MD, S.PICCHIETTI, MD
Diagnostic and Interventional Radiology, Department of Oncology, Transplants, and Advanced Technologies in Medicine, University of Pisa, Via Roma 67, 56100 Pisa, Italy

7.2 与图像采集有关的伪影

图像采集是获得有价值的腔内视图(endoluminal perspective）的关键步骤。在该阶段，成像参数的选择决定了图像的空间和对比分辨率。在大多数情况下，需要在采集方式(MRI、CT、超声、DSA)的成像参数与病人特征及其临床状况之间作出权衡。

7.3 成像参数

CT是获得容积数据的理想方法。3D图像处理最初针对的是骨结构的研究，常规CT扫描机仅适合对骨结构图像进行3D处理，因为骨的图像采集过程不容易受身体生理运动的影响。然而，螺旋CT的应用克服了这种限制，因为它使胸部和腹部检查中的运动伪影显著减少，成像更有效。这些伪影对轴位图像质量的影响较轻，但在3D图像中变得明显，因此，连续容积采集是生成可靠3D模型的基础。单层螺旋CT机及现在的多层螺旋CT机均可在一次屏气内完成胸部和腹部的扫描，病人可在整个采集过程中保持在同一位置上。而常规轴位扫描时虽然每层图像采集均在病人屏气状态下完成，但每次呼吸的动度明显不一致，不能保证层与层之间的连续性。总之，在骨的3D检查中，常规CT扫描还是有效的，但对胸腹部成像则必须应用螺旋扫描。螺旋扫描也并非全无缺点，因为需要在尽可能短的时间内获得尽可能长的扫描覆盖范围。这涉及到两个参数的选择，即准直和螺距。较宽的准直可获得较大的容积覆盖范围，但空间分辨率降低，对3D图像质量有较大影响。很多作者强调应用2~3mm的准直检查小的动脉结构（如肾动脉）以减少部分容积效应伪影。最初在肾动脉CT血管造影（CTA）研究中比较了不同准直和螺距的效果。一般而言，大多数研究者建议应用最薄的准直进行扫描，而通过不同的螺距提高扫描速度。为了减小部分容积效应，重建间距应尽可能小。使用宽准直和大螺距将产生典型的阶梯伪影。这种伪影在那些主轴倾斜于扫描长轴的解剖结构的多平面重建（MPR）和3D图像（如表面遮盖显示）中更加明显（图7.1）。在CT的3D成像中，另一个影响重建图像质量的因素是对比增强。动脉系统强化程度最高，最适于3D成像处理。实际上，动脉或静脉系统3D成像需要使用专门设计的CTA方案。为使血管选择性地显影，CTA方案应综合考虑对比剂的注入（对比剂的总量和流速）和扫描延迟时间。如果做到最佳的组合，将在目标血管达到最大强化时进行扫描，并反映到最终的3D重建图像上，使血管与周围组织清楚地分开。

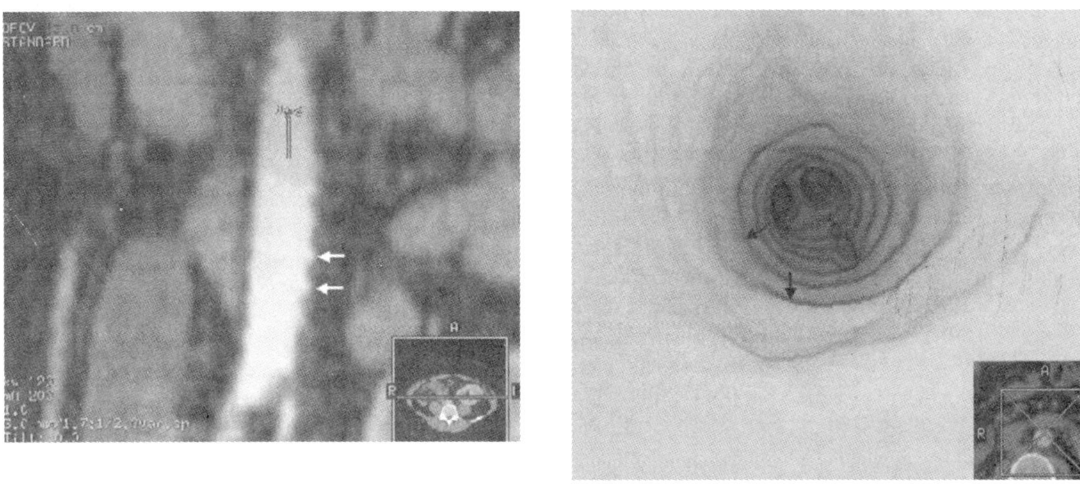

a b

图7.1a，b CTA中的阶梯伪影 a 腹主动脉的MPR冠状面显示多个阶梯伪影（箭）。b 肾动脉水平观察主动脉分叉部的腔内视图也可看到同样的伪影（箭）

MRI也需使用适当的扫描参数才能获取适于3D处理的图像。这些参数基本上由成像序列所决定。对于具有生理运动的部位来说，普通3DMRI序列的扫描时间太长。例如：常规3D自旋回波序列采集腹部图像需要10~20min，即使使用呼吸门控，运动伪影依然会出现在最后的容积图像中。一种部分解决方案是应用快速自旋回波序列或梯度回波序列，并使MRI检查仅限于特定结构或整个腹部或胸部，如MR血管造影（MRA）、MR胆管造影及MR尿路造影。在这些检查中，3D图像的质量取决于被成像结构的亮度（即信号强度）。与CTA一样，在MRA中对比剂注入量和扫描延迟时间对于获得理想的强化效果非常重要。另外，梯度场和主磁场的强度以及腹部或胸部专用线圈（相控阵）的应用都可提高空间分辨率和缩短扫描时间。

7.4 病人因素

病人本身在3D成像中起重要作用。虽然骨骼成像一般不会在扫描容积内产生伪影，但颈、胸和腹部成像则会因吞咽、呼吸和肠蠕动伪影而大大影响重建的质量。

喉的位置比较特殊，吞咽动作将影响成像。声门运动与食管开放是协调一致的,会在CT及MRI中产生伪影。因此喉部扫描要求病人避免吞咽动作。此外,如果专为检查声带,则要求病人在采集过程中连续发元音“i”或“e”,使真声带内收,其游离缘在声门水平的中线部位清晰可见。咳嗽也将产生严重的运动伪影,因而也需病人的合作(RODENWALDT等1997;GUAZZARONI等2001)。

胸部扫描受呼吸运动的影响明显。胸廓入口的移动将使连续的解剖结构在层与层之间出现不连续,并将反映到最终的3D重建图像中。如果病人充分合作,在一次屏气内完成扫描,即可避免这种伪影。胸部另一种伪影与胸主动脉有关,称为搏动伪影,是由心脏搏动向整个胸主动脉传导引起的，对升主动脉影响最明显,使血管壁也出现类似阶梯样伪影,但不是由于血管主轴倾斜于扫描长轴所致。升主动脉近端的搏动伪影很像主动脉夹层中的内膜片（BATRA等2000),MPR和仿真内镜技术可避免误诊，因为假性内膜片在纵向平面上的范围不超过一、两层。

腹部检查中的伪影与所要扫描的解剖结构有关。主动脉CTA检查需要精确选择准直、螺距、重建算法等扫描参数;而层厚、采集平面和带宽等参数则在MRA中起到重要作用。除成像参数外,影响MRA检查效果的最主要因素是循环时间。这反映了病人自身特殊的心血管状态，故每位病人都应进行循环时间测试,然后选择适当的扫描延迟时间,以使主动脉达到最佳强化效果。扫描延迟时间太短,动脉系统强化不充分;延迟时间太长,则动脉和静脉系统同时强化，所得容积数据都不能获得最佳的重建效果。在第一种情况下,主动脉表现为密度高低不均的结构。低对比将影响最大强度投影(MIP)和容积再现(VR)对血管狭窄(如肠系膜上动脉或肾动脉)的显示。第二种情况下，由于腔静脉和主动脉强化程度一致,使在MIP、VR及仿真内镜图像中区分动、静脉血管腔的难度加大(图7.2)。如果腹部成像的目标器官是结肠，如CT和MR结肠造影，则与图像质量有关的病人因素是肠腔清洁和肠蠕动。粪便残渣和液平面将影响对结肠肠腔的全面评价(图7.3)。仿真内镜算法产生的视图只显示结肠腔表面形态，息肉和粪便残渣的表现相同，只有在轴位源图像上

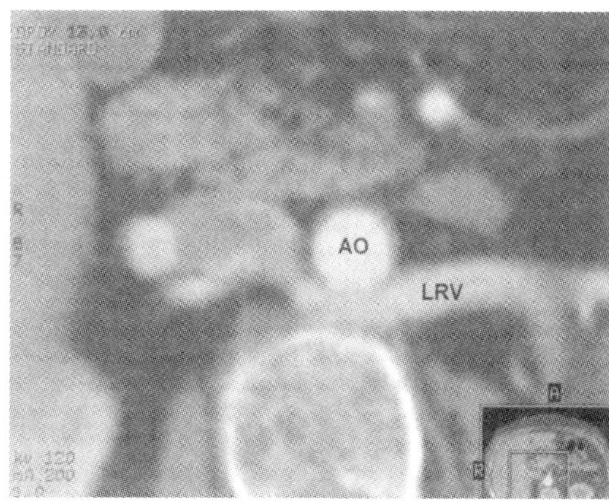

a

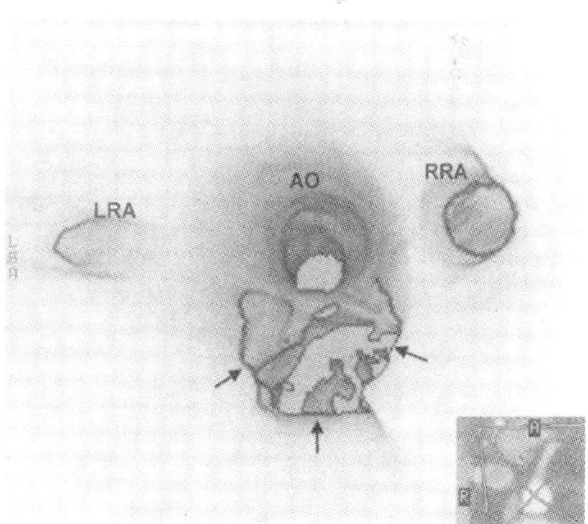

b

图7.2a,b CTA中扫描延迟时间选择不当 a主动脉(*AO*)后方的左肾静脉(*LRV*)内有对比剂充盈。b 仿真内镜显示主动脉后壁的假洞(箭)，由于主动脉和肾静脉分割困难所致。*RRA*右肾动脉,*LRA*左肾动

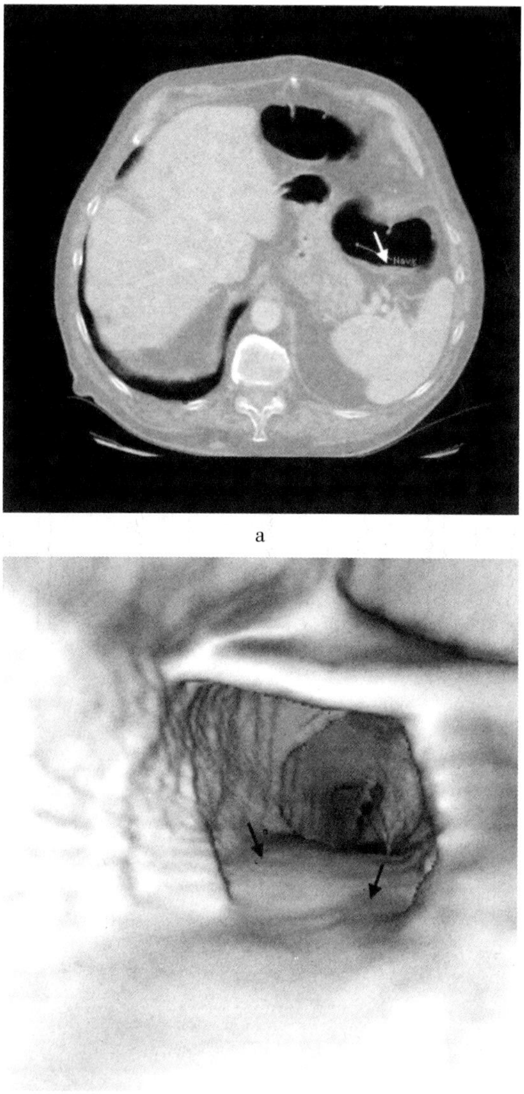

a

b

图7.3a,b　CT结肠造影中肠腔内的残留液体　a 左侧肠曲可见液平(箭)。b 残留液体(箭)覆盖了部分结肠肠壁

才能辨认出息肉,而且也并非总准确。实际上尽管密度(息肉是实性结构)和对比增强(如果息肉足够大则可以明显强化)对息肉的检出是最敏感的,但也不是绝对准确(MORRIN等2000)。在MRI中,有人提出"粪便标记(faecal tagging)"法,但是由于MRI的空间分辨率较低,限制了对小息肉的清晰显示(SCHOENFELDER和DEBATIN 2000;LAUENSTIN 2001)。

如上所述,有许多与病人有关的因素影响3D图像的质量,其中大多数属于生理因素。但是在有些病例中,一些外部因素也影响图像质量,如金属假体和外科手术夹。人工股骨头就是典型的例子,在CT图像上产生线束硬化伪影,影响CT结肠造影对直肠和乙状结肠的显示。在MRI中人工股骨头的顺磁性效应将在盆腔图像上产生一个信号完全缺失区。另一个例子是大动脉腔内修补物引起的线束硬化伪影。实际上,即使是一个小的外科手术夹都会给3D成像带来问题,例如接受过经腹腔镜胆囊切除术的病人,在行MR胆管造影时胆管的显现将发生变化。

7.5　与图像处理有关的伪影

在许多情况下,即使成像方法和病人因素都是理想的,也可能因对特定再现方法中的参数选择不当而产生伪影。最先应用于3D成像的再现方法是表面再现,是以显现3D模型的表面为基础的,在这种再现方法中,表面通常由一种多边形网格组成,这些网格把体素的表面连接起来并使之标准化(参见第4章表面再现)。如果不充分应用这种被称为"三角化(triangulation)"的处理,则表面体素表现十分粗糙,这将影响细小结构如肾动脉的显示。然而,影响表面再现的更重要因素是分割。该处理过程需要选择阈值的上限和下限,即确定一个密度或信号强度(体素的亮度)范围,以便能选择性地显现解剖结构。主动脉VE就是一个典型的例子。阈值设定不当将产生伪影:如果阈值下限设定偏低,包含了一种以上的解剖结构(如主动脉和下腔静脉),结果这些结构将通过一个或多个"小洞"而彼此连为一体;另一方面,如果设定密度范围太小(提高阈值下限或降低阈值上限),则主动脉腔内对比剂的不均匀性将使血管腔内出现漂浮物(图7.4)。此外,阈值的改变可导致要被

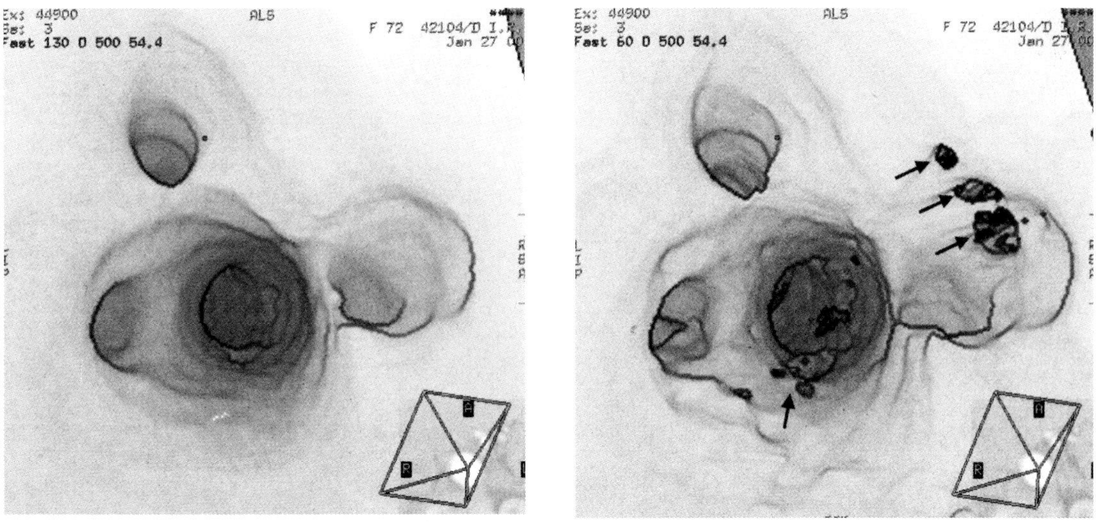

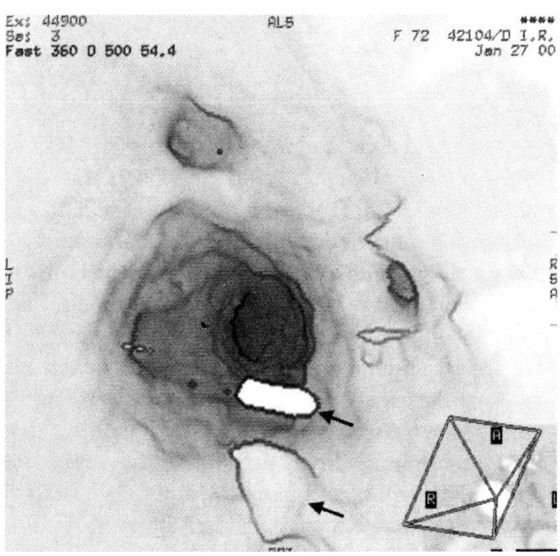

a	b
c	

图7.4a-c 主动脉CT表面再现仿真内镜检查中分割阈值选择不当 a 阈值为130HU~500HU时主动脉腔内视图未见伪影。b 阈值为60HU~500HU,由于下限值降低使一些腔外体素也被显示,表现为假洞(箭)。c 将下限值上调至360HU,则对比剂浓度不均匀,使主动脉腔内出现漂浮物(箭)

显示的解剖结构形态发生明显改变。对观察肾动脉及支气管来说,缩窄阈值范围可导致管腔狭窄的假像。

尽管表面再现可受伪影的影响,但它还是很有用的,VR也存在同样的问题。实际上,对不透明性和透明性处理的显著调整将改变空腔脏器内壁的显示。在结肠检查中,过度的透明化处理将减少肠壁的遮盖效果,降低检出息肉的敏感性。

7.6 结论

VE对许多参数非常敏感,这些参数影响着从数据采集到腔内导航再到最后腔内视图形成的整个过程。放射科医生应用这种技术时要掌握避免伪影的方法,并且能够识别腔内视图中的伪影。

参考文献

Batra P, Bigoni B, Manning J (2000) Pitfalls in the diagnosis of thoracic aortic dissection at CT angiography. Radiographics 20: 309-320

Bode A, Dammann F, Pelikan EH (2001) Analysis of artifacts by virtual endoscopy visualization of spiral CT data.Rofo Fortschr Geb Rontgenstr Neuen Bildgeb Verfahr 173:245–252

Guazzaroni M,Turchio P,Di Rienzo L(2001) Virtual laryngoscopy of neoplastic pharyngeal and laryngeal pathology.Radiol Med 101:265–269

Laghi A,Catalano C,Panebianco V(2000)Optimization of the technique of vitual colonoscopy using a multislice spiral computerized tomography.Radiol Med 100: 459–464

Lauenstein T,Holtmann G,Shoenfelder D (2001)MR colonography without colonic cleansing:a new strategy to improve patient acceptance.AJR 177:823–827

Morrin MM,Farrell RJ,Kruskal JB(2000)Utility of intravenously administered contrast material at CT colonography.Radiology 217:765–771

Rodenwaldt J,Kopka L,Roedel R (1997)3D virtual endoscopy of the upper airway:optimization of the scan parameters in a cadaver phantom and clinical assessment.J Comput Assist Tomogr 21:405–411

Schoenfelder D,Debatin JF(2000)Virtual reality in MR colonography.Radiologe 40: 283–289

Whiting BR,McFarland EG,Brink JA(2000) Influence of image acquisition parameters on CT artifacts and polypdepiction in spiral CT colonography:in vitro evalution. Radiology 217:165–172

8 3D图像融合

ALAN JACKSON and NELL A.THACKER

目录

8.1 引言

现代成像系统能常规产生3D成像数据，其推动了图像后处理技术的快速发展。如前所述，许多后处理方法可用于单组3D数据。以3D形式显示数据或用分割技术自动识别特定的结构，能改善对数据的诠释。然而，在许多情况下，单组3D图像数据不足以提供所需的全部信息，这就需要把两组或更多组独立数据的信息结合起来。我们作为临床放射科医生，为了更好地描述病变的特征，不经意地利用了CT或不同MR序列图像进行这种数据融合。对于脑底的囊性肿块，我们常规用T_1和T_2加权像分析囊内有无游离水、周围有无水肿和水肿的范围。我们还可利用MR血管造影（MRA）分析病变与大血管的空间关系，利用CT扫描判断是否存在骨的异常。当我们进行这种类型的分析时，自然增加了数据的信息量，利用其他检查补充了分析时所需要的信息。当我们对这种多方式的成像检查做诊断时，也自然需要对不同成像方式图像中解剖位置进行配准。当比较同一病例不同时间的图像以监测疾病进展情况时，也进行了类似的过程。

这种多参数的数据组大大增加了数据量，也能支持一些复杂的图像分析技术，这些技术在临床和科研中具有广泛的应用价值。然而，多组3D图像数据的自动分析必然需要空间相互配准的数据组。但实际上极少能采集到这种图像。如在同一时间采集两组或多组数据则可获得准确配准的图像。例如，MR检查中的多回波技术，可在同一序列的激发中采集到互相匹配的质子密度加权像和T_2加权像。但这种方法应用范围有限，而在大多数情况下3D图像来自不同时间和不同检查方式。在这些情况下，相互独立的3D图像必须

A.JACKSON, MD, Professor of Neurology, Imaging Science and Biomedical Engineering, The Medical School, University of Manchester, Oxford Road, Manchester, M13 9PT, UK

N.A.THACKER, PhD, Imaging Science and Biomedical Engineering, The Medical School, University of Manchester, Oxford Road, Manchester, M 13 9PT, UK

通过某些方式进行配准以获得真正的空间关系上的一致。

8.2 图像共配准的基本理论

图像相互配准或共配准（image coregistration）技术的目的是确保"来自不同数据组的像素能准确地代表同一组织容积"。在临床实际工作中共配准方法很多，选择何种方法取决于成像方式、图像共配准的原因和所需要达到的准确性。

最简单的方法是使后采集的图像与最初采集的图像具有一致的空间几何分布。可以使用一组基准图像指导随后的采集。但在实际工作中，除了MRI能在快速获取的高分辨率解剖定位像上手工操作进行相对准确的层面定位外，其他成像方式使用该方法均相对困难。使用该方法匹配图像的准确性可达1~2个体素，但这仍不能满足许多临床应用的需要(HAJNAL和BYDDER 1997)。

另一种有吸引力的方法已用于解决单光子发射计算机体层成像(SPECT)同位素图像的解剖学定位问题。同位素图像的空间分辨率相对较低，成像的目的是识别特定的生理学靶区，如炎症区，所以图像上不出现或仅出现很少的解剖学信息。因此，除了可以使用一种在同位素图像和解剖成像方式，如CT或MR图像上均能显示的小的空间定位标志物（基准标志）外，其他大多数共配准技术都无效。而基准标志也不总是令人满意，因为病人的活动可能会移动或改变体内组织的位置。厂家为了解决这些问题，制造了可以同时获得CT和SPECT或正电子发射体层成像(PET)数据的混合扫描系统(图8.1)。这些系统可以准确识别同位素摄取的部位，即使是在没有解剖信息的同位素图像中的孤立摄取点（图8.2、8.3）。这种系统的另一优势是可以用CT衰减数据校准同位素定量分析中的组织衰减图。目前正在研发的图像采集系统还将MR、CT和旋转血管造影(rotational angiography)的数据组结合起来，以支持影像导向介入技术（图 8.4）。

在单一成像方式检查中，如增强前后的CT扫描或不同序列的MR扫描，每次扫描常常仅作为整个检查的一部分，病人在每次采集之间的位置是不动的。尽管如此，还是会发生微小的移动。比如要求一名健康志愿者在一次长时间的检查中保持不动，即使支持并部分固定了头部，在5~10min的检查期间头部

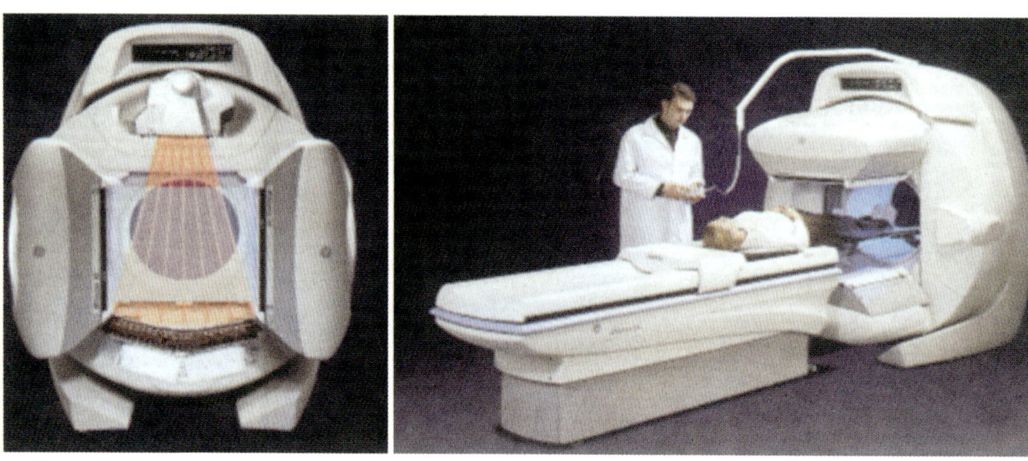

a　　　　　　　　　　b

图8.1a,b　CT与伽马照相机混合系统的示意图(感谢GE医疗系统)

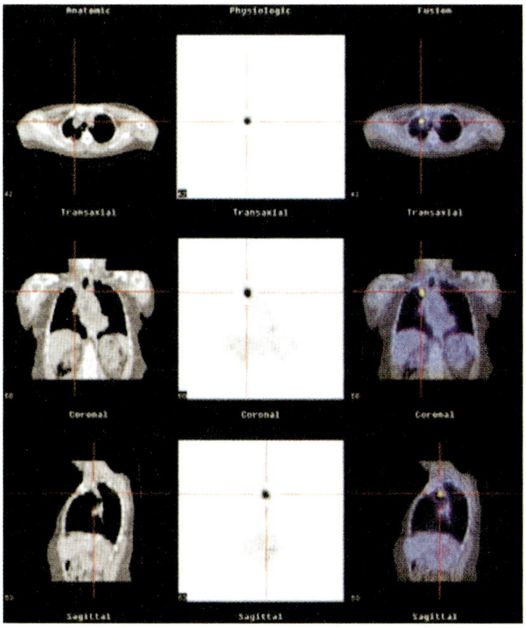

图8.2 CT与FDG-PET混合系统成像显示小细胞肺癌 CT图像(左),PET图像(中)和融合图像(右)。图像显示肿瘤位于右上叶。(感谢Duke大学和GE医疗系统)

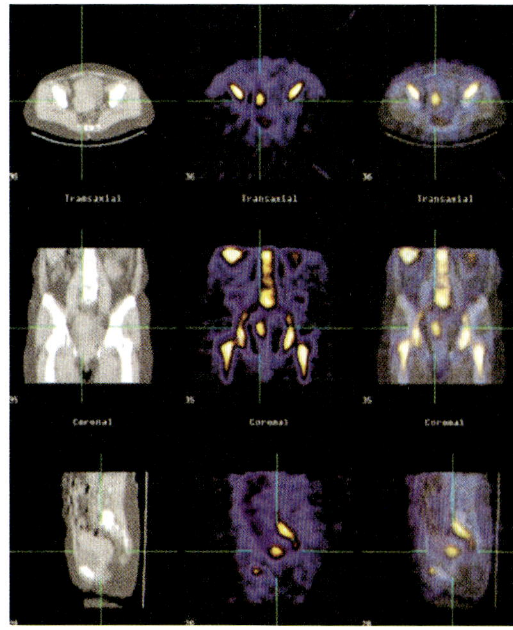

图8.3 CT与Ga[67]-SPECT混合系统采集的图像 CT图像(左),SPECT图像(中)和融合图像(右)。图示复发的宫颈癌摄取同位素。(感谢Rambam医学中心和GE医疗系统)

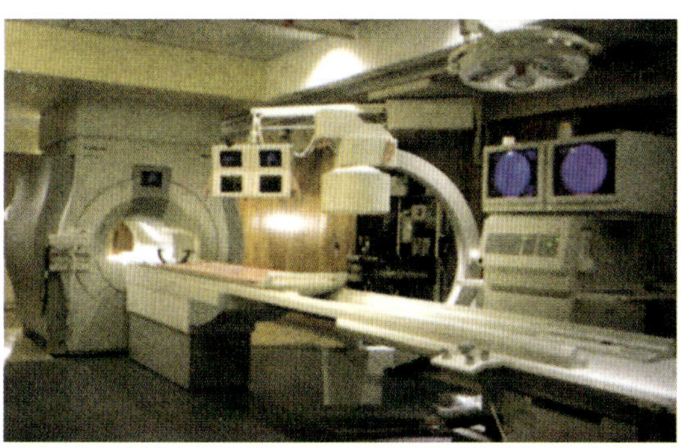

图8.4 1.5T MR与C型臂血管造影机结合的介入MR系统。(感谢Philips医疗系统)

图像也常会出现几毫米的移动(图8.5)。盆腔等部位的移动可能较小，但是四肢的情况或许更糟。除了这些无意识的运动外，还有呼吸,心脏跳动,血管搏动和肠蠕动等生理性运动。这些运动常引起组织变形,并使组织结构在一幅图像中与在下一幅图像中的空间对应关系丧失。这些生理性运动和组织变形给身体许多部位的共配准设计带来特殊问题,这促使大多数共配准技术设计者将目标集中到

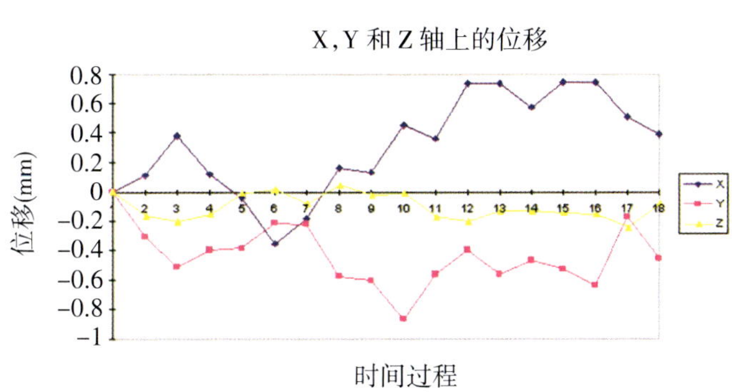

图8.5 fMR扫描过程中头部运动的曲线图 2min内采集的18幅动态图像中头颅在X、Y和Z轴上的位移

脑部。由于脑组织受到颅骨的保护，不会因运动而变形，所以在多数情况下可假定它是一个可受移动影响但不会变形的刚体（rigid body）。许多数据组共配准技术的研发和应用都是从脑部开始的。在本章中我们首先介绍脑成像数据的共配准技术，说明该技术的概念和应用。

由于难以做到图像采集在空间上的同步，因此对于大多数病例只能应用后处理技术对3D图像进行共配准。总的说，该处理过程相对简单，仅有两个基本步骤：①图像配准（image registration）；②图像重切（image reslicing）。图像配准是准确测量两个数据组空间位置差异。图像重切是对其中一组数据重新取样，使其与基准图像实现完美的空间共配准。

8.3 3D图像空间定位信息的准确性

医学3D图像由图像强度值矩阵即物体的“电子数据表格”组成。单个数据单元的大小决定图像的空间分辨率，因此体素越小图像空间分辨率越高。然而，这些3D图像数据组通常包含着比图像空间分辨率更精确的物体特征的空间位置信息。这些信息源自数据空间内影像强度的分布。每个像素的影像强度代表体素内的一种或几种组织的平均强度。体素内组织内容物的变化可在几个连续像素间产生强度梯度或在很短距离内产生清晰的边界。如果这些梯度和边界在两幅要相匹配的图像上不重合，那么对这些图像进行减影即可清楚辨认配准不良的区域，即使小于一个像素的配准不良也可辨认，因为减影过程仅对像素强度敏感，而即使很小的空间配准不良也会对像素强度产生影响（图8.6）。配准不良的程度和边界上两种组织的相对强度影响配准不良像素的数量。一个较大的3D图像中有很多这样的边界和梯度，其范围、方向和数量各不相同。共配准过程就是要尽量减少这些差异，准确的共配准可完全消除这些差异（图8.7）。自动共配准算法（automated coregistration algorithms）就是基于假定最佳共配准的图像间差异最小，并通过将差异减小到最低限度完成图像配准。

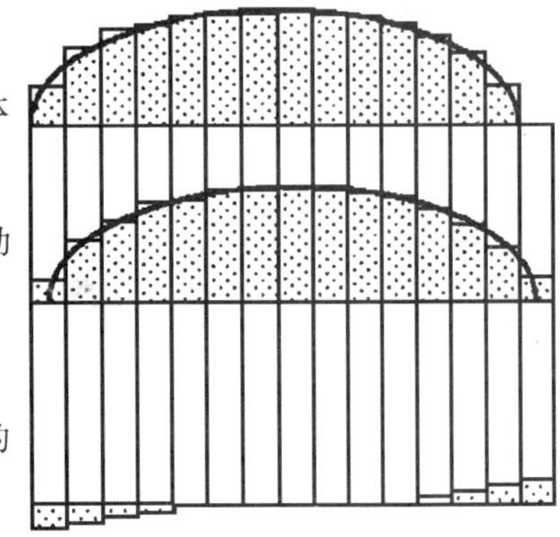

图8.6a–c　亚体素移位引起图像强度的改变　a 光滑曲面物体成像后的强度图（直方图）。b 物体移位量为一个像素的几分之一。c 从b中减去a后得到的图像强度的差值。（改自HAJNAL和BYDDER 1997）

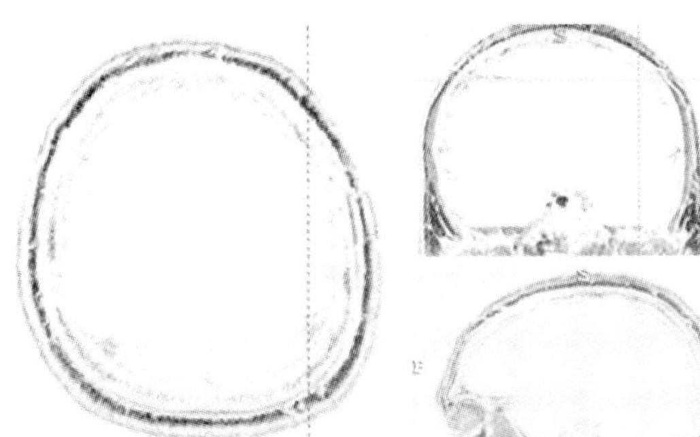

图8.7　一例正常人的两幅脑3D MR减影图像　对两次扫描的图像进行配准和减影后，脑部结构的信息完全消失。注意外周组织显示清晰，因为在配准前已经从一组数据中移除

8.4 图像配准

图像配准过程将产生对两幅图像间空间位置差异的描述。在最简单的情况下，这种描述包括在三个顺序方向（前—后、左—右、上—下）上要完成的移动（平移）和旋转（倾斜、滚动和摆动）。标准的数学描述称为转换矩阵（transformation matrix），用于指导实验数据组的再取样以便与基准图像相匹配。

有许多方法可以估算合适的转换矩阵。理论上，3D数据组的位置能够通过坐标系内的三个固定点或一个固定点加一个平面来表示。因此共配准两组数据最简单的方法是定义一系列标准的配准点或基准点。

这一技术已应用于立体定向脑外科手术中，通过确定前联合中心点、后联合中心点和水平中线平面，使脑旋转至一个标准的平面。上述两点确定了一个基线水平面，正中矢状面形成垂直基线，而通过前联合的冠状平面则为第三条基线。这样，脑内任何一点的位置都可以用X，Y，Z坐标系统表示，三个平面的交叉点为零点。考虑到脑大小的变化，在坐标系统的三个轴上都要有线性刻度。这种立体坐标系统是由TALAIRACH（TALAIRACH和TOURNOUX 1988）描述的，通常称为Talairach系统。假设脑的形状相同而只有大小不同，那么理论上任何解剖学区域都能用Talairach坐标表示出来。但这一假设仅适于正常脑，因为正常脑深部结构的立体定向位置十分稳定。皮质区在坐标系统中的位置容易改变，病变所致大脑的变形也会引起解剖结构立体定向位置的明显变化。

应用解剖学基准点（anatomical fiducial）依赖于能在图像上准确识别这些基准点，而该能力与图像的空间分辨率直接相关。即使在高空间分辨率的MR图像中，也未必能在任何方向上均能显示出直径超过1mm并能在图像中识别的解剖学标志，这就有可能在解剖学标志的定位上导致明显的错误。其他成像方式，如SPECT和PET，图像空间分辨率低且缺乏解剖学信息，因此几乎不能辨认解剖学基准点或者辨认不准确。如果这些解剖学基准点相对分散，那么对数据组空间定位的误差影响较小，如果基准点靠得很近，则误差较大。因此，许多工作者研发了能在所有成像方式中识别的人工基准标志物（artificial fidcial marker）（KREMSER等1997；MAURER等1997；ALP等1998；ZYLKA和SABCZYNSKI 1999；WEST等1999）。含有放射性同位素的脂质溶液小样品可在MRI和同位素显像上提供清晰的基准点。基准标志物的设计可以根据成像方式的不同而定（图8.8）。使用外部基准点的问题是其再现的位置能否与所研究的内部结构相一致。头皮相对于颅骨的动度较大，所以脑部成像的基准标志物不能固定在头皮上。如将标志物固定于一个保证咬合准确的搂齿梁（tooth bar）上就会明显减少基准点的移动，并且使其处于成像容积的边缘。在有些情况下，可以把基准物附着在骨钉上固定于颅骨内。这种方法可用于需要精确的影像引导的外科手术中，但这种有创方法在大多数病例中不适合。因此基准标志物仅在其中某一种图像信息量不足，使自动共配准算法不适用的情况下应用。使用基准点技术时，测量出每幅图像中基准点的坐标，相应的转换矩阵便能通过这些坐标值计算出来。这是一种简单的计算，对计算机的性能要求也不高，可以在大多数图像分析工作站上进行，并且可以用简单的程序或电子数据表格计算转换矩阵。

最常用的图像配准技术是通过直接比较两幅图像来估算转换矩阵（WOODS等1998a，b）。在数字成像之前，这种方法已经使用了多年，在2D成像中手工应用这种方法产生2D减影血管像。用一张准确反转的颅骨平片遮盖与之匹配的血管造影照片中的骨骼信息。两片叠加产生一张复合底片，其中骨骼结构被正、负图像的叠加所去除。该方法现在仍应用于数字减影血管造影系统。配准正、负图像的

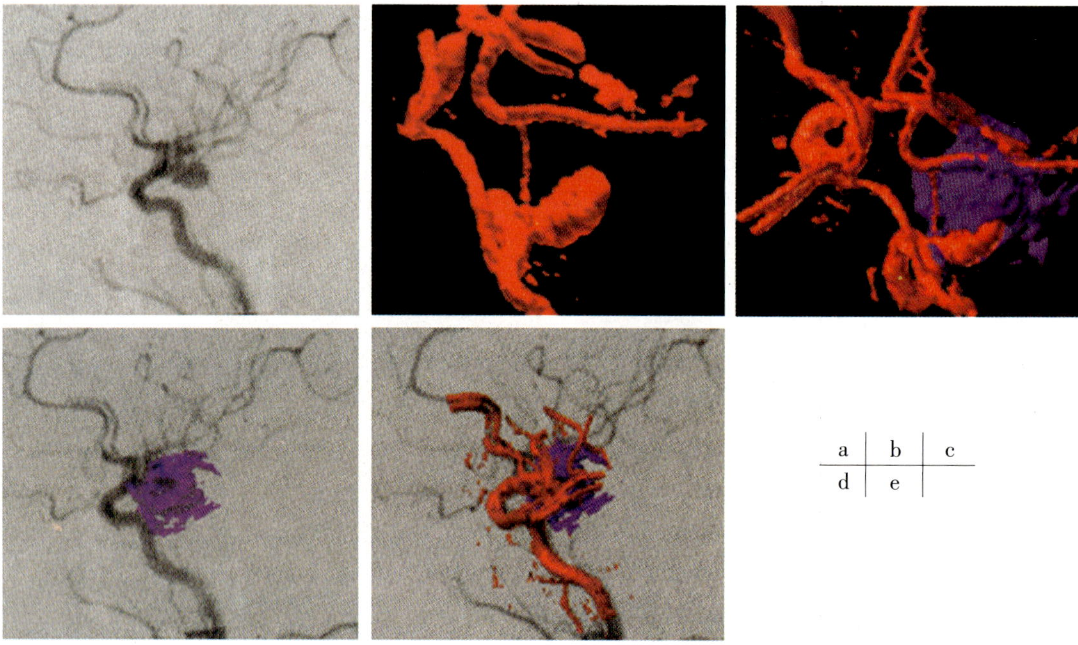

图8.8 数字减影血管造影显示巨大后交通动脉瘤(a)。TOF法MRA(b)证实动脉瘤内的血流。该数据与T_2加权图像融合后显示动脉瘤内血块(蓝色)。(c)基准点配准法将血块和MR数据组与血管造影图像进行融合(d,e)

相对位置使其边缘完全重合，就可优化减影的质量。自动共配准技术采用同样的原理,通过比较两幅图像的方位并计算两者间的差异完成共配准。图像间差异的测量方法有几种,从相对简单的方法，如比较二者强度差异(HAJNAL和BYDDER 1997)，到较复杂的方法如体素强度比率标准差法等（WOODS等1998a,b),均可优化配准技术的准确性。无论选择何种方法，目的都在于获得两幅图像中相对应的体素之间累积差异最小时的图像方位。下面的卡方(χ^2)统计方程就是一个简单的例子：

$$\chi^2=\sum_n \frac{(SI_a-SI_b)^2}{n}$$

SI_a和SI_b分别代表图像a、b的体素强度,n代表相对应的体素总数目。固定图像b的位置移动图像a,直至计算出最小x^2值为止。这种方法对计算机性能的要求高并且非常耗时,特别是处理大数据组时。现已有多种方法可减少计算时间，包括仅利用大于某阈值的体素、仅利用两幅图像中数据对应的体素并反复使用逐渐提高空间分辨率的方法，使软件“回归”正确的答案,实现图像间差异的最小化。方法的精确性依赖所用的软件包,耗时多少与图像数据量的大小直接相关。现已提出多种自动灰阶匹配技术(automated grey-level matching technique),其中大多数看来能在理想状态下估算亚像素水平的转换矩阵。

自动灰阶匹配算法的应用是建立在一系列必要的假设基础上的，在实际工作中认识到这一点非常重要，如不符合下述假设则无法正确进行计算。这些假设是：

—结构的相对灰阶值在两幅图像上是相同的；

—成像容积内所有结构的空间关系在两幅图像上是一致的。

当图像的度量值不同但可通过选择其他合适的度量值进行图像的直接比较时，那么第一种假设是基础。即使在相对灰阶值明显不同的图像中，也可通过选择一种合适的度量值,如图像边缘的强度,或一些能使图像组更具有直接可比性的其他派生值获得可接受的共配准。

第二种假设是该技术固有的要求。我们努力去准确共配准的两个容积必须是相同的。在实践中,我们经常希望对实际上差异很大的容积进行共配准，希望改善对这些差异的识别能力。虽然可以设想这些图像间的差异应当很小,不会影响整体的共配准,但这只是一种假设,实际并非总是如此。再次强调,如能选择适当的度量值使差异降到最低限度和只利用图像组的一部分进行共配准，则可减少误差。头部扫描的共配准就是一个典型的例子。由于面部结构的变化大且影响图像匹配过程,故多数病例不能准确共配准。因此头部图像共配准可用一幅基准图像与另一幅去除了脑外组织的图像进行匹配，以避免出错。这种颅骨剥除技术是获得准确共配准的关键(图8.7)。

另一种共配准的方法是在一幅图像上确定一个平面并利用表面匹配技术将其与另一同样的平面共配准。这种方法可用于颅穹隆图像的共配准,将除去了脑脊液(cerebrospinal fluid,CSF)表面的"凸形外壳"与另一幅图像上相同的表面匹配。该方法的准确性不如灰阶匹配法，但当灰阶法不适用时却非常有用。这种方法一般用于共配准立体照相机或干涉测量法(interferometry)所获得的体表图像，这些图像可用于指导外科手术或放疗。

8.5 数据重切

计算出转换矩阵后，需要对数据组中的一组数据进行重切,使之与基准图像匹配。重切的目的是使每一个体素的值与在那个位置采集图像时应获得的数值相一致。重切即是通过原图像中的体素强度为每个体素计算一个新值，这就要求对原图像中每个体素对新体素的相对贡献做出假设。确定假设后,便可以用周围体素的数据合成新体素的值，这种方法称为内插。最简单的数据内插法是假设原体素对新体素信号强度的贡献与其在新体素中占的容积份额呈线性关系。这种方法(即线性内插法)简单易行,使用线性代数,只需要有对最终像素强度有直接贡献的体素数据即可完成。选择适当的非线性函数可提高内插法的准确性。适当的函数取决于成像方式和图像形成过程。对于MRI数据有一个特殊的问题,MRI数据是傅立叶域(Fourier domain)的一系列相位/频率图,并通过傅立叶逆变换重建出MR图像。这使得像素与像素间形成复杂的关系。这是一种正弦函数(sine function)关系,离参照点最近的体素对内插数据的强度影响最大，但是那些位于图像边缘的像素也会产生一些剩余影响。正弦内插法中，每个体素对新体素信号值的贡献可通过原体素信号值和正弦函数的乘积计算（图8.9)。由于正弦函数有明显的负向成分,所以

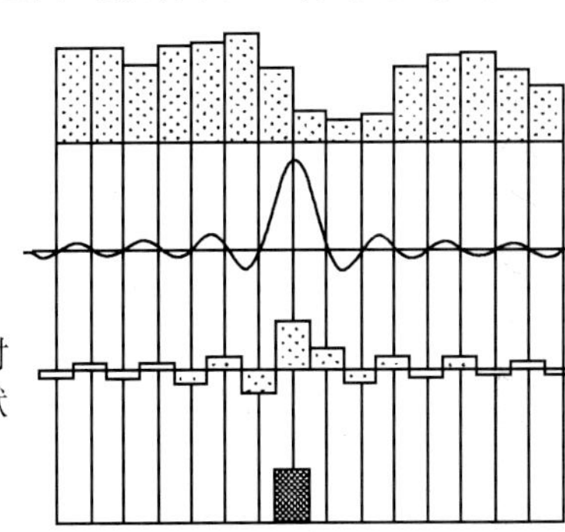

图8.9a-d 应用正弦内插法计算亚体素移位后的新体素值 **a** 原图像强度剖面图。新图像向左侧移位0.5个像素。**b** 新像素中心处的正弦函数。**c** 正弦函数与原图像中相应像素强度的乘积。**d** 将其求和,计算出最终的体素值（改自HAJNAL和BYDDER 1997）

许多体素将对最终的体素信号值产生负向贡献，最终体素信号值是所有单个体素的贡献之和。

不应认为用该内插法获得的图像就等同于当物体在空间域中迁移至所需位置时获得的图像。因为只有由截短的(truncated)傅立叶变换准确地定义的原始数据组，才能与后者等同。然而，如果提供的正弦函数核(sinc kernel)的大小与图像一致，那么用正弦函数内插法获得新数据至少与原先图像的采集方式一致，并且未丢失任何有用的信息。这种内插法应被认为是最理想的。

由于计算上的原因，不应该采用大的正弦函数核，因为函数核本身在空间上非常紧密，所以在一定水平上可能截短它。普通的医学图像减影函数核是13×13×13（HAJNAL等1995a；FREEBOROUGH等1996）。这是直接通过一阶互逆换算（first-order reciprocal scaling）得出的结果，并且需要6个像素的范围使正弦函数的误差减少到可忽略的程度［即不到函数核窗口(windowed kernel)的1%］。使用大的函数核带来的计算问题可由分解正弦内插法中的系数部分补偿（FREEBOROUGH等1996），因此计算量与函数核的大小呈线性比例关系而不是与其容积呈线性比例关系（一种“快速正弦法”）。另外，正弦函数的再标准化使其计算具有常数积分的性质，这不仅可提高内插法的准确性，还可应用较小的函数核提高处理速度(THACKER等1999a)。这样尽管形式有点复杂，但就同等大小函数核的计算要求而言，正弦内插法看来提供了一个最好的技术解决方案。

8.6 复杂共配准

前面几节提到的技术均假设被共配准的结构是“刚体”，成像容积中所有结构的空间关系在两幅图像上是等同的。这对在不同位置上成像的固体模型来说是正确的，在这些图像中任何相应结构间的差异都可以用转换矩阵表示。刚体在坐标系空间中的位置移动是最简单的仿射转换(affine transform)，可沿任意轴线进行线性重切。

两次数据采集期间出现的组织变形限制了许多数据共配准的临床应用。在许多情况下，这种变形会影响整个图像中组织的位置。俯卧位和仰卧位腹部器官CT扫描之间的共配准就是一个很好的例子。这些图像并非是同一图像的简单反转，而是一种器官与其他器官之间和器官内部结构之间的空间位置的完全改变。仿射或刚体转换不能描述这种改变，因此共配准需要更复杂的“非仿射(non-affine)”转换，有时称为图像整经(image warping)。“非仿射”转换技术的问题是值得考虑的。以脑部为例，一些研究小组应用“非仿射”转换改善配准的效果。在与计算机化脑图谱共配准时或为改善个体间的空间共配准效果时，采用脑部整经技术纠正个体间的差异，使几组数据转换到标准的数据空间内。遗憾的是图像整经技术必须以组织的理论物理模型为基础。如果这种模型是完美的且能够表现物理性质间的相互作用，例如每种组织成分的弹性、硬度、拉伸强度，那么也许能够用整经提供出正确的共配准途径。这种方法称为有限元建模(finite element modeling)，被广泛应用于工程学中，在该领域材料的物理性质有详细记载。然而，很明显，由于人体的复杂性和组织特性的多变性，有限元建模的方法在医学中的应用价值非常有限。

另一种图像整经的方法是假定组织的弹性是不变的。这种假设显然是完全不正确的，没有人会认为在施加外力的情况下颅骨与脑的弹性是一致的。然而，很多模型假设该方法对限定的组织，如脑组织本身是适用的。在这些情况下，注意特定结构的移位，并通过线性或其他简单的图像整经技术，能够对一定程度的组织变形做出"校正"。这种方法常适用于单一结构内的小区域。然而，对于整个容积共配准而言，该方法的问题是它假定结构间都发生了相对的位移(图8.10)。这些模型依据的假设是两个脑中的结构原本具有相同的空间关系，但整经技术所描述的一种过程使这种空间关系发生了扭曲。只有观察到整经区内其他结构间发生了移位才能证实这些假设的成立。一些工作者已观察了整经后的大脑图像中易被识别结构的空间坐标的标准差。如果整经过程的假设是事实的话，那么整经后的标准差要小于使用简单的仿射转换后的标准差。斯德哥尔摩的Karalinaka学院研发的计算机化脑图谱就是一个例子，当在配准过程中使用了非仿射处理时，配准的准确度有所提高。尽管这样，单个具体结构的坐标标准差还是在0.9mm至4.5mm之间（INGVAR等1994）。有趣的是以瑞典人的平均数据开发的图谱用于日本人时，同一结构的分布要比简单的仿射转换更差。这说明了图像整经技术存在的普遍问题，即方法中没有包括足够的限制条件使之做到准确描述生物系统的状态。尽管如此，该方法在共配准多组正常脑的功能性MR（functional magnetic resonance，fMR)图像等特殊应用中，还是取得了明显的效果(ASHBURNER和FRISTON 2000)。

图像整经方法的问题通过简单的实验就

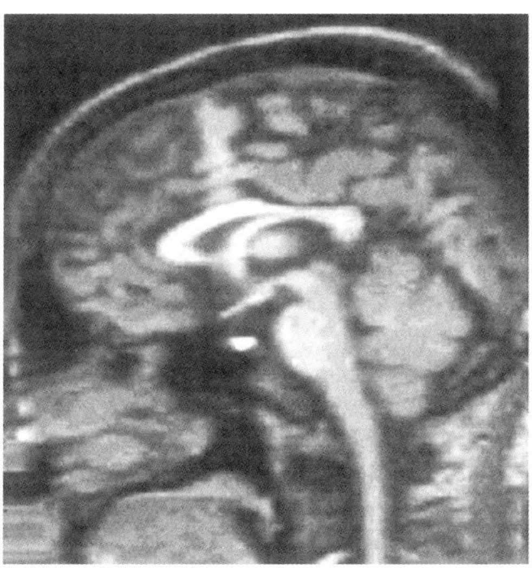
a

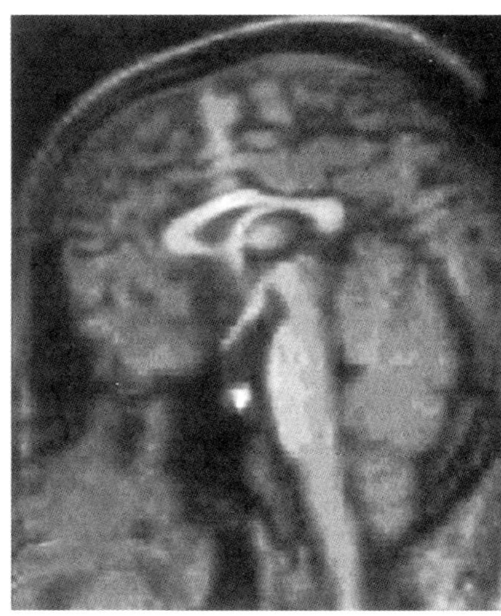
b

图8.10a，b （a)头颅矢状位MR图像和(b)整经后的图像 整经过程假设所有组织的弹性是线性的，并对前、后联合连线下方以50%的比例向腹侧"拉伸"脑组织。注意解剖结构的变形，且所有组织的变形程度相同

可说明。设想将两个大脑的3D MR图像配准到Talaiach 坐标系中，且两个病人的一侧大脑半球均小于对侧，因此仿射整经效果不会好。一例病人一侧较小的大脑半球表现为弥漫性脑萎缩并影响大脑的所有区域；另一例病人则因局限性病变造成基底节区脑组织的丧失而外周皮质相对正常。如果我们希望将这些图像整经到标准的正常大脑轮廓中，比如计算机化的脑图谱，那么我们的整经模型需要包括关于组织丧失的位置、程度以及周围组织对其反应而表现出的物理特性等信息。这种方法唯一能做的就是能够通过识别多个解剖学标志来详细比较两幅图像间的变形情况，并从中得到不同区域内发生的变形的性质信息。这些标志应能被人工识别。另一种方法是与仿射转换中使用的技术相类似的灰阶共配准技术（grey-scale coregistration technique）。这一技术必须修改为非仿射变形，并且产生的并非是简单的转换矩阵而是改变了体素形状、能使图像间差异最小的复杂细节失真图(distortion map)。如果实验目的适当并且使用者了解这一技术内在的不准确性,那么该方法就能有成效地被应用。对整经区域的估计需要调准正常脑与异常脑,以显示出发生组织丧失或增多的主要脑区（图8.11）。由于该方法的局限性,整经信息的空间准确性将较低，通常要比图像的空间分辨率低很多，并且还会出现相同结构之间配准不良的错误。

这种类型图像整经的另一种方法是研发能识别组织内特定解剖结构的技术。在大样本的图像上人工识别出特定的结构，培训出

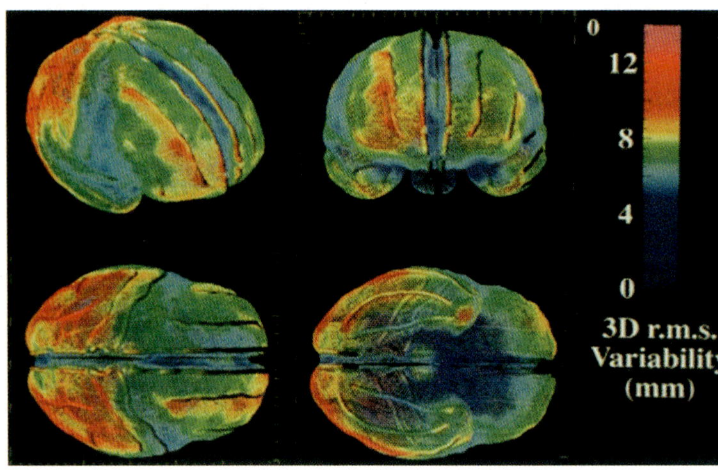

图8.11 一组正常人与一组Alzheimer病病人大脑皮质结构的差异 病人的大脑被整经到标准的坐标系中，这些图像显示出当病脑与正常脑相一致时所需的变形量。彩色编码代表所需的组织变形的平均量,显示出额叶及后顶叶有明显的脑萎缩

解剖学统计训练模型(statistical trained models,STM)。计算这些特征的统计学变异性,培训出的STM能够“搜索”相似的图像并做出最佳估计。这种方法可识别的结构包括脑回、血管和骨性边缘。STM的问题与3D数据组模型的复杂性和图像训练设置能否准确反映样本的变异性有关。然而在训练设置的范围内，STM能够识别目标特征，后者可用于局部化的图像整经技术的应用。

8.7 数据共配准的应用

3D数据组的共配准促进了许多后处理技术的发展。下面简要介绍其中的几种,举例并不详尽，只为说明数据融合在医学应用中的重要性。

8.7.1 时间性图像序列的分析

自动图像共配准技术最初应用于医学数据组，是为了改善fMR数据分析的稳定性。fMR技术通过对多组图像的分析测量大脑激活、灌注和毛细血管渗透性,这些图像是在大约2~60min期间内采集的。所有这些分析技术都基于像素对像素地计算信号强度随时间的变化。这些变化的性质和分析将在第24章详细介绍。在任何情况下,如数据组内存在运动都将意味着在时间过程中出现的变化可能仅

是结构在采集空间中运动的结果，而不是生理学作用引起的信号改变（ASHBURNER和FRISTON 2000）。这对于血氧水平依赖性(blood oxygen level dependent,BOLD)fMR来说尤为重要，因其数据采集时间长且常需要受检者完成认知或运动等方面的任务，这些都会引起运动(THACKER等1999b)。受检者完成这些任务时的运动幅度可能最大，所以运动的出现与实验时机的选择相关。这种刺激—相关的运动可以在fMR上产生假性激活，但可以通过适当的运动校正消除（图8.12)。

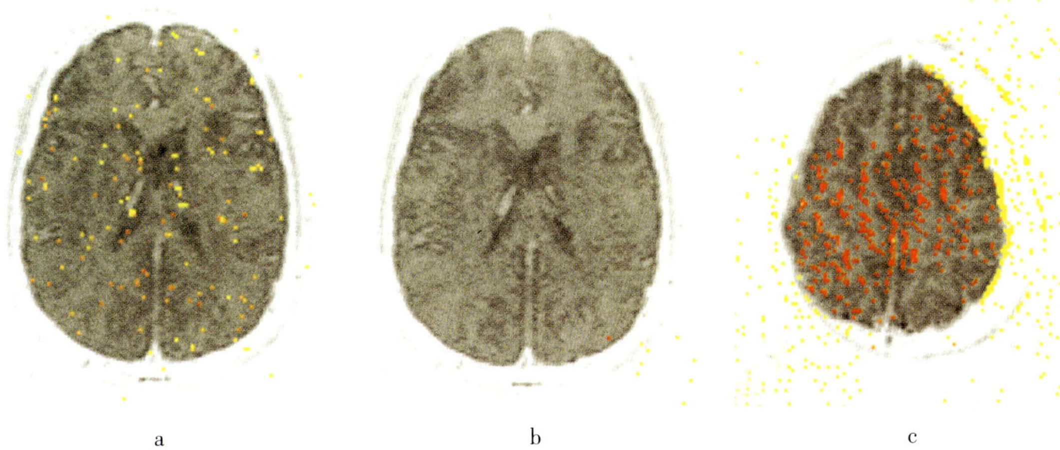

图8.12a–c 组块模式的**fMR**实验 受检者在整个实验过程中是静止不动的。**a** 共配准后消失的明显激活区。**b，c** 由基准图像多次复制创建的合成数据组中的激活区。将这些复制图像共配准，准确模拟出受检者在实验过程中的运动。这些数据显示出多个明显的激活区完全是因为巧合的刺激相关运动造成的。除红色数据外，激活区锐减仅是由于合成图像中的噪声结构在每幅图像中是等同的

8.7.2 多数据组的可视化

能够对多种成像方式或多次检查图像进行共配准，促进了真正的数据融合技术的发展，支持了2D和3D可视化技术。我们已经见到过用专用系统同时采集CT与同位素相互配准的图像(图8.2、8.3)。应用后处理共配准技术也可制作相似的融合图像，在CT或MR数据与PET或SPECT数据的重叠图像上辨认出解剖学结构(图8.13)。由于这些数据的采集具有3D的特征，所以我们可用标准的3D技术显示这些融合后的数据，并通过不同的图像区分不同的组织成分。图8.14显示了颅骨(CT显示)、听神经瘤(对比增强MR显示)和邻近血管(TOF法血管造影显示)之间的比邻关系。这种融合图像可以改善对3D图像的解释，对手术计划的制定特别有用。

8.7.3 计算机化的脑图谱

几个研究小组已经研发出计算机化的人脑图谱，可用于改进对具体病人图像中脑结构的识别。这些图谱对教学和识别解剖结构特别有用，如识别Brodmann皮质区等，这些结构的解剖位置在图像上不能显示（GREITZ等1991；INGVAR 等 1994；NOWINSKI 等 1997 和THIRUNAVUUKARASUU 2000）。这些图谱各不相同，从把脑假定为一个刚体的简单仿射转换系统，到更复杂的低等级非仿射整经系统，以提高数据与图谱的吻合程度。在临床实践中，这些图谱对于大体识别病人的皮质区和在显示解剖不佳的同位素或fMR图像上识别皮质区来说，都非常有用(图8.15、8.16)。

这类图谱还可用于更复杂的分析中指导大脑区域的选择（GARDNER和YAZDANI

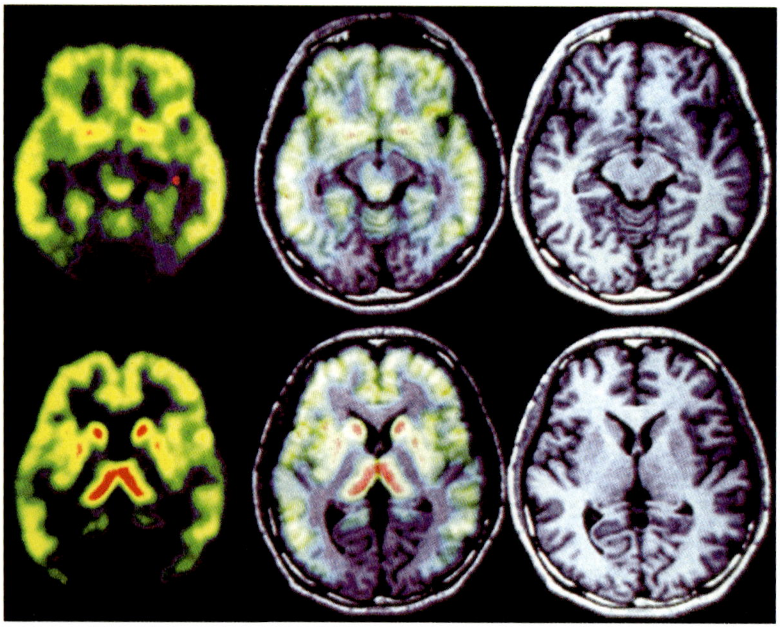

图8.13 同一大脑的^{11}C丁丙诺啡叔丁啡（C^{11}-buprenorphine）-PET图像（左）、MR图像（右）和中间的融合图像（感谢英国Salford Hope医院的A. Jones博士）

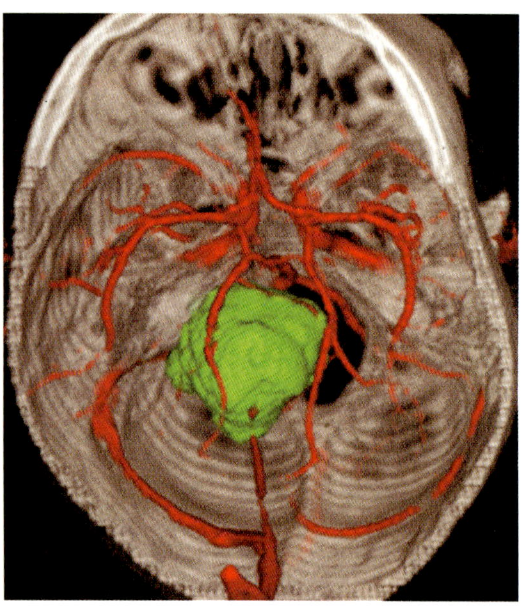

图8.14 听神经瘤的3D显现 该图像显示颅骨（CT显示）、听神经瘤（对比增强MR显示）和邻近血管（时间飞跃法MRA显示）之间的比邻关系

1998）。我们使用了一种基于CSF间隙的位置和尺寸建立的简单坐标系，自动测量痴呆病人脑萎缩的部位和程度。这种针对一定目的而制作的图谱极为简单，且空间分辨率很低，只能识别前、中、后、顶、底部和左、右侧的CSF间隙。尽管如此，利用CSF在标准空间中的分布可鉴别出不同类型的痴呆，准确率超过80%。图8.17即为应用这种技术鉴别不同类型的痴呆症病人的例子（THACKER等2000）。

8.7.4 减影成像

数据共配准的另一个应用是对相似的检查进行比较，以提高对小的结构性变化的检测能力。使用自动共配准技术可生成准确性为亚体素水平的匹配图像，用于进行直接比较（图8.18）。这种方法假设图像间的差异不会影响共配准过程的准确性。当变化范围小、仅影响一小部分容积数据且变化不是出现在强度很大的边缘区内时，这种假设看起来是正确的。该方法的优点是可以显示结构中亚像素水平的细微变化（BYDDER 1995；HAJNAL等1995b；HAJNAL和BYDDER1997），如脑萎缩、

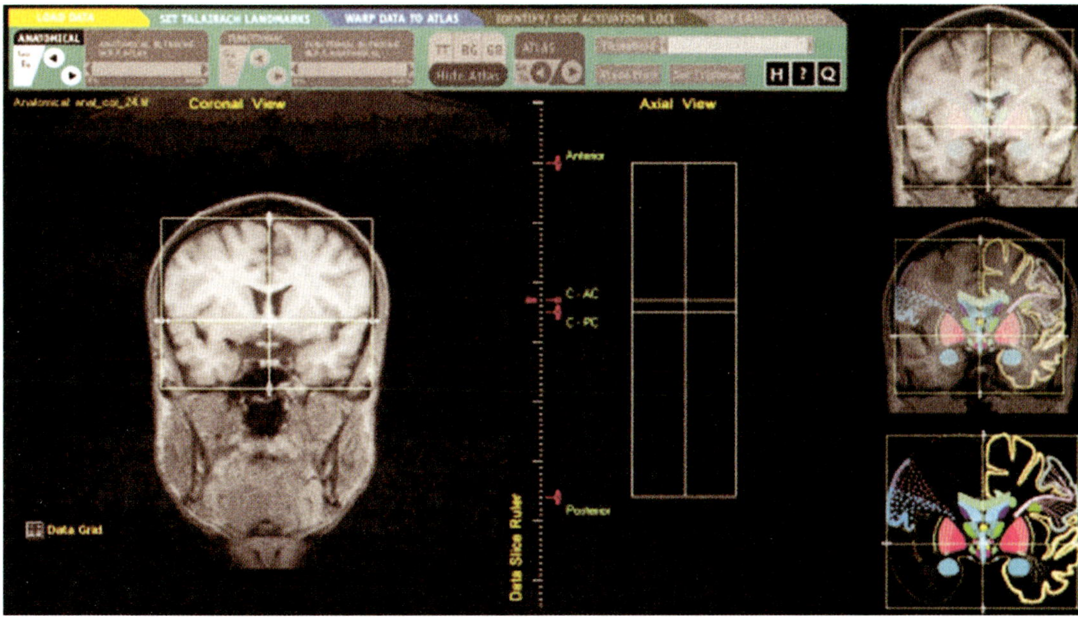

图8.15　功能成像脑图谱的操作界面（**NOWINSKI**和**THIRUNAVUUKARASUU 2000**）　在**3D MRI**脑数据组的冠状位图像上应用**Talairach**坐标系后，图像可与标准的**Talairach**图配准。右侧是具有不同暗度的配准图像，分别为**MR**图像（上），纯图谱（下）和融合图像（中）

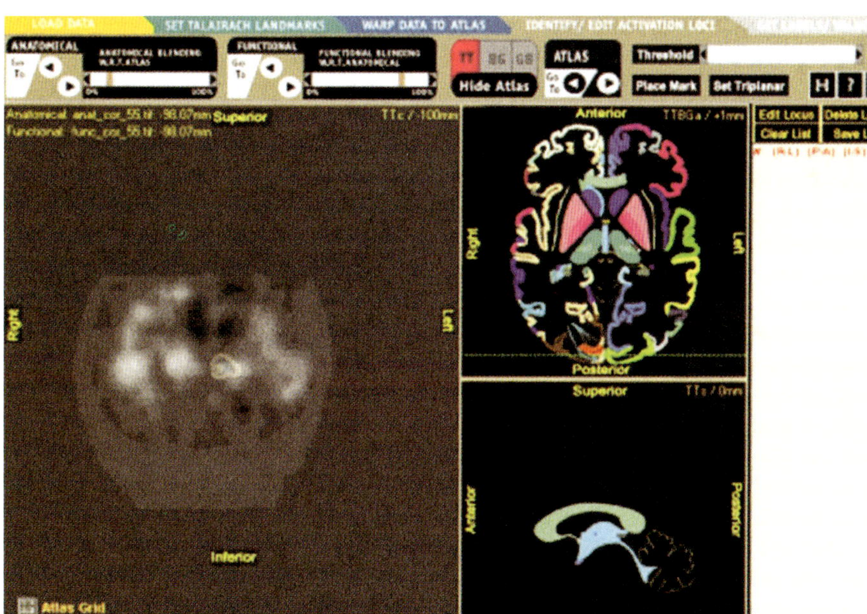

图8.16　功能成像脑图谱的操作界面（**NOWINSKI**和**THIRUNAVUUKARASUU 2000**）　**fMR**序列中的一副冠状位图像共配准到**Talairach**坐标系中。右侧屏面指示标记点在图谱上的位置，最右侧屏面指示激活区的坐标值

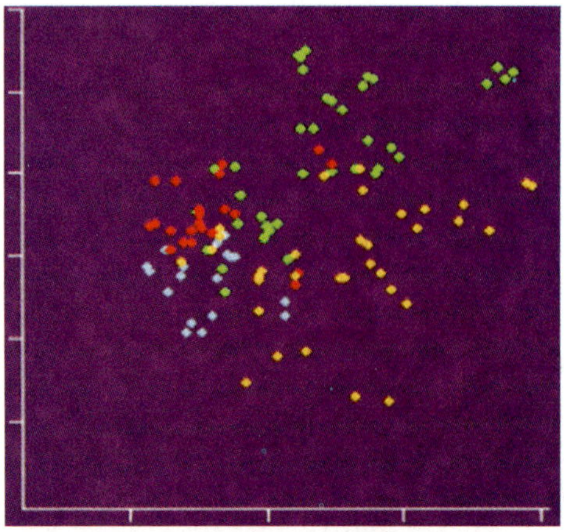

图8.17 在简单立体定向坐标系内CSF分布的散点图 每一个点均代表一名Alzheimer病病人（绿色）、额颞性痴呆病人（橘色）或血管性痴呆病人（红色）。蓝色点是年龄相匹配的正常对照。注意组间存在明显的可分性，为诊断提供了非常有用的信息

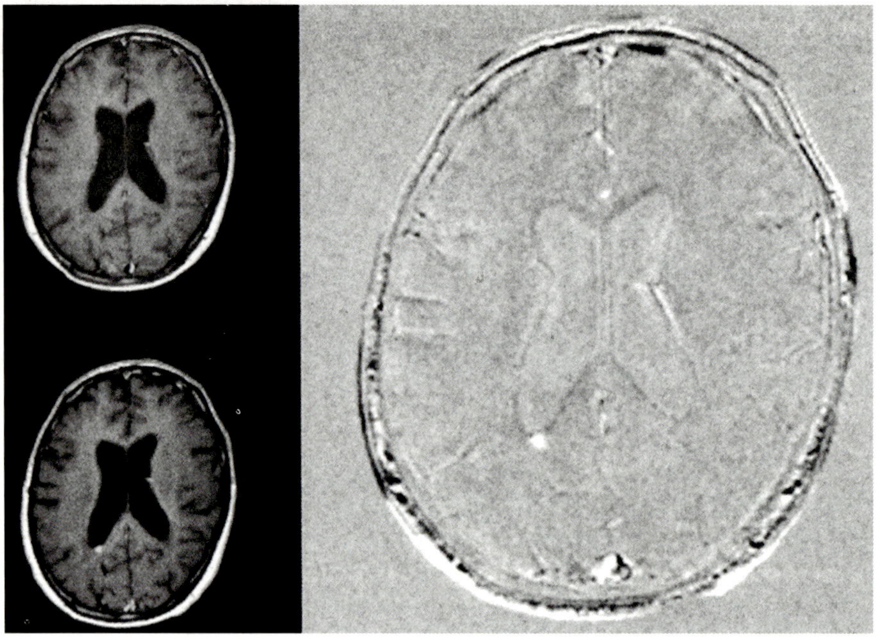

图8.18 多发性硬化病人的MR图像和减影图像，显示增强的斑块

肿瘤生长或其他过程引起的一些肉眼观察不易发现的细微改变（图8.19）。

因共配准失败、强度改变或组织边界运动等引起的变化，均可导致对减影图像解释的困难（BYDDER 1995）。另外，在减影图像上的差异量可能很小，辨别起来困难。应用统计学方法识别具有显著性意义的差异，可以提高对图像间差异的检出率，并能自动识别发生了变化的像素。应用统计学减影技术还可以比较图像间灰阶特征的差异，在标准减影图像上显示出剩余信号（图8.20）。

8.7.5 脑容积变化的测量

自动共配准算法已被用于精确测量由萎缩性脑疾病引起的脑容积的微小改变。使用精确的共配准技术产生的图像，可仅显示脑萎缩引起的脑边缘的移动，而不显示其他脑组织特征。即使移动的幅度远小于一个像素，其变化也能被显示，这正是前面所讲的减影技术的基础。在边界两侧体素信号强度已知

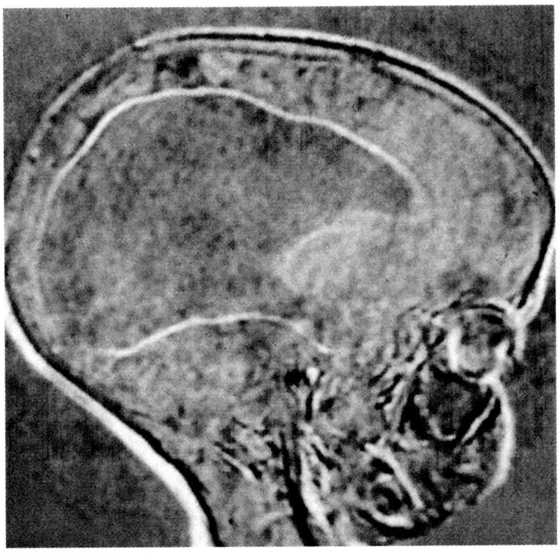

图8.19　脑积水病儿两次MR检查的减影图像　脑室周围的白色边界表明两次检查的间隔期间脑室已有收缩

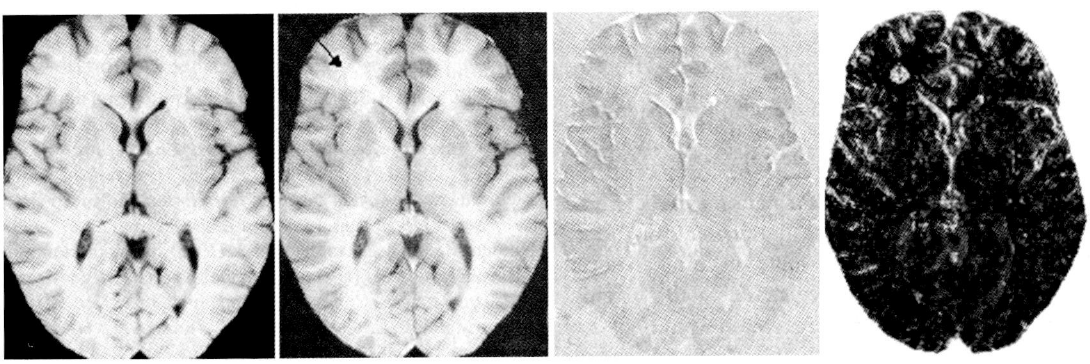

a　　b　　c　　d

图8.20a-d　正常大脑的非参数统计学图像减影的原理　**a,b** 使用不同反转时间采集的两幅反转恢复图像，在灰阶结构上产生很小但很重要的差别。在b图中插入一个小体模（箭）。这个环形物信号强度比背景图像信号强度高出两倍的背景噪声标准差，肉眼几乎不能辨别。**c** b图减a图生成的减影图像。圆形物稍微清楚了一些，但是图像中主要的差别还是由于不同的成像技术所引起的灰质亮度上的差别。**d** 统计学减影图上显示出的像素强度提示是不同的结构。圆形小体模清晰可见

之处，可用体素强度变化的差值计算出体素内边缘发生的移位。如此便可用适当的体素容积分数表示容积的变化。这种技术已应用于Alzheimer病病人的头部检查，发现了海马在6个月期间内发生的萎缩（FREEBOROUGH等1996）。这项技术还可以用于测量因肿瘤等其他病变引起的体积变化。

8.7.6　分割和分类

共配准的一个主要优点是可以使不同成像方式图像中的体素信息相结合，形成一种数据更丰富、多参数的体素数据组，能比单种图像更准确地描述体素的特征（ALFANO等1997；HOLDEN等1995）。可用统计学群集技术（statistical clustering technique）分析这种数据组，从数据组中准确分离出特定的组织（图8.21）。通过选择适当的成像方式，可调整这种多参数图像的数据内容，以便增加丢失的信息，适应某种特殊分析的需要。在如此获得的数据组中，可以准确识别正常组织和病理

异常。

8.7.7 MR指令导向

随着算法的改进,3D图像共配准技术正以更快的速度发展,一些厂家正在研发能够根据先前的图像自动指令扫描几何学方位的MR成像系统。MR指令导向(MR prescription guidance)这个概念相对简单。当病人进行复查扫描时,系统将完成一次相对详细的定位扫描(survey scan),并将其与先前的扫描图像相互配准,同时用转换矩阵调整扫描参数。理论上,复查扫描将以与原先检查相互配准后的几何学方式获取图像。实际上,这种方法仍然存在一些数理逻辑问题,而且对于大范围的解剖数据组来说,亚像素共配准检查的实际意义尚不清楚。但这种技术在fMR实验中相当有用,使图像定位能在检查过程中追踪头部的运动。尽管这仍不能免除对数据共配准的需要,但这确实意味着已最大限度地减少了需要转换的图像数据量,并且所有的图像均如此。在临床应用中,这种方法还可在扫描控制台上直接生成满意的fMR图像而无需进一步共配准。

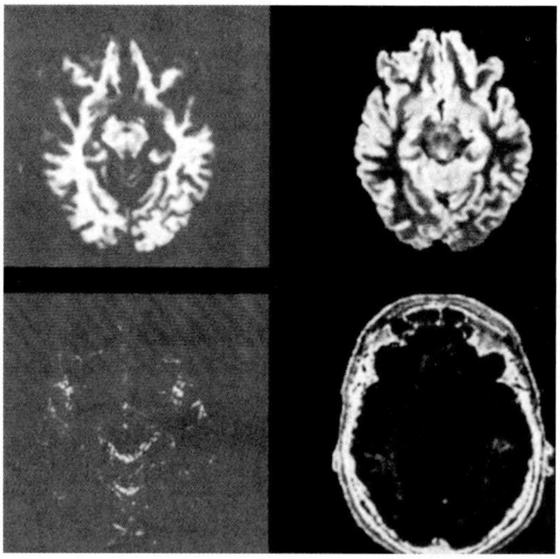

图8.21 从配准的MR数据组中获得正常组织的多光谱分割 图像(自左上顺时针开始)显示出白质、灰质、脑脊液、软组织的概率分布(组织图)

参考文献

Alfano B, Brunetti A, Covelli EM(1997)Unsupervised, automated segmentation of the normal brain using a multispectral relaxometric magnetic resonance approach. Magn Reson Med 37:84–93

Alp Ms, Dujovny M, Misra FT(1998)Head registration techniques for image-guided surgery. Neurol Res 20:31–37

Ashburner J, Friston KJ(2000)Image registration. In: Moonen CTW, Bandettin: PA(eds) Functional MRI. Springer, Berlin Heidelberg New York, pp 285–300

Bydder GM (1995)The MacKenzie Davidson Memorial Lecture: detection of small changes in the brain with serial magnetic resonance imaging. Br J Radiol 68:1271–1295

Freeborough P, Woods R, Fox N(1996)Accurate registration of serial 3D MR brain images and its application to visualising change in neurodegenerative disorders. J Comput Assist Tomogr 20:1012–1022

Gardner JC, Yazdani F (1998)Correlating MR lesions and functional deficits in multiple sclerosis patients: anatomical atlas registration. Phys Med Rehabil Clin North Am9:569–586

Greitz T, Bohm C, Holte S(1991)Computerized brain atlas: construction, anatomical content, and some applications. J Comput Assist Tomogr 15:26–38

Hajnal JV, Bydder GM (1997) Registration and subtraction of serial magnetic resonance images.I.Technique. In: Bradley WG, Bydder GM (eds) Advanced MR imaging techniques.Martin Dunitz, London

Hajnal JV, Saeed N, Soar EJ (1995a) Registration and interpolation procedure for subvoxel matching of serially acquired MR images.J Comput Assist Tomogr 19:289–296

Hajnal JV, Saeed N, Oatridge A (1995b) Detection of subtle brain changes using subvoxel registration and subtraction of serial MR images.J Comput Assist Tomogr 19:677–691

Holden M, Steen E, Lundervold A (1995) Segmentation and visualization of brain lesions in multispectral magnetic resonance images.Comput Med Imaging Graph 19:171–183

Ingvar M, Bohm C, Thurfjell L (1994) The role of a computerized adjustable brain atlas for merging of data from examinations using PET, SPECT, MEG, CT and MR images.In: Thatcher R, et al (eds) Functional neuroimaging: technical foundations.Academic Press, San Diego

Kremser C, Plangger C, Bosecke R (1997) Image registration of MR and CT images using a frameless fiducial marker system. Magn Reson Imaging 15:579–585

Maurer CR Jr, Fitzpatrick JM, Wang MY (1997) Registration of head volume images using implantable fiducial markers. IEEE Trans Med Imaging 16:447–462

Nowinski W, Thirunavuukarasuu A (2000) Brain atlas for functional imaging. Thieme, Stuttgart

Nowinski W, Bryan R, Raghavan R (1997) The electronic clinical brain atlas multiplanar navigation of the human brain.Thieme, Stuttgart New York

Talairach J, Tournoux P (1998) Co-planar stereotactic atlas of the human brain. Thieme, Stuttgart

Thacker NA, Jackson A, Moriarty D (1999a) Improved quality of re-sliced MR images using re-normalized sinc interpolation.J Magn Reson Imaging 10:582–588

Thacker N, Burton E, Lacey AJ (1999b) The effects of motion on parametric fMRI analysis techniques.Physiol Meas 20:251–263

Thacker N, Bathgate D, Varma A (2000) Automated analysis of the distribution and severity of cerebral atrophy in dementing diseases: diagnostic power in Alzheimer's, frontotemporal and vascular dementia. Proceedings of the 8th annual meeting of the ISMRM, 2000, Denver

West J, Fitzpatrick JM, Wang MY (1999) Retrospective intermodality registration techniques for images of the head: surface-based versus volume-based.IEEE Trans Med Imaging 18:144–150

Woods RP, Grafton ST, Watson JD (1998a) Automated image registration. II.Intersubject validation of linear and nonlinear models. J Comput Assist Tomogr22:153–165

Woods RP, Grafton ST, Holmes CJ (1998b) Automated image registration. I.General methods and intrasubject, intramodality validation.J Comput Assist Tomogr 22:139–152

Woods RP, Dapretto M, Sicotte NL (1999) Creation and use of a Talairach-compatible atlas for accurate, automated, nonlinear intersubject registration, and analysis of functional imaging data.Hum Brain Mapp 8:73–79

Zylka W, Sabczynski J (1999) Effect of localization devices and registration methods on the accuracy of stereotactic frame systems predicted by the Gaussian approach, Comput Aided Surg 4:77–86

临床应用

9 电子脑图谱:特点和应用

WIESLAW L.NOWINSKI

目录

摘要

本章介绍了电子脑图谱的组成、特点及其在神经放射学和神经系统教学方面的应用和潜力。电子脑图谱数据库及其补充图谱包括脑的大体解剖、皮层下结构、脑的连接和脑沟类型。这个数据库包括2D和3D手工相互配准的图谱,含有约1000个结构和400种脑沟形态。

在这个数据库的基础上开发的六个商品软件,适用于神经放射学、神经系统教学、人脑绘图和立体定向功能外科学。其中三个为廉价的只读光盘:**临床电子脑图谱**(*The Electronic Clinical Brain Atlas*)、**功能成像脑图谱**(*Brain Atlas for Functional Imaging*)和*Cerefy***学生脑图谱**(*Cerefy Student Brain Atlas*)。*Cerefy***神经放射学图谱**(*Cerefy Neuroradiology Atlas*)是一种网络化的应用软件。

电子脑图谱作为一种工具,目的是加快解读图像的速度、方便信息交流、增强诊断信心和提高学习效率。特点如下:①通过交互式多重文字标注、三平面显示、比扫描图像本身更高的分区能力、多种成像方式图像的融合以及显示功能图像的基础解剖,来减少解读图像的时间;②便于神经放射学医生与其他临床医生和医学生之间交流对扫描图像的解读;③增强神经放射学医生的自信心;④减少学习神经解剖学和解读扫描图像而花费的时间。

W.L.NOWINSKI, D.Sc, PhD
Medical Imaging Laboratory, Kent Ridge Digital Labs, 21 Heng
Mui Keng Terrace, Singapore 119613

9.1 引言

新的影像检查方式和先进的影像诊断技

术增加了解读图像的难度。图像对比分辨率和空间分辨率的不断提高也要求神经放射学医生了解更多的神经解剖学知识。因此需要新的方法提高解读图像的速度和质量，并使神经放射学医生在学习中少走弯路。模型强化的神经放射学可能是一种解决途径。对先进、快速、经济和便于理解的图像处理方式需求的不断增加，使电子脑图谱在神经放射学领域的应用受到关注。

制图和绘制图谱是一门古老的艺术。用图画的方式可描绘、构成和传递感兴趣物体的信息。纵观历史，人类不断绘制自己周围的事物，最初是陆地和海洋，以后是其他的行星和太阳系，最近则是人类基因组和人脑。我们对人类大脑图谱的研究工作开始于近十年，主要研究电子脑图谱的构成和图谱辅助的临床应用。电子脑图谱可广泛应用于科研、临床和教学等领域。在神经系统教学中的前沿性应用包括：**脑卒中**（*BrainStorm*）（DEV等1992）、**数字化解剖学家**（*Digital Anatomist*）（SUNDSTEN等1994）、*A.D.A.M*（ADAM 1994）和**体素–人**（*Volxel-Man*）（HOHNE 1995）。电子脑图谱还可用于立体定向功能神经外科学、神经放射学和人脑绘图。另外，它们在放射治疗学和药理学模型辅助分析药物试验中的MR成像及靶目标药物定位传递等方面研究中也具有潜力。

我们已经研发了一种综合性电子脑图谱数据库及其补充图谱，内容包括脑的大体解剖、皮层下结构、脑的连接和脑沟类型。该数据库源自Thieme出版的经典印刷脑图谱，将这些印刷图谱数字化、增强、分割（彩色编码或勾画轮廓）、标注说明、校正并组合成图谱集。其特点是图像质量高，分割完全，结构有标注等。每侧大脑半球约标示出1000个结构和400个以上脑沟类型。对脑图谱做了3D方向的扩展。此外，所有2D和3D脑图谱均是手工配准的。该电子脑图谱数据库称为*Cerefy***脑图谱数据库**（*Cerefy Brain Atlas Database*），已应用于神经外科学（NOWINSKI 1998a；NOWINSKI等2000b）、神经放射学（NOWINSKI等2001a）、人脑绘图（NOWINSKI等2000a，NOWINSKI和THIRUNAVUUKARASUU 2001）和神经系统教学（NOWINSKI等2001b）。

本章的目的是概述电子脑图谱及其特点，同时介绍Cerefy图谱辅助的应用以及电子脑图谱在神经放射学及神经系统教学中的用途。

9.2 脑图谱

9.2.1 电子脑图谱的定义

我们将电子脑图谱划分为三个主要部分：**脑模型**（可为图像、轮廓、表面、多边形或容积模型）、**文本数据库**（包括结构目录及其解释和相关链接）和处理相关数据（如标注）的支持**工具**（用于支持配准、文字说明、测量和显示等操作）（图9.1）。

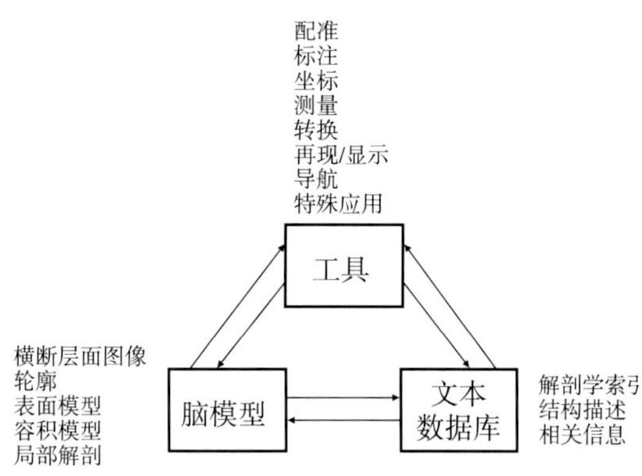

图9.1 电子脑图谱的定义

9.2.2 脑图谱的类型

多种不同类型的脑图谱，由不同材料构成，其功能和应用也不尽相同。

9.2.2.1 印刷脑图谱

现有许多优秀的印刷脑图谱，包括DU-

VERNOY(1998)、NETTER(1991)、SCHNITZLEIN和MURTAGH (1980)、DEARMOND等(1989)、FIX(1987)、KRAUS和BAILEY(1994)、MARTIN(1989)、MCMINN等(1993)、NIUWENNHUYS等(1981)主编的图谱。此外,自20世纪50年代以来出版了几种立体定向脑图谱,包括TALAIRACH等(1957)、SCHALTENBRAND和BAILEY(1959)、ANDREW和WATKINS(1969)、VAN BUREN和BORKE(1972)、SCHALTENBRAND和WAHREN (1977)、SZIKLA等(1977)、AFSHAR等(1978)、TALAIRACH和TOURNOUX(1988,1993)、ONO等(1990)主编的图谱。这些图谱的一个主要局限性是很难将印刷的脑图谱图像绘制到个体的脑内。

9.2.2.2 电子立体定向图谱

可变形的电子脑图谱克服了印刷图谱的一些缺点,展示了新的潜力。除了图谱整经外,还提供了许多印刷图谱所没有的功能,如交互式图像标注、灵活的2D和3D显示、定义感兴趣区(ROI)和测量、搜寻及对多组信息的综合处理能力。

为了将广泛应用的立体定向印刷图谱与电子图谱提供的功能结合起来,几种应用最广的印刷图谱已被一些作者转换制成电子版,包括:SCHALTENBRAND和BAILEY图谱(1959)[KAZARNOVSKAYA等(1991)、YOSHIDA (1992) 和HARDY等(1999)];SCHALTEN BRAND和WAHREN图谱 (1977)[(KALL(1992)、NIEMANN 等 (1994)、SRAMKA 等(1997)、NOWINSKI等 (1997b) 和HARDY等(1999)];TALAIRACH 和 TOURNOUX 图谱(1988)[NOWINSKI 等 (1997a)、HARDY 等(1999)]; 参考方位TALAIRACH和TOURNOX图谱(1993)[NOWINSKI等(1997a)];ONO等图谱(1990)[NOWINSKI等(1997b)];AFSHAR等图谱(1978)[Niemann等(1999)];VAN BUREN 和 BORKE 图谱 (1972)[HARDY 等(1999)]。上述印刷图谱的电子版并不是对原图谱材料的简单、直接数字化,而是一种更详尽、分割完全、有文字标注、增强和3D扩展的可变形图谱。

9.2.2.3 其他电子脑图谱

还有很多其他类型的脑图谱,包括:基于MR成像的图谱(LEHMANN等1991;HOHNE等1992;KIKINIS 等 1996;SCHMAHMANN 等1999);基于冰冻切片(cryosection-based)的图谱 (BOHM 等1983;GREITZ 等1991;DEV 等1992;TOGA等1994);多种模式的可视人体图谱(HOHNE1995;SCHIEMANN等2000);脑动画(SUNDSTEN等1994); 概率解剖图谱(EVANS等 1992;MAZZIOTTA 等 1995;THOMPSON 等2000); 基于表面的图谱 (VAN ESSEN 和DRURY1997); 基于表面概率的图谱(VAN ESSEN等2000) 和微观记录概率功能图谱(NOWINSKI和BENABID 2002)。

9.2.3 Cerefy电子脑图谱数据库

Cerefy电子脑图谱数据库 (NOWINSKI等1997b;NOWINSKI 2001a) 包含Thieme出版的印刷脑图谱的电子版:

—**人脑立体定向图谱**(*Atlas for Stereotaxy of the Human Brain*)(SCHALTENBRAND和WAHREN 1977);

—**人脑共面立体定向图谱**(*Co-Planar Stereotactic Atlas of the Human Brain*)(TALAIRCH和TOURNOUX 1988);

—**脑沟图谱**(*Atlas of the Cerebral Sulci*)(ONO等1990);

—**参考方位脑MRI解剖**:灰质和白质立体定向解剖关系图谱(*Referentially Oriented Cerebral MRI Anatomy:Atlas of Stereotaxic Anatomical Correlations for Gray and White*

Matter)(TALAIRACH 和TOURNOUX 1993)。

我们把这些彼此互补的印刷图谱数字化，增强、分割(彩色编码或轮廓处理)、文字标注、重合并组成图谱集。这些图谱的特点是图像质量高、分割完全和结构有文字标注，解剖学描述包括每侧大脑半球大约1000个结构和400多种脑沟形式，并扩展了3D方向的图像。此外，所有2D和3D图像都是手工相互配准的。

为了在电子图谱应用过程中加快标注结构的速度，对图谱中的图像预先作了注释。在整个Cerefy脑图谱数据库中人工注释了约17000条文字说明。这种方法曾用于两种图谱——**临床电子脑图谱**(NOWINSKI 等1997a)和**功能成像脑图谱**(NOWINSKI 等2000a)，最近又应用于*Cerefy*神经放射学图谱(NOWINSKI 等2001a)和*Cerefy*学生脑图谱(NOWINSKI 等2001b)，能对结构进行快速(on-the-fly)标注，具体将在9.3节中介绍。这种方法可以通过结构的颜色实时自动地给出指定位置上结构的文字说明，使用者可以将该文字说明交互式地放置于任何位置。快速标注还适用于整经后的图谱。

人脑立体定向图谱(SCHALTNBRAND 和WAHREN 1997)包括大体的和显微镜下的切面照片。显微镜下的髓磷脂染色切片显示了大脑深部结构的细节，这些结构通常在扫描图像上不能清楚显示。原始图谱的轴位、冠状位和矢状位显微结构照片均经高分辨数字化处理后转化成数字化图像。电子版的轮廓图是由数字化的图谱和标注经手工制作的。显微结构照片和轮廓图包括了双侧大脑半球结构(图9.2)。

人脑共平面立体定向图谱(TALAIRACH 和TOURNOUX 1998)是由一个脑标本制成的，标本被切割成矢状断面并照相，再通过手工

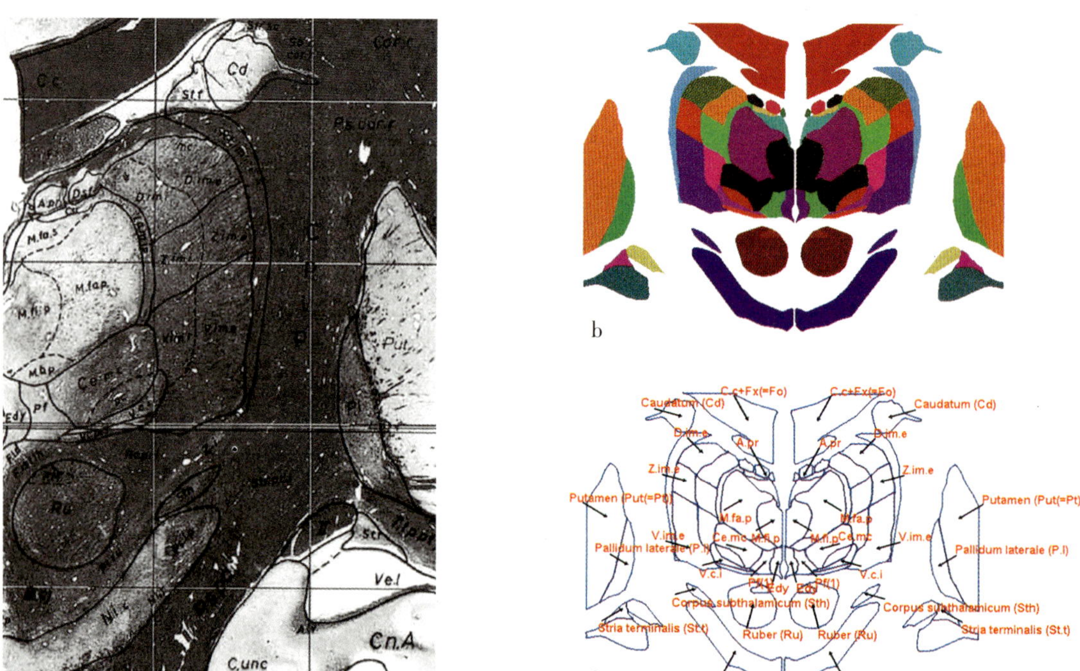

图9.2a–c Schaltenbrand和Wahren脑图谱(1997) a 原版图谱的印刷照片仅包括单侧大脑半球。**b** 衍生出的相应彩色编码图像包括了双侧大脑半球。**c** 衍生出的相应线图上标有结构全称和缩写

内插制成冠状位和轴位图像。制作电子版图谱首先需要将印刷版照片进行高分辨数字化处理,并进行大量的预处理、增强和扩展:①去除原图谱图像中的坐标方格、标尺和注解;②每个结构均用唯一的彩色编码表示,这与印刷版图谱中轮廓、彩色编码和结构显示不统一的情况恰好相反;③电子版图谱中勾画出了左侧丘脑核的轮廓并进行彩色编码,这些核团在印刷图谱中没有轴位和冠状位图像;④在轴位图像中通过左侧半球皮质的镜像,增加了右侧大脑半球皮质的显示;⑤在印刷图谱中Brodman分区和脑回仅有标注而未做分割,但在电子版的轴位图像上勾画出轮廓并进行彩色编码(图9.3)。

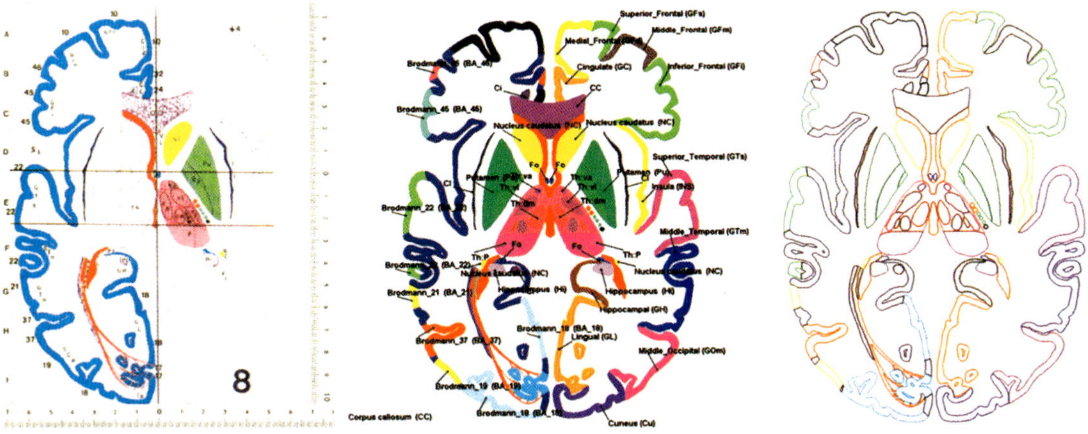

a b c

图9.3a–c Talairach和Tournoux脑图谱(1988) a 原印刷版轴位图像数字化。**b** 衍生出相应的彩色编码电子图像,其中标注了皮质下结构、脑回和Brodmann分区(全称和缩写)。**c** 衍生出相应的彩色编码轮廓

该版图谱被用于:**临床电子脑图谱**(NOWINSKI 等 1997a)和**功能成像脑图谱**(NOWINSKI 等2000a)。

对*Cerefy*神经放射学图谱(NOWINSKI 等 2001a)和*Cerefy*学生脑图谱(NOWINSKI 等 2001b)还进行了以下几个步骤的进一步处理:①在高倍放大下进行手工增强、清洁和平滑处理,形成平滑的轮廓,并在三个方向上均获得彩色编码结构图像;②在一些轴位图像的右半球增加了侧脑室;③在冠状位图像上增加了右侧半球的皮质;④重新标记某些结构的颜色,避免在三个方向上颜色的冲突。

TALAIRACH 和 TOURNOUX 图谱(1998)、SCHALTENBRAND 和 WAHREN 图谱(1997)由彩色编码图、轮廓图和多边形图构成(图9.2,9.3,9.15)。当将图谱叠加到扫描图像上时轮廓图很有用,可避免扫描图像中的局部模糊(图9.11)。

脑沟图谱(ONO等1990)研究了25个大脑标本的脑沟,包括位置、大小、形态、径线及与内部结构的关系上的变异和一致性。该图谱显示了皮质脑沟类型的多样性,如脑沟中断、侧副分支和与周围脑沟的连接。图谱中包括55个脑沟和403种类型及相应的发生率。原图像经数字化并分离出每种类型,再将每种类型分别用手工描绘、转换成几何图形(一组2D类型图)。使用这种方法在电子版图谱中不再保留原图中的箭标、字母和皮质轮廓。将2D类型图置于Talairach空间并反投影到皮质表面,即得到3D类型图(图9.4)。

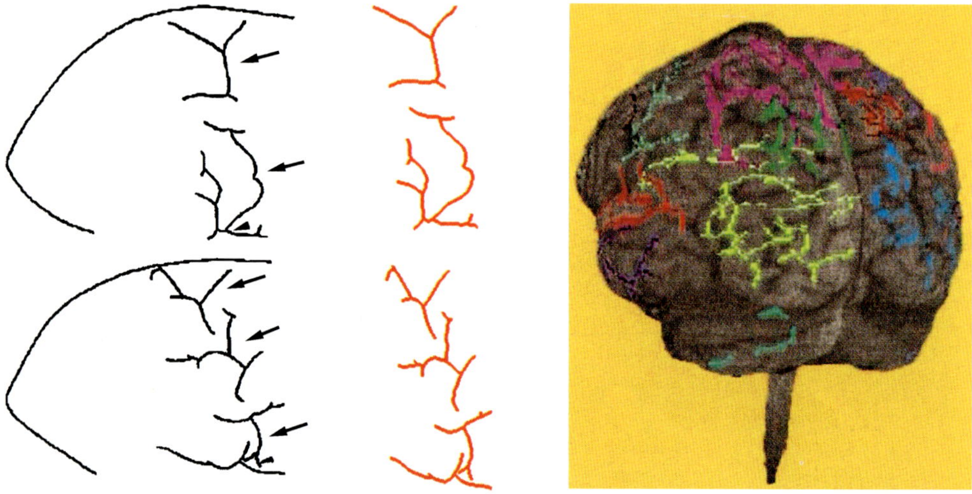

a b c

图9.4a–c 脑沟图谱 a 原版图像数字化后的中央后沟类型图。b 相应的电子版类型图由线段组成，箭标、字母和皮质轮廓均已去除。c 重叠在一幅MR图像皮质表面上的3D脑沟类型图

参考方位脑MRI解剖：灰质和白质立体定向解剖关系图谱（TALAIRACH 和TOURNOUX 1993）中含有丘脑皮质连接纤维、联合纤维以及冠状面和矢状面上的离皮质纤维（corticofugal fiber）和同侧联合束等线图。该图谱的线图经数字化，其分辨率与用于TALAIRACH 和TOURNOUX 图谱（1988）的相同。原图谱中的坐标方格和注释被删掉，代表纤维束走行的线条也被人工清除，而且每条纤维束都用唯一的颜色表示（图9.5）。

另外，该图谱也做了3D扩展（NOWINSKI 等1997b）（图9.4，9.6，9.7，9.11，9.15）。

Cerefy数据库中的每个图谱都有自己的特点。它们之间的相互配准和联合应用具有以下优点：第一，融合了互补信息并提供给使用者，例如分区。第二，因为图谱间的相互配准不依赖于扫描，所以使用者将扫描图与某一单个图谱配准时，将会使所有2D和3D图谱

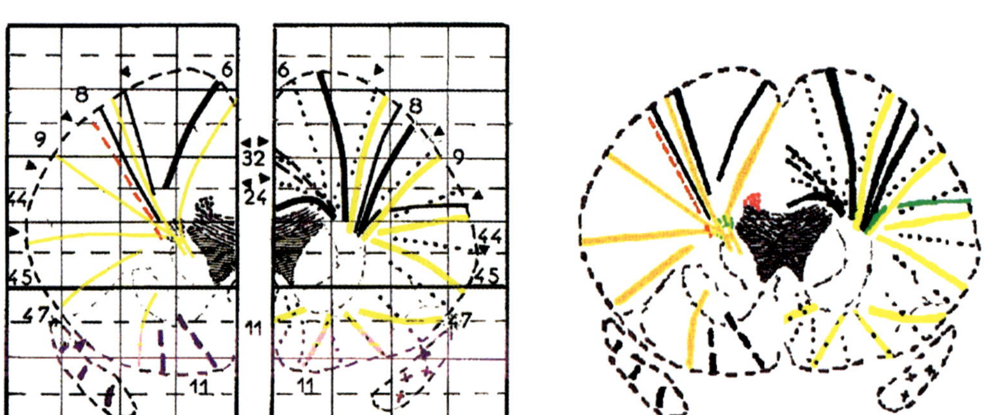

a b

图9.5a，b 参考方位TALAIRACH 和TOURNOUX 脑图谱（1993） a 经数字化处理的两幅冠状位原印刷图像。b 衍生出相应的完全彩色编码的单幅电子图像

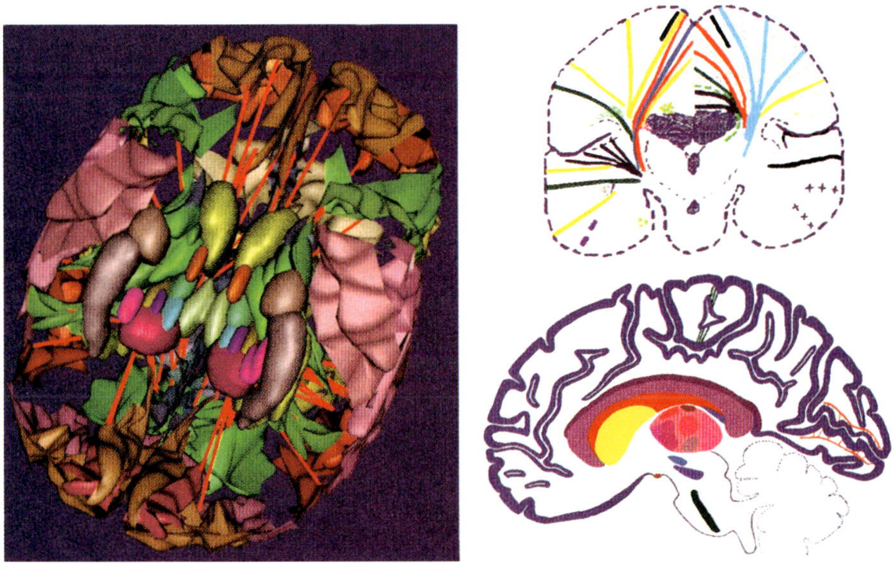

图9.6 用2D TALAIRACH 和TOURNOUX 脑图谱(1988,1993)重建的3D TALAIRACH 和TOURNOUX 图谱

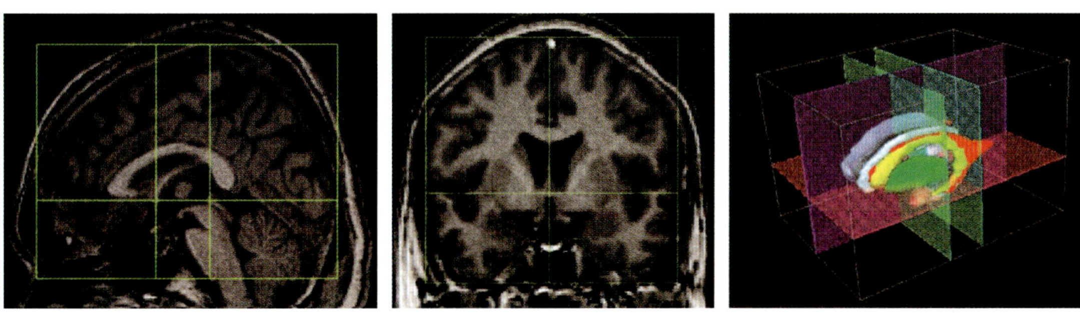

a b c

图9.7a–c Talairach比例格系统 a 矢状位。b 冠状位。c 三维

均与该扫描图配准。2D和3D图谱间的相互配准使用的是Talairach转换法则。

9.2.4 Talairach转换和标志

Talairach转换(TALAIRACH 和TOURNOUX 1988)使大脑逐段线性标准化。它以Talairach标志为基础：位于正中矢状面的两个内部标志和围绕皮质最小边框上的六个外在标志。这些Talairach标志包括:AC–前连合上界和后界的交点;PC–后连合下界和前界的交点;L(R)–左(右)半球颞顶叶皮质的最外侧点;A–额叶皮质的最前点;P–枕叶皮质的最后点；S–顶叶皮质的最上(最背侧)点,I–颞叶皮质的最下(最腹侧)点。

Talairach边框和参考平面(即连合间平面、大脑半球间平面和通过AC和PC的冠状面)把大脑划分成12个区域(图9.7,9.9)。

Talairach转换通过对这12个区域的图像做线性整经使大脑图像标准化。通过这种方法，将脑的容积图像在三维方向上逐段进行线性整经。Talairach转换可用于图谱对图谱、图谱对扫描图像和扫描图像对图谱的整经。

原始的Talairach标志存在几个问题:第一，并非所有的标志都可在原始图谱中被观察到;第二,某些标志在图谱中的位置与其定义相矛盾;第三,皮质标志的定义并非是结构上的定义;第四,连合间标志的定位超出了它们自身的结构,尽管其定义是结构性的,但在扫描机的操作台上不容易定位。为了解决这些问题,我们采用了一套新的等效的标志,称为Talairach-Nowinski标志(NOWINSKI 2001b)。这些新标志的定义更具结构性且更易于自动识别。在正中矢状面上设定两种连合间线:中心线和切线。连合间中心线通过前连合中心和后连合中心,而连合间切线则为前连合的背—后侧和后连合的腹—前侧切线。连合间线的选择取决于应用目的。神经放射学多采用连合间切线(NOWINSKI 2001b)。

9.3 Cerefy图谱辅助的应用

我们以Cerefy脑图谱数据库为基础研发了图谱辅助的几种应用软件,可用于临床、科研和教学。其中三个应用软件是廉价的CD-ROM:**临床电子脑图谱**(NOWINSKI 等1997a)、**功能成像脑图谱**(NOWINSKI 等2000a)和*Cerefy* **学生脑图谱**(NOWINSKI 等2001b)。*Cerrfy*神经放射学图谱(NOWINSKI 等2001a)是一种网络支持的软件。

我们还研发了两个脑图谱附加库:**电子脑图谱库**(*Electronic Brain Atlas Library*)(NOWINSKI 和THIRUNAVUUKARASUU 1998)和**脑图谱:几何模型**(*Brain Atlas:Geometrical Models*)(NOWINSKI 1998b)。**电子脑图谱库**为图像形式的图谱,而脑图谱:几何模型则为轮廓图和3D多边形图形图谱。这些图库正在成为立体定向功能神经外科的参照标准,已经与主要的影像导向外科系统相结合,包括:*SealthStation*(Medtronic/Sofamor-Danek)、*Target*(BrainLAB)、*SurgiPlan*(Elekta)、*SNN3*影像导向外科系统(外科导航网络)和神经外科机器人*NeuroMate*(综合外科系统)。它们也可与扫描机和放射学科工作站相结合。

临床电子脑图谱(NOWINSKI 等1997a)包含有TACAIRACH 和TOURNOUX 图谱(1988,1993)和SCHALTENBRAND 和WAHREN 图谱(1977),且具有很多原图谱所不具有的特点,包括相互配准的图谱、灵活的显示和操作、多图谱和三平面的打印模式、在1500幅图像上有17000个完整标注的结构和脑结构的3D动画。这些特点连同所含图谱和神经解剖学材料使其成为一种理想的参考工具。这种CD-ROM无需加载扫描图像即可生成个体化的图谱。通过将图谱的矩形ROI(跨在任何可见标志上)与扫描图像中设定的相应ROI匹配,完成2D图像变形,使图谱能够实时地与扫描图像相适合。选择整个大脑并将其置于ROI内,很容易生成个体化的图谱图像。这种个体化的图谱可以打印在透明纸上并叠加在胶片上,或者可在脱机状态下完成这个叠加工作。

功能成像脑图谱(NOWINSKI 等2000a)是一种图谱辅助的快速分析功能图像的工具,其主要用途有三个:①进行形态学图像间的交互式标注;②通过基于图谱的标注和三平面显示,实现相关结构和功能图像的增强;③对功能图像进行快速的图谱辅助定位分析。这种CD-ROM允许使用者加载解剖和功能数据组,将其放入Talairach空间内而建立位置间的联系,确认激活位点,通过使用扩展的TALAIRACH 和TOUKNOUX 图谱(1998),将这些位点自动标记入Brodman分区、脑回和皮质下结构。在解剖图像上交互式地设置Talairach标志,然后再通过Talairach转换使之标准化。功能图像同样的转换是通过相应解剖图像中已知位置完成的。图像整经是近乎实时的,所以可快速查看大量图像。解剖图像、功能图像和脑图谱图像可作为一个混合数据集来显示。许多工具可用来识别激活位点、在位点上放置标记、编辑这些标记和添加注解

(NOWINSKI 和THIRUNAVUUKASUU 2001)。

功能成像脑图谱是依照图谱对扫描图像进行整经，加载的数据组可以是不同矩阵的图像,但提供的视野是相同的。*Cerefy*神经放射学图谱依照扫描图像对图谱进行整经,加载的多组数据组必须图像大小相同以便于配准。

***Cerefy*神经放射学图谱**（NOWINSKI 等2000c,2001a)是一种通过扩展的TALAIRACH和TOURNOUX 图谱(1998)来快速查看和标注扫描图像的工具。图谱从三维方向上依照扫描图像进行整经和显示。对Talairach标志几乎能实时识别的技术是半自动的，该项技术正在申请专利。使用者必须确定AC-PC平面，然后便可自动识别Talairach标志。无论层数多少,在标准个人电脑上计算时间不到1s。图谱整经也近乎实时，所以可快速查看和标注大量的图像。使用*Cerefy*神经放射学图谱,可对扫描图像进行快速、交互式的图像标注、三平面整经后的图谱导航、可放大的三平面、数据—图谱的组合、读出Talairach坐标、测量、附加注释和勾画兴趣区。另外,它能将标注和注释后的扫描图像以Dicom或XML(可扩展的标记语言)格式存储,以便进一步利用(供其他神经外科医生和神经病学医生应用或显示)。*Cerefy*神经放射学图谱能够加载多组数据,每组数据可单独滚动显示和融合。

在众多的图谱中,***Cerefy*学生脑图谱**(NOWINSKI 等2001b)是为适合那些来自发展中国家的临床医生和医学生的需求而制作的一种较便宜的神经解剖学图谱辅助学习工具。图谱中使用的材料和方法均基于我们以前的实践。*Cerefy*学生脑图谱有两个运行模式:浏览和测试。浏览模式是以三平面的方式显示图像/数据。在测试模式中使用者可以对照图谱中结构的位置或名称进行测验，并将测验分数储存在一个外部文件中。

9.4 图谱的潜力

对于解读图像的质量与成本的评估,可以通过一种由可用数据和个人阅片经验构成的二维图表来考虑(图9.8)。

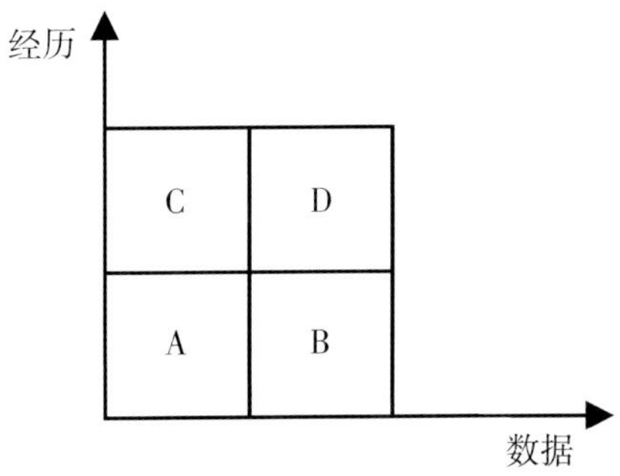

图9.8 由可用数据和个人经阅片经验构成的两维表格 D区解释图像质量最高;而A区花费最低

由有经验的神经放射学医生观察多种成像方式的数据解释图像，这是一种典型的能获取最高解读质量(优先考虑)的方式。然而这种方式在技术上不一定可行，或在经济上花费太大。从成本的角度看,由放射科住院医生解读单一成像方式的图像花费最少(A区)。D区的质量最高,而A区的花费最小。我们认为,经过模型—增强的神经放射学,具有能从D区移向A区而解读图像的质量不出现太大差别的潜力。

9.4.1 Cerefy脑图谱带来的变化

我们相信,Cerefy脑图谱数据库能为神经放射学带来变化。使用内容更丰富、分辨率和整经能力更强的新图谱将使这种变化更明显。我们举的一些例证说明了Cerefy图谱带来的变化，作为一种工具它提高了解读图像的速度,方便了信息交流,增强了诊断信心，加快了学习进程。

9.4.1.1 图谱提高解读图像的速度

图谱可通过以下几方面提高神经放射学

医生解读图像的速度：

—对形态学和/或功能扫描图像进行快速标注；

—为功能研究显示解剖基础；

—便于多种成像方式图像的融合；

—提供三平面显示，一个平面为扫描所得,另两个则来自图谱；

—提供在扫描图像上不能观察到的结构分区；

—对扫描图像中与多种相互配准的图谱相对应的同一位置上的结构，显示出多种标注；

—提供扫描图像上得不到的信息。

图9.9显示了利用*Cerefy*神经放射学图谱快速自动标注扫描图像。在不到1s的时间内自动计算出该MR数据组内112幅T_1加权像的Talairach标志。脑图谱的自动整经近乎实时，对扫描图像进行交互式的标注。

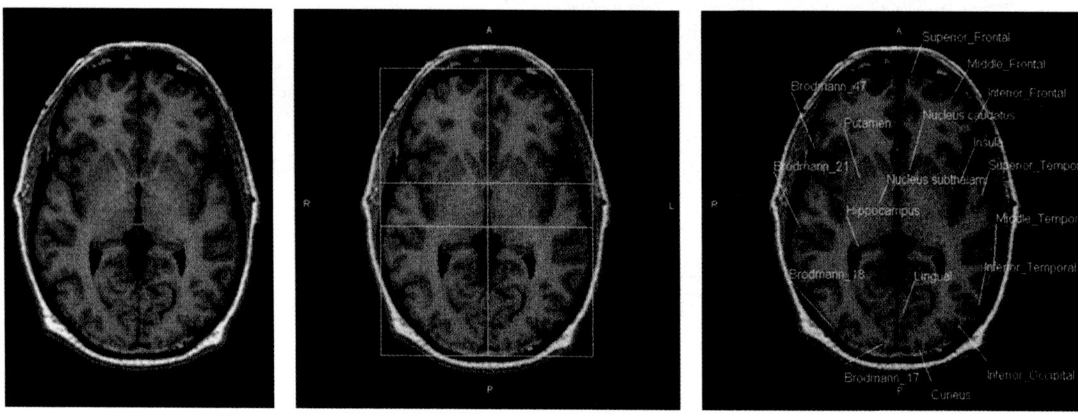

a b c

图9.9a–c MR扫描图像的快速标注 a T_1加权像。b Talairach坐标格自动放置到扫描图像上。c 图谱—激活交互式标注，指明图像上的皮质下结构、脑回和Brodmann分区

图9.10列举了一个例子，在功能图像上显示并标注出解剖结构。含大量解剖学信息的MR数据为40幅256×256的T_1加权轴位图像,功能数据来自一个视觉试验[血氧水平依赖功能性MR（functional MR blood oxygen level dependent,fMR BOLD）时间系列40幅256×256轴位图像]，与图谱图像共同组成一个三合一的容积。

图9.10显示了用**功能成像脑图谱**进行多种成像方式图像的融合。1.5mm层厚采集的全脑MR图像数据组,共计113幅256×256的T_1加权图像，与彩色编码fMR弥散成像数据组相融合,后者是在肿瘤区采集的8幅7.5mm层厚的512×512图像。尽管矩阵不同,但Talairach转换把解剖图像和功能图像均置于Talairach空间内,使其配准。神经放射学医生能通过观察两者的融合图像研究结构与功能之间的关系。

图9.11显示了一幅丘脑病变扫描图像，需要辨认核团受累的情况。HASSLER（1959）将丘脑划分为150多个分区。然而在T_1加权像上丘脑区的信号几乎是一致的，很难识别核团受累的情况。可变形脑图谱比MR扫描图像具有更高的分区水平，能够描绘出扫描图像中不可区分的结构。脑图谱还能在三维方向上提供这种信息，增强了临床医生的诊断信心。重叠在扫描图像上的图谱轮廓图并不影响扫描图像的显示，而具体丘脑核的3D显示

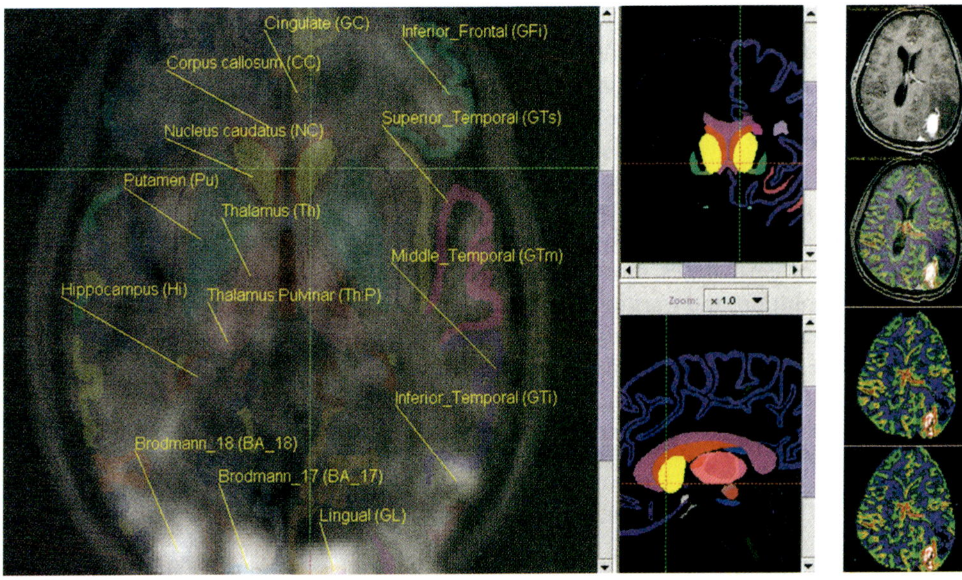

a b

图9.10a, b 解剖数据与功能数据的融合 **a** T_1加权MR数据组与fMR BOLD数据组配准，并标注出激活位点及某些结构。数据/图谱三平面显示出3D关系。**b** 相互配准的T_1加权像与彩色编码fMR弥散图像组合后显示出结构–功能的关系

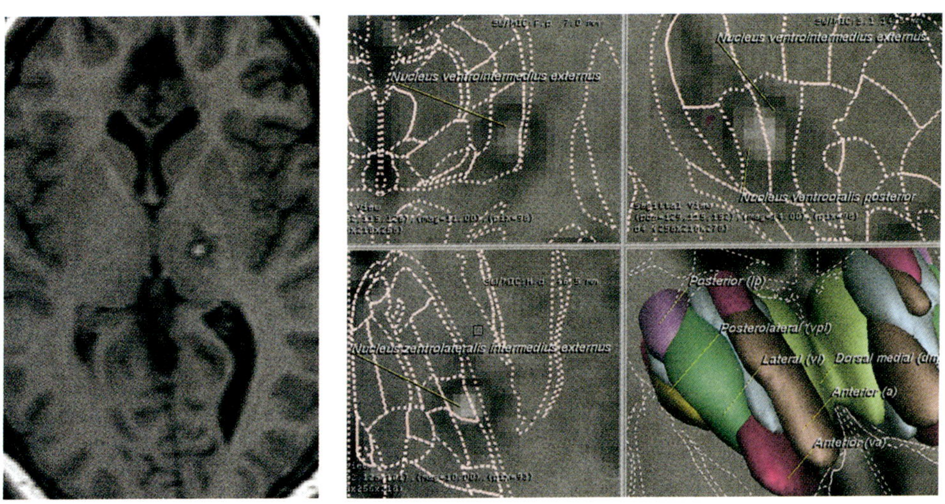

a b

图9.11a, b 丘脑病变受累核团的标注 **a** T_1加权 MR 轴位图像。**b** 图谱的线图同时在轴位、冠状位和矢状位层面轮廓图上分割丘脑并标注受累核团。在数据/图谱的三平面上标注和显示丘脑核团3D模型，便于理解丘脑空间关系

使空间关系更易于理解。

图9.12显示出在扫描图像上同一部位的多重标注。通过多个相互配准的图谱，可在扫描图像上显示出不同解剖分区和标注。此外，在标注过程中浏览图谱，还可在同一位置上同时标注出脑回和Brodmann分区。

图9.13显示了一幅叠加了TALAIRACH 和 TOURNOUX 图谱(1993)的T_1加权MR图像。虽

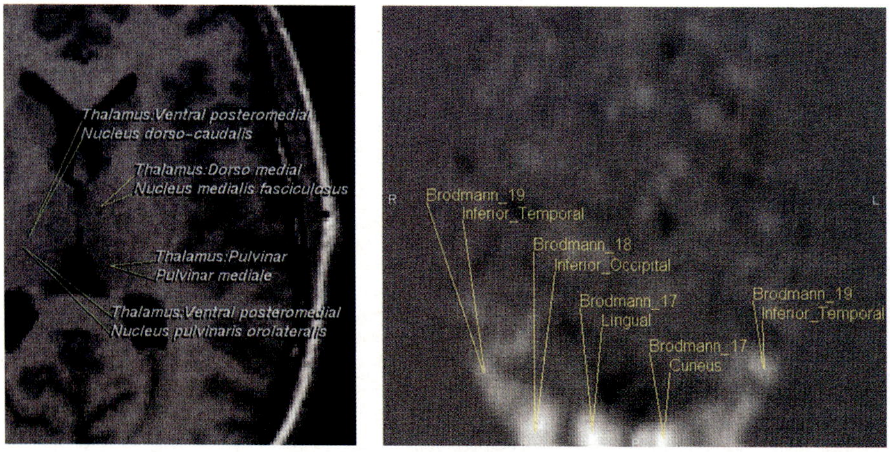

图9.12a,b　利用多个配准的图谱对扫描图像中的同一位置多重标注　a 用两种分区标注T_1加权像中的丘脑

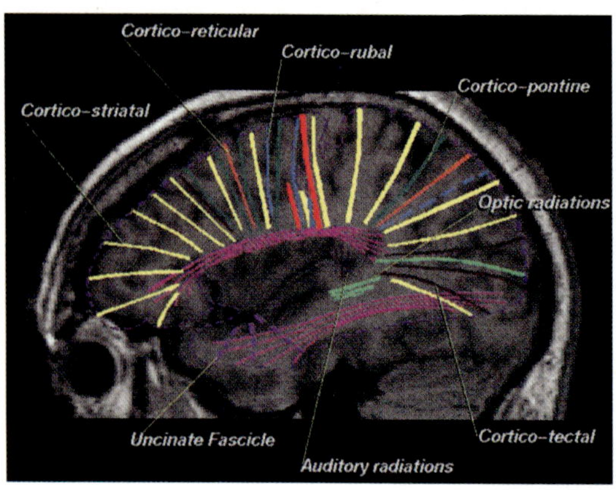

图 9.13　叠加了图谱中大脑连接纤维束的 T_1 加权 MR 图像　显示并标注出白质纤维束的大致位置

然没有采集扩散加权成像(diffusion weighted imaging,DWI)，但通过图谱即显示并标注出白质纤维束的大致位置。

9.4.1.2　临床信息的有效交流

对于神经放射学医生来说，理解扫描图像中的基本解剖结构是容易的，然而与其他医生交流却可能是困难、费时的。可变形的和有标注的脑图谱非常适合于将这些知识传递给其他临床医生，如神经外科医生、神经病学医生和住院医生以及医学生。例如，神经放射学医生可通过*Cerefy*神经放射学图谱为扫描图像加注释、划定ROI、测量距离及标注感兴趣结构。经注释和标注的扫描图像可用Dicom和/或XML格式存储，使放射学医生能在图像存档与传输系统(picture archiving communication system,PACS)中存储经图谱增强的扫描图像，并支持在网络上应用。通过这种方法，神经放射学医生可轻松地与其他临床医生和医学生交流对图像的解释。

9.4.1.3　增强临床信心

脑图谱也能够增强那些不太经常做脑部影像诊断的放射学医生的信心，或者当有经验的神经放射学医生不在场时，增加放射科住院医生诊断急诊病例的信心。脑图谱通过有详细解剖信息标注的三平面视图能提高掌握解剖学细节的信心（如图9.10,9.11所示），并通过三平面和3D解剖关系的显示提高空间判断的信心(图9.10,9.11,9.15)。

9.4.1.4　Cerefy脑图谱作为参考标准

对不同成像方式获取的不同层面图像进行对比是困难的。如果对成像方位和解剖参考标志作标准化处理则有助于解读扫描图像。脑图谱及Talairach系统提供了一种解决途径。以AC-PC平面作为标准（采集或重组）平面，非常便于进行多种成像方式图像的对比研究。AC-PC线在正中矢状面上很容易识别，TALAIRACH 和TOUNOUX 图谱(1988)可以作为大体解剖参考标准（与作为金标准的人脑绘图很相似),尤其有助于功能研究。应用Talairach空间和转换便于多种成像方式图像间的配准。此外,Talairach坐标为扫描图像提供了一种量化的空间定位方式。

9.4.1.5 *脑图谱在教学中的应用*

电子脑图谱主要的应用领域之一是神经系统教学。可变形和有标注的图谱叠加在放射学图像上,非常有助于学习如何观察和解释扫描图像,优于使用传统预先标注的静态尸体标本图像。应用脑图谱在各种成像方式的图像上交互式地标注数据,特别有利于对这些图像理解和解释。图9.14为交互式标注的放射学图像，显示出*Cerefy*学生脑图谱在教学方面的应用潜力。

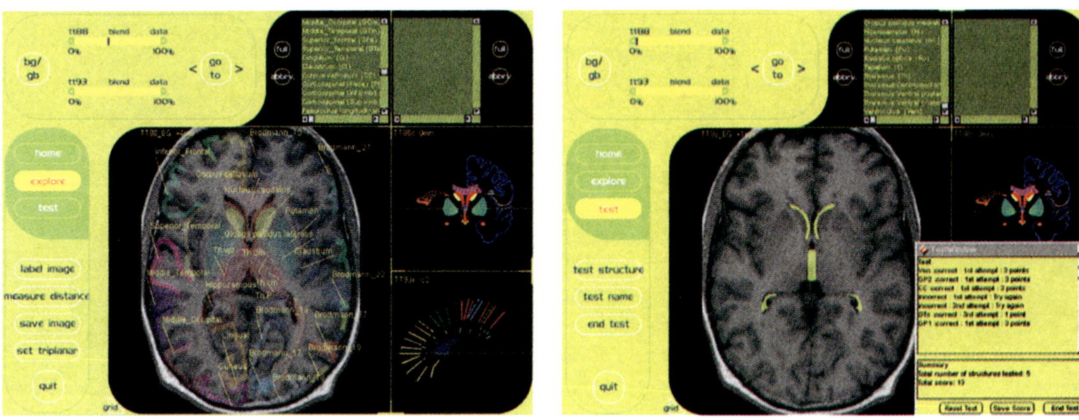

a b

图 9.14a,b Cerefy 学生脑图谱 a 在浏览模式中,学生可互动式地标注放射学图像。b 在测试模式中,学生需要给图像中的高亮结构标出名称

除此之外,联合应用电子脑图谱、三平面和数据的容积显示，可提供出解剖结构间的空间关系(图9.15)。

具有快速整经与交互式标注功能的Cerefy脑图谱有助于建立使用者的教学数据库。我们将开发出更多教学方面的应用功能：①在脑图谱中增加3D结构、血供区域和脑血管结构等内容;②增加T_2加权、CT和PET等更多成像方式的图像。

9.4.2 图谱作为一种扩展镜

Cerefy脑图谱也可被看作是一种扩展镜(extender)。三平面显示,一个平面来自扫描图像,另两个平面来自图谱,提供了扫描图像在3D空间上的扩展(图9.10)。在分割和标注过程中,对于扫描图像不可分辨的结构,图谱弥补了影像对比不足的局限性(图9.11)。当标注扫描图像中不能显示的结构时，图谱补充了扫描图像显示的内容(图9.13)。当用作解剖学参考时,图谱提供了更多的知识。使用图谱快速标注病人个体数据实现的是一种知识的用户化(customization)。

9.4.3 图谱的局限性

尽管Cerefy电子脑图谱数据库被越来越多的医生所接受和使用,但还存在一些不足,

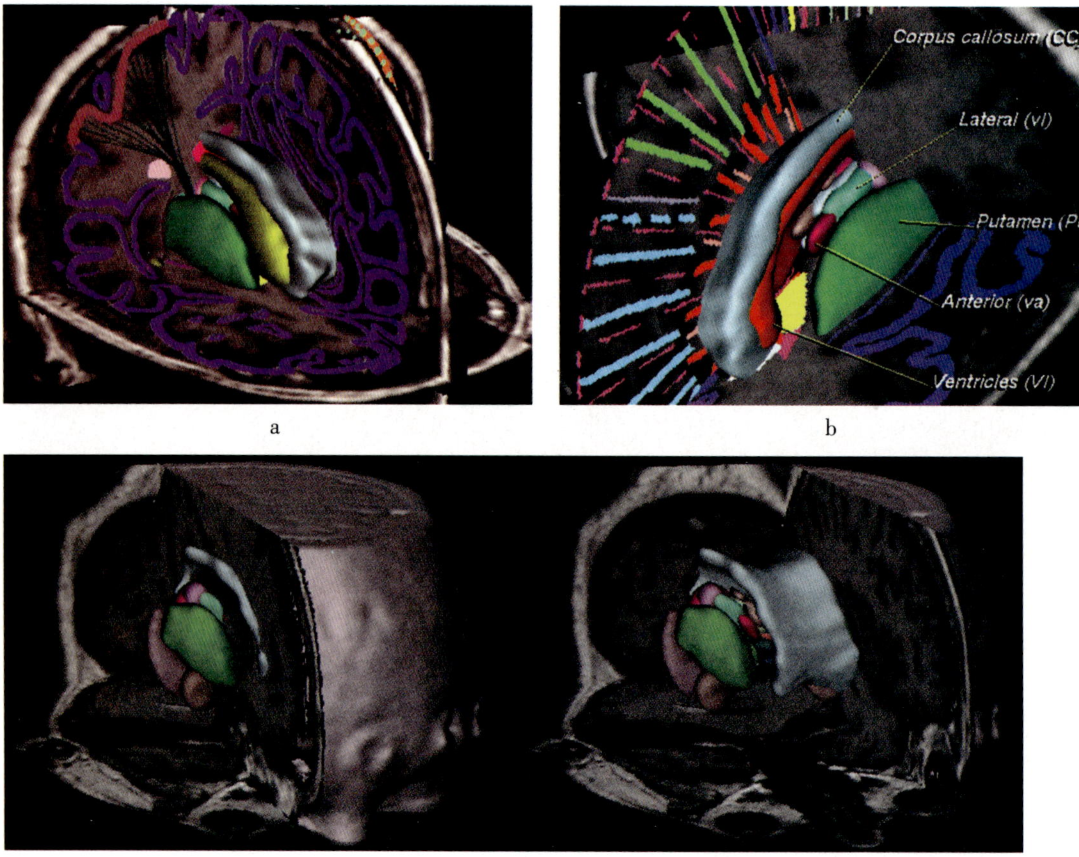

图 9.15a–c 与 MR 容积数据配准的 3D 多边形图谱 a 数据/图谱的三平面显示。b 图谱中详细的结构标注。c 容积显示

这些不足主要是由于原始印刷资料的固有缺点所致。原始的TALAIRACH 和TOURNOUX 图谱（1988）与 SCHALTENBRAND 和 WAHREN（1977）图谱中的图像在三平面上并不连贯，所以它们的3D显示具有定性而不具有定量的意义。图像的稀疏限制了建立精确的容积图谱。所以扫描图像(如果不是在AC-PC平面上采集的)与图谱匹配前必须进行重组。完全非线性3D脑整经技术（TOGA 1998）也有缺点。因此使用电子脑图谱数据库时必须谨慎，应当了解其缺点。我们正在致力于下一代脑图谱的研发,它将克服所有这些问题。

9.4.4 脑图谱的有效性

前面讨论的脑图谱的应用潜力需要得到验证,包括其准确性、可靠性和可重复性。脑图谱的临床实用性也需要通过对其在资源节省、耗用时间、使用者能利用的交互功能范围以及与临床方案整合能力等方面的实绩进行评估而得到证实。为实现这个目标,我们开始试用性捐赠Cerefy神经放射学图谱,所收集的反馈信息将被用于验证和改进图谱。

9.5 总结

Cerefy电子脑图谱数据库及其应用具有以下几方面优势:

—通过交互式多重标注、三平面显示、比扫描图像更详细的分区、多种成像方式图像的融合和显示功能图像的基础解剖，使解读图像的时间减少;

—便于神经放射学医生与其他临床医生和医学生之间交流对扫描图像的解释;

—通过对正交平面扫描图像的多重交互式标注和三平面显示(一个来自扫描,另两个来自图谱),使神经放射学医生把握解剖和空间关系的信心增加;

—通过相互配准的图谱提供的有用信息,使检查费用减少,否则这些信息只能通过其他影像方式取得;

—通过3D和三平面显示及多种成像方式图像的标注,能减少学习神经解剖学和解读图像的时间。

脑图谱给有经验的神经放射学医生和医学生都带来了变化,这些变化在下一代电子脑图谱中将更为明显。神经放射学医生将能从扫描机的控制台和PACS工作站提供的Cerefy脑图谱中得到大量的帮助,如同今天的神经外科学医生能在手术室内把Cerefy脑图谱与关键图像导向外科系统结合起来一样。

解剖学性的图谱的主要缺点是缺乏病理学模型。下一代脑图谱的研发需要解决图谱的表达形式、整经、有效性和计算效率等问题。解决这些问题需要提供有关结构与相应的病变分布类型之间、病变与相应的结构/位置分布之间关系的统计学信息。此外,新的脑图谱还将标注出解剖学和病理学之外的其他信息。

致谢,J.Talairach和P.Tournox教授在他们的图谱中为我们提供了精辟的见解,对此深表感谢。**临床电子脑图谱**和*Cerefy***学生脑图谱**是与美国宾夕法尼亚大学医院和Johns Hopkins医院的R.N.Bryan教授联合研发的。美国马萨诸塞州总医院NMR中心对功能成像脑图谱的研发提供了信息咨询。在Cerefy脑图谱数据库的构建和图谱辅助功能的开发中有突出贡献者包括A.Thirunavuukarasuu,D.Belov,G.L.Yang,A.Fang和B.T.Nguyen等,对他们的贡献和其他许多同行提供的帮助深表谢意。

参考文献

ADAM(1994)A.D.A.M.Animated dissection of anatomy for medicine.User's guide,ADAM Software

Afshar E,Watkins ES,Yap JC(1978)Stereotactic atlas of the human brainstem and cerebellar nuclei.Raven Press,New York

Andrew J,Watkins ES(1969)A stereotaxic atlas of the human thalamus and adjacent structures:a variability study.Williams and Wilkins Baltimore

Bohm C,Greitz T,Eriksson L(1983)A computerized adjustable brain atlas.Eur J Nucl Med 15:687-689

DeArmond SJ,Fusco MM,Dewey MM(1989) Structure of the human brain:a photographic atlas,3rd edn.Oxford University Press,New York

Dev P,Coppa GP,Tancred E(1992)BrainStorm:designing an interactive neuroanatomy atlas.Radiology 185:413

Duvernoy HM(1988)The human hippocampus:an atlas of applied anatomy.Bergman,Munich

Evans AC,Collins DL,Milner B (1992)An MRI-based stereotactic brain atlas from 300 young normal subjects.Proceedings of the 22nd symposium of the Society for Neuroscience,Anaheim,pp407-408

Fix JD (1987)Atlas of the human brain and spinal cord.Aspen,Rockville

Greitz T, Bohm C, Holte S(1991)A computerized brain atlas: construction, anatomical content, and some applications.J Comput Assist Tomogr 15:26–38

Hardy TL, Deming LR, Harris-collazo R(1999) Computerized stereotactic atlases.In: Alexander E Ⅲ, Maciunas RJ(eds)Advanced neurosurgical navigation.Thieme, Stuttgart, pp115–124

Hassler R (1959)Anatomy of the thalamus.In: Schaltenbrand G, Bailey W(eds)Introduction to stereotaxis with an atlas of the human brain.Thieme, Stuttgart

Hohne KH(1995)Voxel-Man.I.Brain and skull. Springer, Berlin Heidelberg New York

Hohne KH, Bomans M, Riemer M(1992)A 3D anatomical atlas based on a volume model.IEEE Comput Graph Appl 12:72–78

Kall BA (1992)Computer-assisted stereotactic functional neurosurgery.In: Kelly PJ, Kall BA(eds)Computers in stereotactic neurosurgery.Blackwell, Boston, pp134–142

Kazarnovskaya MI, Borodkin SM, Shabalov VA (1991)3-D computer model of subcortical structures of human brain. Comput Biol Med21:451–457

Kikinis R, Shenton ME, Iosifescu DV(1996)A digital brain atlas for surgical planning, model-driven segmentation, and teaching. IEEE Trans Visualization Comput Graph 2:232–241

Kraus GE, Bailey GJ(1994)Microsurgical anatomy of the brain: a stereo atlas.Willams and Wilkins, Baltimore

Lehmann ED, Hawkes D, Hill D(1991)Computer-aided inter-Electronic Brain Atlases: Features and Applications

Pretation of SPECT images of the brain using an MRI-derived neuroanatomic atlas.Med Inform 16:151–166

Martin J (1989)Neuroanatomy.Text and atlas. Appleton and Lange, Norwalk

Mazziotta JC, Toga AW, Evans AC (1995)A probabilistic atlas of the human brain: theory and rationale for its development. Neuroimage 2:89–101

McMinn RMH, Hutchings RT, Pegington J (1993)Color atlas of human anatomy, 3rd edn. Mosby Year Book, St Louis

Netter FH(1991)The CIBA collection of medical illustrations, vol 1.Nervous system.CIBA, New Jersey

Niemann K, Naujokat C, Pohl G, Wollner C, von Keyserlingk D (1994)Verfication of the Schaltenbrand and Wahren stereotactic atlas.Acta Neurochir 129:72–81

Niemann K, van den Boom R, Haeselbarth K (1999)A brainstem stereotactic atlas in a three-dimensional magnetic resonance imaging navigation system: first experiences with atlas-to-patient registration. J Neurosurg 90:891–901

Neiuwennhuys R, Voogd J, van Huijzen C (1981)The human central nervous system: a synopsis and atlas, 2nd edn.Springer, Berlin Heidelberg New York

Nowinski WL (1998a)Anatomical targeting in functional neurosurgery by the simultaneous use of multiple Schaltenbrand-Wahren brain atlas microseries.Stereotac Funct Neurosurg 71:103–116

Nowinski WL (1998b)Brain atlas: geometrical models.Thieme, NewYork/KRDL, Singapore (BAGM specification is available from www.cerefy.com)

Nowinski WL(2001a)Computerized brain atlases for surgery of movement disorders. Semin Neurosurg 12:183–194

Nowinski WL (2001b)Modified Talairach landmarks. Acta Neurochir 143 : 1045–1057

Nowinski WL, Benabid AL(2002)New directions in atlas-assisted stereotactic functional neurosurgery.Advanced techniques in image-guided brain and spine surgery. Thieme, New York

Nowinski WL, Thirunavuukarasuu A (1998) Electronic brain atlas library.Thieme, New York/KRDL, Singapore(EBAL specification is available from www.cerefy.com)

Nowinski WL, Thirunavuukarasuu A (2000) Methods and apparatus for processing medical images.Patent application PCT/SG00/00185

Nowinski WL, Thirunavuukarasuu A(2001)Atlas-assisted localization analysis of functional images.Med Image Anal5:207–220

Nowinski WL, Bryan RN, Raghavan R(1997a) The electronic clinical brain atlas.Multiplanar navigation of the human brain. Thieme, NewYork, Stuttgart

Nowinski WL, Fang A, Nguyen BT (1997b) Multiple brain atlas database and atlas-based neuroimaging system.Comput Aided Surg2:42–66

Nowinski WL, Thirunavuukarasuu A, Kennedy DN (2000a)brain atlas for functional imaging. Clinical and research applications.Thieme, NewYork

Nowinski WL, Yang GL, Yeo TT(2000b)Computer-aided stereotactic functional neurosurgery enhanced by the use of the multiple brain atlas database.IEEE Trans Med Imaging19:62–69

Nowinski WL, Thirunavuukarasuu A, Srinivasan R (2000c)Brain atlas for neuroradiology. Radiology 217(Suppl)217:S620

Nowinski WL, Thirunavuukarasuu A, Belov D (2001a)Web-based atlas for neuroradiology.Proceedings of the American Society of Neuroradiology 39th annual meeting, ASNR2001, 23 –27 April 2001.Boston, Mass, USA, p500 (the atlas is available from www.cerefy.com)

Nowinski WL, Bryan RN, Thirunavuukarasuu A (2001b)Cerefy student brain atlas.KRDL, Singapore

Ono M, Kubik S, Abernathey CD(1990)Atlas of the cerebral sulci.Thieme/Thieme medical, Stuttgart

Schaltenbrand G, Bailey W(1959)Introduction to stereotaxis with an atlas of the human brain.Thieme, Stuttgart

Schaltenbrand G, Wahren W (1977)Atlas for stereotaxy of the human brain.Thieme, Stuttgart

Schiemann T, Freudenberg J, Pflesser B(2000) Exploring the visible human using the VOXEL-MAN framework.Comput Med Imaging Graph 24:127–132

Schmahmann JD, Doyon J, McDonald D(1999) Three-dimensional MRI atlas of the human cerebellum in proportional stereotaxic space.Neuroimage10:233–260

Schnitzlein HN, Murtagh FR (1980)Imaging anatomy of the head and spine.A photographic color atlas of MRI, CT, gross, and microscopic anatomy in axial, coronal, and sagittal planes, 2nd edn. Urban and Schwarzenberg, Baltimore

Sramka M, Ruzicky E, Novotny M(1997)Computerized brain atlas in functional neurosurgery.Stereotact Funct Neurosurg 69: 93–98

Sundsten JW, Brinkley JF, Eno K (1994)The digital anatomist. Interactive brain atlas. CD-ROM for the Macintosh.University of Washington, Seattle

Szikla G, Bouvier G, Hori T(1977)Angiography of the human brain cortex: atlas of vascular patterns and stereotacic localization. Spinger, Berlin Heidelberg New York

Talairach J, Tournoux P (1988) Co-planar stereotactic atlas of the human brain. Thieme, Stuttgart

Talairach J, Tournoux P (1993) Referentially oriented cerebral MRI anatomy: atlas of stereotaxic anatomical correlations for gray and white matter.Thieme, Sruttgart

Talairach J, David M, Tournoux P(1957)Atlas d'anatomie stereotaxique des noyaux gris centraux.Masson, Paris

Thompson PM, Woods RP, Mega MS (2000) Mathematical/computational challenges in creating deformable and probabilistic atlases of the human brain.Hum Brain Mapp 9: 81–92

Toga AW(1998)Brain warping.Academic Press, San Diego

Toga AW, Ambach KL, Schluender S (1994) High-resolution anatomy from in situ human brain.Neuroimage 1: 334–344

Van Buren JM, Borke RC(1972)Variations and connections of the human thalamus. Springer, Berlin Heidelberg New York

Van Essen DC, Drury HA(1997)Structual and functional analyses of human cerebral cortex using a surface-based atlas.J Neurosci 17: 7079–7102

Van Essen DC, Drury HA, Hadjikhani N (2000)A probabilistic surface-based atlas of human visual cortex.Proceedings of the human 6th brain mapping meeting, HBM 2000 , June , San Antonio , Texas , USA . Neuroimage 11: S533

Yoshida M (1992)Three-dimensional maps by interpolation from the Schaltenbrand and Bailey atlas.In: Kelly PJ, Kall BA (eds) Computers in stereotactic neurosurgery. Blackwell, Boston, pp 143–152

10 中耳和内耳

EMANUELE NERI, STEFANO BERRETTINI, MICHELA PANCONI, CARLA CAPPELLI

目录

10.1 中耳

10.1.1 图像采集

和其他解剖部位一样，中耳结构的 3D 重建也需要容积采集。就鼓室而言,应当选用高分辨力 CT(high-resolution computed tomography,HRCT)。“高分辨力”这个术语原是指毫米级或亚毫米级准直的采集（甚至用常规 CT），在单层或多层螺旋 CT 上应用该技术更适于容积研究。当外耳内镜检查(external otoendoscopy)不能显示病因时,通常采用 CT 检查中耳病变。容积采集可以评价鼓室内的大多数结构,如鼓室壁、听小骨链等,但不能显示黏膜层和韧带。

最近，使用专用介入设备对中耳进行细致的内镜研究，再次唤起人们用 CT 研究中耳的兴趣。介入技术需要穿破鼓膜,称为经鼓膜内镜检查(transtympanic endoscopy)。

我们使用单层螺旋 CT 的扫描方案是：轴位和冠状位采集(X 线束准直 1mm;螺距 1;进床速度 1mm/s;X 线管旋转时间 1s;管电流 160mA,管电压 120kVp;视野 16cm),用骨算法进行 0.5mm 间隔的图像重建(Neri 2000a)。使用多层 CT 时扫描方案是轴位采集,冠状位图像采用多平面重建(MPR)获得(FUJII 2000;GOTWALDT 2001)。

10.1.2 3D 图像处理:多平面重建的价值

螺旋 CT 近似各向同性的成像，不仅可以在轴位图像上准确评价解剖细节，而且可通过 MPR 获得倾斜方位的图像观察(ALI 1993;HERMANS 1995)。自从 CT 应用于临床

E.NERI, MD, M.PANCONI, MD, C.CAPPELLI, MD
Diagnostic and Interventional Radiology, Department of Oncology, Transplants, and Advanced Technologies in Medicine, University of Pisa, Via Roma 67, 56100 Pisa, Italy
S.BERRETTINI, MD
Otolaryngologic Unit, Department of Neuroscience, University of Pisa, Via Savi 10, 56126 Pisa, Italy

以来，MPR 已为大家所熟知。最初应用 MPR 研究中耳是在常规 CT 上进行的（HAAS 和 KAHLE 1998；GREVERS 1989），这些经验证明了 MPR 在中耳 CT 成像中的应用价值。随着螺旋 CT 的出现，MPR 在临床中应用频率越来越高。

利用重建平面研究中耳的一个令人感兴趣的例证是评价胆脂瘤术后复发。在这种病例中，联合应用轴位图像以及重建的矢状位和冠状位图像，可以评价充盈在中耳内的组织的形态，通过其边缘呈扇贝样，可辨认胆脂瘤的复发（VEILLON 1993，1997）。

WATANABE（2000）在 628 例颞骨 CT 检查中研究了面神经管的 MPR 图像。这些图像是沿面神经的迷路段与鼓室段、鼓室段与乳突段平面获取的，并获得沿面神经管和骨折线平面的 MPR 像。在所有病例中，均用 MPR 将迷路段与鼓室段显示在一幅图像上，将鼓室段与乳突段显示在另一幅图像上。两例外伤性面神经麻痹病人的 MPR 图像显示了面神经管与骨折的关系。作者的结论是，面神经管的 MPR 对诊断面神经神经鞘瘤、外伤性面神经麻痹和先天性面瘫有应用价值。

此外，MPR 还有多种用途，因为它对任何需要将轴位图像与其他平面图像结合观察的病例均有用。耳蜗移植术后评估就是一个例子，耳蜗螺旋管内的电极路径不易在源图像上评价，而 MPR 图像则可以将整个电极显示在一个平面上，可精确评估电极植入的情况。

DIEDERICHS（1996）使用一种由 MPR 衍生的方法，称作多平面容积重建（multiplanar volume reconstruction，MPVR），研究中耳低辐射剂量的 HRCT。该研究的目的是减少图像噪声，同时增加部分容积平均来均衡图像效果，但该技术不能显示镫骨等小的骨质结构。有人提出，可用 MPR 代替直接冠状位采集，以减少检查时间和辐射剂量。CALDEMEYER（1999）证明螺旋 CT 可采集中耳的亚毫米级各向同性图像，使用 0.5mm 准直，单次轴位容积扫描，0.2mm 重建间隔和 MPR 冠状位重建。尽管这种方法在单层扫描机上还存有问题，但 MPR 的局限性将在多层 CT 上被克服（FUJII 2000；GOTWALDT 2001）。

10.1.3　3D 图像处理：分割、表面再现和容积再现

在中耳 3D 图像处理中，在正常受检者常能获得最佳的图像分割和显示，容易区分鼓室内的气体与骨骼。然而，在某些病理情况下，有大量液体或组织存在时，区分气体、骨、液体和组织则困难。

对于任何图像后处理软件来说，用表面再现或容积再现（VR）进行骨骼重建都很简单。在表面再现中，骨与其他组织间的界限可以通过 160HU~200HU 的阈值来区分。低于此值，将显示出静脉注射对比剂后强化的实质（但这在中耳成像中很少出现）。如果进一步将阈值降低到黏膜与气体之间的密度值，如-500HU，则鼓室腔的黏膜层将被显示（POZZI MUCELLI 1997）。很明显，虽然通过软件可以重建出 3D 黏膜层形态，但是不能用比色的变化区分黏膜水肿、出血或发育不良。

这些分割阈值的知识对于能否重建出与真实一致的图像很重要。我们使用 7 个经福尔马林固定的标本对真实解剖与 3D 重建的腔内视图进行了比较（NERI 2000b），发现腔内视图与解剖切面显示的结果完全一致，尽管有 2 例因外耳道内的组织残留使中耳腔最初显示不够完全。用电子操作仔细清除这些组织后即显示出全部中耳，而解剖标本中的残留组织须经手工才能清除。

VR 提供了另一种分割方法，虽然它也是依靠阈值，但是通过调节不透明度（opacity value）（见第五章）可在更宽范围内获得组织

的组合和显示(RUBIN 1996;JOHNSON 1996)。VR 可在同一视图中显示不同的组织（具有不同 CT 值），或同时显示组织与金属结构，如耳蜗植入物(图 10.1)(NERI 2001a)。

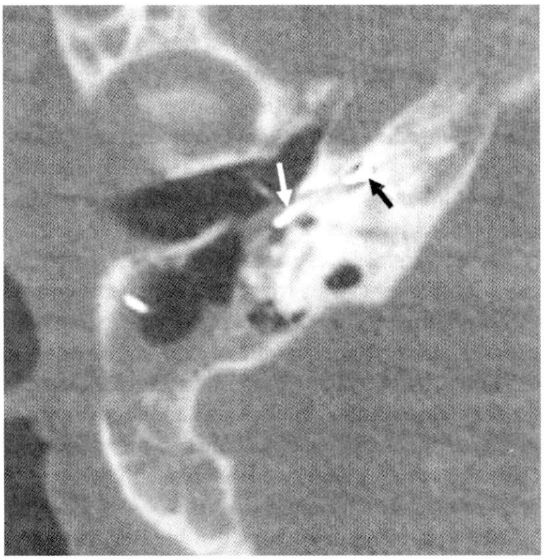

a

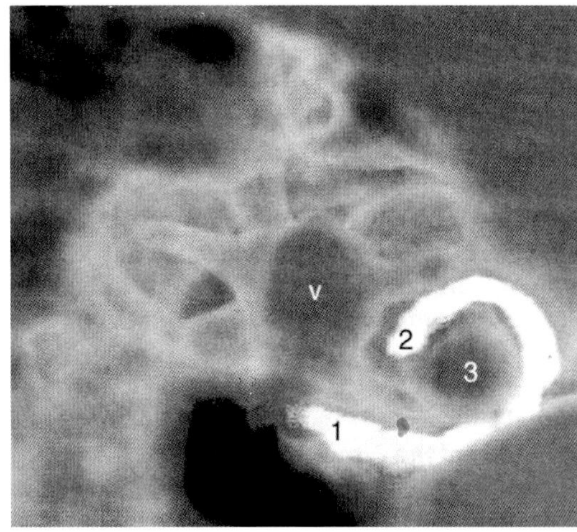

b

图10.1a,b 右耳听力丧失行耳蜗移植术后螺旋CT随访 **a** 蜗螺旋管底周水平轴位图像显示电极的起始段(白箭)和终末段(黑箭)。后者到达蜗螺旋管的中间周,但无法测量其精确的位置。**b** 骨迷路的VR显示耳蜗内电极的全程,从蜗螺旋管底周(1)到中间周(2)清晰可见。电极前端没到达蜗顶(3)。*V*前庭

表面再现或 VR 的主要特点之一是能全面显示中耳的含气腔室。气腔的重建可用来评价鼓室和乳突小房的气化程度，畸形和炎症均可引起二者的改变。

除气腔重建外，表面再现和 VR 还可以全面显示岩骨。这种透视图(perspective)在很多情况下对评估骨质的变化有用，如评估半侧颜面短小病人的颞骨畸形、乳突切除术后骨质切除情况及骨折的存在和范围。

10.1.4 中耳的腔内观察:仿真内镜检查(技术)

仿真内镜检查(virtual endoscopy,VE)的技术问题已经在第六章做了介绍，读者可以参考。应用 VE 检查中耳相当简单,但与其他图像处理方法一样，也需要容积性和高分辨率数据。理想的 CT 采集方案尚在讨论。

中耳 VE 是在鼓室腔内产生一个虚拟空间，这是一个真实存在但不能为肉眼直接观察到的空间。正如上节所介绍,表面再现应用的是二进制分割技术，通过特定的阈值水平分辨出中耳黏膜层与空气的边界。VR 中应用的是几乎相同的阈值和高的不透明度,使黏膜表面增强。两种方法均可以显示鼓室内壁。大多数商品软件允许使用者用鼠标在中耳含气间隙内点击（以轴位或冠状位图像作为参考），产生出的图像具有内镜观察效果。仿真眼(virtual eye)可以定位于中耳含气间隙内的任何部位，直接观察特定的结构和解剖区域。中耳 VE 的目的是获得鼓室壁和听小骨链的 3D 透视图。然而,在讨论 VE 在中耳的应用之前，需要先回顾一下真实内镜检查的历史和检查过程。

10.1.5 真实内镜检查:经鼓膜内镜检查

中耳真实内镜检查开始于 1967 年,ZINI

尝试应用一种显微反光镜(micromirror)系统观察中耳的鼓室后部。这种被称为间接显微鼓室镜检查（indirect microtympanoscopy)的方法沿用至今。MER(1967)将一种光学纤维内镜通过在鼓膜上穿孔引入鼓室。NOMURA(1982）用一根刚性的针状耳镜显示中耳腔。随后许多研究者开始将内镜作为诊断和术后随访的方法。

现代的内镜应用的是 Hopkins 光学系统，可以根据所要探查的区域选用不同直径(最小为 1mm)、长度和角度的设备。大多数内镜检查采用的是刚性系统，对于外耳道曲度大、有狭窄或有纤维组织存在的病例,需选用弹性内镜,但其空间分辨力低,图像质量较差。

经鼓膜内镜检查可作为一种诊断或引导耳外科介入手术的工具。用作诊断时,很容易进入外耳道并显示鼓膜，后者是阻隔在内镜与中耳之间的屏障。只有在鼓膜出现病理性或手术性(鼓膜切开术)穿孔时,才能对鼓室进行有限制的观察。

在耳外科手术中应用经鼓膜内镜检查的目的是为手术过程提供实时的视频图像。

10.1.6 仿真内镜检查(临床应用):鼓室的研究

在最近的研究中，我们在传统的经鼓膜内镜检查后再进行鼓室仿真内镜分析(NERI 2001b)。作为放射学医生,我们熟知传统的轴位和冠状位图像，但我们现在是从耳科医生的角度描述鼓室的解剖。这意味着我们有进一步的手段来了解这一复杂的区域，并且比以往任何时候都与外科医生的观察更接近。

在从外耳道向中耳的内镜观察中，根据内镜和外科学的研究可将鼓室腔分为四个区域:后鼓室(后部)、鼓室上隐窝(上部)、前鼓室(前部)和下鼓室(下部)。

VE 所显示的中耳解剖也根据这个解剖学分区来描述。从外耳道开始获得的典型 VE 透视图，可以准确识别划分这些区域的解剖学标志(图 10.2a)。

后鼓室是包括圆窗和卵圆窗在内的鼓室后部的大部分(PARLIER-CUAU 1998)。VE 可以显示后鼓室的所有结构、隆起和凹陷（图 10.2b),包括锥隆起和茎突隆起、锥嵴、前桥、岬下脚及面神经乳突段的隆起(PICKETT 1995;ESPINOZA 1989)。

VE 显示鼓室内壁的光滑抬高部为锥隆起和茎突隆起。茎突隆起或 Politzer 隆起代表茎突的基底部，是鼓室后部与鼓室下部的分界。锥嵴在 VE 上表现为鼓室内壁上连接锥隆起和茎突隆起的抬高部。将仿真内镜朝向蹬骨，面神经乳突段的隆起恰好在卵圆窗凹的上方(THOMASSIN 1996)。VE 还可以识别另外两个小骨嵴,即前桥和岬下脚。根据鼓室内壁上的这些嵴、突起和凹陷,又可将后鼓室分为四个区域:内上窦或**后鼓窦**(或 *Proctor* 鼓窦),内下窦或**鼓窦**,外上窦或**面神经窦**,外下窦或 *Grivot* **窝**(GUERRIER 1976)。

在 VE 上，后鼓窦位于面神经管隆起的下方和卵圆窗的后方。鼓窦为下列解剖标志间的骨壁凹陷:前桥(上方),岬下脚(前下方)，锥嵴和隆起（侧后方）和岬（前方)。THOMASSIN(1994)根据经鼓膜内镜检查时的难易程度描述了三种类型的鼓窦，其形态学特征在 VE 上均易于识别:**易于探查**的鼓窦，特征为鼓室壁上的浅显凹陷；**难于探查**的鼓窦，表现为鼓室壁上的凹陷呈管状在鼓室壁内延伸，并以小孔开口于后鼓室；**中间型**鼓窦,也呈深管状但开口大。

鼓岬在 VE 上显示为覆盖圆窗的光滑隆起,圆窗是鼓室与耳蜗鼓阶间的通道。

后鼓室内其他凹陷还有面神经窦和 Grivot 隐窝，将仿真内镜定位在后鼓室内并

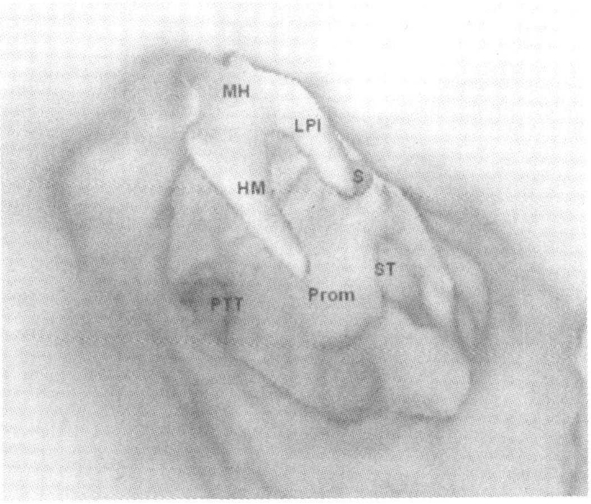

a

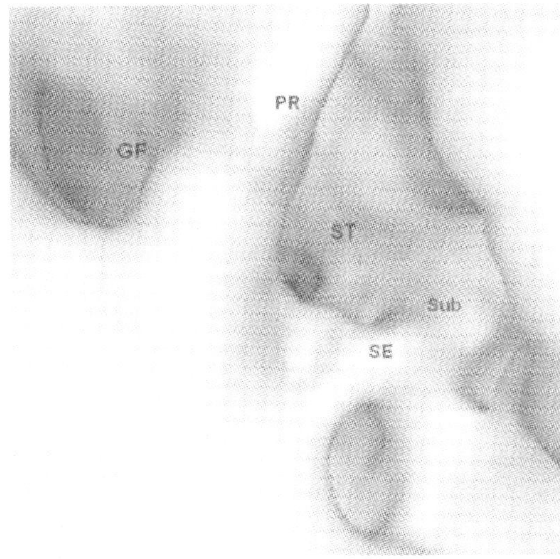

b

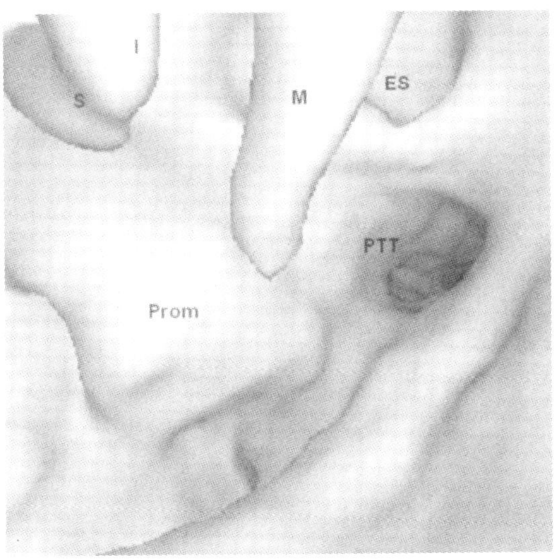

c

图10.2a–c　中耳VE　a 自外耳道调整仿真内镜向中耳腔内观察。在仿真透视图中可以识别该区大多数结构：锤骨头（*MH*）、锤骨柄（*HM*）、砧骨长脚（*LPI*）、鼓窦（*ST*）、岬（*Prom*）和咽鼓管（*PTT*）。**b** *ST*和Grivot窝的细节透视图，二者被锥嵴（*PR*）分开。ST的下界是茎突隆起（*SE*）和岬下脚（*Sub*）。**c** 前鼓室的细节透视图，咽鼓管（*PTT*）起始部在此开口，其上方为鼓室上窦（*ES*）。*M*锤骨，*I*砧骨，*S*镫骨

向后观察，可显示这些结构。这些凹陷在面神经后入路的外科介入治疗中是非常重要的标志。

前鼓室是包括咽鼓管在内的鼓室腔前部。管的上缘将前鼓室与鼓室上窦分开，管的下缘把咽鼓管与颈内动脉分开。用经鼓膜内镜或VE探查前鼓室都较容易（图10.2）。

下鼓室是鼓室腔的底，由通过外耳道下缘的水平面将其与中耳外侧（mesotympanum）分开。VE显示鼓室底部有许多骨嵴，其发育情况与亚迷路细胞（sub-labyrinthic cell）的大小有关。

鼓室上隐窝为鼓室腔的上部，其后界是乳突窦入口，前界是管上隐窝（supratubal recess），外侧界为鼓室盾板，内侧界为位于面神经第二段水平的迷路壁，上界标志鼓室盖为1mm厚的薄骨板。以通过砧骨和锤骨上韧带的矢状面为界，鼓室上隐窝又可分为内侧部和外侧部。外侧部包括Prussak间隙。锤骨上韧带将鼓室上隐窝分成前部和后部。在鼓室上隐窝后部，外半规管隆起可由经鼓膜内镜或VE清楚观察。VE检查鼓室上隐窝的优势在于可利用电子操作去除软组织和韧带，获得砧锤关节的全景。

10.1.7 仿真内镜检查(临床应用):听小骨链的研究

VE 可以从任意角度显示整个听小骨链。将仿真内镜定位在外耳道,可显示砧骨长脚、镫骨和锤骨柄。然而,CT 采集的部分容积效应使镫骨上部结构和镫骨的前脚、后脚难以显示。在鼓室上隐窝内 VE 易于显示砧锤关节。在颞骨手术中,当需行乳突切除术以便从乳突窦口进入中耳时,该位置的透视图十分重要。VE 可以很好地显示手术野,甚至可以辨认外半规管的隆起,这些结构的位置必须在鼓室腔骨壁钻孔之前确定出来(图 10.3)。

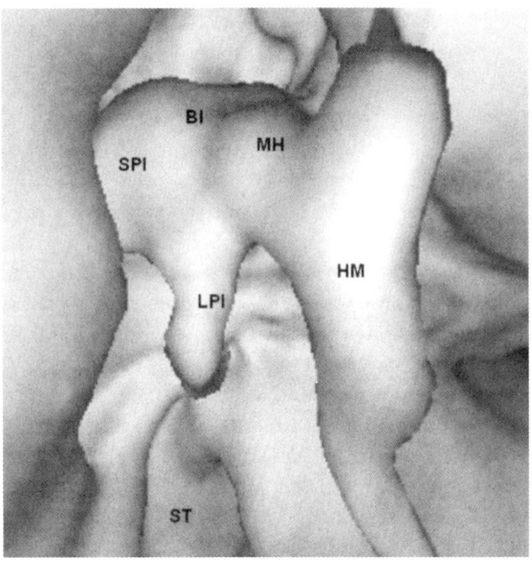

a

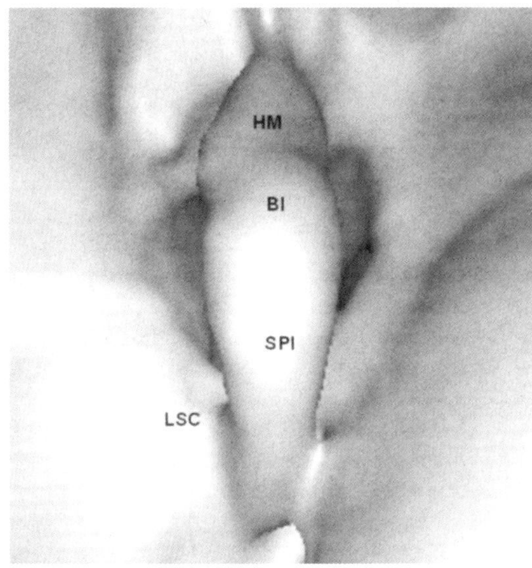

b

图10.3a,b 听小骨链的VE **a** 侧位观察几乎包括了整个听小骨链:*HM*锤骨柄、*MH*锤骨头、*BI*砧骨体、*SPI*砧骨短脚、*LPI*砧骨长脚、*ST*鼓窦。**b** 砧锤关节上面观。外半规管隆起(*LSC*)在乳突切除术中是重要的标志

10.2 迷路的研究

迷路是一个结构复杂的小器官。对于经验丰富的放射学医生来说,在轴位和冠状位图像上识别迷路解剖结构并不困难。然而,单层或多层高分辨力螺旋 CT 技术以及使用专用表面线圈和序列的高分辨力 MRI,改变了传统的检查方法,信息量大大增加。这些数据组经常需要进行 3D 重建分析,以更好地观察解剖细节并澄清可疑的病理改变。下面分别介绍 3D 成像在骨迷路和膜迷路研究中的应用。

10.2.1 骨迷路

骨迷路的研究需要用 CT 获取的数据组。建议使用螺旋 CT,因为数据内插能够提高图像质量。成像方案与中耳成像相同,因为通常需要同时完成该两区的研究。

就像研究中耳一样,MPR 也可用于内耳结构的研究,在不同的平面可观察耳蜗、半规管、前庭、面神经第一段、内耳道和前庭管等。对于合作的成人来说,可用单层螺旋 CT 采集骨迷路的轴位和冠状位图像,但这在儿科病例并非可行,多层 CT 采集看来没有必要

(FUJII 2000;GOTWALDT 2001)。对于未做镇静处理的病儿，LUKER 等(1993)建议可利用 MPR 产生出不能直接采集的冠状位图像。

FRANKENTHALER(1998)用表面再现的方法获得听小骨、骨迷路，甚至管状结构的 3D 图像，效果极好，但是图像处理的整个过程需要完成分割和产生几何模型，非常耗时。另一种方法是 TOMANDL(2000)推荐的直接 VR。这种方法综合考虑了 CT 数据组中所有的固有信息，采用半透明的方式显示骨迷路。在强大的工作站上，VR 可达到实时成像，适合临床常规应用。选择性地显现耳蜗、前庭和半规管，需要获取 3D 数据组的不同剖面，以减少鼓室内壁等其他骨性结构的重叠（图 10.4）。TOMANDL（2000）曾经采用小的感兴趣容积(VOI)显示迷路的结构，避免了其他结构的影响并且减少了再现所需的时间。

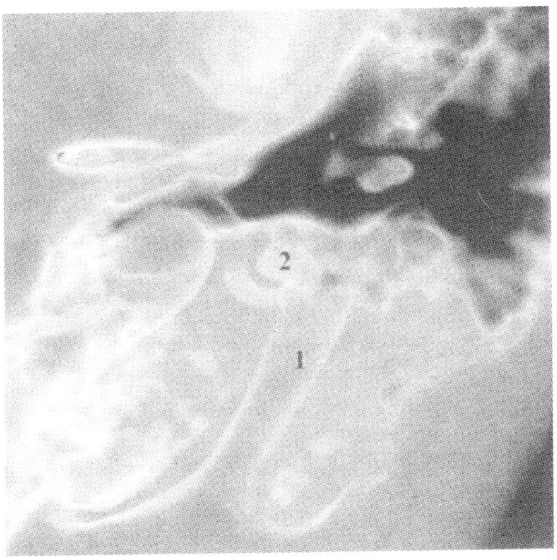

a

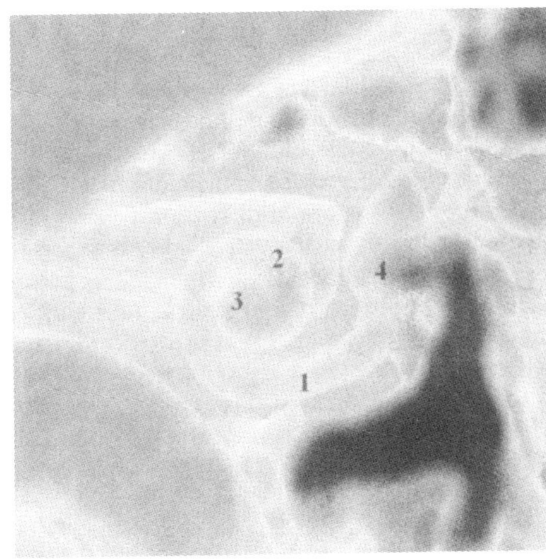

b

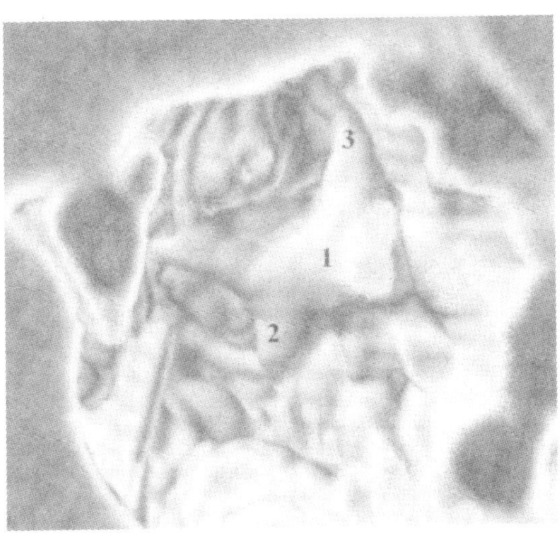

c

图10.4a–c 左侧迷路CT数据组的VR **a** 迷路下面观显示内耳道骨性部分(*1*)和蜗顶(*2*)。**b** 同一数据组的侧面观显示整个耳蜗的底周蜗管(*1*)、中间周蜗管(*2*)、蜗顶(*3*)和前庭(*4*)。**c** 内面观显示前庭(*1*)和后(*2*)、前(*3*)半规管的壶腹部

我们小组应用 CT VR 对耳蜗植入术后的病人进行随访(NERI 2001a)。VR 有助于显示耳蜗电极的路径，确定电极植入耳蜗部分的长度(图 10.1b)。

10.2.2 膜迷路

膜迷路的 3D显示比骨迷路要相对容易，

因为数据可通过 MRI 直接采集。

最初应用 MRI 对迷路进行 3D 显示的方法是最大强度投影(MIP),最终获得的是迷路结构的投影图。MIP 的简易性使其成为在膜迷路 3D 成像中应用最广泛的算法；但因为 MIP 是总强度值投影在 2D 平面上，所以受到被显示组织的信号强度、投影方向上组织的像素数量及数据组的动态范围等影响。这样,处于显示范围低端的小结构在 MIP 图像上显示差。

MIP 局限性的解决方法之一是 VR。我们应用 1.5T MR 机进行膜迷路 3D 研究，采用 7.5cm 圆形表面线圈接受信号，成像序列是 3D T_2 加权快速自旋回波序列轴位采集。膜迷路 VR 3D 图像处理采用 Advantage Windows 3.1（GE 医疗系统, Milwaukee, Wis.)软件系统。处理过程与 TOMANDL(2000)处理 CT 数据组的过程相似,也需要预先分割 MR 数据组,选出一个 VOI。通过交互式地设置垂直于采集平面的容积剖面，把内耳从周围解剖结构中分离出来。然后需要确定最佳信号强度范围，包括迷路的信号强度和选出适当的不透明度，以便最佳显示迷路的所有结构（图 10.5)。在有些病例中,VR 不能完整地显示上、外半规管,可能与图像采集中的部分容积效应有关。KROMBACH(2000)比较了迷路结构的 MIP 与 VR，发现 VR 是能显示出半规管壶腹的唯一方法；而耳蜗的两周半螺旋管则在 MIP 中显示最好。

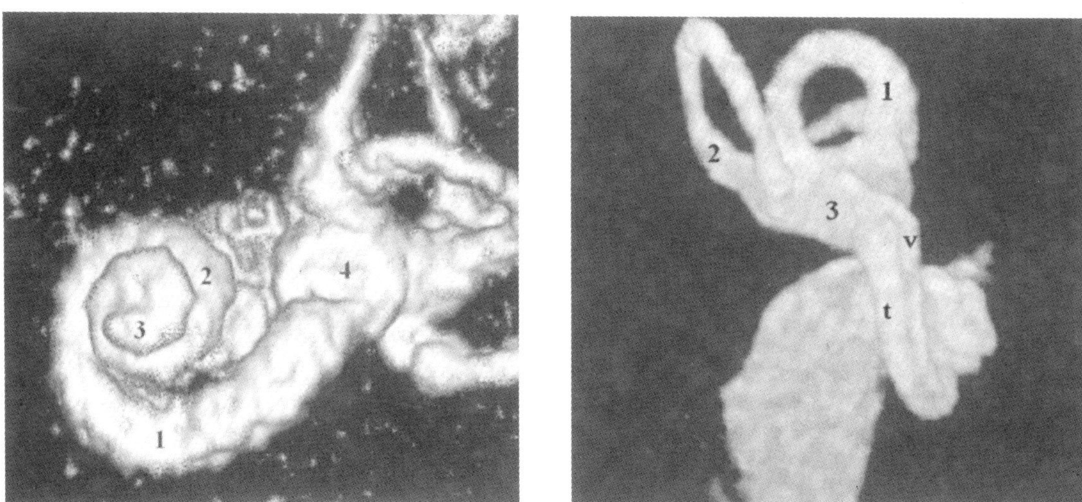

a　　　　b

图10.5a,b　左侧迷路高分辨力MR数据组的VR　**a** 侧位显示整个耳蜗的底周蜗螺旋管（*1*)、中间蜗螺旋管(*2*)、蜗顶(*3*)和前庭(*4*)。**b** 下面观清晰显示耳蜗底周内的鼓阶(*t*)和前庭阶(*v*)的细节。(*1*)外半规管、(*2*)后半规管、(*3*)前庭。

参考文献

Ali QM（1993）Three-dimensional CT of the middle ear and adjacent structures.Neuroradiology 35:238-241

Caldemeyer KS(1999) Temporal bone: comparison of isotropic helical CT and conventional direct axial and coronal CT.AJR 172:1675-1682

Diederichs CG（1996）Spiral CT with reduced

radiation dosage.Rofo Fortschr Geb Rontgenstr Neuen Bildgeb Verfahr 164:183–188

Espinoza J (1989) Surgical anatomy of the retrotympanum:on 25 temporal bones.Rev Laryngol Otol Rhinol 110:507–515

Frankenthaler RP(1998) Virtual otoscopy.Otolaryngol Clin North Am 31:383–392

Fujii N(2000) Imaging of the middle ear:high resolution multiplanar reconstruction and three-dimensional CT by 0.5mm multislice helical CT.Radiology 217:S673

Gotwaldt TF(2001) Multidetector CT scanning of the temporal bone in patients with cholesteatoma.Eur Radiol 11(Suppll):256

Grevers G (1989) Multiplanar imaging of the temporal bone:initial results.Laryngorhinootologie 68:392–395

Guerrier Y (1976) Topographic and surgical anatomy of the petrous bone.Acta Otorhinolaryngol Belg 30:22–50

Haas JP,Kahle G (1988) How best to present the radiological picture of the temporal bone today? HNO 36:89–101

Hermans R (1995) Spiral CT of the temporal bone:value of imaging reconstruction at submillimetric table increments.Neuroradiology 37:150–154

Johnson PT(1996) Three-dimensional CT:realttime interactive volume rendering.AJR 167:581–583

Krombach GA (2000) MRI of the inner ear: comparison of axial T2-weighted,three-dimensional turbo spin-echo images,maximum-intensity projections,and volume rendering.Invest Radiol 35:337–342

Luker GD,Lee BC,Erickson KK(1993)Spiral CT of the temporal bone in unsedated pediatric patients.AJNR Am J Neuroradiol 14:1145–1150

Mer SB(1967)Fiberoptic endoscope for examining the middle ear.Arch Otolaryngol 85:387–393

Neri E(2000a)Virtual endoscopy of the middle and inner ear with spiral computed tomography.Am J Otol 21:799–803

Neri E(2000b)High-resolution magnetic resonance and volume rendering of the labyrinth.Eur Radiol 10:114–118

Neri E(2001a)Outcome of cochlear implantation:assessment by volume rendered spiral CT.Eur Radiol 11(Suppll):256

Neri E(2001b)Virtual endoscopy of the middle ear.Eur Radiol 11:41–49

Nomura YA(1982)Needle otoscope(an instrument of otoendoscopy of the middle ear). Acta Otolaryngol(Stockh)93:73–79

Parlier-Cuau C(1998)High-resolution computed tomographic study of the retrotympanum:anatomic correlations.Surg Radiol Anat 20:215–220

Pickett BP (1995) Sinus tympani:anatomic considerations,computed tomography,and a discussion of the retrofacial approach for removal of disease.Am J Otol 16:741–750

Pozzi Mucelli RS (1997)Virtual endoscopy of the middle ear with computed tomography.Radiol Med 94:440–446

Rubin GD(1996)Perspective volume rendering of CT and MR images:applications for endoscopic imaging.Radiology 199:321–330

Thomassin JM(1994)La chirurgie sous guidage endoscopique des cavitée de l'oreille moyenne, Springer, Berlin Heidelberg New York

Thomassin JM(1996)Surgery under oto-endoscopic control.Rev Laryngol Otol Rhinol 117:409–415

Tomandl BF (2000)Virtual Labyrinthoscopy: visualization of the inner ear with interactive direct volume rendering. Radiographics 20:547–558

Veillon F (1993)CT and MR imaging versus surgery of recurrent cholesteatoma in the post-operative middle ear:a 72 case study.Radiology 185:p248

Veillon F(1997)Imaging of recurrent postoperative cholesteatoma.International congress of head and neck radiology.Strasbourg, France, p 170

Watanabe Y (2000)High-resolution computed tomography using multiplanar reconstruction for the facial nerve canal. Acta Otolaryngol 542:44–48

Zini C(1967)La microtympanoscopie indirecte. Rev Laryngol Otol Rhinol 88:736–738

11　鼻窦仿真内镜检查

JOACHIM KETTENBACH, WERNER BACKFRIEDER, MARTIN CITARDI, RAMIN SHAHIDI, HELMUT RINGL, MONIKA CARTELLIERI, WOLFGANG BIRKFELLNER

目录

J.KETTENBACH, MD
Department of Diagnostic Radiology, University Hospital of Vienna, Waehringer Guertel 18–20, 1090 Vienna, Austria

W.BACKFRIEDER, MS, PhD
Department of Biomedical Engineering and Physics, University of Vienna, General Hospital Vienna, Waehringer Guertel 18–20, 1090 Vienna, Austria

M.CITARDI, MD
Department Ear Nose and Throat, Cleveland Clinic Foundation, 9500 Euclid Avenue, Cleveland, OH 44195, USA

R.SHAHIDI, PhD
Image Guidance Laboratories, Stanford University, Stanford University Medical Center, Department of Neurosurgery, 300 Pasteur Drive, Room S-006, Stanford, CA 94305-5327, USA

H.RINGL, MD
Department of Diagnostic Radiology, University Hospital of Vienna, Waehringer Guertel 18–20, 1090 Vienna, Austria

M.CARTELLIERI, MD
Department of Otolaryngology, University Hospital of Vienna, Waehringer Guertel 18–20, 1090 Vienna, Austria

W.BIRKFELLNER, MS, PhD
Department of Biomedical Engineering and Physics, University of Vienna, General Hospital Vienna, Waehringer Guertel 18–20.1090 Vienna, Austria

11.1　引言

鼻窦微创手术已成为外科学的重要领域之一。即使细致的诊断性内镜检查，对大多数鼻窦内病变的显示仍然不够清楚。术前检出影响鼻通气的病变或解剖变异，对于外科医生和病人都很重要。目前 CT 被认为是显示黏膜病变范围的选用方法。然而，这需要外科医生把一组高质量的轴位 CT 图像结合起来并在头脑中加以重组，这需要丰富的经验。因此，把大量非透视性的 CT 图像转换成内镜透视视图是必要的，这种需要促进了鼻窦仿真内镜检查(VE)的发展。当前的研究已经证实,VE 与术中内镜检查具有良好的相关性，但是为确保手术成功必须经过大量的训练。所以，非侵入性的 VE 已成为外科教学和制定鼻窦手术计划的重要组成部分。当术中内镜视野受到限制时，图像导向或导航性成像工具都可为手术过程提供引导，对外科医生的视野进行补充。

早在 1970 年 MESSERKLINGER 就引入了功能性内镜鼻窦手术（functional endoscopic sinus surgery,FESS)的概念,为鼻窦疾病的诊治带来了革命性的、根本的变化(MESSERKLINGER 1978,1994;STAMBERGER 和 POSAWETZ 1990)。然而,MESSERKLINGER 最初的工作是在传统 X 线体层摄影术的引导下完成的。该技术曾被认为是诊断临床症状提示为鼻窦良性病变的重要方式，但现已被 CT 取代。CT 可识别影响鼻窦通气的解剖变异，并能够显示复发性病变黏膜的范围。CT 扫描还可以提供潜在损害因素存在的信息，例如额窦或蝶窦的隔膜以及病变区是否接近眼眶、颈内动脉、视神经等。此外,CT 是显示筛骨迷路等细微骨结构的理想方法,而即使非常细致的诊断性内镜检查，多数这类病变也不能清晰显示。术前通过放射学发现这些有可能增加手术并发症的异常，对外科医生和病人都非常重要。但这需要外科医生把那些高质量的轴位 CT 图像结合起来并在头脑中加以重组,这需要丰富的经验。因此，为了手术探查的成功,把大量非透视性的 CT 图像转换成内镜透视图是必要的。

计算机技术的进步带动了成像技术硬件和软件的发展，这些技术已成功地应用于娱乐业,同时也被医学界采用,带动了众多成像技术的发展(GILAN I 等 1997)。这些进步使三维成像技术更加强大，形成了新一代的显示技术（FISHMAN 等 1987;KELLER 等 1989;RUBIN 等 1993)。CT 和 MRI 技术的进展已经能够用更高的分辨率显示细小结构,VINING 等(1994a,b)最先将其用于 VE。现已证实，VE 与术中内镜检查有良好的相关性(GILANI 等 1997;ROGALLA 等 1998;HOPPER 等 1999;YAMASHITA 等 1999;NAKASATO 等 2000)。由于血液和湿气覆盖镜头表面，术中内镜的可视能力被削弱。为了克服这种障碍,使用影像引导(FRIED 等 1998a)或影像导航工具为手术提供导向，可补充外科医生的视野(SHAHIDI 等 1998a;NAKASATO 等 2000;GREIML 和 BACKFRIEDER 2000)。虽然这项技术在目前还没有被广泛应用，但在不远的将来这些工具将会为鼻窦手术提供帮助。

11.2 图像采集和后处理

11.2.1 CT

虽然有些学者愿意采用轴位图像采集和冠状位重建(HOSEMANN 1996),但目前冠状位 CT 扫描是术前鼻窦标准成像方式(CHAKERES1985;SOM1985;CHOW 和 MAFEE 1989;BEUS 等 1995)。轴位 CT 采集对病人有利，因为可避免病人在冠状位图像采集时的头部过伸。缺点是空间分辨率受限。然而螺旋 CT 和多排探测器 CT(MRDCT)的薄层准直和重叠重建算法克服了这一缺点(SUOJANEN 和 REGAN 1995;ROGALLA 等 1998)。扫描中获得的轴位图像能够产生高质量的 VE 图像。为了获得多平面图像,可以用 0.5mm 层厚和 2~3mm 间隔行矢状位和冠状位多平面重建(MPR)。表 11.1 中给出了典型的鼻窦螺旋 CT 采集参数。

CT 扫描中常规应用骨算法重建,以提高边缘的显示能力。另外,增加 X 线的穿透力

表 11.1　鼻窦典型螺旋 CT 和 MRDCT 扫描参数

	冠状位采集(螺旋 CT)	轴位采集(螺旋 CT)	轴位采集(MRDCT)
	120~140 kV, 140 mAs	120~140kV, 50~130 mAs	140 kV, 150 mAs
扫描时间	1.0 rev/s	0.75~1.0 rev/s	0.75 rev/s
准直	3.0 mm	1.5 ~3.0mm	4×1 mm
进床	1.5~3.0 mm/s	1.5~3.0mm/s	5 mm/s
螺距	1	1~2	
病人体位	仰卧或俯卧;头部过伸	仰卧	
扫描机架方位	层面倾斜至大致与眶耳线垂直	平行于硬腭	
成像范围	鼻到蝶窦	上颌骨牙槽嵴到额窦上极	
对比增强	选用;100ml 非离子型对比剂,静脉注射(2ml/s,延迟 50s)		
阈值范围	-520~-200HU		
重建算法	骨;边缘锐化至边缘高度锐化		
重建核心(kernel)	边缘锐化至边缘高度锐化		
重建层厚	2~3 mm	1~1.5 mm	

可以进一步提高边缘的锐利度。使用非离子型对比剂可鉴别血管性和乏血管性结构。

11.2.2 MRI

MRI 在几方面优于 CT。特别值得提到的是,MRI 极少受牙齿填充物伪影影响和它的多平面成像能力。对于鼻旁和鼻咽腔区域,可用 4mm 或 5mm 薄层扫描。对于分析像筛板这样的细小结构,应当用更薄层厚(≤3mm)进行扫描(表 11.2)。较新的序列,例如快速小角度激励(fast low angle shot,FLASH)序列和稳态进动快速成像(fast imaging with steady state processing,FISP)序列,采用 1mm 层厚扫描或是 3D 容积成像,能提供更好的细节。T_1 加权 3D 梯度回波(GRE)序列可以产生各向同性的体素,适合于 3D 再现重建。对于血管成像,3D 时间飞越(TOF)MR 血管成像(MRA)优于相位对比(phase contrast,PC)MRA,可以更好地显示血管壁。用于获得 T_1 和 T_2 加权像的脉冲序列参数依赖于主磁场强度。对于 1.0T 的扫描机来说,矩阵 256×256、重复时间(TR)为 0.6s、回波时间(TE)为 17ms 的自旋回波序列,用于获得一般 T_1 加权成像。薄层(3mm)、间隔 1mm 的连续图像,需用 4 次采集以提高信噪比(SNR);而较厚层面的成像,2 次采集即可。对于 T_2 加权序列,可采用 TR 3.0s、TE 45/90ms。通常使用头线圈。如使用专门设计的表面线圈,能够获得更多的影像细节。推荐使用轴位和冠状位成

表 11.2　鼻窦的 CT 与 MRI 优势比较

MRI 的优势	CT 的优势
无辐射	良好的骨组织细节显示
良好的软组织和脑组织细节显示	应用广泛
多种脉冲序列	费用较低
无骨硬化伪影	
牙齿伪影范围局限	
多平面成像能力	
不需要静脉注射对比剂	
对血流敏感	

像,特殊情况下采用矢状位成像(VALVASSORI 等 1998)。

11.2.3　后处理

一些研究小组研发了医学图像数据显示技术。有关在医学成像各应用领域内的计算机任务和各种技术的概况,请参见 EZQUERRA (1999)等的著作。

对于容积数据的显示，不考虑获得这些数据的方式,一般采用三种技术(GILANI 等 1997)。第一种是“压平”描绘(“flat”depiction)数据组，即通过亮显所选阈值范围的体素显示 3D 数据组中的结构，也称为最大强度投影(MIP)。

第二项技术是表面再现，是一种更逼真的 3D 显示技术。数据组经过处理后,仅显示出表面结构，进一步使用遮盖技术使之更加醒目,称为表面遮盖显示(shaded surface display,SSD)。对于 SSD,建议用-520~-200HU 的阈值范围去除密度值高的体素。表面再现技术需要一个中间步骤,即分割,把容积数据转变成多边形网格（LORENSEN 和 CLINE 1987)。由于需要处理大量体素并且显示非常复杂,因此多数分割技术是半自动的。手工分割耗时且容易有操作误差，而全自动分割技术一般不易实现。多边形网格的再现可以在标准绘图硬件支持下实现。缺点是准备阶段通常比较耗时，并且因为物体内部的一些信息已经丢失,使准确性降低(GEIGER 和 KIKINIS 1995;HONG 等 1997;BARTZ 和 SKALEJ 1999)。

第三项技术是容积再现(VR),自容积外或容积内的一个观察点，向容积发出投影射线，产生立体视图。VR 能够显示更多的 3D 信息,不仅能选择性显示表面特征,而且还能够将目标当作半透明结构显示(LEVOY 1987;SHAHIDI 等 1996;DARABI 等 1997;BRADY 等 1998;MEISSNER 等 1998)。当再应用由操作者选择的透视视图时，这种模式就称为透视容积再现(perspective volume rendering,PVR)，是一种更细致的 VR 方式(RUSINEK 等 1989; MAGNUSSON 等 1991)。VR 没有信息的丢失，但对显示大容积数据组内的较小的、复杂的内部结构存在局限性(PFISTER 等 1999)。一旦成像数据产生,即被输入专用的、装备了高性能绘图卡和重建软件的工作站内。建议根据重建需要适当缩小数据组的大小。例如,骨细节不如黏膜表面细节重要,因此 12 比特数据组中上 4 比特包含许多不需要的骨信息可以丢弃（GILANI 等 1997)。只需处理包含相关检查信息的 8 比特的数据,加速了信息处理和操作的速度。依靠再现技术(表面再现和 VR)像素或体素被分割并显示出黏膜表面。可以指定像素和体素的颜色和不透明度。通过改变表面反射性、光线方向和光源坐标，使被成像组织表面经过处理后显示出黏膜表面。

11.2.4　路径的产生

以下技术能够通过VE 方式来引导仿真摄像机。

11.2.4.1　手工摄像机移动

应用鼠标可交互式地改变摄像机的位置、视野及焦点。使用者能够控制摄像机围绕其原点或焦点转动。由软件提供出一种摄像机与解剖结构表面的冲突检测，使摄像机始终留在窦腔结构内。

11.2.4.2　关键帧设定

关键帧设定(keyframing)是能够在使用者选择的必要点之间插入显示的计算机动画技术。用立方体样条(cubic spline)估计出任意欲显示位置的参数值(KOCHANEK 和 BARTELS 1984)。通过关键帧可轻松地产生向内或向外的动态显示。操作者选出病人窦腔内必须观察的一系列“关键”位置,并设定好这些“关键”位置的图像显示顺序。用手动方式确定摄像机的位置和方向。每一幅关键图像有唯一的空间坐标，而方向坐标又决定了观察者的空间位置,视野决定透视图的观察范围。对大多数图像,60°~80°的视野即与内镜的视野基本相似。ROGALLA 等(1998)用 120°视角可在透视图的所有 4 边产生与相邻画面重叠 30°的效果。然后计算机连接这些关键画面(显示窦腔大约用 150 幅）并沿着预设的路径以插入方式连续放映。这种路径也称为漫游路径(flight path)。这种使图像互相连接的技术也称为样条路径(spline path),图像放映速率是 25~30 帧/s。RUBIN(1993)等报道,利用这种技术精心制作漫游路径，将花费一些时间。ROGALLA 等(1998)报道,确定穿经每一个窦腔的路径和生成电影显示分别平均花了 8(±2)min 和 3(±1)min(GILANI 等 1997;ROGALLA 等 1998;SHAHIDI 等 1998b)。

11.2.4.3 自动路径计划

鼻窦内大多数管状结构对手动摄像机移动和关键帧设定都造成困难。为了引导 VE,可采用一种自动路径计划(robot path-planning)算法(LENGYEL 等 1990)。摄像机被看作是自动装置,窦腔壁被当成障碍物。这些障碍物可通过确定阈值范围或通过组织标记来识别。路径计划器给 3D 数据组内的所有体素都标记出到达某一终点的具体距离，通常以所探查的器官的远端为终点。然后，给出起点,由路径计划算法算出距终点的最短路径。路径上各点的体素坐标被记录下来，并由合适的各点作为关键点,经平滑处理,产生出路径。按照从鼻孔开始探查,然后是各个鼻窦内面的顺序编排漫游路径,两侧均如此,均通过各腔隙的自然孔口进入。通过半月裂孔进入上颌窦,鼻窦所有各壁均能够探查到,黏膜蹼容易被显示。同样，可通过额窦隐窝进入额窦。也可移动摄像机镜头探查鼻咽部。另外,通过改变不透明度可使软组织透明化，使软组织下面的骨结构得以显示。而当用部分透明化显示鼻咽部时，视交叉或颈内动脉虹吸部的变异也能同时显示。应用不透明技术的变化，外科医生可以区分或选择性地显示在微创手术(如活检及引流)中需要避开的或作为手术目标的组织结构。应用这种技术显示鼻中隔和鼻甲的后部时，比用间接鼻镜检查视野更大,能显示鼻甲和鼻孔的更多细节。这种技术另一优势是可以进入常规内镜不能到达的部位，或者说能得到常规内镜不能得到的观察(表 11.3)。可以从大量透视图中选出异常透视图来仔细观察病变区，对很小的病变做出更全面的评价。然而,如果黏膜肿胀阻碍了自动路径计划进入窦腔，则需要手工路径引导。在这种情况下,冠状面 MPR 有利于路径的确定。目前鼻部路径的确定还必须手工完成。尽管期望能够实现自动路径设定,但因解剖结构复杂而有很多困难。

表 11.3　鼻窦 VE 的优势

高度交互性、非常清晰和详细的鼻部和鼻窦图像
能够清晰显示被骨和软组织遮掩的复杂解剖关系
能够获得特殊部位的透视图(鼻中隔和鼻甲的后面)
比间接鼻镜的视野更大,显示鼻甲和鼻孔细节更多
在常规诊断性检查中即可获得数据组
安全性与常规 CT 或 MR 检查相同
对解剖复杂或真实内镜不能到达的病变区或病变被覆盖的病例,可作为补充显示手段
在鼻窦手术视野小时，导航系统可以确定解剖标志的位置
医学生、培训人员的无创性教学手段

11.3 内镜下鼻窦手术训练

只有经过大量的练习才能高质量地完成

鼻窦外科手术。内镜的近场(near-field)解剖非常不同于在横断层面图像或解剖图谱上的表现。甚至经验丰富的内镜操作者,也容易因复杂的解剖变异及重要解剖结构的相似性而迷失方向(MAY 等 1994;HOSEMANN 1996;WEBER 等 1998)。因此,在开展内镜下手术之前必须经过强化训练以避免发生严重的并发症。在美国这是起诉医生的一个重要原因(ANON 等 1994)。

ECKE 等(1998)将计算机绘图技术与虚拟现实技术相结合,创建了交互式鼻内镜模拟器(nasal endoscopy simulator,NES)应用于鼻内镜检查和鼻窦外科手术。该系统由制图工作站、测量内镜和外科器械空间位置跟踪系统、头颅模型、鼻腔和鼻窦区的图像数据组和辅助软件组成。目前 NES 有视觉和听觉虚拟现实系统,具有能为鼻窦手术提供教学和制定手术计划的功能。然而,这种仪器不具有当触碰到相关解剖结构时的应对功能。为此,安装上一种"强制反馈系统",能够对此作出反应(RUDMAN 等 1998)。在练习中使用 VE,能够使术者熟悉内镜的解剖表现和解剖标志,帮助定向。从练习中获得的信息能够使术者增加信心,术前 VE 可使内镜下手术过程更加安全、有效。在不久的将来,仿真模拟装置将会成为外科教学和制定鼻窦手术计划的重要组成部分。随着技术的不断发展,这类设备将会为住院医生和开业医生提供更好的训练条件(WIET 等 1997)。

11.4 临床应用

近年来随着再现技术的发展(包括透视模式),产生了高度交互性、非常清晰和详细的鼻和鼻窦图像。这些图像,包括 VE 图像,在配备了先进软件的大多数工作站上可以轻松地进行重建。DE NICOLA 等(1997)评估了应用表面再现技术完成基于 CT 的鼻窦 VE 的能力。然而,作者应用的是 3mm 层厚和无重叠重建,所用的重建算法和表面再现技术仅获得了低质量图像。表面再现的主要局限性是组织结构的密度值可能比所选阈值范围高或低。这使得重建出的鼻窦表面时断时续,不能总是与真实情况相一致。另外,不同结构重叠,如黏膜脓性分泌物,使显示出的结构形态变形。HOPPER 等(1999)从他们的研究中得出的结论是 VR 具有更大的优势,因为它可以使黏膜表面透明化,因此可以显示黏膜下方的结构或病变。ROGALLA 等(1998)对 45 例病人鼻窦区基于螺旋 CT 容积数据的 VE 应用情况进行了评估。他们采用低剂量螺旋 CT 扫描,获得的鼻窦图像数据传递到工作站,应用软件(EasyVision,Philips Medical Systems,Eindhoven,The Netherlands)进行 VR,并得到了上颌窦和鼻咽部的 6 个正交视图及鼻部的快速浏览电影(fly through movie),对冠状面重建和 VE 检测病变的能力进行了比较,其中 30 例病人随后进行了内镜下手术并询问了外科医生术前 VE 的帮助程度。结果表明,在总体上,冠状面重建图像对解剖细节的显示要比 VE 更多一些;但在外科医生的报告中,术中所见与 VE 显示的情况非常接近。作者得出的结论是,鼻和鼻窦的 VE 可能将成为引导外科医生进行内镜下治疗的标准方法(ROGALLA 等 1998)(图 11.1~11.3)。

HOPPER 等(1999)对 25 例有严重鼻窦疾病的病人在术前应用了基于 CT 的虚拟现实技术,评估能否通过这种技术标记出手术部位。对于全部 25 例,仿真图像显示出了在 2D 冠状位图像上显示出的全部需要手术的位置及其与邻近正常解剖结构的方位关系。对于上颌窦手术的病例,虚拟现实技术对中鼻甲和钩突的标记和模拟电刀切除的情况与真实手术情况相似,能够完全显示漏斗及需要手

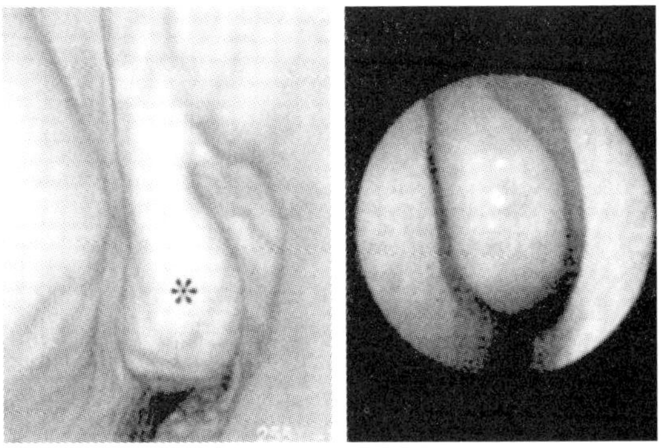

a b

图11.1 a VE所见的左侧漏斗(星标)。b 漏斗切除前在内镜下的图像。二者显示出的结构几乎一样 (感谢ROGALLA 等1998)

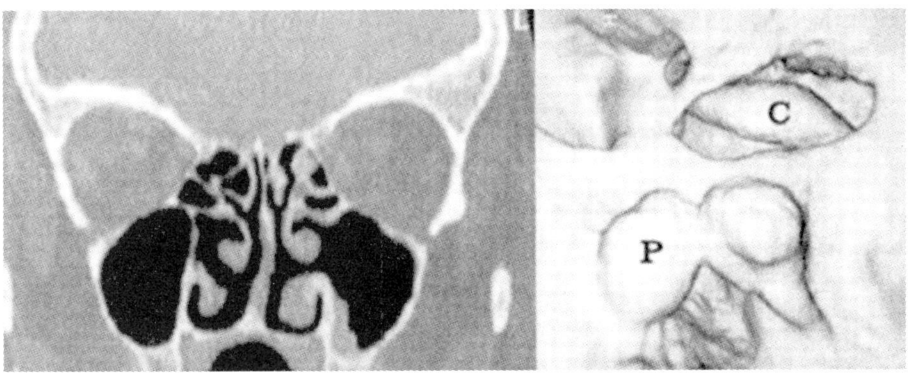

a b

图11.2 a 轴位层面CT的冠状位重建 功能性鼻窦手术后在左侧上颌窦底部可见复发性鼻窦炎。 b 相应的左侧上颌窦VE图像显示黏膜肿胀呈息肉样改变(*P*),通过内侧壁骨质缺损处可见到中鼻甲(C) (感谢ROGALLA 等1998)

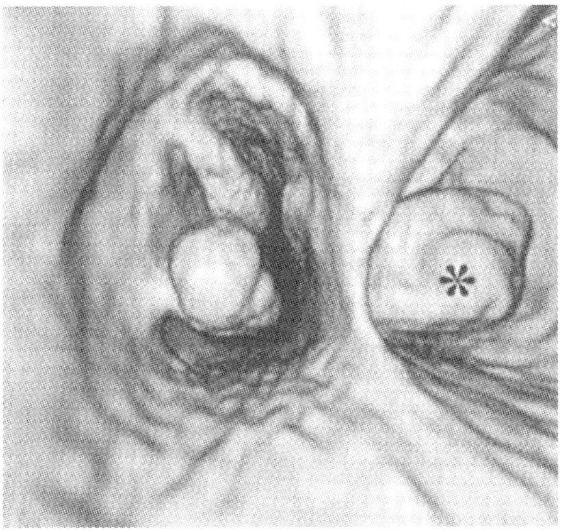

图11.3 从鼻咽部向鼻甲方向观察的视图 右侧下鼻甲背部呈息肉样隆起(星标),左侧肿胀不太明显 (感谢ROGALLA 等1998)

术的部位。因此，以鼻部正常内镜解剖为基础,应用 CT 虚拟现实技术,可以容易地寻找并可靠地标记出内镜下鼻窦手术部位。这对确定复杂的额窦和蝶窦手术入路有特殊的意义。显示准备手术部位的表面解剖和模拟手术切除后的表面解剖,可以确定骨的深度,这被证实非常有用 (图 11.4、11.5)。有学者对 MPR 与 CT 仿真鼻窦镜检查在确定鼻窦黏液囊肿手术安全入路上的价值进行了评估,并且与外科内镜检查证实的结果进行了对比(NAKASATO 等 2000)。结果表明,联合使用这两项技术，对于确定鼻腔入路治疗单纯黏液囊肿的安全穿刺点有重要价值。VE 图像可以显示空气和软组织的界面，但由于到达较深

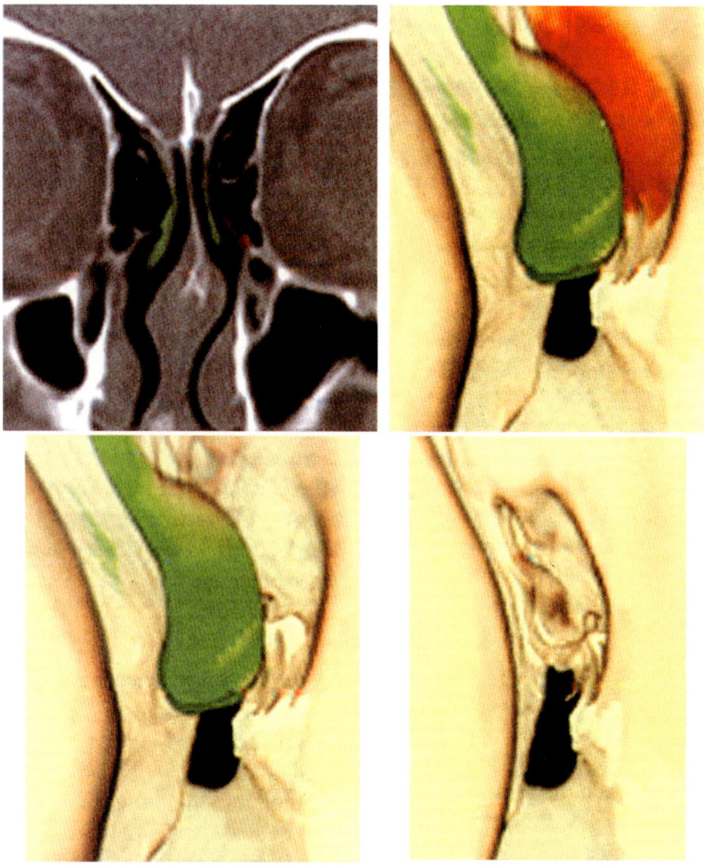

图11.4.a–d　应用VR可以简单而快速地标记出组织结构和病变　在该正常人，中鼻甲和钩突分别标记成绿色和红色（a，b）。一旦标记完成，单击鼠标即可将被标记的组织结构移除。当钩突（c）和中鼻甲（d）被移除后，漏斗完全暴露。发白的地方代表切断的骨质　（感谢HOPPER 等1999）

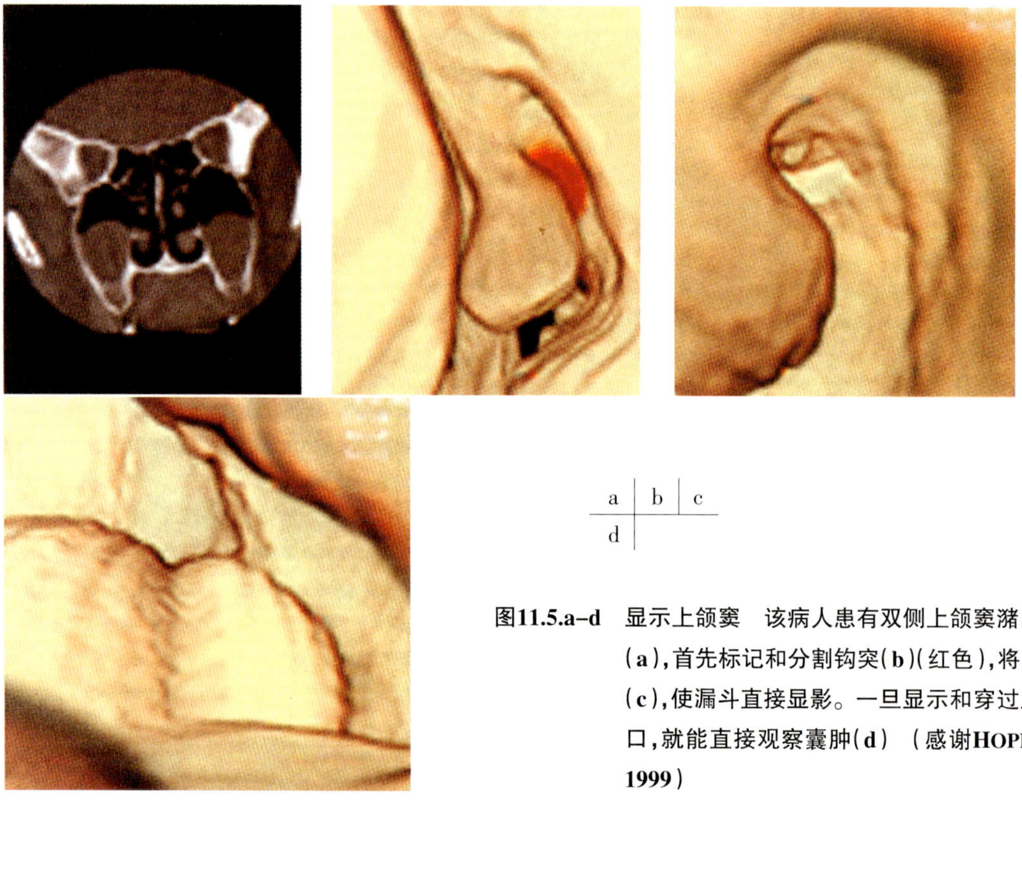

图11.5.a–d　显示上颌窦　该病人患有双侧上颌窦潴留囊肿（a），首先标记和分割钩突（b）（红色），将其移除（c），使漏斗直接显影。一旦显示和穿过上颌窦口，就能直接观察囊肿（d）　（感谢HOPPER 等 1999）

的病灶有困难，因此VE只适用于最表浅的病变。这些学者指出导航系统可以克服这一局限性。

如果黏膜肿胀引起自然孔口阻塞，VE就不能进入鼻窦腔，假如可以在冠状位重建图像上确定入路的话，则需要用手工方式确定路径。VE有利于咽鼓管入口的显示，这一区域在冠状位重建图像上不能很好地显示。另一方面，在冠状面上鼻中隔偏曲容易确定，而应用VE则不能确定，因为透视图像的失真通常导致轻度偏曲难以判断。此外，如果正常骨变异隐藏在表面结构的深面，则仅能用横断面图像显示。

与横断层面图像相联系仍然非常有用，因为这些图像能够清晰、准确地显示隐藏在表面深面的解剖结构的位置。当窦腔完全阻塞或封闭时，这一作用更加突出，因为此时无法应用VE。

11.5 影像引导下的鼻窦手术

当内镜探头接触到黏膜时，视野容易被血液、黏液或脓液遮盖。在视野被遮盖的情况下继续外科手术是非常危险的。必须撤出内镜清洗探头，然后再次送至感兴趣区(ROI)，这需花费时间。因此，为保持内镜视野完整，使内镜探头不接触内壁非常重要。这一原则也是为避免内镜探头直接损伤脆弱的组织。然而，以下几种原因可导致方位迷失：

—内镜探头在病人体内的位置不能被直接看到，因此外科医生通常根据插入的长度、方位、监视器上的视图进行猜测。

—观察方向变化范围为0°(正前方)到120°(向后观察)，并可沿其轴旋转。因此当观察方向超过0°时，可导致方位迷失。

—内镜观察仅局限在黏膜表面，而病人体内用于内镜检查定位的标志可能会由于病变或者以前的手术损伤而分辨不清。

为提供空间定位和提高鼻窦外科手术的安全性和效果，几个小组均提倡使用影像引导（KLIMEK等1996;FRIED等1997,1998b;YAMASHITA等1999）。

11.5.1 MRI引导下的鼻窦手术

FRIED等（1998b）最先报道应用术中MRI引导内镜外科手术。操作是实验性的，目的是用独特的新型开放式MR机，在接近实时成像引导下进行头和颈部外科手术。在新型开放式MR机内，对12例病人实施全身麻醉后进行了鼻窦内镜外科手术，这种开放式MR设备使外科医生在成像时也能对病人实施手术。11例患有慢性鼻窦炎(其中8例为双侧)，1例患有右侧鼻筛部和筛窦肿瘤。全部12例手术均没有发生并发症，手术过程中对手术野使用了内镜观察和MR扫描。MR成像平面由手术者控制，图像更新速度短至14s。MRI提供了足够的有关疾病和解剖的信息，并且允许医生进行术中导航(图11.6)。

术中MRI在几方面优于基于CT的引导系统。MR可多方位成像，并且具有比CT更好的软组织分辨能力。术中成像数据可以反映术中组织的变化，为术中引导提供最佳效果的反馈信息。显然术中MRI能在头颈部疾病的治疗中扮演重要的角色，值得进一步研究(HSU等1998)。然而，术中MRI对手术环境提出了挑战，特别是所有器械，包括内镜，都必须用与MR系统相容的材料制成。

11.5.2 导航系统影像引导下的鼻窦手术

导航系统利用探测器对解剖标志或关键结构，比如视神经进行定位，帮助医生避免术中发生并发症。目前市场出售的用于FESS的影像引导外科手术导航系统有如下几种：Viewing Wand(ISG Technologies，Mississauga，Ontario，Canada)，应用一种6自由度机械臂

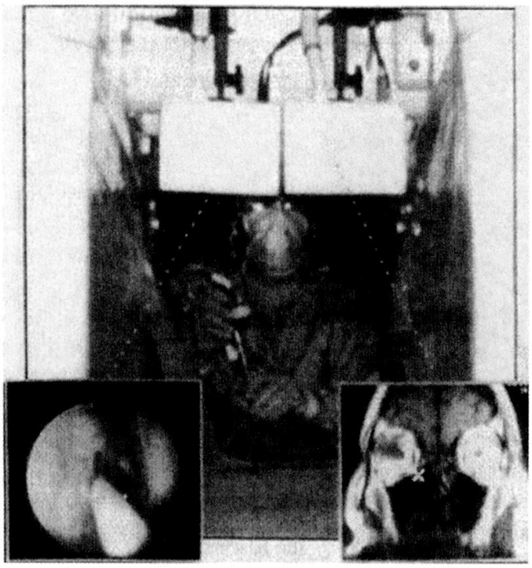

图11.6 外科医生在介入性MR机的垂直开放空间内操作 在FESS过程中，医生可以从两个与头等高的显示器上观察图像，一个显示内镜视频摄像机图像（左下），另一个是MR图像（右下），用十字光标标记出内镜探头的位置。MR扫描平面由探头的位置决定（感谢FRIED 等1998a）

探测器（ANON 等 1994）；光学追踪仪机械臂复位系统（KLIMEK 等 1996）；InstaTrak 系统（Visualization Technology，Woburn，Mass），带有一个 6 自由度电磁传感器，连接到抽吸器上，能够像探测器一样工作（FRIED 等 1997）；ARTMA 虚拟病人系统（ARTMA Virtual Patient System，ARTMA Biomedical，Vienna，Austria），由 TRUPPE 等（1996）研发的一种电磁追踪装置。

FREYSINGER 等（1997）对 ISG Viewing Wand 与 ARTMA 虚拟病人系统在耳鼻喉（ear nose and throat，ENT）手术中通过增强现实技术进行 3D 内镜导航的效果作了对比。初步的结果令人鼓舞，两个系统的准确性相当。然而，应用 ARTMA 系统时，由于传感器的可磁化物质的干扰可能产生定位错误；而 Viewing Wand 系统有机械臂太重等机械方面的不足。一项多中心临床研究（n=55）回顾性评估了 InstaTrak 系统对关键结构的定位能力（FRIED 等 1997，1998a）。该系统的几项新进展包括不需要过多 CT 扫描的自动配准技术、头部移动补偿技术和应用互换式仪器。然而，直的刚性探测器不能检测筛窦顶部和额窦。另外，也不能提供有关内镜的观察方向的信息。

为了克服这些局限性，研发出一种基于 3D 模型的导航系统用于内镜鼻窦手术（YAMASHITA 等 1999）。为了防止术中迷失方向和优化训练，该系统采用一种内镜模式的透视图帮助导航。这种仿真内镜通过锥形观察野和模拟光线，实时指示出观察方向和视野。系统的三个快速定位平面自动追踪内镜，有利于外科医生了解内镜的实际位置。与常规导航的三平面显示相比，透视法导航更受欢迎。三平面显示几乎完全被放弃，显然因为术中看懂它太困难。斯坦福大学神经外科影像引导试验室推出一种更为精湛的技术。该小组研发出了一种基于现代无框架立体定向技术的手术装置。它能够使外科医生通过一种手术内镜探查病人深层的解剖结构，在内镜显示的同时实时显示病人 3D 数据组的容积性重建图像。这与常规影像引导系统相比是一个巨大的进步，后者仅显示手术区内某一个位置的 2D 重建图像（SHAHIDI 等 1996，1998b）。应用 CBYON 软件（CBYON Suite’s Image Enhanced Endoscopy Module）对术前鼻窦 CT 图像进行回顾性观察，注意到蝶窦围绕左侧视神经发生的气化。通过仿真重建做出视神经窦腔内段的 3D 模型。随后，通过调节骨和软组织的透明度或不透明度，观察到视神经与邻近气化窦腔之间的解剖关系。CBYON 系统可与 ENT 头颅参考帧自动配准。内镜视频图像与 PVR 内镜图像配准用于图像增强内镜检查（image-enhanced endoscopy，IEE）。在 IEE 中，PVR 图像和标准的内镜图像同时显示，并同时更新。不用直接进入蝶窦即可在PVR图像中看到其3D模型。通过表面透明化，IEE提供了一种能显示在标准内镜检查中不可见的解剖结构的方法（图11.7）。

经社会公共机构审查委员会(institution-

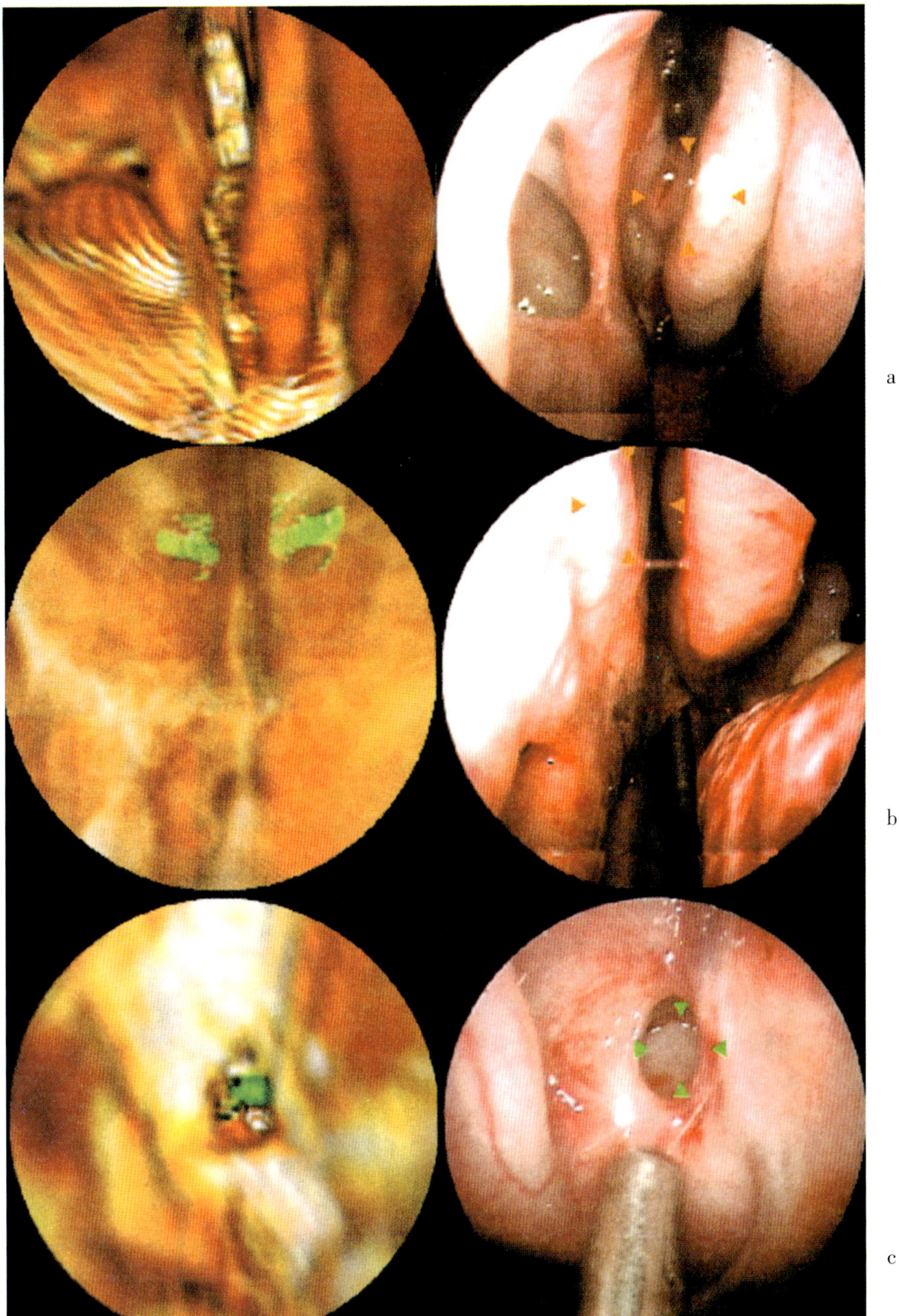

图11.7a–c 仿真重建神经的窦的内部分的3D模型 应用CBYON系统，内镜视频图像和PVR内镜图像自动配准产生IEE方式。在FESS过程中，PVR图像和标准的内镜图像同时显示并同时更新

al review board, IRB)许可的外科手术结果显示，联合使用两种技术（真实内镜检查和 VE）将提供出微创、能最大限度地暴露和准确定位的手术方式（SHAHIDI 等 1996，1998b）。

11.5.3 交互式导航系统的进展

已有学者推出了一种用于 ENT 外科手术术中导航的显示系统（GREIML 和 BACKFRIEDER 2000），同时推出一种用于训练的脱机模式（不能与追踪系统相连）。

首先，所有的可视信息均来自现有的成像方式，如 CT、MRI、单光子发射计算机体层成像（SPECT）和正电子发射体层成像（PET）等。利用这些成像方式的特性，可以提供互补的信息：CT 用于显示骨结构，MRI 用于显示软组织及肿瘤，SPECT 和 PET 用于分析组织的代谢状态。来自这些不同成像方式、以用不同参考帧显示的信息能够被融合到一种标准帧中。这一过程涉及到将各数据组中的相关解剖结构相互配准，产生容积数据的融合。在图像配准之前，必须选出解剖学和病理学组织结构（即分割）。这种结构分割是在适当的算法帮助下半自动完成的，例如局部生长、形态学处理、阈值操作等。通过“斜边匹配（chamfer matching）”使相应被分割结构表面之间的距离最小化，完成图像配准（BORGEFORS 1988）。然后依内镜的位置再现容积数据组。计算出解剖结构的 3D 视图并模拟内镜光学图像形式显示。除此之外，内镜探头当前的位置也显示在 3D 视图和三个相互垂直的层面上。一种光学追踪系统（FlashPoint, Image Guided Technologies, USA）可用于追踪内镜在病人体内的相对位置，该系统可安装在内镜操作者附近。

VE 系统的一个缺点是不能模拟真正内镜的光学失真模式。但通过一种摄像机模式，可将成像平面展示成球面，模拟出真正内镜的观察效果。EISENKOLB 和 BACKFRIEDER（1999）已经校准并证实了这种方式的效果（图 11.8、11.9）。为适应 FESS 的需要，用户界面布局简单，容易操作。如图 11.10 所示，能为真正内镜观察提供补充信息。当前层面的选择（横轴面、冠状面、矢状面），由使用者输入或者由自动追踪系统按照内镜探头的位置决定。应用 PVR 算法产生 3D 视图（LEVOY 1987）。内镜被当作是容积数据组内的一个物体。为改善再现的效果，首先用一种基于图像的方法计算出内镜的位置。如果内镜出现在某一亚容积内，其在该容积内的位置便被标示到图像平面上并确定出那些受内镜位置变化影响的像素。因此，在再现过程中只有一小部分的投影线需要重新计算，使交互式显示能够快速进行。可以拉近或拉远观察，也可以旋转观察位置从不同角度观察，扩大 ROI 范围。也可以产生容积数据的立体图，在 3D 观察窗口上显示。当使用适当的硬件（双缓冲监视器、快门眼镜等）时，手术者可获得 3D 印象的解剖结构和内镜位置。显示系统进行内

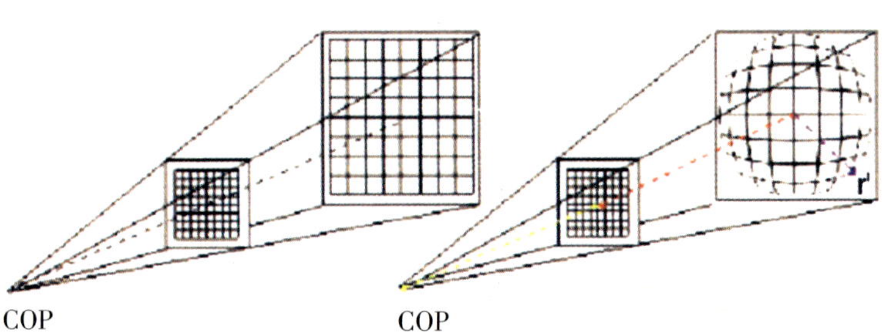

图11.8 模拟VE摄像机模式：单纯透视图模式（左）；模拟内镜透视摄像机模式的失真图（右）。左图显示出计算机绘图中的透视图模式。右图为模拟真正内镜的鱼眼失真图像，用于内镜VR成像

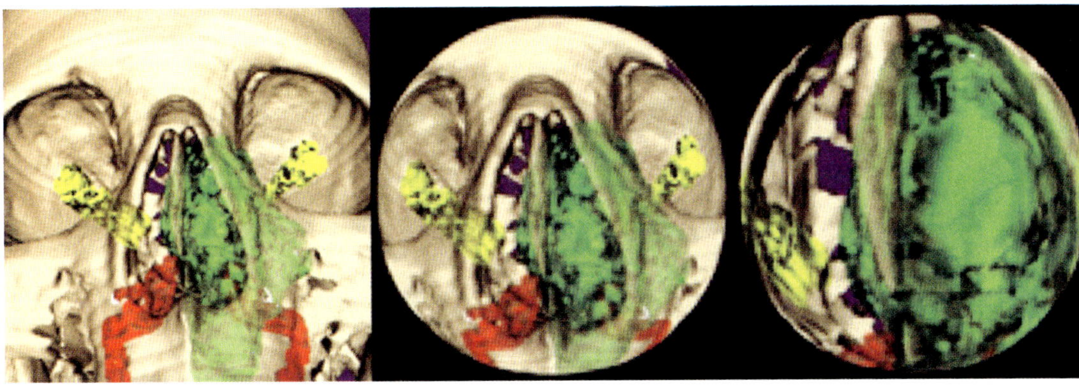

图11.9 3D和VE重建 鼻咽部肿瘤的3D重建（左）；VE的平面式再现（中）；模仿真正内镜图像的再现视图（右）

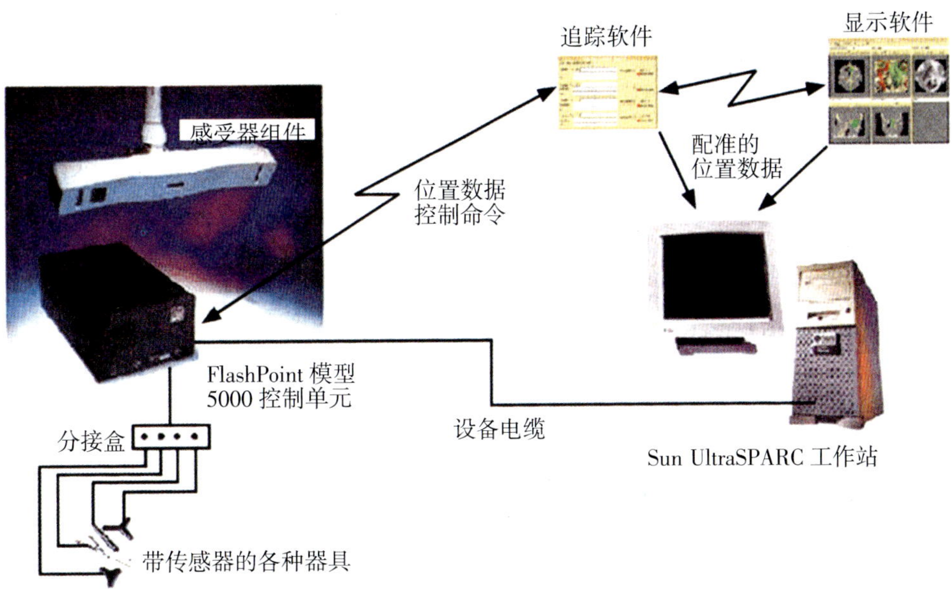

图11.10 外科导航 追踪系统硬件结构（**FlashPoint 5000**）和追踪用工作站（**Sun UltraSparc**）

镜图像再现运用的是 EISENKOLB 和 BACKFRIEDER（1999）描述的算法。“预览”模式不太精确，但能快速产生图像；“细致”模式耗费时间，但输出图像非常精细。“目标”模式包括目标的颜色和不透明性。

11.5.3.1 追踪系统

光学追踪系统（FlashPoint 3D Localizer, Image Guided Technologies, USA），由配备了3台高分辨线性数字摄像机的静态光学传感器和一个连接在内镜上的追踪传感器组成。在仪器的精确位置上至少安装了三个发光二极管（LED），使该仪器能被追踪（图 11.10）。图像配准时，追踪系统给显示过程发送一个参考点，以能够计算出内镜在容积数据组中的相对位置。在追踪过程中，内镜相对于参考点的距离及旋转参数被发送给显示过程，再由显示过程计算出内镜探头在容积数据组内的位置。追踪系统提供出 6 自由度的追踪内镜移动的能力。追踪与显示过程之间的信息传递速度，依透明再现需要的计算时间而定。为了防止显示过程的数据溢出，追踪过程大约每秒向显示过程发送两次新的位置信息。这种交互速度符合临床应用的要求。

11.5.3.2 结果

3D 再现算法最为耗时。大约需用 2s 完成图 11.11 中所示的 256×256 像素图像，而

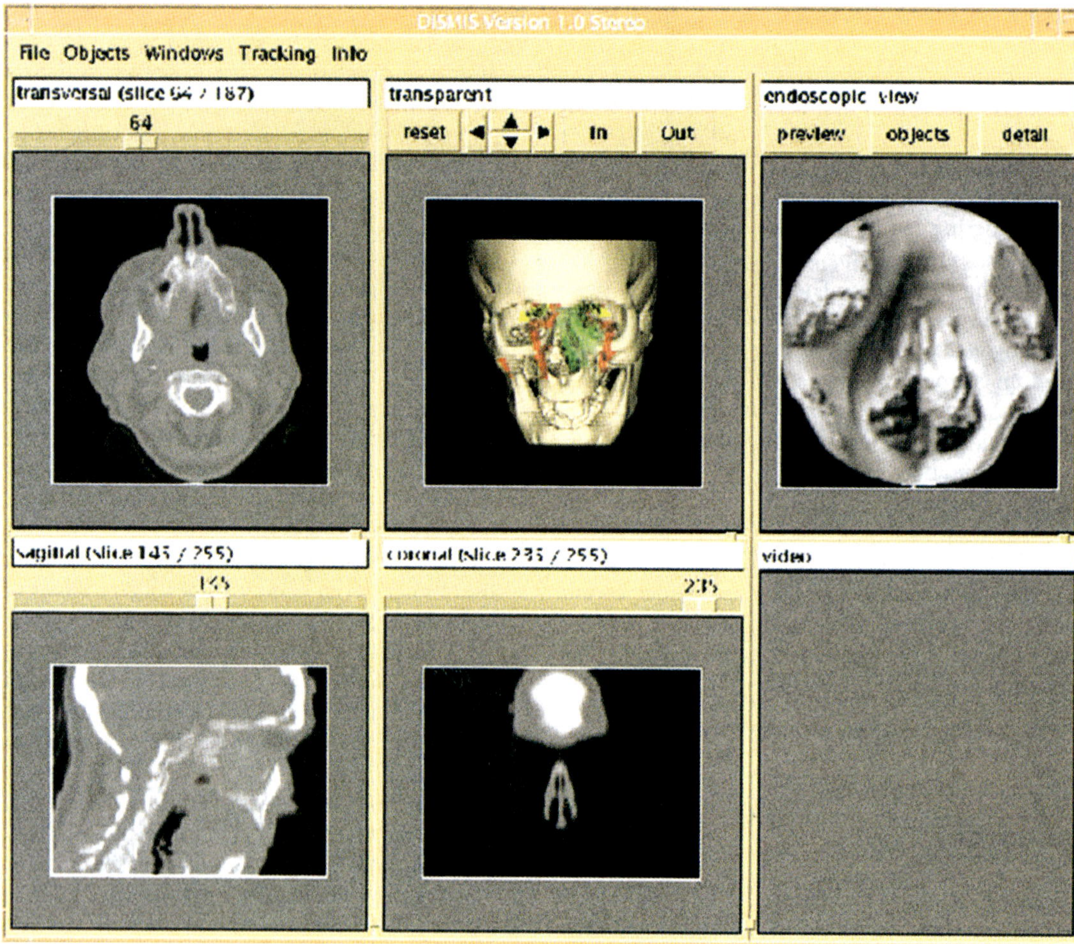

图11.11 导航系统用户界面的原型 相互垂直的层面分别显示在左上、左下和中下窗口；透明化再现（中上窗口）；内镜再现（右上窗口）

容积包括 320×320×216 体素，应用的是 8 比特分辨率。追踪内镜时，应用一种再现蒙板（rendering mask）并且只更新少数选出的体素，可以明显改善再现的速度。节省时间的多少依赖于内镜的位置（平行或垂直于观察方向）。平均提高速度大约 3.5 倍，达到大约每秒 2 帧。但是，当选择一个新的视点时这一优势将会丧失。预先计算事先选出的不同视点（关键帧）的 3D 视图被认为不实用。现可以使用的是能进行平行透视再现的硬件（PFISTER 等 1999）。这或许可以提高交互帧频；然而在某些状态下，体素的着色会失败。同样，在 3D 观察窗上实现立体再现也需要解决。

11.6 结论

VE 和 PVR利用 CT 或 MRI 提供的数据

可评估鼻腔、鼻咽和鼻窦而不增加并发症。尽管所有的解剖信息都是由轴位图像提供的，VE 不会增加新的解剖信息，但 VE 能以一种外科医生容易接受的方式显示相关结构。VE 通过自由灵活的角度、透视方式和常规方法不能达到的位置，可以观察解剖和病理细节，被骨和软组织遮盖的复杂的 3D 解剖关系也能够被显示。然而，某些区域的重建因伪影而不准确，仍需手工分割做出补偿。虽然目前鼻窦 VE 的临床应用尚有限，但 MRDCT 提供的高分辨率图像数据将使 VE 得到更广泛的应用。术者能够利用 VE 的重建图像，而不再用大量的单幅图像去观察临床病例。目前，鼻窦 VE 主要是在术前为外科医生提供帮助，而不是为了诊断。VE 的另一应用潜力是教学和训练。借助高度发展的显示软件，甚至可能进行基于 CT 数据的虚拟手术训练。利用 CT（详尽的骨解剖细节）和 MRI（极佳的软组织细节）的优点，将多种模式图像融合或整合到实时导航或影像引导系统中，将会进一步提高显示效果。

在 FESS 视野较小的情况下，导航系统可以帮助术者寻找安全的手术进入点或解剖定位标志。基于 MRI 引导的术中成像虽然有用，但目前仍处于研发初期。CT 引导更适合于大多数在常规手术室中进行的手术操作。虽然常规手术还不能用 MRI 引导，但是 MRI 实时导向的应用将会继续发展，特别是对于肿瘤切除病例和复杂病例，如颅底手术、垂体瘤切除术和视神经受压的病例。实时导向也有助于活检、热消融和矫形。在不远的将来，临床将能应用 VE、PVR 和 3D 定位对真实内镜进行追踪，补充术中内镜的视野。

致谢，感谢奥地利科学基金项目 Projet P12463-MED 和 Ludwig-Boltzmann Institute for Clinical and Experimental Radiology，Vienna 对研发软件提供的支持；感谢 Monika Eisenkolb，MS 提供的内镜视图资料和维也纳大学医院放射科 Fritz Vorbeck，MD 提供的 MRI 和 CT 数据。

参考文献

Anon JB, Lipman SP, Oppenheim D (1994) Computer-assisted endoscopic sinus surgery. Laryngoscope 104: 901–905

Bartz D, Skalej M (1999) VIVDENI-virtual ventricle endoscopy. In: Data visualization. Springer, Berlin Heidelberg New York, pp 155–166

Beus J, Kauczor HU, Schwikkert HC (1995) Coronal paranasal sinus CT: using the spiral technique. Aktuelle Radiol 5: 189–191

Borgefors G (1998) Hierarchical chamfer matching: a parametric edge matching algorithm. IEEE Trans Pattern Anal Maching Intell 10: 849–865

Brady LM, Jung KK, Nguyen HT (1998) Interactive volume navigation. IEEE Trans Visual Comput Graph 4: 243–255

Chakeres DW (1985) Computed tomography of the ethmoid sinuses. Otolaryngol Clin North Am 18: 29–42

Chow JM, Mafee MF (1989) Radiologic assessment preoperative to endoscopic sinus surgery. Otolaryngol Clin North Am 22: 691–701

Darabi K, Resch KDM, Weinert J (1997) Real and simulated endoscopy of neurosurgical approaches in an anatomical model. Lectures Notes Comput Sci 1205: 323–326

De Nicola M, Salvolini L, Salvolini U (1997) Virtual endoscopy of nasal cavity and paranasal sinuses.Eur J Radiol 24:175–180

Ecke U,Klimek L,Muller W (1998) Virtual reality:preparation and execution of sinus surgery.Comput Aided Surg 3:45–50

Eisenkolb M,Backfrieder W (1999) Virtual endoscopy of multi-modal data in ORL-surgery.Phys Media 15:28

Ezquerra N,Navazo I,Morris TI(1999) Graphics,vision,and visualization in medical imaging:a state of the art report.Eurographics'99,pp 21–80

Fishman EK,Drebin B,Magdid D(1987) Volumetric rendering techniques:applications for three-dimensional imaging of the hip. Radiology 163:737–738

Freysinger W,Gunkel AR,Thumfart WF (1997) Image-guided endoscopic ENT surgery.Eur Arch Otorhinolaryngol 254:343–346

Fried MP,Kleefield J,Gopal H(1997) Image-guided endoscopic surgery:results of accuracy and performance in a multicenter clinical study using an electromagnetic tracking system.Laryngoscope 107:594–601

Fried MP,Kleefield J,Taylor R (1998a) New armless image-guidance system for endoscopic sinus surgery.Otolaryngol Head Neck Surg 119:528–532

Fried MP,Topulos G,Hsu L(1998b) Endoscopic sinus surgery with magnetic resonance imaging guidance:initial patient experience.Otolaryngol Head Neck Surg 119:374–380

Geiger B,Kikinis R(1995) Simulation of endoscopy.In:Ayache N (ed) Lecture notes in computer science.Computer vision,virtual reality and robotics in medicine. Springer,Berlin Heidelberg New York,pp 276–282

Gilani S,Norbash AM,Ringl H(1997) Virtual endoscopy of the paranasal sinuses using perspective volume rendered helical sinus computed tomography.Laryngoscope 107:25–29

Greiml W,Backfrieder W (2000) A display system for surgical navigation.ORL surgery.Proc 4th Centr Eur Semin Comput Graph 1:207–216

Hong L,Muraki S,Kaufmann A(1997) Virtual voyage:interactive navigation in the human colon. SIGGRAPH 97 conference proceedings,ACM SIGGRAPH.Addison Wesley,Reading,Mass,pp 27–34

Hopper KD,Iyriboz AT,Wise SW (1999) The feasibility of surgical site tagging with CT virtual reality of the paranasal sinuses.J Comput Assist Tomogr 23:529–533

Hosemann W(1996) Endonasal surgery of the paranasal sinuses:concepts,techniques, results,complications and revision interventions.Eur Arch Otorhinolaryngol S1:155–269

Hsu L,Fried MP,Jolesz FA(1998) MR-guided endoscopic sinus surgery.AJNR Am J Neuroradiol 19:1235–1240

Keller PJ,Drayer BP,Fram EK (1989) MR angiography with two-dimensional acquisition and three-dimensional display. Radiology 173:527–532

Klimek L,Moesges R,Schloendorff G (1996) Longterm experience with different types of localization systems in skullbase surgery.In:Taylor RH,Lavallee S,Burdea C,Mosges R (eds) Computer-integrated surgery.MIT Press,Cambridge Mass,pp 6735–6738

Kochanek DH,Bartels RH(1984) Interpolating splines with local tension,continuity,and bias control.Comput Graph 18:33–41

Lengyel J,Reichert M,Donald BR(1990) Real-time robot motion planning using rasterizing.Comput Graph 24:327–335

Levoy M(1987) Display of surfaces from volume data.IEEE Comput Graph Appl 8:29–37

Lorensen WE,Cline HE (1987) Marching cubes:a high resolution 3D surface construction system. Comput Graph 21:163–169

Magnusson M,Lenz R,Danielsson PE(1991) Evaluation of methods for shaded surface display of CT volumes.Comput Med Imaging Graph 15:247–256

May M,Levine HL,Mester SJ(1994) Complications of endoscopic sinus surgery:analysis of 2108 patients-incidence and prevention.Laryngoscope 104:1080–1083

Meissner M,Kanus K,Strasser W (1998) VIZARD II,a PCI-card for real-time volume rendering.Eurographics/Siggraph workshop on graphics hardware,pp 61–67

Messerklinger W (1978) Endoscopy of the nose.Urban and Schwartzenberg,Baltimore

Messerklinger W(1994) Background and evolution of endoscopic sinus surgery.Ear Nose Throat J 73:449–450

Nakasato T,Katoh K,Ehara S (2000) Virtual CT endoscopy in determining safe surgical entrance points for paranasal mucoceles.J Comput Assist Tomogr 24:486–492

Pfister H,Hardenbergh J,Knittel J(1999) The volume pro real-time ray-casting system. SIGGRAPH 99,computer graphics proceedings,annual conferences series,pp 251–260

Rogalla P,Nischwitz A,Gottschalk S(1998) Virtual endoscopy of the nose and paranasal sinuses.Eur Radiol 8:946–950

Rubin GD,Dake MD,Napel SA(1993) Abdominal spiral CT angiography:initial clinical experience.Radiology 186:147–152

Rudman DT,Stredney D,Sessanna D(1998) Functional endoscopic sinus surgery training simulator. Laryngoscope 108:1643–1647

Rusinek H,Mourino MR,Firooznia H(1989) Volumetric rendering of MR images.Radiology 171:269–272

Shahidi R,Argiro V,Napel S(1996) Assessment of several virtual endoscopy techniques using computed tomography and perspective volume rendering.Lect Notes Comput Sci 1131:521–526

Shahidi R,Tombropoulos R,Grzeszczuk R (1998a) clinical applications of three-dimensional rendering of medical datasets.Proc IEEE 86:555–568,http://neurosurgery.Stanford.edu/igl/image/movies/ent-2.mpg,http://neurosurgery.stanford.edu/igl/image/movies/nose-2.mpg

Shahidi R,Wang B,Epitaux M(1998b) Volumetric image guidance via a stereotactic endoscope. Proceedings MICCAI'98. Springer,Berlin Heidelberg New York

Som PM (1985) CT of the paranasal sinuses.

Neuroradiology 27:189–201

Stammberger H, Posawetz W(1990) Functional endoscopic sinus surgery: Concept, indications and results of the Messerklinger technique.Eur Arch Otorhinolaryngol 247: 63–76

Suojanen JN, Regan F(1995) Spiral CT of the paranasal sinuses.AJNR Am J Neuroradiol 16:787–789

Truppe MJ, Freysinger W, Gunkel AR (1996) Remote-guided surgical navigation in ENT surgery.Stud Health Technol Inform 29: 280–282

Val assori GE, Buckingham RA, Carter BL (1998) Head and neck imaging.Thieme Medical, New York, pp 187–190

Vining DJ, Shifrin RY, Haponik EF (1994a) Virtual bronchoscopy.Radiology 193:261

Vining DJ, Winston-Salem MD, Shifrin RY (1994b) Virtual reality imaging of the airways.Radiology 193:446

Weber R, Keerl R, Hosemann W (1998) Complications with permanent damage in endonasal paranasal sinus operations-more frequent in experienced surgeons? Laryngorhinootologie 77:398–401

Wiet GJ, Yagel R, Stredney D(1997) A volumetric approach to virtual simulation of functional endoscopic sinus surgery.Stud Health Technol Inform 39:167–179

Yamashita J, Yamauchi Y, Mochimaru M (1999)Real-time 3-D model-based navigation system for endoscopic paranasal sinus surgery.IEEE Trans Biomed Eng 46: 107–116

12 仿真喉镜检查

JOACHIM KETTENBACH, MIKE E.LEVENTON, MARVIN P.FRIED, VIK M.MOHARIR, WOLFGANG BIRKFELLNER, RUDOLF HANEL, WILLIAM E.LORENSEN, RON KIKINIS, FERENC A.JOLESZ

目录

J.KETTENBACH, MD
Department of Diagnostic Radiology, University Hospital of Vienna, Waehringer Guertel 18-20, 1090 Vienna, Austria
M.E.LEVENTON, MS, PhD, M.P.FRIED, MD, V.M.MOHARIR, MD
Surgical Planning Laboratory, Department of Radiology, Brigham and Women's Hospital Boston, 75 Francis Street, Boston, MA 02115, USA
W.BIRKFELLNER, MS, PhD, R.HANEL, MS
Department of Biomedical Engineering and Physics, University of Vienna, General Hospital Vienna, Waehringer Guertel 18-20, 1090 Vienna, Austria
W.E.LORENSEN
GE Corporate Research and Development, Building KW Room C215, 1 Research Circle, Niskayuna, NY 12309, USA
R.KIKINIS, MD
Surgical Planning Laboratory, Department of Radiology, Brigham and Women's Hospital Boston, 75 Francis Street, Boston, MA 02115, USA
F.A.JOLESZ, MD
Director of MR Division and Image Guided Therapy Program, Department of Radiology, Brigham and Women's Hospital Boston, 75 Francis Street, Boston, MA 02115, USA

12.1 引言

仿真内镜检查(VE)是通过计算机将二维(2D)CT 或 MRI 图像数据转变为三维(3D)图像来观察体腔。目前,这项技术已不仅被实验性地应用于研究结肠、支气管、耳和其他器官,而且已经被应用于临床。

正如一些学者证明的那样,CT 和 MRI 的横断层面图像数据产生出仿真喉镜检查(virtual laryngoscop, VL)技术。VL 基于被检者个人的解剖信息，能够通过计算机产生的 3D 图像模拟常规内镜检查,以类似于或等同于内镜的观察方式无创探查病人的喉部解剖。VL 能够克服常规喉镜的不足,可以评估透壁性病变的范围，观察受累管腔远端的气道。结合位置传感器技术,将真实内镜与 VE 的图像融合，可以为活检针和微创外科器械的准确定位提供导航。该技术在临床上可以为头颈部病变制定术前计划、分期、术中导向提供帮助,值得进一步研究。VL 可以补充真实内镜检查的发现，甚至在某些检查中可取代真实内镜，减少住院费用和真实内镜检查过程中固有的风险。

目前常规内镜检查是评价上呼吸道，如喉或气管的金标准。然而，刚性内镜检查需要全身麻醉，限制了其在高危病人中的应用；而柔性内镜检查也依赖于病人的密切合作和操作者的经验。此外，先天性变异或后天性狭窄可阻止真实内镜的通过。再有，真实内镜的观察野仅被限制在腔内，不能对透壁性病变进行评估，操作中如食管内镜检查也存在穿孔的危险。

螺旋 CT 或 MRI 横断层面成像及图像数据的后处理，能为临床上难以进行真实喉镜检查的病例提供另外一种评估工具，并提供有关喉部的诊断信息。已有学者对多平面重建（MPR）、表面遮盖显示（SSD）或 3D 重建在耳鼻喉头颈部外科领域的应用做了研究（MARSH 和 VANNIER 1983；CLINE 等 1987；WIENGAND 等 1993；ALTOBELLI 等 1993；EISELE 等 1994；KORVES 和 KLIMEK 1995；GIROD 等 1995；VANNIER 和 MARSH 1996；SCHUBERT 等 1996）。应用这些技术，放射科医生仅用几幅图像就能给临床医生指出病变，而不需要提供所有的轴位图像。然而，MPR、SSD 和彩色编码重建图像会减少原始数据，比 CT 或 MR 容积数据组包含的诊断信息少。因此，诊断应当始终以原始轴位图像为基础（表 12.1）。

表 12.1 多平面重建、表面遮盖显示、彩色编码 3D 重建的独特优势

多平面重建（MPR）	显示轴位层面图像上可能被遗漏的结构（通常由于部分容积效应） 冠状位 MPR 是显示肿瘤是否越过中线的理想方法
表面遮盖显示（SSD）	特别适合于显示致密组织，如骨或移植骨，但不适于显示喉咽部或喉的软组织或肿瘤 适于显示肿瘤向颅骨、脊柱、舌骨或喉骨的广泛侵犯
彩色编码 3D 重建	能清楚显示肿瘤与大血管、骨、淋巴结等结构之间的空间关系 利于显示肿瘤对周围结构的侵犯（对制定手术或治疗计划很有用）

随着成像技术及计算机技术的进展，产生出一种新的 3D 显示工具：仿真内镜检查（VE）（ROSENBERG 等 1994；VALVASSORI 1994；SCHENCK 等 1995；LORENSEN 等 1995；FRIED 等 1996；VINING 等 1996；JOLESZ 等 1997；FRANKENTHALER 等 1998）。VL 使用计算机处理螺旋 CT、多排探测器 CT（MRDCT）或 MRI 获取的数据组，是一种新的诊断方法。该方法模拟标准内镜显示喉部解剖（ROBB 2000；SATAVA 2000），效果与标准内镜类似或等同。到目前为止，除 VL 外，已能用 VE 技术评估的器官包括结肠、支气管、耳等，已取得初步经验（JOLESZ 等 1997；FRANKENTHALER 等 1998；AQUINO 和 VINING 1999；ASSIMOS 和 VINING 2001）。

当内镜检查受限时，如在气道狭窄的情况下，VL 就显出了它的优势，特别是对于那些有真实内镜不能通过的狭窄的高危病例或不需要活检的术后复查病例（表 12.2）。此外，VL 特别适合于评估严重的气道病变，如肿瘤、感染、炎症或先天性缺陷累及管腔时。

由于 VL 是基于个人的 CT 和 MRI 资料对解剖结构进行 3D 重建，因此甚至有更多的优点。通过这种重建不仅能够模拟常规内镜进行导航，还能同时显示解剖结构的整体视图与 CT 或 MRI 层面图像，提供出常规内镜检查不能提供的组织结构定位和分析信息。

表 12.2 常规喉镜和 VL 的特点

常规喉镜检查	仿真喉镜检查
不能评估严重狭窄后方的管腔	可评估常规内镜不能到达的区域，特别是高危病人或有不可通过的狭窄时
侵入性,需要给予镇静剂,有穿孔危险	非侵入性,无需镇静剂,可根据需要反复检查
高分辨显示仅限制在喉腔和黏膜表面	3D 信息可超越黏膜表面显示解剖结构和病变范围及周围血管情况
具有交互性	提供比常规内镜更加自由的检查方式(例如反向观察)
能够进行介入性操作(活检、灌洗)	与追踪系统联用,可进行影像导航介入操作 VE 能更精确地评估会厌下和鼻咽部解剖

12.2 图像采集

CT 或 MRI 技术获取的高分辨率断层图像或容积数据都能够经过后处理获得 3D 重建和 VL(表 12.3)。

12.2.1 CT

在早期的研究中，一般用准直 3mm、螺距比值 1:1(或更大)的采集参数覆盖较大的采集容积，例如采集全部的气管支气管树(FERRETTI 等 1996;GREESS 等 2000)。这种方案对显示小于层厚的结构有局限性。为了克服这一限度，在喉部成像中需使用螺旋 CT 提供的一些重建技术。

表 12.3 CT、MRI 各自的优势

CT	MRI
检查时间短、采集速度快，能屏气采集和功能成像(Valsalva 法,发“i”音等)	能获得肿瘤病变的 3D 容积采集
显示气体和骨骼极清楚,更适于评价气道受累	极好的软组织对比度,更好地显示声门周围、会厌前间隙受累或癌瘤累及喉软骨的情况
容易低估肿瘤对软骨的侵犯而导致治疗不彻底	发现肿瘤软骨更为敏感,但特异性不高
更实用	无电离辐射

使用螺旋 CT 时，尽管层厚在扫描前已设置好，但是可以将容积数据组的层面“移到”原始层面厚度的任意位置上进行层面重建。这种图像的重叠重建可确保 X 线束在层面内通过任何病变的中心，所得图像能显示病变的真实密度。为了使 VL 具有高空间分辨力,采集图像时层厚应相当薄。然而,这限制了单次屏气下采集容积的覆盖范围。如今螺旋 CT 最大的缺点是受到 X 线毫安量的限制。因此,与常规 CT 相比,由于螺旋 CT 采用较低的毫安量而更容易产生粒度大的图像。然而,随着探测器的效率和 X 线管热容量的不断改善,这一缺点正在被克服。

应用 3mm 准直、1.5 螺距及 2~3mm 重叠重建增量,“常规”螺旋 CT 可获得能覆盖头颈解剖结构的扫描范围，使 VE 与解剖学上的所见之间具有良好的相关性（BAUM 等 2000)(表 12.4)。

表 12.4 螺旋 CT VE 重建推荐使用的扫描参数

准直(mm)	螺距	重建指数(mm)	管电流(mAs)	有效 mAs(mAs/螺距)
3	4~5	2	80	<20
2	4	1	120	30
1	3	0.8	200	67

为了提高诊断质量，可以另外应用一个平行于下颌骨的短距离螺旋扫描，来减少有牙齿充填物的病人齿弓后方的伪影。为了获得最佳组织对比度,可静脉注射对比剂,注射剂量 150ml,速度 2.5ml/s,扫描延迟时间 70~80s。行颈动脉成像时，建议扫描延迟时间 20s。动态增强扫描仅在特殊情况下使用,例如怀疑有血管球瘤时。

嘱病人在扫描过程中不要做吞咽动作，适度深吸气后连续缓慢呼气以使声带保持在呼气状态下。一种功能性 CT 成像方法,即在发元音"i"和/或做 Valsalva 鼓气动作时进行扫描,对于检查声带的动度非常重要。因此，发"i"音时的成像,对于任何喉咽和喉部细致的检查来说,都是必不可少的。

其他研究者还建议在单次屏气下完成图像数据采集，这样可减少由吞咽或呼吸带来的运动伪影。另外,在屏气期间血管强化的程度显著增加，可以提高淋巴结的检出率并能减少对比剂的用量(CURTIN 1996)。

较短的采集时间能更有效地减少运动伪影（特别是 Z 轴方向），如目前多层螺旋 CT 进行的检查（BERLAND 和 SMITH 1998;BODE 等 2001)。这些容积数据组由大量的层面图像构成，甚至还可以回顾性地选择层面的厚度,以满足当前任务对分辨率(通常大约 1mm 或更薄)的要求。

多层螺旋 CT 单次屏气下扫描整个喉部的方案为:4×1mm 准直、120kV、200mAs、旋转时间 0.5s(BRUNING 等 1999)。多层螺旋 CT 可获得喉部近似各向同性体素的成像，冠状位 MPR 图像的质量与直接冠状位扫描一样好且无 amalgam 伪影(BAUM 等 2000)。可用 MPR 充分评估薄的结构(如颅底、眶底和硬腭)和口底。

经过选择得出的黏膜 CT 值阈值是 -600~-100HU,骨骼是+250HU。在这种情况下,几乎所有的结构都清晰可辨,并且能为喉部含气间隙(如喉腔)和软组织表面提供极好的对比(SAKAKURA 等 1998)。CHOI 等(2000)得出的结论是,甚至在低剂量螺旋 CT(管电流为 50mA)图像上也可以重建出气道,而图像质量并没有明显降低。

12.2.2 MRI

一般来说,对能够合作的病人 MRI 似乎是最佳的检查方式，尤其是对喉部分切除术的术前评估。MRI 对肿瘤性软骨侵犯的检出比 CT 更敏感,但特异性较低,特别是当甲状软骨受累时(CASTELIJNS 等 1998)。对于 MRI 检查,T_1 加权 3D 梯度回波序列更有优势,能更好地显示肿瘤组织、血管和其他软组织结构。

选择 CT 或 MRI 取决于临床医生对这些成像方式的经验。二者对于肿瘤侵犯会厌前和声门周围间隙、声门下区、软骨均高度敏感。CT 和 MRI 较高的阴性预测值使它们在排除肿瘤性软骨侵犯方面都具有相当高的可信度。因反应性炎症的存在,MRI 有可能高估肿瘤性软骨侵犯程度,导致治疗过度;而 CT 倾向于低估肿瘤对软骨的侵犯程度，导致治疗不充分(ZBAREN 等 1997a;BECKER 2000)。

此外,CT 和 MRI 在特异性上均有局限性，两种方法都有可能高估肿瘤的扩散范围(BECKER 1998)。然而,CT 和 MRI 检测肿瘤性软骨侵犯的总体准确度分别是 80% 和

82%(ZBAREN 等 1996)，两种技术对病变分期的准确度相等（ZBAREN 等 1997a,b）。CT和 MRI 可以显示腔外组织的情况,并且通常不需要镇静剂。这些非侵入性技术存在的问题是以 2D 断层图像形式提供信息，因此医生必须在头脑中将其重建成 3D 图像。这对于解剖结构复杂的部位是非常困难的，例如头和颈部(JOLESZ 等 1997)。因此,喉部的 3D成像技术兼有内镜和放射学成像的优点。

12.3 后处理

CT 和 MRI 图像通常通过内部网络传输到计算机工作站上。依靠计算机硬件,对图像进行滤过,去除多余的信号(GERIG 等 1992; FRANKENTHALER 等 1998)。进一步的处理称为分割，用手工操作或自动化方式分离或勾画出各个解剖结构的轮廓并叠加成 3D 形式。

最近的文献中发表过几种关于医学图像的分割方法。虽然每种技术都可以单独使用,但是常常需要联合使用多种技术以解决在分割中遇到的各种问题(PHAM 等 2000)。有些技术可以实现接近实时的交互式操作；早期的后处理技术需要预先确定界标(landmark)或显示路径(表 12.5)。

表 12.5 仿真内镜检查的软件和硬件

软件(供应商)	硬件(供应商)
Iris Explorer(Silicon Graphics)	Indigo2 Maximum IMPACT(Silicon Graphics)
Navigator(GE Medical Systems)	Sparc-10 workstation(Sun Microsystems)
Vitrea and Voxel View(Vital Images)	O2(Silicon Graphics)

表面再现(LORENSEN 等 1995)或容积再现(RUBIN 等 1996)是最常用于产生 VE 图像的技术。分割出的结构可以仅包括黏膜表面,但是一些学者也分割出骨、软骨和含气结构。最后，由一个特殊的计算机程序将所有 3D形式的结构结合成一个完整的模型，用于产生 VL 图像。

根据所使用的技术，手工后处理操作大约需要 15min(RODENWALDT 等 1996)至几个小时。仿真摄像机、自由定义虚拟光线以及可变视角等，均是 VE 用户界面上有实用价值的功能。摄像机和总体视图的视野能够放大或缩小,可沿任意轴旋转 360°,并且可以在垂直或水平面上移动位置。摄像机镜头可以面向任意方向并提供从 1°到 180°任何视角的视图。

虽然重建后获得的 3D 图像与相应的一系列轴位层面图像相比，并不包含更多的信息，然而与轴位单层面图像相比,3D 显示使观察者能够更好地理解解剖结构之间的空间关系(REMY-JARDIN 等 1998)。通过去除多余的细节，减少了信息量，仅保留了必要的部分。先进的界面可以同时显示多幅图像:摄像机视图、总体或外部视图及相关的 CT 或MRI 层面图像。

12.4 临床应用

常规内镜容易进入喉部。然而,在某些情况下 VL 更有优势，并且得到了令人鼓舞的临床应用效果(SILVERMAN 等 1995;ASCHOFF 等 1998)。应用快速容积成像技术和先进的后处理技术，能够在扫描的同时或扫描后回顾性地产生高质量的喉部 VE 图像。

一项实验性研究评估了用螺旋 CT 数据组重建高分辨 VL 的可行性及其临床应用价值(ASCHOFF 等 1998)。12 例喉部病变病人(3例声带肿瘤、2 例喉癌、1 例甲状腺癌侵犯喉部、6 例声门下狭窄)接受了螺旋 CT 检查(准直 1mm)。图像数据在安装了标准显示软件的工作站上进行处理，然后将 VL 与常规内镜发现进行了对比。12 例中,2 例因吞咽伪影而重建失败,8 例通过 VL 获得正确诊断（喉部肿瘤、声门下狭窄)并与内镜所见相似。但 VL 或横断层面 CT 图像均对声带小肿瘤的显示不充分,未能识别出声带癌。影响结果的主要原因是不自主吞咽动作造成的运动伪影。

ASCHOFF 等(1998)认为 VE 对寻找喉部肿瘤可起重要作用。然而,黏膜表面细节信息的缺乏和运动伪影限制了 VE 的应用价值，妨碍了黏膜表面或声带肿瘤的检出。

FRIED 等研发了一种基于 2D CT 或 MRI 数据的喉部 VE 技术（FRIED 等 1998a; MOHARIR 等 1998)。被检者包括正常气道、声门后狭窄和声门皱襞鳞状细胞癌的病例,获得的 2D CT 和 MR 图像经后处理进行 3D 重建，得到的模型包含了目前一般 VE 技术不能获得的腔外解剖信息，将其输入一个实验性的 VE 程序产生气道内腔图像并可进行交互式观察。

他们的 VE 程序可以显示多幅图像:摄像机视图、总体或外部视图和相应的方位互相垂直的 CT 或 MR 图像(图 12.1,12.3)。摄

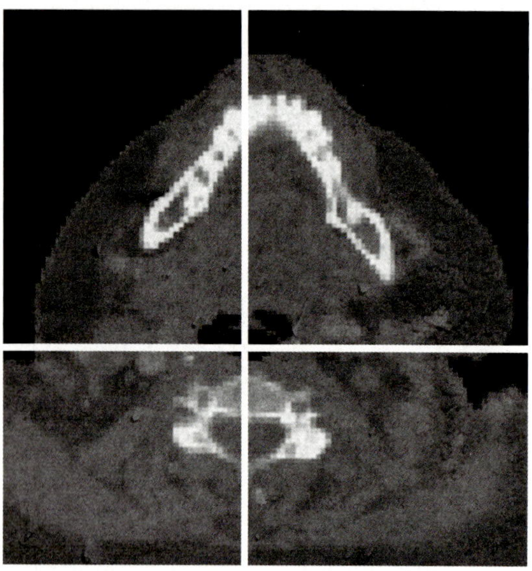

a

图12.1a,b 女性56岁，无喉部或气道病变 **a** 相应的2D CT层面。十字线表示摄像机的位置,摄像机向下观察视图如图b的右图。随着VE摄像机连续向下深入,相应的CT层面连续更换。**b** 左边显示出喉后部的3D彩色编码总体视图。两侧杓状软骨标记为白色。管腔经部分透明化处理以显示出甲状软骨（紫色)。会厌连同杓会厌襞和楔状结节一起被标记为红色。声带为橘黄色。绿线表示VE摄像机的位置。摄像机朝向下方获得右边图像,显示声带、会厌软骨、楔状结节边缘和甲状软骨。声带为橘黄色,杓状软骨为白色,位于上边和右边边缘的会厌为红色。管腔经部分透明化处理后,暴露出甲状软骨(紫色)

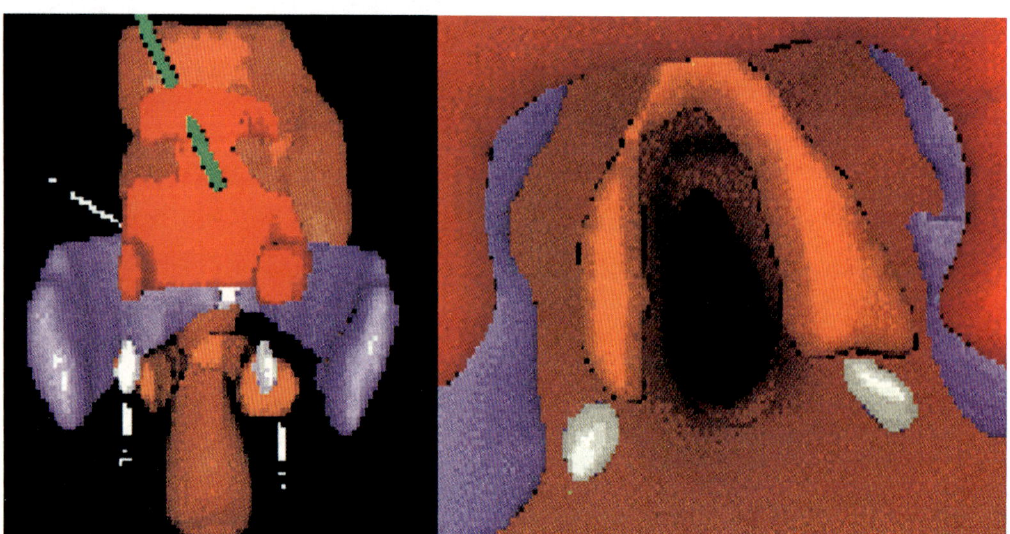

b

像机视图和总体视图均能够放大或缩小，在任意轴上旋转 360°，并且可以在垂直位或水平位平面上移位。摄像机镜头可以朝向任何方向并可提供从 1°~180°任何角度的视角。可任意增加或删除解剖结构，对具体解剖结构可以进行透明化处理，并可控制色彩和光线强度。

一例机动车车祸后发生吸气性喘鸣的病例，视频动态喉镜检查发现杓状软骨间蹼阻碍了声带的外移。视频动态喉镜不能显示声门下结构，狭窄范围的评估非常困难，故应用螺旋 CT 扫描（准直 2mm）进行喉部 VL 和 3D 彩色编码重建。由于 VE 在视野控制方面具有很大的灵活性（仿真摄像机能够以 1°到 180°任意视角观察），狭窄区在摄像机视图和总体视图中均能显示。在气管内行后倾观察提供出喉部结构的另一种透视图。应用 VL 能够断定狭窄没有延伸到声门下区（图 12.2）。

在 3D 彩色编码视图上，对分割出的结构进行透明化处理，能够显示出病变透过壁外的范围。当去除杓状软骨间蹼后，喉后部的总体视图能证实狭窄远端的气道有无受累（图 12.3）。

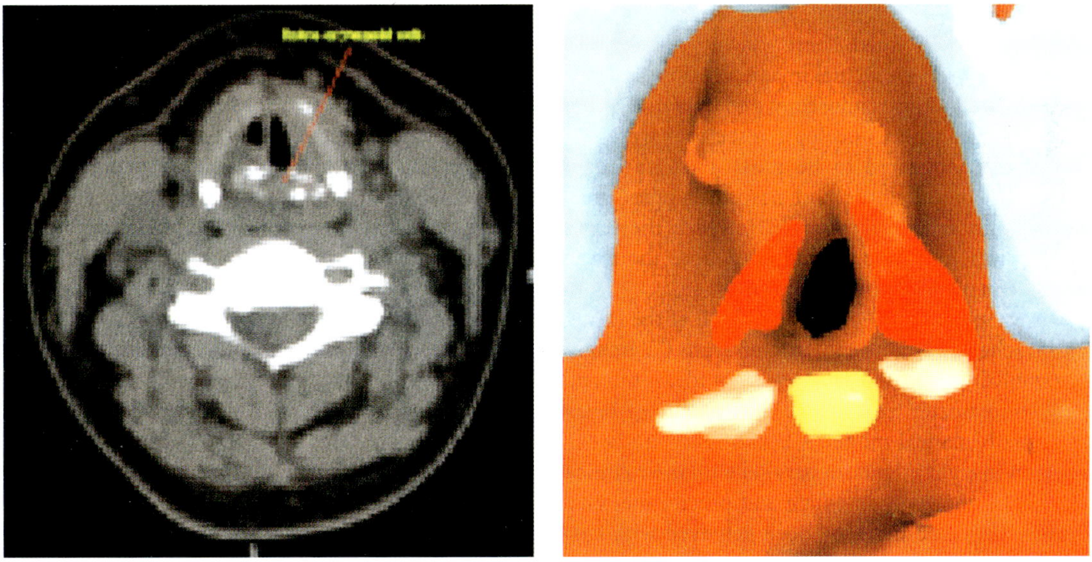

a　　b

图12.2a，b　女性39岁，喉部声门后方狭窄　a 在CT图像上可见由杓状软骨间蹼引起的喉部狭窄。b 仿真摄像机移至声带下方。狭窄区（用黄色分割）没有延伸到声门下区

GALLIVAN 等（1999）在 21 例头颈部肿瘤病例中评估了 CT 和 VE 的应用价值，这些肿瘤分布于整个上部气道—消化道。将视频图像与手术记录进行了对比。对病人进行了头颈部的全面检查，包括柔性喉镜、轴位增强 CT、CT 仿真内镜检查（CT VE），大多数病例还进行了手术中内镜检查。结果表明，VL 可准确地发现腔内肿瘤引起的异常，但是由于正常组织与肿瘤并列附着，因此对腔内表面轮廓改变的性质显示不准确。对轮廓改变的分辨力也有限，无法确定黏膜异常。对于肿瘤切除术后的病例，仿真图像、柔性喉镜、刚性内镜和手术评价之间具有很好的总体相关性。对于这类病例，用 VL 评估声门下和鼻咽部解剖最为准确。然而，对彼此并列附着在一起的组织皱襞性质的判断价值有限。

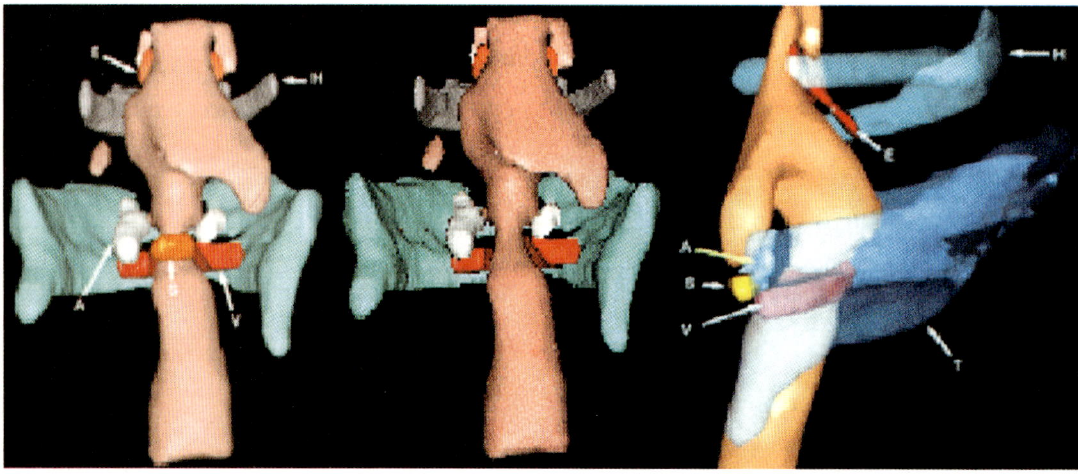

a b c

图12.3a–c 喉部声门后方狭窄 **a** VE 3D模型重建显示喉后部总体视图。气道腔标记为桃红色，甲状软骨为绿色。*A*–左侧杓状软骨、*S*–狭窄的杓状软骨间蹼、*V*–右侧声带、*H*–舌骨、*E*–会厌。**b** 去除杓状软骨间蹼后的喉后部总体视图。可见到杓状软骨(白色)和声带(红色)之间明显的气道狭窄。声带下方的气道管腔直径扩大，没有狭窄的迹象。**c** VE技术产生的总体侧面视图。气道腔(橘黄色)从上至下，舌骨(*H*)和甲状软骨(*T*)被透明化处理

GIOVANNI 等(1998)描述了用 CT 图像重建获得婴儿喉部和气管结构的 VE，并根据数学模型建立了治疗前相关测量方法(长度、直径和狭窄程度)。在一项初步的研究中，对正在接受临床治疗的 8 个婴儿进行了测量，结果表明测量准确而快捷，而常规喉镜技术不能完成这种测量。VE 技术能对外在性侵犯导致的狭窄进行 3D 显示和分级。

RODENWALDT 等(1997)在 80 例病例中用螺旋 CT 数据组重建上呼吸道内表面，对 VL 与常规内镜进行了对比。VL 可精确辨认解剖结构和可疑的腔内病变，例如气管狭窄。与常规内镜检查相比，非侵入性 VL 技术还能对高危病人或因狭窄而常规内镜不能通过的病人进行检查。VE 的另一个优点是可以对长期气管插管的病人进行随访检查(DROSNES 和 ZWILLENBERG 1990)。用非侵入性方法，如 CT 和 VE，对长期气管插管的病人进行随访，对于确定是否有喉部肉芽肿形成或出现其他病变很有意义。

12.5 多种成像方式影像信息的整合

在许多微创性操作中，医生的手术视野受到限制，不能看到所暴露的表面下方的结构。特别是在内镜操作时，由于操作者通过摄像机观看手术野，与肉眼直观有很大的不同，因而很难进行手眼协同操作。另外，内镜检查中因某些组织在视觉表现上的相似性（例如肿瘤和正常组织)而给诊断带来困难，虽然这些组织在某些医学图像上具有高对比度。

最明显的例子是乳腺癌和脑胶质瘤，它们与正常组织鉴别困难。充分利用 3D 图像能够改善显示效果，帮助医生克服检查方法中的局限性。特别是增强现实显示(enhanced reality visualization)，因增加了结构信息而使医生的视野得到了增强，能够为计划和实施微创操作提供指导。

目前，VE 的 3D 方式显示腔外解剖仍然具有局限性。例如，仿真支气管镜检查时，通常看不到血管和肺实质。在观察过程中，由于

缺乏整体上的联系及结构特征线索，可能会引起解剖结构识别上的混淆(SUMMERS 1997)。

有文献报道,3D解剖重建可以增进对喉部解剖的理解,尤其是对内镜和常规轴位CT不能清晰观察的声门下区。这特别有利于检出声门下癌、声门癌或声门上癌侵及声门下区(SAKAKURA 等 1998)。

GREESS 等(2000)证明,对于头颈部的所有区域,利用MPR产生额外层面观察很有价值。而SSD对于显示广泛骨破坏（颅骨、脊柱、骨骼和喉)很有用。彩色编码3D重建可用于显示侵犯范围大的肿瘤和多学科联合手术前制定手术计划。尽管透视容积再现(PVR)被认为是一种新的、前景好的方法,但MPR和SSD看来对于显现病变与局部解剖结构的关系更实用(GREESS 等 2000)。

不同成像方式图像融合技术可以进一步提高显示能力。来自血管造影的血管信息,来自MRI的软组织结构信息，来自CT的骨信息和来自单光子发射计算机体层成像(SPECT)或正电子发射体层成像(PET)的代谢活性信息,均可以加以利用,从而使各种类型的组织和不同的生理功能突出显示出来。一种将CT与MRI相融合的VE技术，结合3D解剖重建，尝试了上述设想（FRIED 等 1997)。用这项技术,能通过透明化的气道和总体视图来评价透壁性肿瘤的侵犯程度和血管开放与否(图 12.4~12.6)。

克服解剖细节显示上的限制，使非常微小的结构能够再现(例如声带和杓状软骨)是非常重要的（MOHARIR 等 1998)(图 12.3)。MRI和CT数据相结合产生的VE和3D解剖重建,可以使软组织、软骨和骨显影。这对评估肿瘤及其与周围结构(如颈静脉、颈总动脉及其他结构)之间的关系很有帮助。总体视图和相关CT或MRI层面图像的同时显示，可进一步提高对仿真摄像机与腔外结构的对应位置关系的理解。

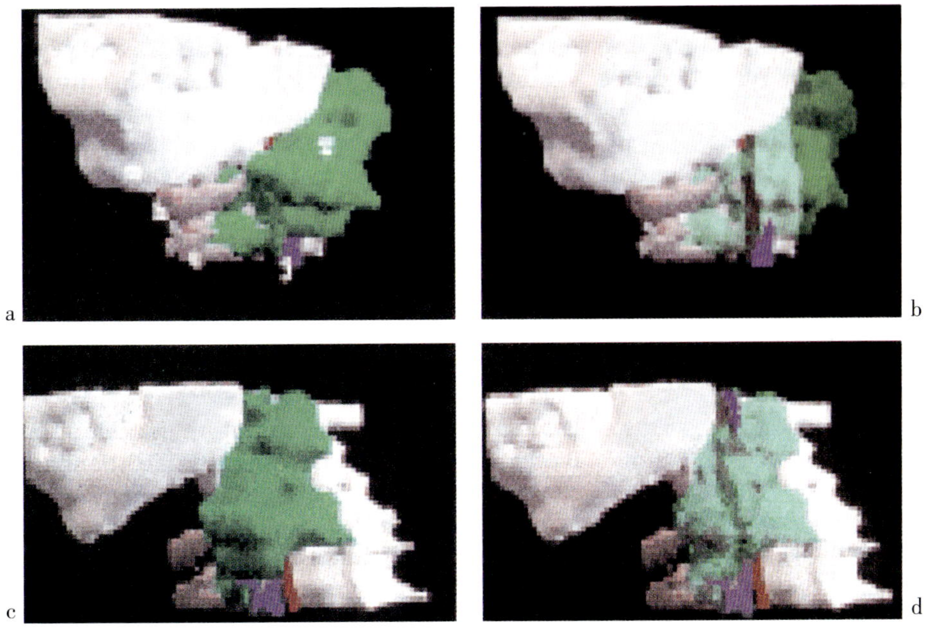

图12.4 鳞状细胞癌病人的多个总体视图(a–d),病变累及左侧声带区,重建图像来自CT(5mm层厚的连续轴位图像)和MRI(1.5cm层厚,破坏性梯度回波序列)。能够看到开放的颈总动脉(红色)和受压的颈静脉(蓝色)

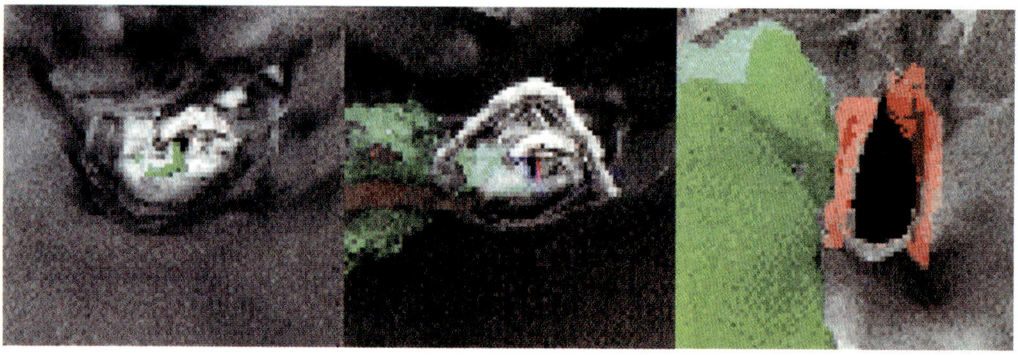

图12.5a–c VL开始于口咽部 摄像机向下，朝向会厌，肿瘤向下侵犯突入到喉部。(a)以不透明方式显示气道壁，会厌为灰白色，肿瘤为绿色。(b)气道壁经透明化处理，可观察肿瘤透过气道壁的侵犯范围及与周围结构的关系。(c)显示仿真摄像机看到的更下方的气道图像，气道壁经部分透明化处理，声带(红色)和肿瘤均可见

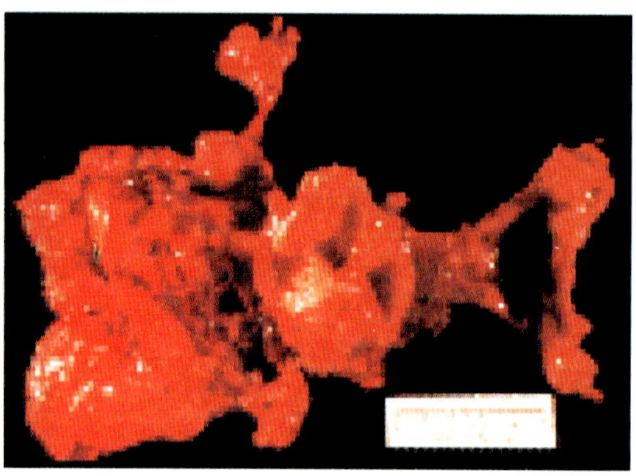

图12.6 大体病理标本，后面观 可看到喉和剖开的颈部两侧结构。切除的大体病理标本证实了VL所见病变的范围，肿瘤已超出喉部，而且颈静脉也闭塞了

12.6 器械的追踪

能准确确定虚拟摄像机相对于周围解剖结构的位置和方向是VE的重要优点。然而，要使仿真图像能为真实内镜检查提供补充信息，则要求操作者知道真实内镜在病人体内的位置。可以在刚性内镜上连接各种跟踪装置或传感器(机械的、光学的或电磁的)，或将微小传感器引入柔性内镜的工作管道内(BIRKFELLNER 等 1998a)。通过跟踪器械的3D位置，可以将其位置显示或重叠在病人的扫描图像上，例如MR或CT图像上(FRIED 等 1997)。

可以用几种技术来实现这一目标。目前应用最广泛的是光学跟踪技术(KHADEM 等 2000)。光学跟踪系统是在空间中确定几个光学信标(optical beacon)的位置，其技术精确度非常高，通常误差小于1mm，也称为基准定位误差(fiducial localization error，FLE)。但在耳鼻喉(ENT)手术导航中，这些系统有严重的缺陷：当信标与摄像机之间的直视路线被阻隔时，该系统便不能工作(FITZPATRICK 等 1998)。因此，信标必须位于病人体外，这样，就不能用光学跟踪器与柔性内镜联用。

电磁跟踪仪是另一种用于追踪柔性内镜位置的技术。在该系统中，测量磁通量或磁感应的小传感器的位置，取决于它相对于参考磁场发射器的位置。电磁场通过人体组织时

不产生明显的变形，因此电磁跟踪仪可以用于柔性器械，例如在柔性的导管顶端安装一个小的传感器(SOLOMON 等 1999)。但当发射场或传感器附近有导电性或铁磁性物质（例如钢制外科器械)时，电磁跟踪仪的跟踪可能产生严重的扭曲（BIRKFELLNER 等 1998b)。因此，在外科导航中电磁跟踪仪的应用不如光学跟踪仪广泛。

在一项实验性研究中，JOLESZ 等(1997)应用一种电磁跟踪系统［Magelan, Biosense, NY；现称为 Biosense CARTO Nonfluoroscopic Mapping and Navigation System（CARTO 系统)］把 VL 和常规喉镜结合在一起。一例咽后部肿瘤的 55 岁男性病人，有严重的喉部肿胀，在影像引导插管中应用了这一装置。由于肿瘤累及喉部，因而在术前进行了图像加强内镜引导插管(图 12.7)。

VL数据来自病人2天前横断层面MRI，用

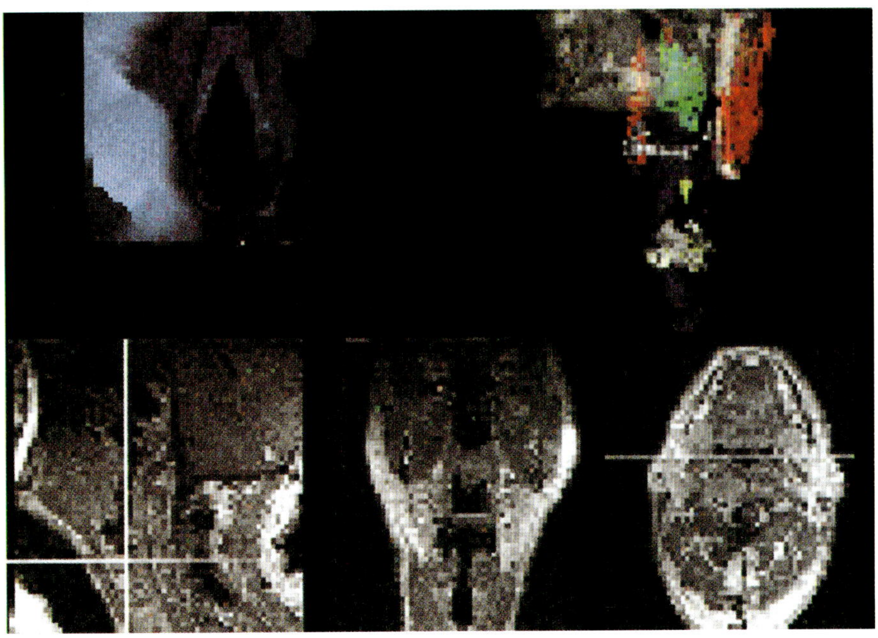

图12.7 左上：再现图像显示出与内镜位置和方向相应的仿真视图。右上：外部的总体仿真视图，黄色标记代表内镜尖端的实际位置。下图由左向右：MR扫描的三个正交层面，十字线标记出插管过程中内镜及导管内传感器的位置

于模拟插管。跟踪系统的微小电磁传感器(直径1.2mm)被结合在导管样传感器探头上。在MR图像上选择5个标记点与病人位置配准，并根据标记点指示探头的位置。柔性内镜和探头一起导入气管内导管中。这样，内镜的位置被实时配准在图像数据组中，并显示在分区屏幕上，同时显示5个视图。这些视图大约以每秒1~2帧的速度更新，显示气管插管的进程，在没有任何并发症的情况下成功完成操作。

这项实验证明图像增强内镜检查喉部不仅可行、安全，而且还有评价透壁性病变范围和观察受累区远端气道的能力。

最有前景的柔性器械追踪技术是磁光结合追踪系统，能减少电磁跟踪仪受环境影响产生的误差(BIRKFELLNR 等 1998a)；或柔性光学纤维系统，可测量扭转和弯曲。然而，这些系统目前尚未进入商用阶段。

12.7 其他应用

OSSOFF 和REINISCH(1994)曾设想,外科医生能在计算机工作站上完成ENT手术。他们仅通过细杆末端的机器手与病人接触。这些机器手穿过内镜抓住组织,没有任何颤抖。压力或张力反馈系统可以进一步加强机器人在ENT手术中的能力。VE视图能够配准到真实内镜视图上。

喉部内镜检查也可在开放式介入MRI系统内进行。此时内镜的位置与光学跟踪系统配准，从而确定出三个正交的MRI平面的位置。MR图像可同时显示在两个相邻的显示器上或显示在一个多窗口显示器上。这种内镜与断层图像的结合，也可通过利用先前获取的图像以VE的形式来实现。图像能够在术中通过MR实时成像进行更新。

12.8 结论

螺旋CT和多排探测器技术的进展带来了新的机会，使速度的提高和获得各相同性的空间分辨率成为现实。应用目前的成像技术,喉部外部生长的病变、肿瘤和狭窄,甚至小到几毫米的病变都能够很容易地检出。MRDCT将增加VL的时间和空间分辨力。甚至是不合作的病人，或者因有严重病变而不适合做常规内镜检查的病人，出现吞咽伪影的机会也会减少。

总的说,在肿瘤切除术后的病例中证实,VE图像与柔性喉镜、刚性内镜以及手术评价之间,具有很好的总体相关性。

为准确评估气道狭窄的位置、长度和严重程度,可实时地解读与交互式VE同时显示的MPR图像。使用专用软件可以交互式制定治疗计划。然而,目前的成像方式不能识别黏膜的改变,例如识别其厚度(只有当黏膜厚度能够被专门设计的算法分割出来时才能实现)。缺乏黏膜表面细节信息、较小的病变体积、呼吸及吞咽产生的运动伪影,均妨碍小肿瘤的检出。因此,至少对位于黏膜表面或声带内的T_1期肿瘤的检出,VL的价值有限,这种状况的改变要看表面展平算法(surface-flattening algorithm)(HAKER等2000)能否克服这一难题。

当VL所需的信息能够从诊断性扫描中获得而不需专门修改扫描方案重新扫描时,VL将会更容易被临床接受。然而,VL的重建仍然非常耗时,完成一次VE图像处理甚至需要花费几个小时的时间，而且还不包括大量的学习和训练时间。

作为一项支持性诊断检查,VL能够提供喉部或气管狭窄的范围和位置的有价值的信息,有助于制定治疗计划。发“i”音的声带功能成像可用于小病变的检出,VL适合于通过屏气时几乎完全关闭、振动的声带,对声门下区进行检查。

虽然VL不能进行活检,但是对于头颈部病变能够改善术前计划、分期和进行术中引导。与位置传感器技术结合,真实内镜和VL能够为活检针、喉镜及微灶切除器械(mote cutting tool)的正确定位提供帮助,这些器械如位于视野之外,将会带来操作上的困难。利用该技术引导能够在病变的边缘处进行活检,进一步明确病变的范围。

VL作为一种附加的显示工具,看来更有利于观察声门下狭窄，但对病变的基本诊断帮助不大。与常规内镜检查相比，非侵入性VL技术可提供另外的用途,尤其适用于高危病人或有不可通过的狭窄的病人。特别是对于声门下区,内镜或常规轴位CT常不能清晰显示,但VE和3D重建能提供良好的喉部和颈部解剖图像,有助于对喉部解剖的理解。

然而,仍有一些问题需要解决:处理庞大的数据组、各种可选参数的合理选择等。3D

解剖再现实质上不可能超越相应的2D CT和MR图像提供的信息量。腔内视图的细节显示也比真实内镜图像差。

VL有助于为头颈部病变制定术前计划、分期和进行术中引导,值得进一步研究。VL能够补充真实内镜的发现，在某些应用中甚至可以取代真实内镜，因此能减少住院费用和内镜操作过程固有的风险。

然而,在推广应用VL之前,必须考虑到时间和检查费用。目前,用3D重建产生VE的费用较高,希望将来会降低。

致谢，感谢Hiroshi Shinmoto、Abdalmajeid M.Alyassin、Liangge Hsu、H.Atsumi、S. Nakajima、M.Prokop、H.Shinmoto、P.van Kipshagen等对我们在Brigham和Women医院手术计划实验室开发软件时提供的帮助。感谢Baltimore,Md.Johns Hopkins大学医院放射学和放射科学部的Mary McAllister在校对文稿方面提供的帮助。该项工作得到了奥地利维也纳Ludwig Boltzmann Institute for Clinical and Experimental Radiology（主任:Christian Herold教授)的支持。

参考文献

Altobelli DE,Kikinis R,Mulliken JB（1993）Computer assisted three-dimensional planning in craniofacial surgery.Plast Reconstr Surg 92:576–585

Aquino SL,Vining DJ(1999）Virtual bronchoscopy.Clin Chest Med 20:725–730

Aschoff AJ,Seifarth H,Fleiter T（1998）High-resolution virtual laryngoscopy based on spiral CT data.Radiologe 38:810–815

Assimos DG,Vining DJ(2001）Virtual endoscopy.J Endourol 15:47–51

Baum U,Greess H,Lell M（2000）Imaging of head and neck tumors-methods:CT,spiral-CT,multislice-spiral-CT.Eur J Radiol 33:153–160

Becker M(1998）Diagnosis and staging of laryngeal tumors with CT and MRI.Radiologe 38:93–100

Becker M(2000）Neoplastic invasion of laryngeal cartilage:radiologic diagnosis and therapeutic implications.Eur J Radiol 33:216–229

Berland LI,Smith JK（1998）Multidetector-array CT:once again,technology creates new opportunities.Radiology 209:327 – 329

Birkfellner W,Watzinger F,Wanschitz F（1998a）Calibration of tracking systems in a surgical environment.IEEE Trans Med Imaging 17:737–742

Birkfellner W,Watzinger F,Wanschitz F（1998b）Systematic distortions in magnetic position digitizers.Med Phys 25:2242–2248

Bode A,Dammann F,Pelikan EH（2001）Analysis of artifacts by virtual endoscopy visualization of spiral CT data. Rofo Fortschr Geb Rontgenstr Neuen Bildgeb Verfahr 173:245–252

Bruning R,Sturm C,Hong C(1999）The diagnosis of stages T1 and T2 in laryngeal carcinoma with multislice spiral CT.Radiologe 39:939–942

Castelijns JA,Hermans R,van den Brekel MW（1998）Imaging of laryngeal cancer. Semin Ultrasound CT MR 19:492–504

Choi Y,McAdmans HP,Jeon SC(2000）Low-dose spiral CT:application to three-dimensional imaging of central airways. Radiology 217:385

Cline HE, Dumoulin CL, Hart HR Jr (1987) 3D reconstruction of the brain from magnetic resonance images using a connectivity algorithm. Magn Reson Imaging 5: 345–352

Curtin HD (1996) Larynx. In: Som PM, Curtin HD (eds) Head and neck imaging, 3rd edn. Mosby Year Book, St Louis, pp 612–710

Drosnes DL, Zwillenberg DA (1990) Laryngeal granulomatous polyp after short-term intubation of a child. Ann Otol Rhinol Laryngol 99:183–186

Eisele DW, Richtsmeier WJ, Graybeal JC (1994) Three-dimensional models for head and neck tumor treatment planning. Laryngoscope 104:433–439

Ferretti GR, Vining DJ, Knoplioch J (1996) Tracheobronchial tree: three-dimensional spiral CT with bronchoscopic perspective. J Comput Assist Tomogr 20:777–781

Fitzpatrick JM, West JB, Maurer CR Jr (1998) Predicting error in rigid-body point-based registration. IEEE Trans Med Imaging 17: 694–702

Frankenthaler RP, Moharir V, Kikinis R (1998) Virtual otoscopy. Otolaryngol Clin North Am 31:383–392

Fried MP, Hsu L, Topulos G (1996) Image-guided surgery in a new magnetic resonance suite: preclinical considerations. Laryngoscope 106:411–417

Fried MP, Kleefield J, Gopal H (1997) Image-guided endoscopic surgery: results of accuracy and performance in a multicenter clinical study using an electromagnetic tracking system. Laryngoscope 107:594–601

Fried MP, Moharir VM, Shinmoto H (1998a) Virtual laryngoscopy. Ann Otol Rhinol Laryngol 108:221–226

Fried MP, Topulos G, Hsu L (1998b) Endoscopic sinus surgery with magnetic resonance imaging guidance: initial patient experience. Otolaryngol Head Neck Surg 119:374–380

Gallivan RP, Nguyen TH, Armstrong WB (1999) Head and neck computed tomography virtual endoscopy: evaluation of a new imaging technique. Laryngoscope 109: 1570–1579

Gerig G, Kubler O, Kikinis R (1992) Nonlinear anisotropic filtering of MRI data. IEEE Trans Med Imaging 11:221–232

Giovanni A, Nazarian B, Sudre-levillain I (1998) Geometric modeling and virtual endoscopy of the laryngo-tracheal lumen from computerized tomography images: initial applications to laryngo-tracheal pathology in the child. Rev Laryngol Otol Rhinol 119: 341–346

Girod S, Keeve E, Girod B (1995) Advanced in interactive craniofacial surgery planning by 3D simulation and visualization. Int J Oral Maxillofac Surg 24:120–125

Greess H, Nomayr A, Tomandl B (2000) 2D and 3D visualisation of head and neck tumours from spiral-CT data. Eur J Radiol 33:170–177

Haker S, Angenent S, Tannenbaum A (2000) Nondistorting flattening maps and the 3-D visualization of colon CT images. IEEE

Trans Med Imaging 19:665–670

Hsu L, Fried MP, Jolesz FA(1998) MR-guided endoscopic sinus surgery.AJNR Am J Neuroradiol 19:1235–1240

Jolesz FA, Lorensen WE, Shinmoto H (1997) Interactive virtual endoscopy.AJR 169: 1229–1235

Khadem R, Yeh CC, Sadeghi-Tehrani M(2000) Comparative tracking error analysis of five different optical tracking systems.Comput Aided Surg 5:98–107

Korves S, Klimek L(1995) Image-and model-based surgical planning in otolaryngology. J Otolaryngol 24:265–270

Lorensen WE, Jolesz FA, Kikinis R(1995) The exploration of cross-sectional data with a virtual endoscope.In:Satava RM, Morgan K, Sieberg et al(eds) Interactive technology and the new paradigm for health-care:medicine meets virtual reality Ⅲ proceedings.IOS Press, Amsterdam, pp 221–230

Marsh JL, Vannier MW (1983) The "Third" dimension in craniofacial surgery. Plast Reconstr Surg 71:759–767

Moharir VM, Fried MP, Vernick DM (1998) Computer-assisted three-dimensional reconstruction of head and neck tumors. Laryngoscope 108:1592–1598

Ossoff RH, Reinisch L(1994) Computer-assisted surgical techniques:a vision for the future of otolaryngology-head and neck surgery.J Otolaryngol 23:354–359

Pham DL, Xu C, Prince JL (2000) Current methods in medical image segmentation. Annu Rev Biomed Eng 2:315–337

Remy-Jardin M, Remy J, Artaud D(1998) Volume rendering of the tracheobronchial tree:clinical evaluation of bronchographic images.Radiology 208:761–770

Robb RA(2000) Virtual endoscopy:development and evaluation using the visible human datasets.Comput Med Imaging Graph 24:133–151

Rodenwaldt J, Kopka L, Roedel R (1996) Three-dimensional surface imaging of the larynx and trachea by spiral CT:virtual endoscopy.Rofo Fortschr Geb Rontgenstr Neuen Bildgeb Verfahr 165:80–83

Rodenwaldt J, Kopka L, Roedel R (1997) 3D virtual endoscopy of the upper airway:optimization of the scan parameters in a cadaver phantom and clinical assessment.J Comput Assist Tomogr 21:405–411

Rosenberg SI, Silverstein H, Willcox TO(1994) Endoscopy in otology and neurootology. Am J Otol 15:168–172

Rubin GD, Beaulieu CF, Argiro V(1996) Perspective volume rendering of CT and MR images:applications for endoscopic imaging.Radiology 199:321–330

Sakakura A, Yamamoto Y, Uesugi Y (1998) Three-dimensional imaging of laryngeal cancers using high-speed helical CT scanning.J Otorhinolaryngol Rel Spec 60: 103–107

Satava RM (2000) New imaging strategies for laparoscopic management of cancer.Semin Laparosc Surg 7:87–92

Schenck JF, Jolesz FA, Roemer PB(1995) Superconduction open-configuration MR imaging system for image-guided therapy. Radiology 195:805–814

Schubert O, Sartor K, Forsting M(1996) Three-dimensional computed display of otosurgical operation sites by spiral CT.Neuroradiology 38:663–668

Silverman PM,Zeiberg AS,Sessions RB(1995) Helical CT of the upper airway:normal and abnormal findings on three-dimensional reconstructed images.AJR 165:541–546

Solomon SB,Magee C,Acker DE (1999) TIPS placement in swine, guided by electromagnetic real-time needle tip localization displalyed on previously acquired 3-D CT. Cardiovasc Intervent Radiol 22:411–414

Summers RM(1997) Navigational aids for real-time virtual bronchoscopy.AJR 168:1165–1170

Valvassori GE(1994)Update of computed tomography and magnetic resonance in otology.Am J Otol 15:203–206

Vannier MW,Marsh JL(1996) Three-dimensional imaging,surgical planning,and image-guided therapy.Radiol Clin North Am 34:545–563

Vining DJ,Liu K,Choplin RH (1996) Virtual bronchoscopy:relationships of virtual reality endobronchial simulations to actual bronchoscopic findings.Chest 109:549–553

Wiegand DA,Page RB,Channin DS (1993) The surgical workstation:surgical planning using generic software.Otolaryngol Head Neck Surg 109:434–440

Zbaren P,Becker M,Lang H(1996) Pretherapeutic staging of laryngeal carcinoma: clinical findings,computed tomography, and magnetic resonance imaging compared with histopathology.Cancer 77:1263–1273

Zbaren P,Becker M,Lang H (1997a) Staging of laryngeal cancer: endoscopy,computed tomography and magnetic resonance versus histopathology.Eur Arch Otorhinolaryngol Suppl 1:S117–S122

Zbaren P,Becker M,Lang H(1997b) Pretherapeutic staging of hypopharyngeal carcinoma:clinical findings,computed tomography,and magnetic resonance imaging compared with histopathologic evaluation. Arch Otolaryngol Head Neck Surg 123:908–913

13 气管支气管树

LUCA SALVOLINI and ELISABETTA BICHI SECCHI

目录

13.1 引言

CT被公认是显示气道疾病的一种选用检查方式。很明显,这种检查方式能与纤维支气管镜检查互补(NAIDICH 和HARKIN 1995)。在使用容积扫描之前，气管支气管树的显示依赖于CT轴位图像,由于图像数据的配准不良和大量薄层扫描所需的时间较长、射线剂量较大,使2D或3D重建应用不普遍。肺内质子含量贫乏，而MRI对肺内结构的空间分辨力很低,从根本上限制了3D MRI在评价中心气道和肺的应用。虽然横断层面成像已成为有力的诊断方式,但螺旋CT提供出了更强大的诊断能力，能够获得其他成像方式不能获得的气管和支气管的再现图像。这应感谢技术进步，消除了图像定标和配准不良带来的误差,减少了运动伪影,并能进行回顾性重叠层面重建（STORTO 等1995;NAIDICH 等1997;MAROM 等2001a,b)。由于横断层面图像的空间分辨率最高，所以大多数病例的诊断不需要另外进行图像重建。但对于一些经选择的病例，重建图像能改善对横断层面图像数据的理解,增加诊断信心,并易于与临床医生交流,有利于对病人的处理(REMY 等1997)。由于这种重建需处理大量信息并且耗费时间，不适合临床常规应用，所以在气管和支气管树的诊断性评估中准确地选出只有用2D和3D再现才能解决的特殊问题，是非常必要的。

13.2 技术

13.2.1 图像采集

为获得良好的2D和3D重建效果,必须正确设置数据采集参数（HOPPER 等1998a,b),并以足够数量的横断层面图像进行回顾性重建。实际上,通过再现方法不能“改善”原始数据,相反,由于后处理过程每一步都会引入偏倚和数据分割,因而与原始数据相比,信息量减少。薄准直(2~3mm)和小视野是提高XY平面空间分辨率的主要因素，也是对气管和支

L.SALVOLINI, MD, E.BICHI SECCHI, MD
Department of Radiology, University Hospital“Umberto Ⅰ”, Via Conca, 60020 Torrette di Ancona, Ancona, Italy

气管进行准确评估必不可少的。屏气对避免运动伪影非常重要。应根据所需要的准直、纵向扫描范围和病人屏气能力调节螺距，当螺距增至2:1时不会损失必要的诊断信息(SARTONI GALLONI 等1999)。感兴趣躯体部分必须被包含在单次扫描容积内。单层螺旋CT胸部扫描时，在保持薄准直的同时，可以显著减低毫安(mA)和千伏(kV)，这样能分为2个亚容积进行采集以避免X线管过热。为了优化再现图像质量，单层螺旋CT X线管每旋转一周获取的轴位图像不应多于三幅，但也不少于两幅(BRINK 1995)。为了尽可能减少偏倚，应使用标准算法重建用于再现的层面。最后，设备可能会给出多种后处理选项，并且这些选项还在不断增多，对于每一个具体病例都需要从中做出最合适的选择，下面将就这一问题进行概述和简要讨论。

13.2.2 再现技术

在大多数病例中，2D多平面重建(MPR)与轴位图像相结合，可以增加对中心气道病变诊断把握，并且能够回答仅观察轴位层面时无法回答的问题 (QUINT 等 1995; PERHOMAA 等1997;LEE 等1997)。这些操作可以实时、交互式进行，能有效地配合轴位图像显示气管支气管解剖而无需做太多编辑和花费太多时间。双向倾斜重建层面对于显示在非正交层面内走行的支气管非常有用，但是并非所有的软件都有这种功能。尽管曲面重建(curved planar reconstruction,CPR)有助于显示弯曲走行的支气管，但可带来解剖学失真及测量误差，故应避免应用。多平面容积重建(MPVR)，以前称为"滑动薄层块(sliding thin slabs)"(REMY-JARDIN 等1996a;BHALLA 等1996)，能更好地显示肺内支气管、血管的解剖，在一个较厚的层块内完整地显示感兴趣的解剖结构，同时保持MPR的交互性及细节显示能力，在显示支气管病变、结节样结构的形态方面非常有应用价值。当在MPVR图像中突出显示最大或最小密度体素时，必须注意不要高估支气管壁的厚度，但也不能忽略管壁的增厚。

由于部分容积效应和大量的数据编辑，对整个容积进行3D最小强度投影(MinIP)可能导致空间信息丢失和不准确地评估支气管狭窄的严重程度(REMY-JARDIN 等1996b)。表面遮盖显示(SSD)的应用仅限于全景显示复杂解剖关系和/或影响中心气道的病变(LACROSSE 等1995)，这是因为，为去除胸部外周结构而进行的大量初步编辑以及3D表面分割所需的阈值操作可能产生偏倚、妨碍实时交互操作和导致密度值等信息的丢失(ADACHI 等 1993;KAUZCOR 等 1996;LO CIEERO 等1996)。3D工作站计算速度的提高，给实现气道的容积再现(VR)带来希望。在VR中，由于空间和密度信息都保持完整，因而可以显示多种结构和组织，界面体素是连续的、渐变的而非突然过渡，因而能更真实地描绘出气管支气管内壁 (REMY-JARDIN 等 1998a)。

最后，无论是用SSD还是VR，仅需改变观察点的位置(图13.1)就可以观察到中心气道的内表面，实现所谓仿真支气管镜检查(virtual bronchoscopy,VB) (VINING 等 1996; RUBIN 等 1996b;FERRETTI 等 1996;ROGALLA 2001)。由于CT和内镜检查显然是评估中心气道病变的诊断工具，因而气管支气管树也成为仿真内镜检查(VE)首选和应用最多的器官。VB允许进行实时的气管和支气管透视再现，不需去除重叠的解剖结构。

然而，与使用"经典型的"3D技术一样，没有任何一个单一的阈值能够正确显示从气管到周围支气管的整个气道 (NEUMANN 等 1999)。此外，如果应用单层螺旋CT,VB对外

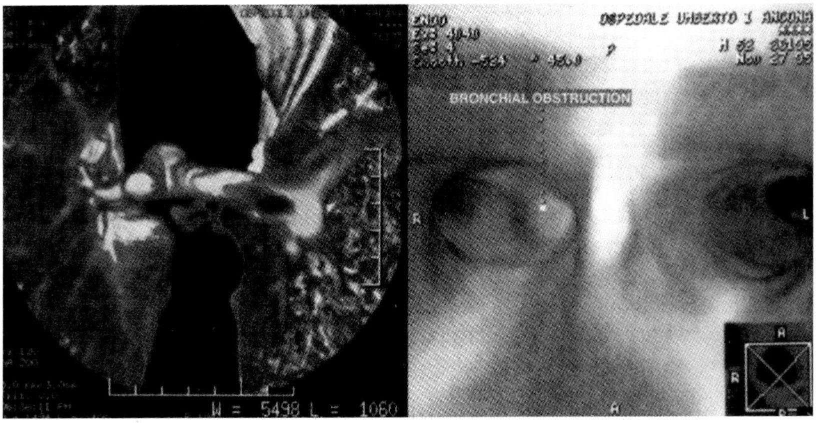

图13.1 肿瘤阻塞中间段支气管 外部3D SSD，从下面观察（左）；从气管腔内观察的VB视图（右）

周支气管系统的诊断能力将受到空间分辨力的限制，尽管单层螺旋CT连续扫描提供的空间分辨率可用于显示纵向（头—足方向）走行的气管支气管树。应该强调的是，无论采用哪种技术，轴位CT图像通常已经包含了常规准确评估气道所需要的所有信息（NAIDICH 1996）。因此辅助性的再现技术应仅用于有选择的病例，且应由简单的技术开始，根据特定的临床需要，解决特定的的问题，并且要熟知所用技术的优点（GRENIER 和 BEIGELMAN 1996；SCHAEFER-PROKOP 和 PROKOP 1996；RUBIN 等1996a；PADHANI 1998）。

13.3 临床应用

13.3.1 一般原则及方针

用目前的技术检查气管支气管树，如应用单层螺旋CT薄准直扫描，将必须观察大量重建出来的轴位图像，这种观察有时难以在头脑中建立起气道的立体构型。由于解剖关系比较复杂，因此有时难以准确判断病理过程与周围解剖结构之间的3D空间关系。在这种情况下，如果除了在具有最大空间分辨率的XY平面上能观察到的特征外，还有其他特征有助于诊断性评估时，则加用再现技术将是有效的（SALVOLINI 等2000）。与轴位图像相比，2D和3D重建图像的临床价值在于能提高对图像的理解，因为单用轴位图像时，需要评估的图像数量太大，倾斜于正交层面的解剖结构显示差，难以评估与轴位平面平行的解剖结构的界面，难以全面显示复杂的病变及向不同方向延伸的解剖结构。但在观察2D或3D重建图像时，需不断的参考轴位CT图像，这样不至于失去方向，并能识别伪影带来的失真。

由于技术在不断进步，有必要再讨论一下3D再现的临床应用问题。从世界各地完成的几项研究看，在日常临床工作中，有可能为某几项技术确定出几个更为有效的临床应用领域，它们真正有助于理解复杂的情况或能为多学科处理病人提供帮助。应用辅助性再现技术的目的是：更容易识别与诊断有关的信息；更有诊断把握，从而使临床能做出更有效的决定；通过再现技术能够选择出某一种操作、检查或治疗，改变了对病人的处理；或者能制定更正确的治疗计划和准则，选出更简化的随访方式，使治疗效果更显著（FERRETTI 和COULOMB 2000）。

13.3.2 中心气道

在诊断气管支气管狭窄时，并不总能很容易地从大量轴位图像上发现气道的轻微变化。支气管垂直径线的缩小和头—足方向上狭窄段的范围仅仅通过观察横断层面是难以准确评估的。病变有限的纵向范围，可能会影响对局限性狭窄的显示，如气管插管后形成的蹼或吻合口狭窄。在这种情况下，可用MPR或MPVR作为辅助手段进行诊断性评估（REMY-JARDIN 等1996b）。已证明，这两种技术的诊断准确性与横断层面图像相同，但由于它们提供出的额外优点尚不具有统计学显著性，因而应仅限于在真正需要的病例中选用。诊断信心的增加虽难被证实，但不应忽视。3D SSD方式更引人注目，但不是很准确，其主要应用价值在于作为路线图重建病变方位和直接在3D气道投影图上重建双斜位MPR图。还有，使用3D重建图像评估中心气道极不对称的狭窄、先天性狭窄和畸形以及术后重塑（remodelling），甚至是全面了解气管支气管形态，比从不同的角度观察多幅MPR图像更容易。但时间耗费较多和信息的丢失、可交互性差、阈值伪影（thresholding artifact）及繁琐的周围支气管的分割，均限制了“常规”3D技术的广泛应用。外部VR透视非常引人注目，这得益于计算速度的提高以及能像SSD一样显示3D解剖，能像MPR一样保留密度信息，因而能同时显示气管支气管壁和其周围结构。MinIP技术没有使用价值，因为它仅显示出负密度值的气柱，丢失了与气道壁相关的信息，容易漏掉小病变，并与SSD一样对严重狭窄的分级不准确。VE能在与2D重建相当的时间内完成，而且不需要对周围结构进行裁剪。VB能增加诊断轻微的腔壁变化的信心（MCADANS 等1998b），但与横断层面图像相比并没有真正的优势（FERRETTI 等1997；RAPP-BERNHARDT 等2000）。特别是对于基于SSD的VB来说，运动伪影、线束硬化伪影和扫描、重建、显示方式的设置以及黏液栓塞等，均可显著改变仿真图像的表现。由于分割可能不够准确和部分容积效应影响，对气道闭塞与严重狭窄进行鉴别时，需要不断参考2D横断层面图像和MPR图像。容积再现VB减少了对阈值的依赖程度，却计算量大，增加了处理时间。由于存在失真，因而建议不要在VB视图上直接进行测量，最好在平面图像上完成测量。

评估中心型肺癌的局部浸润范围时，可选择MPR或MPVR。因为保留组织信息以及体素密度值，对于确定周围结构是否受到肿瘤包绕是必不可少的。通过多平面显示，可以更好地揭示病变组织与支气管、血管界面之间的关系，即使是微小的浸润征象也可能被显示出来（图13.2）。由于能够对隆突下和主—肺动脉窗内淋巴结进行更精确的评估，因而可以对病变进行更准确的分级（PADHANI 等1995；TOULIOPOULOS 和COSTELLO 1995）。目前还没有为如何选用较复杂的再现技术制定出明确的指征，因此尽管VR在显示肺门血管被包绕和纵隔结构的受累方面有应用价值，但其实际的作用还需证明。

CT和支气管镜检查的结合对正确处理病人是非常重要的。内镜检查和CT在气管支气管病变的日常诊断中是彼此互补的检查手段，依据临床表现应首先进行哪一项检查尚存有争议（HENSCHKE 等1987）。常规CT不仅能为支气管镜检查提供路线图，而且其本身的诊断准确性已经非常明确。螺旋CT由于扫描速度快以及消除了因呼吸运动导致的图像配准不良而更具优势。在特定的病例中，辅助性再现技术可以增加CT与光学纤维内镜的协同效果，并通过共享同样的透视图，克服轴位层面视觉上的局限性，促进信息的交换。

很明显，VB已开始引起学者们极大的兴趣。既然如此，确定出几项真正有价值的临床应用是非常必要的——实际上并非所有的这类应用都被详细描述过（VINING 1996）。许多学者均强调了用VB方法能“跳过（bypassing）”不可通过的狭窄（ADACHI 等1993；

KAUZCOR 等1996;FLEITER 等1997)，这确实可以做到,但观察最基本的横断层面图像,必要时辅以平面重建，就能够判断狭窄或闭塞段远端的气道是否开放，确定能否通过激光治疗去除支气管腔内的阻塞。如果需要放置支架，在平面图像上就可以既快又好地完成所需的测量，而内部和外部透视再现仅对显示正交的纵向重建和横断层面在受累气道3D模型上的准确位置有用。潴留的分泌物与病变在VB图像上难以鉴别。黏膜的细节将大部丢失,容积再现VB可部分克服这种局限性(HOPPER 等2000),但任何仿真技术都不能代替真正视觉评估、触诊和组织活检。在极少数情况下,VB可以发现支气管镜检查漏掉的病变(图13.2),但仅仅是据说VB诊断出CT轴位图像漏掉了的病变。实际上,VB检测病变的准确性几乎全靠薄层CT容积扫描本身,而不依赖于内镜透视图,或者影响极小。在某些病例中,3D重建可以更好地揭示额外的细节信息，这或许对制定支气管内介入操作计划有重要意义。重复观察从中心气道到外周气道的内镜检查过程能对观察到的支气管病变征象加深印象。通过预先进行3D或VB检查,可以减少有发生并发症危险的病人(GILKESON

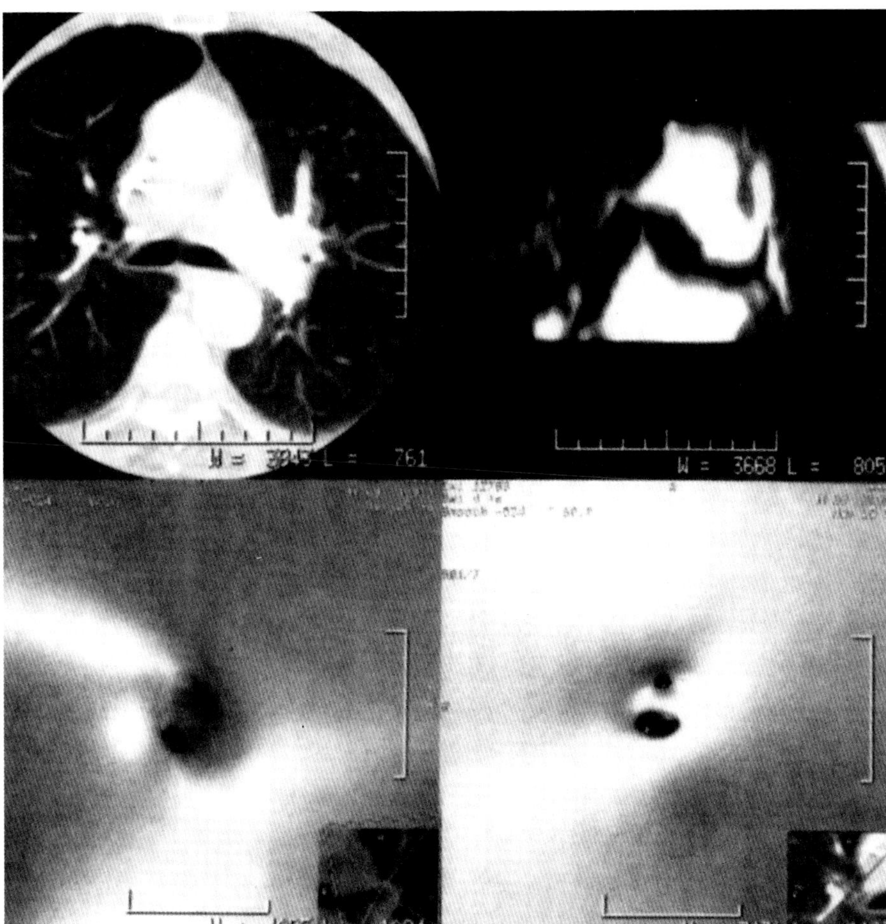

图13.2 左上叶尖后段支气管的肿瘤性狭窄 通过冠状位MPVR(右上)和VB(左下)能够更有把握地诊断支气管管径的轻度狭窄,而在CT轴位图像上难以发现(左上)。同一病人右上叶尖段支气管在VB上表现正常,亚段支气管起始部(右下)也显示出来

等2001）或儿童（KONEN等1998；WAI-MAN LAM等2000）的支气管内镜检查时间、减少一些不必要的操作步骤，也可以减少胸部外科手术后和支气管内介入治疗后病人的支气管内镜随访次数（MCADAMS等1998b）。

总之，我们（SALVOLINI等1997）和大多数研究者的报道都认为，VB与真实支气管内镜检查之间有很好的相关性，但宣称"VB会代替真实内镜检查"无疑是不正确的（LIEWALD 1998；GLUECKER等2001）。VB的主要作用是增加CT与支气管内镜的协同作用，而不是在诊断上与真实内镜进行竞争。在临床上，除了有明确目标的检查之外，在光学纤维内镜停下来观察的地方VB也必须停下来观察。以内镜透视图去显示已经在轴位图像上显示了但未被真实内镜医生观察到的信息，并在两者间寻找联系没有意义。总的说，通过评估3D再现的诊断准确性来研究其临床价值，可能并不是评价这种主要是能增加诊断把握的技术的正确途径。除少数情况外，VB不是一种诊断工具，而是在复杂病例或复杂情况下的一种极有价值的沟通工具，例如制定内镜检查计划、将不同检查方法的结果互相联系。临床医生似乎是这种技术最热情的支持者（FERRETTI等2000）。我们认为利用不同的技术获得更充分的信息，就可能以一种技术的优点弥补另一种技术的缺点。将两种技术相结合使之同时发挥作用，能够得到更好的结果，例如将检查支气管病变的常规检查方式中的CT和内镜图像结合在一起。

也许这一领域最吸引人的应用，是在经支气管镜针吸活检（transbronchial needle aspiration，TBNA）之前，通过VB显示并标记出纵隔病变的位置（图13.3）。通过基于SSD的VB，仿真内镜尖端的位置可以在轴位和正交的MPR图像上实时交互地显示出来，显示出支气管壁外目标淋巴结的位置并与内镜发现相关（FERRETTI等1997；SALVOLINI等2000）。组织活检采样的理想入路、穿刺方向和深度能够由VB视图显示出来，并能在参考平面图上立即显示出相应的仿真内镜尖端的位置与方向。应用容积再现VB软件，可以调控重建气道壁的不透明度，或者通过调窗功能，使病理组织如淋巴结可以透过半透明的气管支气管表面而显示在VB图像上（VINING等1997；MCADAMS等1998a）。这些工具能够给临床医生提供帮助，因为他们通常在实施TBNA时，仅能根据回忆CT图像借助想象进行操作。这些工具对于那些尚没有在大量病例中获得经验且TBNA诊断成功率较低的医疗中心很有用，因为预先回顾VB图像能够节省时间并能减少诊断性活检取样的次数。然而目前缺乏大组的前瞻性研究来评估VB的价格/效益比及其对临床结果的影响，尚不清楚是否应该在已有大量TBNA经验的医疗中心应用，或是否应该在推广这项临床尚未充分应用的新诊断技术中应用（HARKIN和WANG 1997；WANG 1998）。

通过MPR或MPVR重建，我们能更有把握地检测出移植术后和切除/吻合术后的支气管周围气体积存，像检测其他类型瘘的情形一样，（COSTELLO 1994）。支气管分支的弹性回缩可能会阻碍它在轴位图像上的显示。最小强度MPVR能更容易发现腔外气体，但必须注意不要抹掉支气管壁。结合运用VB和支气管镜检查有助于发现支气管瘘或漏，如果仅使用内镜，因不清楚它们的位置，则难以发现。VR可以更清楚地显示出轴位图像上可能不明显的瘘道（REMY-JARDIN等1998a）。

3D适形放射治疗（conformational radiotherapy，CRT）是通过在3D空间内调整局部等剂量构象（isodose conformation），将外部放射线集中于肿瘤目标，而不照射周围的重要解剖结构，这要感谢基于轴位CT层面和MPR正

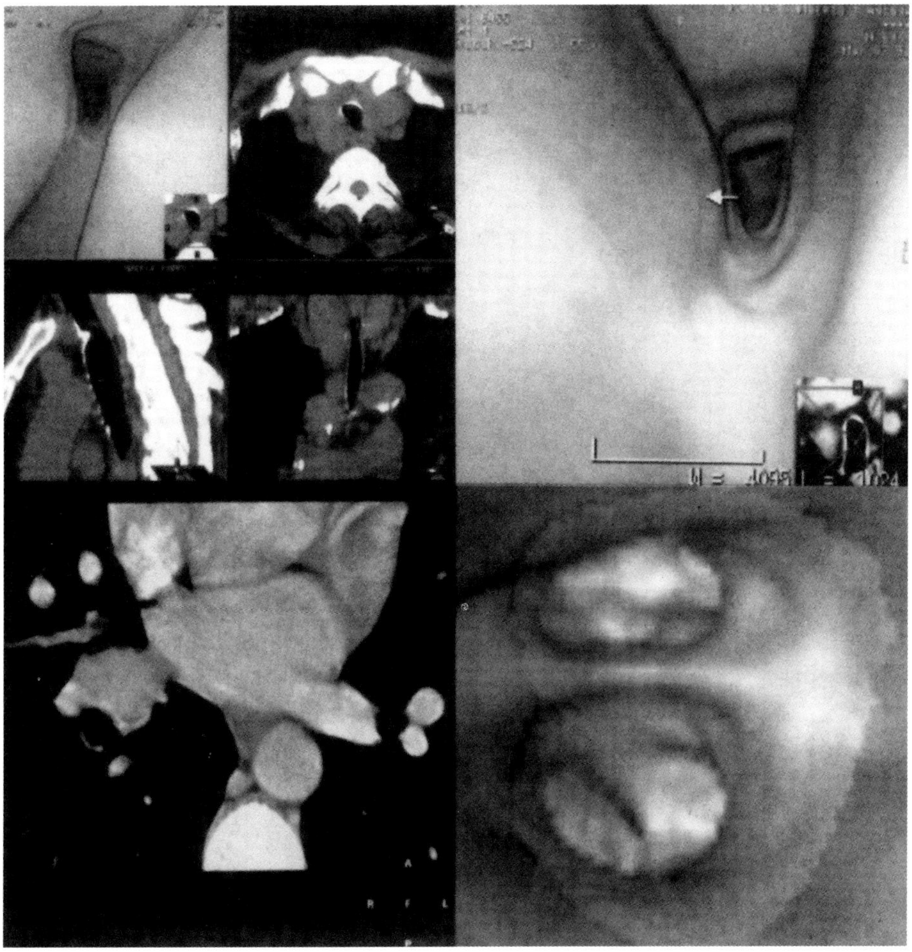

图13.3 通过VB制定经支气管针吸活检(TBNA)计划　结合SSD和VB腔内透视图以及MPR参考层面显示出的腔外结构(左上)，有可能确定出对右侧气管旁肿大淋巴结施行TBNA的理想穿刺位置(右上)，病人的气管受到甲状腺肿物的压迫。通过容积再现VB(右下)，CT图像(左下)所见到的右肺门淋巴结通过半透明的支气管壁被直接显示出来

交层面重建的剂量分布算法（FISHMAN等1991）。病变与正常组织之间的准确鉴别需要保留CT值，这就是为什么只用2D MPR图像的原因。将来VR通过把3D信息与组织分类相结合，将会起重要的作用。在管腔内近距离放射治疗中，必须在准确正交重建的横断层面图像与相应MPR垂直层面图像上计算等剂量。3D模型有助于获取这种与病变相关的2D重建层面，有时还可以显示出一些对制定治疗计划有用的额外的特征，但目前还没有如何选用3D模型的指征。容积再现VB可以帮助计算出按照计划施加的腔内剂量分布对周围结构的影响。在不久的将来，随着软件的进展，立体定向的数据配准、实时交互性和多方式图像匹配，能够实现用横断层面图像数据重建出的仿真环境中计划和实施CRT(REMY等1997)。

最后，关于动态和功能性的研究，例如对支气管的反应性和气道塌陷与肺功能试验之间相关性的动态评估，可以通过使用MPVR或3D再现技术，使数据分析速度加快，并且可以更好地评估气道直径和整个气管支气管树以及肺的容积(GOLDIN 和ABERLE 1997)。

13.3.3 周围气道

当我们进入肺的外周部，准确分割更远的气道变得越来越困难。为了降低部分容积效应的影响，阈值应根据被显示的支气管节段的分级顺序逐一进行具体调整。此外，在应用最大强度投影(MIP)或MinIP或3D技术时，诊断小气道疾病所需的气道壁特征信息将大部分丢失和/或在数据编辑和分割时被处理掉。在应用MinIP MPVR时，管腔内以负密度值为主的气体会妨碍检出管壁轻微病变。小支气管壁的显示对于判断支气管扩张和炎性病变很重要，薄层块MIP可能会虚假增厚小支气管壁的显示。能够进行大范围高分辨力扫描的亚秒级多排探测器CT系统、更精细的分割技术和能保留组织信息并提供导航帮助的快速、实时、交互性后处理软件，将拓展3D VB及VR技术在周围支气管中的应用。

目前，仅仅是2D MPVR和特别是靶目标区“容积高分辨力CT”的轴位或旁—轴位重建图像，能够对常规高分辨力CT(HRCT)扫描显示的小支气管病变做出有效补充(GAVELLI 等1998)。已有的实验性研究证明，通过最大限度地利用螺旋CT的薄准直以及回顾性原始数据重建，可获得各向同性体素，从而在所有3D方向上获得相同的空间分辨率(KALENDER 1995)。采用薄层面(1~2mm)轴位扫描，以最小的间隔(0.5mm)进行重叠重建，并行薄层块轴位MPVR显示，可近似获得这样的分辨率。在寻找支气管扩张时，在一幅MPVR斜位重建图像上显示整个受累支气管节段是可能的。仿真支气管造影图像(virtual reality bronchographic-like image)可以克服轴位图像难以发现轻度支气管扩张的局限性(REMY-JARDIN 等1998b)。用MIP MPVR聚焦层块(focused slab)能增加诊断细支气管病变的信心(REMY-JARDIN 等1996a; BHALLA 等1996)。少量层面累加的MIP图像能够更好地显示血管束的解剖，因而能够识别出小结节性病变(图13.4)。准确了解外周支气管与肺内小结节之间的关系可能将影响经支气管或经皮针刺活检方法的选择，或影响组织活检取样器械的选择。薄层块MinIP和MIP分别能更好地显示密度降低区(例如支气管扩张)和网状纹理增多区。

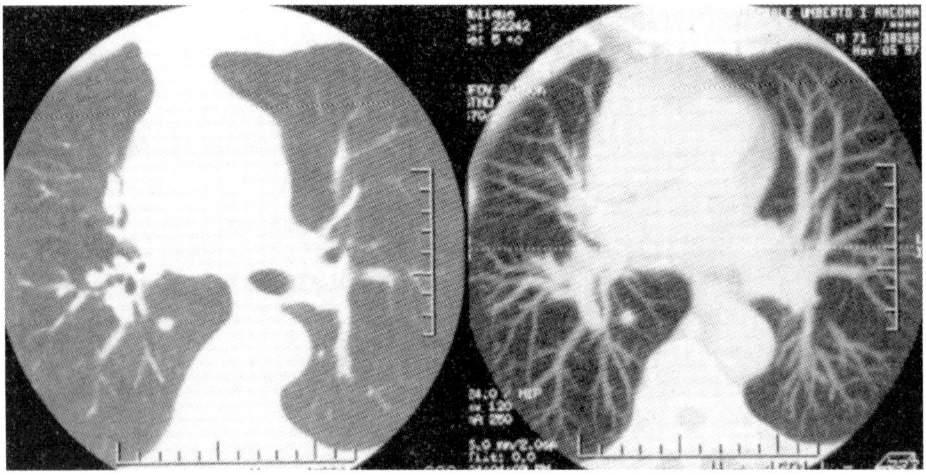

图13.4 由于MIP MPVR 再现(右)对血管解剖学显示清楚，改善了对右肺下叶小结节的检出，在原轴位图像上(左)可能被误认为是垂直于层面的血管

无论临床情况如何，薄准直容积扫描能否代替常规HRCT仍需证明，尽管市场上一部分多排探测器扫描机已不再具有单层薄准直获取图像方式(MEHNERT 等2000)。因此这里介绍的技术都应被当作是可在完成感兴趣区常规HRCT评估后应用的辅助技术(ENGELER 等1994)。多层面、亚秒级采集如今能够在单次屏气下对整个气管支气管树进行薄准直成像。应仔细评价这种方式的应用价值和由阅读拷贝出报告转变为直接在监视器上出报告带来的影响。病人接受的辐射剂量增加和如何减少这种辐射剂量如今已经成为多层CT成像的焦点问题之一。通过单幅图像数据相加重建出较厚的轴位层面图像或多平面图像,可以降低图像噪声,因而所需辐射剂量低(PROKOP 2001)。多层薄准直CT将产生大量重建图像,要求用更有效的方法来分析、转换与诊断相关的信息。再现方法有助于解决这一问题(KLINGENBECK-RENG 等1999;RYDBERG 等2000;UFFMANN 和PROKOP 2001)。需要临床医生考虑的问题是，在日常诊断性检查中加用再现技术时病人接受的检查剂量、费用、检查时间以及可能获得的效果，在临床日常工作中可能遇到所有情况均应估计到(REMY 等2000)。

13.4 结论

尽管我们正朝着用监视器电影视图方式来代替观察硬拷贝的方向发展，但目前诊断性分析仍然以观察轴位CT图像为基础。再现技术仍需提高速度、实现自动化处理和提供出更为友好的用户界面，才能具有可与轴位图像相比的能力 (KIRKGEORG 和 PROKOP 1998;EIBEL 等2001;RUBIN 2000)。早先的研究尚没有证明3D再现能显著增加CT的诊断能力(SCHOEPF 等1998;RAPP-BERNHARDT 等2000;FERRETTI 等2000)。然而,在有选择的临床病例中，辅助性再现技术改善了对图像特征的解读，可以使放射科医生更好地识别病变和对病变进行分级，或者让临床医生更容易判明病变及其周围结构，从而有利于引导内镜检查和治疗性操作或制定手术计划。由于需要时间和额外费用，因此必须恰当地选择适合于应用这些特殊的图像后处理技术的病例，应当在经过细致的数据采集和分析后,能够实际改善对病人的临床处理,而不仅仅是提供漂亮的图片。对具体病例,应用最适当的技术来解决特定的问题。在日常临床实践中进行这些检查时，应与临床医生加强联系。像其他领域中的情形一样,实践和前瞻性的研究将最终证明先进的再现技术能否真正有助于气管支气管疾病的临床诊断和处理。

内镜作为金标准和CT检查都是常规评价气道疾病不可缺少的检查方法。研发3D再现技术的目的是加强这些检查技术的协同作用,使日常病人的常规检查更有效,而不是用3D再现进行专门的检查。技术的进步可能使3D再现在外周气道的检查中领先于内镜,但内镜的硬件技术也在发展(TANAKA 等1994);或许在今后几年内，就可以通过图像数据与真实解剖相匹配，在仿真环境中指示机器人或内镜,或外科医生的手,去处理病灶。这并不是一种竞争，而是团队协作共同应对面临的挑战(BRICAULT 等1998;VANNIER 和HALLER 1999)。技术进步的本身并不是目的,目的只在于以更快更好的方式得到我们需要的结果。我们在临床上的任务是,明确我们需要达到的目的和怎样更好、更快以及何时去实现这一目标。我们的目的不是要取代内镜检查医生，而是试图通过共享一种共同的语言与临床医生进行交流 (ABERLE 1998;RAVIN 1998;HAPONIK 等1999)。如果我们跟不上成像技术和再现技术在临床和重要应用领域中的前进步伐，如果不能有效地为临床医生提供他们需要的信息，临床医生将会在熟悉数据处理的技师的帮助下，在专门为临床医生设计的工作站上满足他们的需要。

参考文献

Aberle DR(1998) Future directions of research in thoracic imaging. Radiology 206:11–13

Adachi S, Kono M, Takemura T(1993) Evaluation of 3D spiral CT bronchoscopy in patients with lung cancer.Radiology 189:264–265

BhallaM, Naidich DP, McGuinness G (1996) Diffuse lung disease: assessment with helical CT-preliminary observations of the role of maximum and minimum intensity projection images.Radiology 200:341–347

Bricault I, Ferretti G, Cinquin P(1998) Registration of real and CT-derived virtual bronchoscopic images to assist trans-bronchial biopsy.IEEE Trans Med Imageing 17:703–714

Brink JA (1995) Technical aspects of helical CT.Radiol Clin North Am 33:825–841

Costello P (1994) Spiral CT of the thorax. Semin Ultrasound CT MR 15:90–106

Eibel R, Tturk T, Kulinna C (2001) Value of multiplanar reformations(MPR) in multislice spiral CT of the lung.Rofo Fortschr Geb Rontgenstr Nuklearmed 173:57–64

Engeler CE, Tashjian JH, Engeler CM(1994) Volumetric high-resolution CT in the diagnosis of interstitial lung disease and bronchiectasis: diagnostic accuracy and radiation dose.AJR 163:31–35

Ferretti G, Coulomb M (2000) 3D virtual imaging of the upper airways.Rev Pneumol Clin 56:132–139

Ferretti G, Vining DJ, Knoplioch J(1996) Tracheobronchial tree: three-dimensional spiral CT with bronchoscopic perspective.J Comput Tomogr 20:777–781

Ferretti G, Knoplioch J, Bricault I(1997) Central airway stenoses: preliminary results of spiral-CT-generated virtual bronchoscopy simulations in 29 patients.Eur Radiol 7:854–859

Ferretti GR, Thony F, Bosson JL(2000) Benign abnormalities and carcinoid tumors of the central airway: impact of CT bronchography. AJR 174:1307–1313

Fishman KE, Magid D, Ney DR (1991) Three-dimensional imaging.Radiology 181:321–337

Fleiter T, Merkle EM, Aschoff AJ(1997) Comparison of real-time virtual and fiberoptic bronchoscopy in patients with bronchial carcinoma: opportunities and limitations. AJR 169:1591–1595

Gavelli G, Giampaima E, Cenni M (1998) High-resolution volumetric computerized tomography of the lung: optimization of technique and image quality as function of its clinical diagnostic use and dose to the patient.Radiol Med 95:322–328

Gilkeson RC, Ciancibello LM, Hejal RB(2001) Tracheobronchomalacia: dynamic airway evaluation with multidetector CT.AJR 176:205–210

Gluecker T, Lang E, Bessler S (2001)2D and 3D CT imaging correlated to rigid endoscopy in complex laryngo-tracheal stenoses.Eur Radiol 11:50–54

Goldin JG,Aberle DR (1997) Functional imaging of the airways.J Thorac Imaging 12:29–37

Grenier P,BeigelmanC(1996)Spiral CT of the bronchial tree.In:Remy-Jardin M,Remy J (eds) Spiral CT of the chest.Springer, Berlin Heidelberg New York,pp 185–200

Haponik EF,Aquino SL,Vining DJ (1999) Virtual bronchoscopy.Clin Chest Med 20: 201–217

Harkin TJ,Wang KP (1997) Bronchoscopic needle aspiration of mediastinal and hilar lymph nodes.J Bronchol 4:238–249

Henschke CI,Davis SD,Auh Y(1987) Detection of bronchial abnormalities.Comparison of CT and Bronchoscopy.J Comput Tomogr 11:432–439

Hopper KD,Iyriboz TA,Mahraj RPM(1998a) CT bronchoscopy:optimization of imaging parameters.Radiology 209:872–877

Hopper KD,Kasales CJ,Wise SW(1998b) The optimization of helical thoracic CT.J Comput Tomogr 22:418–424

Hopper KD,Iyriboz AT, Wise SW(2000) Mucosal detail at CT virtual reality:surface versus volume rendering. Radiology 214: 517–522

Kalender WA(1995) Thin-section three-dimensional spiral CT:is isotropic imaging possible? Radiology 197:578–580

Kauzcor HU,Wolcke B,Fischer B (1996) Three-dimensional helical CT of the tracheobronchial tree:evaluation of imaging protocols and assessment of suspected stenoses with bronchoscopic correlation. AJR 167:419–424

Kirkgeorg MA,Prokop M (1998) Increasing spiral CT benefits with postprocessing applications.Eur J Radiol 28:39–54

Klingenbeck-Regn K,Schaller S,Flohr T(1999) Subsecond multi-slice computed tomography:basics and applications.Eur J Radiol 31:110–124

Konen E,Katz M,Rozenman J (1998) Virtual bronchoscopy in children:early clinical experience.AJR 1699–1702

Lacrosse M,Trigaux JP,Van Beers BE(1995) 3D spiral CT of the tracheobronchial tree. J Comput Tomogr 19:341–347

Lee KS,Yoon JH,Kim TK (1997) Evaluation of tracheobronchial disease with helical CT with multiplanar and three-dimensional reconstruction:correlation with bronchoscopy.Radiographics 17:555–557

Liewald F (1998) Comparison of virtual and fiberoptic bronchoscopy.Thorac Cardiovasc Surg 46:361–366

Lo Cicero JL III,Costello P,Campos CT(1996) Spiral CT with multiplanar and three-dimensional reconstructions accurately predicts tracheobronchial pathology.Ann Thorac Surg 62:811–817

Marom EM,Goodman PC,McAdams HP(2001a) Focal abnormalities of the trachea and main bronchi.AJR 176:707–711

Marom EM,Goodman PC,McAdams HP(2001b) Diffuse abnormalities of the trachea and main bronchi. AJR 176:713–717

McAdams HP,Goodman PC,Kussin P(1998a) Virtual bronchoscopy for directing transbronchial needle aspiration of hilar and mediastinal lymph nodes:a pilot study.

AJR 170:1361–1364

McAdams HP, Palmer SM, Erasmus JJ(1998b) Bronchial anastomotic complications in lung transplant recipients: virtual bronchoscopy for noninvasive assessment. Radiology 209:689–695

Mehnert F, Pereira PL, Dammann F (2000) High resolution multislice CT of the lung: comparison with sequential HRCT slices. Rofo Fortschr Geb Rontgenstr Nuklearmed 172:972–977

Naidich DP(1996) Invited commentary(editorial comment). Ann Thorac Surg 62:817

Naidich DP, Harkin TJ (1995) Airways and lung: correlation of CT with fiberoptic bronchoscopy. Radiology 197:1–12

Naidich DP, Gruden JF, McGuinness G(1997) Volumetric (helical/spiral) CT (VCT) of the airways. J Thorac Imaging 12:11–28

Neumann K, Winterer J, Kimmig M(1999) Real-time interactive virtual endoscopy of the tracheo-bronchial system: influence of CT imaging protocols and observer ability. Eur J Radiol 33:50–54

Padhani AR(1998) Spiral CT: thoracic applications. Eur J Radiol 28:2–17

Padhani AR, Fishman EK, Heitmiller RF(1995) Multiplanar display of spiral CT data of the pulmonary hila in patients with lung cancer: preliminary observations. Clin Imaging 19:252–257

Perhomaa M, Lahde S. Rossi O (1997) Helical CT in evaluation of the bronchial tree. Acta Radiol 38:83–91

Prokop M(2001) Dose optimization in thoracic computer tomography. Radiologe 3:269–278

Quint LE, Whyte RI, Kazerooni EA (1995) Stenosis of the central airways: evaluation by using helical CT with multiplanar reconstructions. Radiology 194:871–877

Rapp-Bernhardt U, Welte T, Doehring W (2000) Diagnostic potential of virtual bronchoscopy: advantages in comparison with axial CT slices, MPR and MIP? Eur Radiol 10:981–988

Ravin CE(1998) Future directions in pulmonary imaging. Radiology 206:9–10

Remy J, Remy-Jardin M, Artaud D (1997) Multiplanar and three-dimensional reconstruction techniques in CT: impact on chest diseases. Eur Radiol 8:335–351

Remy J, Remy-Jardin M, Bonnel F(2000) Spiral(helical) CT of tracheobronchial diseases. J Radiol 81:201–216

Remy-Jardin M, Remy J, Artaud D (1996a) Diffuse infiltrative lung disease: clinical value of sliding-thin-slab maximum intensity projection CT scans in the detection of mild micronodular patterns. Radiology 200:333–339

Remy-Jardin M, Remy J, Deschildre F(1996b) Obstructive lesions of the central airways: evaluation by using spiral CT with multiplanar and three-dimensional reformations. Eur Radiol 6:807–816

Remy-Jardin M, Remy J, Artaud D (1998a) Tracheobronchial tree: assessment with volume rendering-technical aspects. Radiology 208:393–398

Remy-Jardin M, Remy J, Artaud D (1998b) Volume rendering of the tracheobronchial tree: clinical evaluation of bronchographic images. Radiology 208:761–770

Rogalla P(2001) Virtual Endoscopy of the trachea and bronchi.In:Rogalla P,van Scheltinga J,Hamm B(eds) Virtual endoscopy and related 3D techniques. Springer,Berlin Heidelberg New York,pp 45–75

Rubin GD(2000) Data explosion:the challenge of multidetector-row CT.Eur J Radiol 36:74–80

Rubin GD,Beaulieu CF,Argiro VA (1996a) Perspective volume rendering of CT and MR images:applications for endoscopic imaging.Radiology 199:321–330

Rubin GD,Napel S,Leung AN(1996b) Volumetric analysis of volumetric data: achieving a paradigm shift.Radiology 200:312–317

Rydberg J,Buckwalter KA,Caldemeyer KS (2000) Multisection CT:scanning techniques and clinical applications.Radiographics 20:1787–1806

Salvolini L,Gasparini S,Baldelli S(1997) Virtual bronchoscopy:endoscopic reconstructions versus actual findings.Radiol Med 94:454–462

Salvolini L,Bichi Secchi E,Costarelli L(2000) Clinical applications of 2D and 3D CT imaging of the airways-a review.Eur J Radiol 34:9–25

Sartoni Galloni S,Miceli M,Lipparini M (1999) Comparison of various parameters (pitch 1and 2) in the study of the lung with spiral computerized tomography.Radiol Med 97:121–125

Schaefer-Prokop C,Prokop M(1996) Spiral CT of the trachea and main bronchi.In:Remy-Jardin M,Remy J (eds) Spiral CT of the chest.Springer,Berlin Heidelberg New York,pp 161–184

Schoepf UJ,Seemann M,Schuhmann D(1998) Virtual and three-dimensional bronchoscopy with spiral and electron beam computed tomography.Radiologe 38:816–823

Storto ML,Migliorato L,Guidotti A (1995) Spiral computed tomography of the trachea.Technique and clinical applications. Radiol Med 89:233–236

Tanaka M,Takizawa H,Satoh M(1994) Assessment of an ultra-thin bronchoscope that allows cytodiagnosis of small airways. Chest 106:1443–1447

Touliopoulos P,Costello HP (1995) Helical (spiral) CT of the thorax.Radiol Clin North Am 33:843–861

Uffmann M,Prokop M(2001) Multislice CT of the lungs:technique and clinical applications.Radiologe 41:240–247

Vannier MW,Haller JW (1999) Navigation in diagnosis and therapy.Eur J Radiol 31: 132–140

Vining DJ(1996) Virtual endoscopy:is it reality? Radiology 200:30–31

Vining DJ,Liu K,Choplin RH (1996) Virtual bronchoscopy:relationships of virtual reality endobronchial simulations to actual bronchoscopic findings. Chest 109:549–553

Vining DJ,Ferretti G,Stelts DR(1997) Mediastinal lymph node mapping using spiral CT and three-dimensional reconstructions in patients with lung cancer:preliminary observations.J Bronchol 4:18–25

Wai-man Lam W,Tam PKH,Chan FL(2000)

Esophageal atresia and tracheal stenosis: use of three-dimensional CT and virtual bronchoscopy in neonates, infants, and children. AJR 174:1009–1012

Wang KP (1998) Continued efforts to improve the sensitivity of transbronchial needle aspiration. Chest 114:4–5

14 主动脉

CARLO BARTOLOZZI, EMANUELE NERI, IRENE BARGELLINI, CLAUDIA GIANNI

目录

14.1 引言

传统上对主动脉的检查一般是通过静脉注射碘离子对比剂行常规血管造影来完成的,该方法在临床实践中被广为接受,且其空间分辨力仍是最可靠的。但是,众所周知,血管造影是有创性检查，需要注射大剂量对比剂,并以2D采集为基础。这些弊端促使人们重新评估血管造影在主动脉病变诊断中的地位,并努力寻找一种替代方法,既能最大限度减少创伤，又可进行血管横断层面甚至容积的研究。

超声(ultrasound,US)是一种无创性断层检查技术，是目前研究主动脉的主要方式。US能提供大量的重要信息，如血管管径、管壁钙化或血栓的存在,甚至可诊断动脉夹层。近年来，常规US和彩色多普勒的联合使用，可结合主动脉管径与血液流速的信息对主动脉进行血液动力学研究。随着直接容积采集技术的实现，利用传统灰阶成像和血液流动彩色编码技术,使US技术又有新的发展。

CT为主动脉的研究提供了一种更先进的方式。自应用于临床实践以来,CT的图像采集方式在不断改变。最初的CT是一种纯粹轴位成像方式,采集时间较长,但是1989年螺旋扫描技术的引入给CT带来了革命性的变化(KALENDER 1990)。这种新方法能够在非常短的时间内对病人进行容积数据采集。螺旋CT对主动脉及其他血管的研究称为CT血管造影(CTA)。最近,螺旋CT已经发展成为具有多排探测器或多层面成像技术的快速扫描仪器。

MRI也经历了巨大的技术进步。在过去，MRI通常被认为是一种较慢的成像方式,但在近10年中，随着主磁场和梯度场场强的提高以及各种利用血流效应和注射对比剂的快速成像序列(时间飞跃、相位对比及扰相梯度回波)的研发,MRI技术已得到发展。MRI研究血管的方法称为MR血管造影(MRA)。

C.BARTOLOZZI, MD, E.NERI, MD, I.BARGELLINI, MD, C.GIANNI, MD
Diagnostic and Interventional Radiology, Department of Oncology, Transplants, and Advanced Technologies in Medicine, University of Pis a, Via Roma 67, 56100, Pisa, Italy

在成像技术发展的同时，新的3D图像处理算法也相继出现。对主动脉容积数据组进行3D处理的方法包括多平面重建(MPR)、多平面容积重建(MPVR)、曲面重建(CPR)、最大强度投影（MIP)、表面再现和容积再现(VR)等。仿真内镜检查(VE)或仿真血管镜检查是一种特殊的主动脉3D研究方法。

US、CTA和MRA的3D成像原理在本书有关章节中已经讨论。本章将回顾主动脉3D研究的特殊采集技术以及3D图像处理的应用。

14.2 3D图像处理和成像技术

14.2.1 3D超声

3D US的成像方法有两种:2D US阵列的直接3D成像，或由一维US阵列采集一系列2D图像后进行3D重建（von RAMM 和SMITH 1991;STETTEN 1998)。腔内US成像是一种特殊的成像方式，管腔内环形阵列沿血管走行生成连续的图像，再重建成容积模型。

在US采集过程中，可应用彩色和能量多普勒(power Doppler)对血管进行彩色编码，以突出显示血管（PICOT 1993;RICKEY 1995)。尤其在噪声是影响图像对比的重要因素的US成像中，这使得血管边界得到增强，从而鉴别出管腔和腔外间隙。

无论用何种方法获得3D US数据组，3D图像处理方法与其他成像方式相同，主要有：MPR、表面再现和VR等。

3D US在研究主动脉及其分支的临床应用价值正处于研究中（GUO 和FNSTER 1996;NELSON 和PRETORIUS 1998)。虽然US的空间分辨力低，但是主动脉3D US与已被公认的CTA、MRA相比各有优势。对动脉瘤的研究看来是一个非常重要的领域。拟接受动脉瘤治疗的病人需要对主动脉进行多平面评估，以确定动脉瘤颈的长度、主动脉壁的情况、肾动脉与主动脉分歧部之间的距离和动脉瘤的大小。标准的US检查很难完成这些测量，且对主动脉动脉瘤定性诊断的准确率低。在这种情况下，3D US更为有效、更有发展前景。

14.2.2 3D CT血管造影

CTA是研究主动脉及其分支的最先进的无创技术之一。检查主动脉的成像方案是在管腔内对比剂浓度达峰值的短时间窗内进行快速容积采集。为获得与血管造影类似的效果，在一定注射速度下行团注定时试验(bolus timing test)以优化对比剂的利用，并由自动团注—触发软件(automatic bolus-triggering software)计算出扫描延迟时间。应当联合应用薄准直、最快扫描速度和很小重建间距进行扫描，以获得高质量的3D重建(见第2章)。

根据我们的经验，单层螺旋CT机进行腹主动脉检查的最佳扫描方案是:准直3mm，螺距2，重建间距1mm;胸主动脉检查则用5mm准直(BARTOLOZZI 1998)。对于多层CT(注:4层螺旋CT)，RUBIN(2000)建议使用以下扫描方案:名义层厚2.5mm，螺距6.0，X线管每旋转一周进床15mm(18.75mm/s)。他将该方案与单层螺旋CT进行了对比，发现多层CT扫描速度明显快(较前者快2倍多)，具有更高的纵向空间分辨力，且对比剂用量仅为单层采集方式的一半。

多层螺旋CT扫描技术的进展对CTA的应用产生重大影响，使主动脉CTA检查的准确性提高，成功的必要条件是对比剂在血管内达到峰值时成像。多层CT可在短时间窗内完成大容积扫描，例如，在30s内同时完成胸、腹主动脉直至髂血管的检查，得到类似传统血管造影的图像。

主动脉CTA数据组3D图像后处理的应用改变了许多疾病的常规检查方法。MPR可作为后处理的第一步，根据需要沿主动脉任意调整重建层面方向,可准确分析血管走行。然而,倾斜平面重建并不容易显示弯曲走行的血管全貌,需要对主动脉的不同节段多次重建。为了克服这一局限性,引入了CPR。MPR和CPR的共同优点是通过标准的灰阶编码图像能在同一平面显示主动脉管腔、管壁和管壁外结构。

MPR是2D图像,不能进行容积分析。结合MIP算法的MPVR可解决这个问题,所得的主动脉图像与血管造影图像类似,密度最大的结构显影最亮(腔内碘对比剂、钙化斑、金属结构)。

将主动脉的平面重建转换为完全的3D显示,推荐使用表面遮盖显示(SSD),该技术是一种表面再现技术。设定分割阈值后将去除周围解剖结构,利用管腔内高密度的对比剂显示出主动脉及其主要分支。SSD可显示主动脉的全貌,但是也受表面再现技术一些固有缺点的影响,如阈值分割可使大量数据丢失,血管解剖显示不够完全等,可影响对病变的评估。此外,分割过程并非总能准确地将主动脉从周围结构(脊椎、胸骨、肋骨、腔静脉、左肾静脉等)中分离出,而且操作者之间分割结果变异明显。

为了克服这些缺点,用VR对主动脉及其分支进行研究效果将更好。该方法以CT密度值为基础调整体素的可见度,交互式地显示血管。主动脉易于显示且不丢失容积数据,即使小分支(如肾动脉)也能清晰显示。

在最近的3D成像进展中,VE或仿真血管镜检查也已应用于CTA。它能显示主动脉腔内的情况,包括内壁的细节及管壁的改变,如血栓形成、钙化、动脉瘤和狭窄等。主动脉腔内金属假体也能被显示。

14.2.3 3D MR血管造影

主动脉及其分支的MRA研究是随着快速成像技术的进展而开始的,如时间飞跃(TOF)和相位对比(PC)序列(SINGER 1959)。TOF是利用流入层面的充分磁化的血液与处于饱和状态的周围组织之间形成对比,使流动的血液显示为亮信号。PC技术则是通过检测自旋质子在梯度场中运动时发生的相位位移测量血流速度,流动的血液也显示为亮信号(HUSTON 和HERMAN 1993)。这些技术将采集到的数据组用MIP算法进行处理,最终获得的3D重建图像与血管造影类似,因此被称为MR血管造影。为了获得MIP血管像的3D观察,可在360°旋转中产生多视角透视图像,最后产生电影视图以旋转的方式显示多视角图像。非增强MRA的主要不足是采集时间长(5~8min)、视野小和无法显示肾脏血管并可能出明显伪影。

这些技术虽然仍在应用,但应只作为最近出现的对比增强MRA(contrast enhancement MRA,CE-MRA)的补充。CE-MRA技术应用超快速梯度回波序列,团注钆螯合物后在单次屏气下(18~25s)完成容积数据采集(与CTA的方式相同)。

与MIP一样,在介绍CTA的章节中所描述的其他图像后处理技术也能用于处理CE-MRA数据组。

14.3 病变的3D成像

14.3.1 主动脉夹层

主动脉夹层是指主动脉壁内膜的撕裂。如撕裂不停止,最终将导致致命性的主动脉破裂。因此,对临床表现疑为主动脉夹层的病人进行评估并进行恰当的影像学检查是非常必要的。如果对主动脉夹层不及时治疗,大约33%的病人将在24h内死亡,50%病人将在48h内死亡。未确诊的升主动脉夹层病人两周内的死亡率为75%(CHEN 1997)。

在可应用的检查方法中，目前对如何选用经食管US、CTA和MRA尚有争议，尤其是对急性主动脉夹层的诊断。胸主动脉的3D成像最初采用的是MRI。VALK 等(1985)首先研究报道了一种MRI算法，能以3D方式重建主动脉轮廓(看作是血流管道)；与血管造影相比，MR图像能更完整地显示主动脉夹层的真假两腔。随后对主动脉夹层的MRA研究使用了MPR和MIP技术（LIM 等1989）。PRINCE (1996)用钆增强MRA研究了8例病人，均能准确辨认内膜片（敏感性100%）。KRINSKY (1997）报道了钆增强MRA诊断急性和慢性主动脉夹层(n=26)的敏感性(92%~96%)和特异性(100%)均很高，但是两个壁内血肿没有显示。

最近有关主动脉夹层的MRA研究认为，静脉内钆对比剂的应用是必须的(ALLEY 1998；HO 和PRINCE 1998）；但也有人提出应用无需静脉注射对比剂的回波平面成像(EPI）和MIP技术作为主动脉夹层的筛选检查方法(NITATORI 1999)。MIP和MPR等3D重建在图像分析时很容易进行，被认为是MRA检查的一部分，因为它们能够更好地显示复杂的主动脉夹层(WATANABE 2000)。在这些技术中，应当首先使用MPR，因为它能直接显现内膜片；MIP的固有性质使主动脉管腔内的体素值平均化，在最终的投影图上不能显示内膜片影(图14.1)。

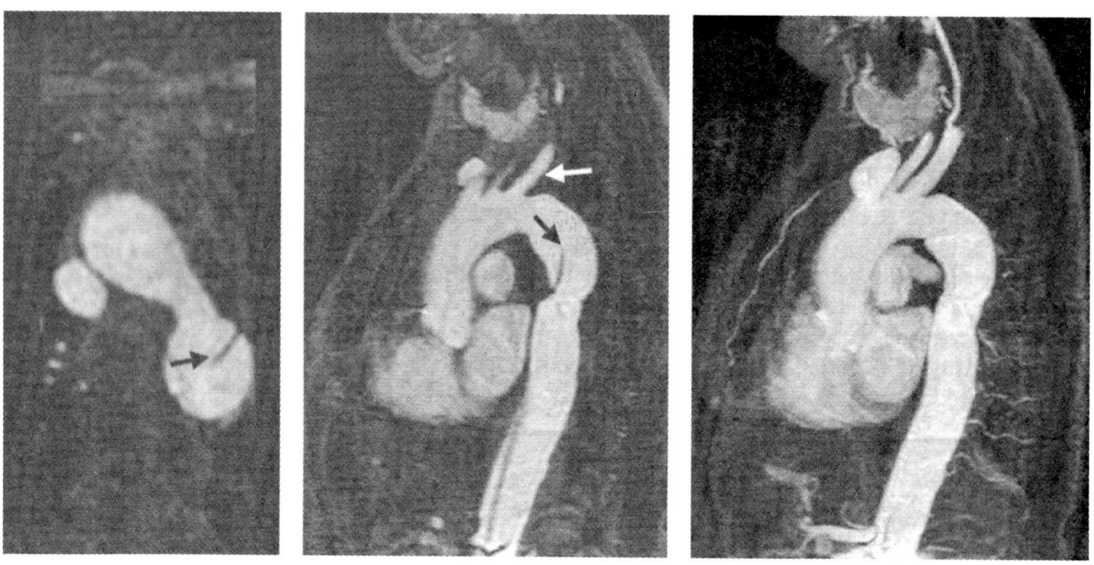

a　　　　b　　　　c

图14.1a–c　胸主动脉B型主动脉夹层的CE-MRA　a 轴位MPR图像显示内膜片(箭)。**b** 倾斜矢状位MPR(沿主动脉弓主轴)示内膜片(黑箭)起自降主动脉、左侧锁骨下动脉(白箭)起始部稍远处。**c** 厚层块MPR技术结合MIP，由于亮体素的叠加而不能显示内膜片

然而，3D成像在主动脉夹层的CTA中有特殊的应用，特别是对将要手术的病人进行合理评估。主动脉近段出现夹层(Stanford A型)和发生下述情况时均为手术指征：大量心包积液、夹层动脉明显扩大(动脉瘤形成)、血液漏入纵隔、重要器官缺血、壁内血肿。主动脉夹层的前瞻性研究表明，CTA发现主动脉夹层的敏感性为83%~94%，特异性为87%~100%。对已发生主动脉夹层的病例，CTA的作用在于发现内膜片的起始部位、鉴别真腔

和假腔、除外并发症,例如夹层延伸至主动脉分支造成特殊器官的损伤（例如肾或肠系膜缺血）或者夹层破裂出现心包积血和胸腔积血（CHUNG 1996）。3D成像将CTA与MPR、MIP、VE、VR技术相结合能更准确地评估这些病变。

3D成像对诊断主动脉夹层的意义是由RUBIN(1993)首先提出的。他将MPR、MIP、SSD等技术应用于螺旋CT数据组，后来的研究证实了这种方式的优越性。ZEMAN(1995)评估了MPR、MIP、SSD在13例病人诊断中的作用,在其中7例证实存在夹层的病例中与轴位图像进行了对比。7例主动脉夹层中,3例不能在轴位图像上确定内膜片的范围；而MPR和其他3D视图均清楚显示出该3例病人的相关解剖结构。BRADSHAW(1998)用倾斜或其他方位的MPR和SSD研究了21例主动脉夹层病人,结果表明3D重建或斜位重建能更好地显示夹层与大血管的关系,作者认为3D重建或斜位重建虽然对于A型主动脉夹层的评估不能提供额外的信息，但其空间定位能力的改善有助于某些B型主动脉夹层病例手术计划的制定。

LU(2000)应用SSD、MPR和MIP等方法处理电子束CT数据组,诊断了97例主动脉夹层(诊断准确度为100%)。NAKANISHI(1997)报告了类似的经验,他评估了15例主动脉夹层,发现MPR有助于显示内膜片及破口位置。

HAYASHI(1999)应用所谓“巡航眼观察法(cruising eye view method)”的CT VE,研究了10例主动脉夹层病例。所有血管壁病变均可显示，腔内透视图可提供关于内膜片与主动脉分支血管间相互关系的精确信息。但是,KIMURA(1996)用VE研究了10例经CTA确诊的主动脉夹层病人,并将CTA轴位图像与VE进行比较，发现腔内视图并未提供更多关于主动脉夹层的特征信息。SMITH(1998)利用基于VR技术的“仿真血管镜检查(virtual angioscopy)”评估各种胸主动脉病变,认为它是对血管病变进行无创评价的非常有潜力的技术 。

我们认为VE技术是一种有用的工具,因为它能够清楚地显示内膜片，鉴别真假腔并评估其与主动脉分支的关系(BARTOLOZZI 1998)(图14.2)。

总之,如果应用3D成像,CTA对评估主动脉夹层更有价值,效果更佳。

14.3.2 腹主动脉动脉瘤

主动脉动脉瘤可发生于主动脉任何部位,但大多数见于腹主动脉。90%的腹主动脉动脉瘤位于肾动脉水平以下;约2/3的病例不仅仅局限于主动脉，还可延伸至一侧或双侧髂动脉。腹主动脉动脉瘤的自然病程取决于其大小,如果最大直径小于5cm则破裂少见,超过6cm则破裂机会增多。因此所有大于6cm的动脉瘤均为手术修补的指征，对于4~6cm的动脉瘤则可选择性地进行手术修补。

US可提供测量动脉瘤范围及大小的清晰图像,测量准确度约为98%。但是US不能清晰显示动脉瘤瘤颈及其与肾动脉的关系,并且不能为制定手术计划提供伴随病变的信息,如腹腔干、肠系膜上动脉和肾动脉的狭窄(除非行彩色多普勒检查)。

自从CT用于临床常规检查以来,尤其是单层和多层螺旋CT的出现,其在腹主动脉动脉瘤检查中的作用越来越重要。CTA最大的优点之一是一次检查即可获得关于动脉瘤严重程度分级的所有信息，尤其重要的是能分析动脉瘤的所有特征,如大小、范围、管壁的变化。此外,新近采用的血管内疗法可作为替换胸内手术修补的选用方法，更需要准确了解动脉瘤的特征。主动脉腔内假体(endoprostheses)的放置需要确切了解一些重要参

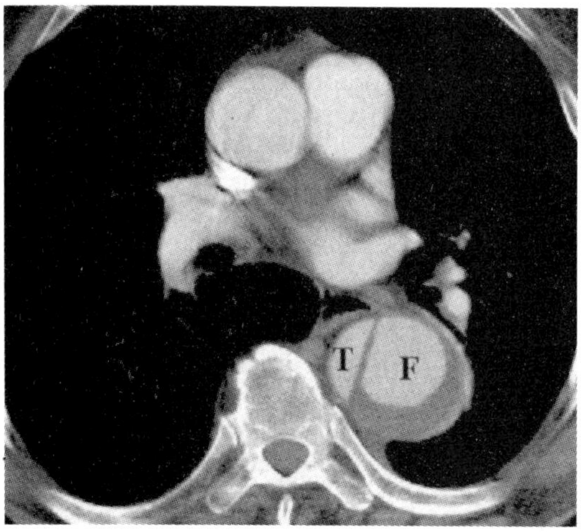

图14.2a–d Staford A型病人的CTA a CTA轴位图像显示降主动脉的真腔（*T*）和假腔（*F*）。**b,c** 同一水平的VE图像能识别真（b）、假腔（c）的形态。**d** 腹主动脉内导航显示内膜片的范围累及至分叉部，腹腔干（*CA*）、左肾动脉（*LRA*）和左髂总动脉（*LIA*）均起自假腔；假腔的“溢出口”也被显示（箭）

a

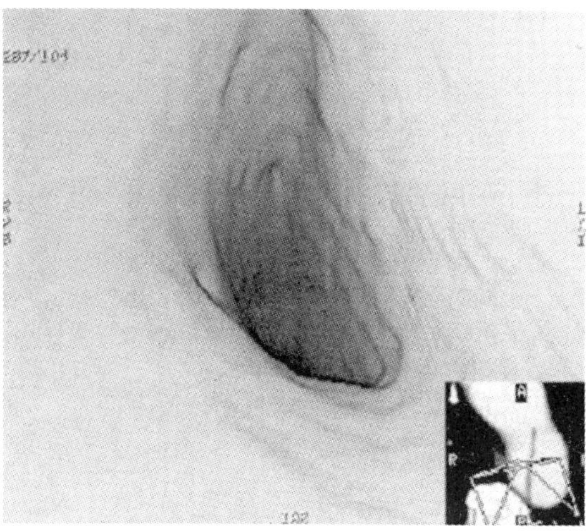

b

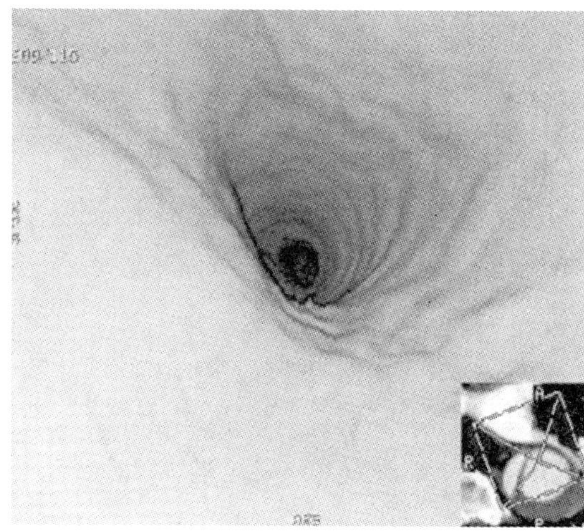

c

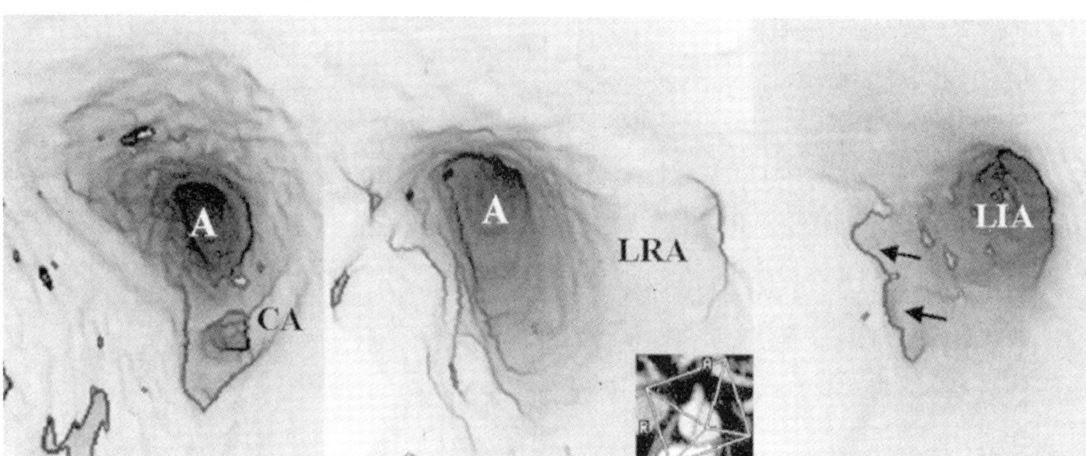

d

数，以决定所用的类型并确保成功植入（图14.3）。再有，治疗后疗效、并发症等信息对病人随访来说是必不可少的。只要将CTA与3D成像技术相结合，就能完成这些评估。因此选择性地应用3D成像具有重要临床意义。

BROEDERS（1997a，b）提出了一种可专门用于血管内治疗术前的成像方法，用曲线或CPR精确测量主动脉和髂动脉内拟行假体移植区的直径和长度。这种方法相当合理，因为它用CPR的方法（通过在管腔中心做标记获得）测量主动脉的径线，考虑到了血管弯曲，并在曲面的多个位置上进行管径测量，每一次均是在与曲面垂直的平面上测量，相当于真正的横断面。在主动脉腔内产生出中心线是测量血管实际长度的最可靠方法。RUBIN（1998）研发了一种可以自动计算主动脉中心

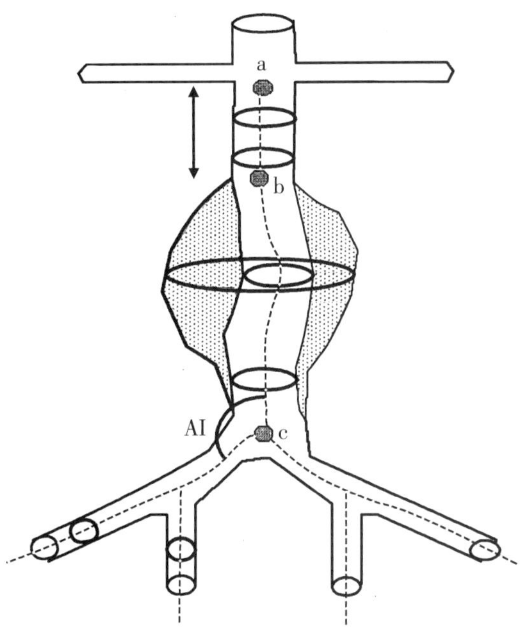

a

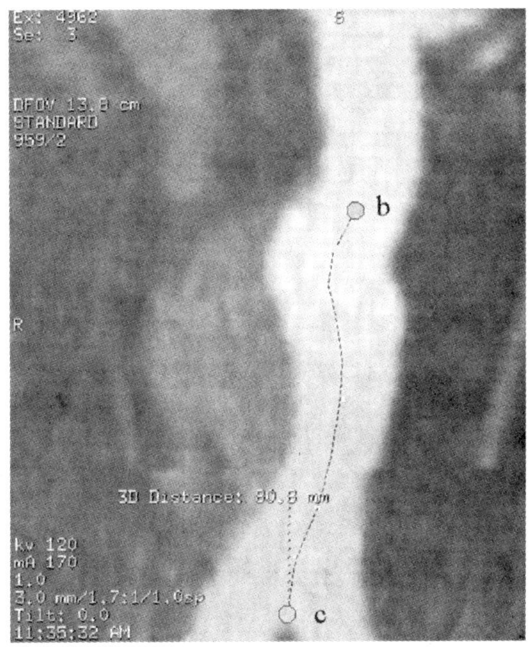

b

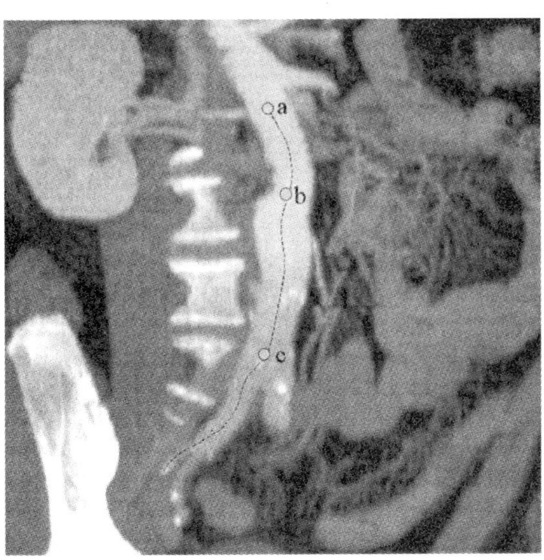

c

图14.3a–c 肾下主动脉瘤的CTA研究 **a** 腔内修复治疗计划的制定需要多种测量：瘤颈长度（沿中心线从*a*到*b*）、瘤颈到分歧处的距离（从*b*到*c*）、主动脉—髂动脉（*AI*）夹角和瘤颈、动脉瘤、髂动脉的周长等。CTA可完成这些测量。**b** 曲面重建可产生中心线用于测量距离。**c** 用MPR也可在某些病例中测量髂动脉的角度和距离

线和测量多处直径的方法。这种方法也可识别血管弯曲以及由主动脉分支起始部引起的局部管腔直径的变化。

我们应用虚拟现实制模语言（VRML）对拟行血管内治疗的25例腹主动脉动脉瘤病人进行了类似目的的研究。应用Academic软件（CRS4研究中心，Cagliari，Italy）分割血管（通过蛇形、弹性轮廓和局部生长法），提取中心线（即主动脉骨架），并在真正轴位断面上进行测量（图14.4）。另一种能帮助放射学医生进行测量的软件是由SUBASIC（2000）提出的，该软件系统能够对CT图像进行3D分割并提取主动脉壁的3D模型；一旦获得主动脉壁的3D模型，所需要的测量就能很容易进行，从而能够合理地选择支架。

对于腹主动脉动脉瘤的病例，不仅需要解决测量问题，还需要准确评估管壁的变化和伴发的肾动脉病变。CTA 3D成像能够较好

a 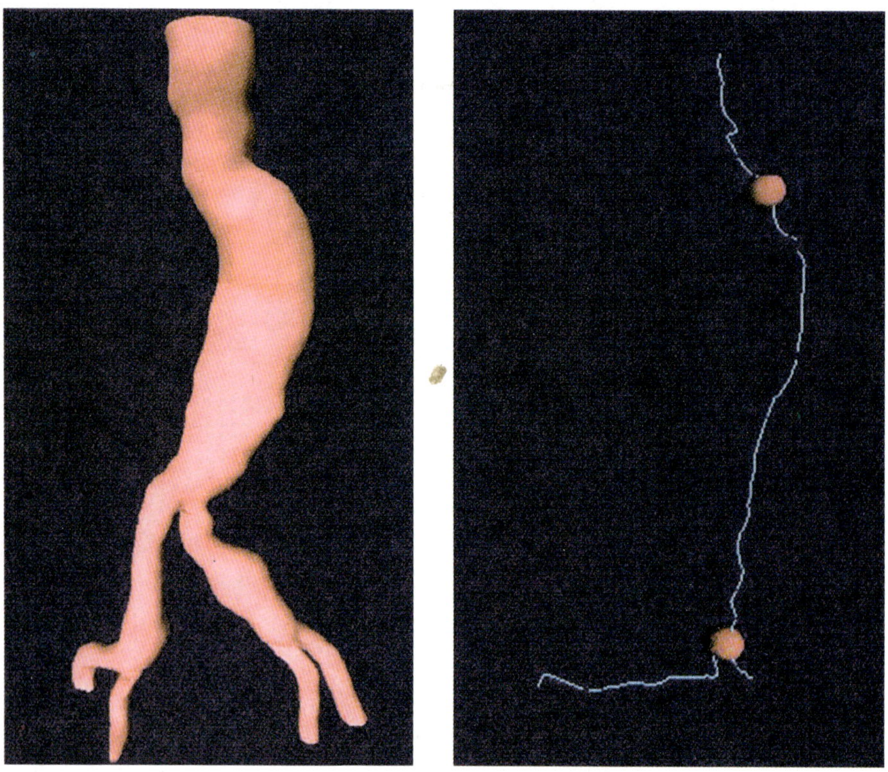 b

c 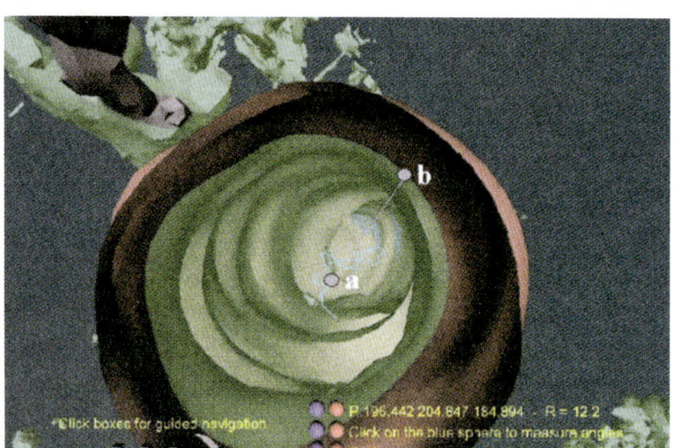

图14.4　a 肾下动脉瘤病人的腹主动脉和髂动脉VRML模型。**b** 应用动脉血管腔中心线计算肾动脉到主动脉分杈的距离。**c** 从内部显示主动脉管腔，沿中心线可进行多种测量，例如直径、面积和角度

地完成这些评估。动脉瘤瘤颈的情况是决定在开放式外科修复术中是否应行肾上水平主动脉夹闭和腔内假体近端能否可靠地连接的主要参数。在一项对CTA数据组的回顾性分析中(NERI 1999),39例因腹主动脉动脉瘤手术修复而行肾上水平腹主动脉夹闭的病人,术前CTA和横断层面图像评估靠近肾脏的动脉瘤需行肾上水平腹主动脉夹闭的准确度为79%;应用MPR和VE回顾性观察血栓形成、钙化和血管扭曲,使预测肾上水平夹闭的准确度明显提高(100%)。

很多学者建议用3D重建和CTA对腹主动脉动脉瘤进行术前评估,(GOMES 1994;BALM 1994;CHUTER 1994;AARTS 1999;RUBIN 2000),但在这些病人的术后随访中应用3D重建CTA也很有必要。特别对于使用假体的病人,需要通过CTA除外并发症(内漏、移动、扭曲、腔内假体容积增大)。

KRAMER(2001)用3D重建对腔内假体形状的改变随访两年。作者在动脉瘤瘤颈近端、腔内假体的中部和髂动脉起始处的假体肢(graft limb)处进行了角度测量,观察发生的变化。结果见到,动脉瘤瘤颈近端在前后位像上平均变化了-0.71°,在侧位像上平均变化了4.0°;而左肢角在前后位图像上平均变化了1.38°,在侧位像上平均变化了11.71°。

通过测量假体的直径,可以发现其容积是稳定的还是增大的,后者归因于一种称为“内张力”的现象(WHITE 1999)。POLLOCK(2000)对各个层面的2D面积求和计算出假体腔的容积和术前的血栓部分。他识别出五种容积变化情况:收缩、无变化、先收缩后增大、进行性增大。虽然这种方法精确可靠,但是耗时,因为需要在每个层面上勾画出假体的轮廓。容积的变化也能够通过对CTA数据组进行分割并直接评估分割出来的容积来完成,用此方法我们对25例腹主动脉动脉瘤治疗后的病人进行了随访,观察到有内漏的病人并没有假体容积缩小。

VE在这些病例的随访中也有重要作用。从腹腔干水平向足侧观察腹主动脉腔内情况,可以评估腔内假体近端的位置及其与肾动脉起始部的关系。在用轴位层面评估有困难的病例中,VE能够作为解决问题的工具(图14.5)。VE对评估各种类型的内漏看来有困难,特别是发生在肠系膜下动脉或腰动脉

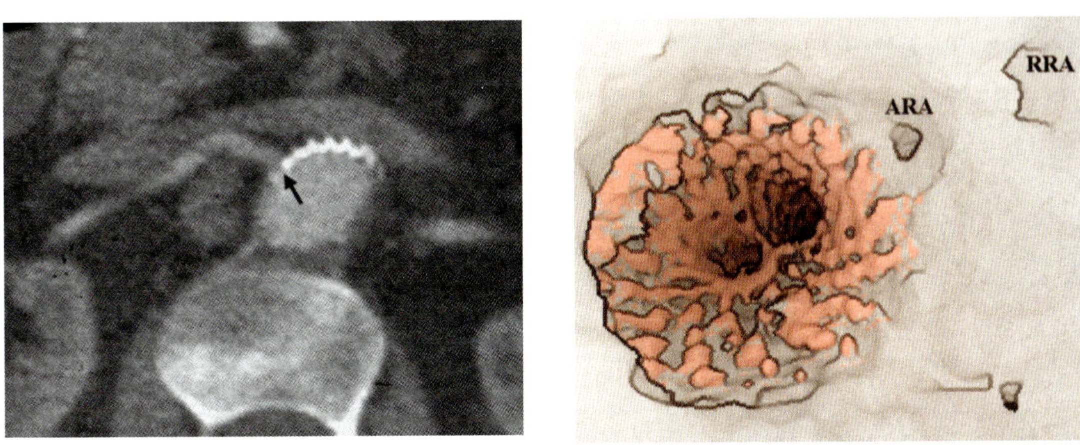

a　　b

图14.5a,b　CTA对一例腹主动脉放置了Aneurix腔内假体的病人进行随访,假体正好位于肾动脉下方。a 经右肾动脉(箭)水平的轴位图像不能明确排除肾动脉开口受到假体的影响。b VE腔内视图显示副肾动脉(*ARA*)存在,恰位于右肾动脉(*RRA*)下方,均没有受到假体近端的影响

开口处的内漏。对于发生在假体连接处的1型内漏,VE能够显示网状假体与主动脉壁之间的分离(图14.6)。

用MIP和VR处理CTA数据组可显示腔内假体的形态。用这些方法能区分假体的金属部分与充满对比剂的管腔，因此可评估其弯曲度，甚至可以评估其与主动脉分支间的关系。对于观察发生在主动脉分支起始部的2型内漏的特征,评估后者更为重要。应用厚层块MIP(也称MPVR)时可沿血管路径确定厚层块的方位，将会有助于识别起源于主动脉壁的细血管(例如腰动脉)的走行。同样的原则也可用于VR,效果似乎比MIP更好。

14.3.3 主动脉分支病变:肾动脉

肾动脉狭窄见于不到1%的中等程度血压升高的高血压病人。狭窄的主要原因是动脉粥样硬化斑块形成；另一个原因是纤维肌发育不良(fibromuscular dysplasia),几乎仅见于30~40岁的女性。肾动脉严重狭窄可造成肾血管性高血压。狭窄程度≥70%定义为严重狭窄(适用于血管造影、CTA或MRA),多普勒 US检查时伴有流速增加;多普勒判定明显狭窄的标准是收缩期峰值流速>180cm/s且肾动脉与主动脉流速比率>3.5。

3D图像处理已经选择性地应用于研究肾动脉病变的CTA 或MRA 数据组的后处理。

近10年来，许多学者对CTA的成像方案进行了讨论,总的说,其基本原则是使用薄准直(2~3mm)、注射足量的对比剂、选择最佳的扫描延迟时间(肾动脉为20~30s)和注药速度(3~5ml/s)。对于MRA,成像策略已从不用对比剂转向使用钆对比剂，后者的图像几乎类似于血管造影。多数学者认为CTA和MRA的源图像足以发现肾动脉狭窄的存在，但是不能评估其狭窄的程度。所以,建议应用3D后处理获得类似血管造影的透视像来评估狭窄程度。

本章14.2节中已讨论了CTA和MRA图像后处理的可行性,MPR(厚或薄层块)和MIP在诊断肾动脉狭窄中的作用已得到广泛的认可。MPR可沿肾动脉走行生成任意倾斜层面图像对动脉节段进行选择性研究。一般说,虽然没有标准的重建平面或专门的重建方案,但据我们的经验,为了辨认肾动脉开口,MPR应从显示肾动脉的冠状位开始。在同一水平沿肾动脉走行旋转和移动重建平面，以研究血管近段、中段和远段。采用这种方式,可以增加MPR的厚度,产生一个子容积数据组,然后再用MIP或VR显示该数据组(图14.7)。

CTA或MRA的初步分析方法是对源图像进行交互式观察(Berg等1998),但是精确判断狭窄程度和长度可利用后处理技术来完成。MIP已被广泛用于这种评估（NAPEL 等 1992;RUBIN 等1994)。最近,JOHNSON 等(1999)对利用CTA数据组获得的VR与MIP评价肾动脉狭窄的效果进行了比较，发现尽管两者间敏感性没有显著性差异，但是VR比MIP具有更高的特异性(99%对87%)。作者发现,对狭窄特征的显示VR比MIP更可靠。这在一定程度上是因为前者对射线投影穿过的体素值进行了加权求和计算，最终图像中包含了连贯的容积平均的体素，而在MIP上不能显示这种体素,结果是MIP倾向于高估狭窄。MIP的另一个固有缺陷是在最终投影图像上结构重叠，这尤其对评估钙化斑块所致的狭窄有影响。在MIP中,即使应用电影模式的多方位投影，要将代表钙化的高密度体素从充满对比剂的管腔中分离出来也是困难的（RUBIN 等 1994)。

与MRA相比,CTA的主要优点是能显示钙化性斑块与血栓形成（这有助于制定血管成形术或肾动脉支架置入术治疗计划）以及

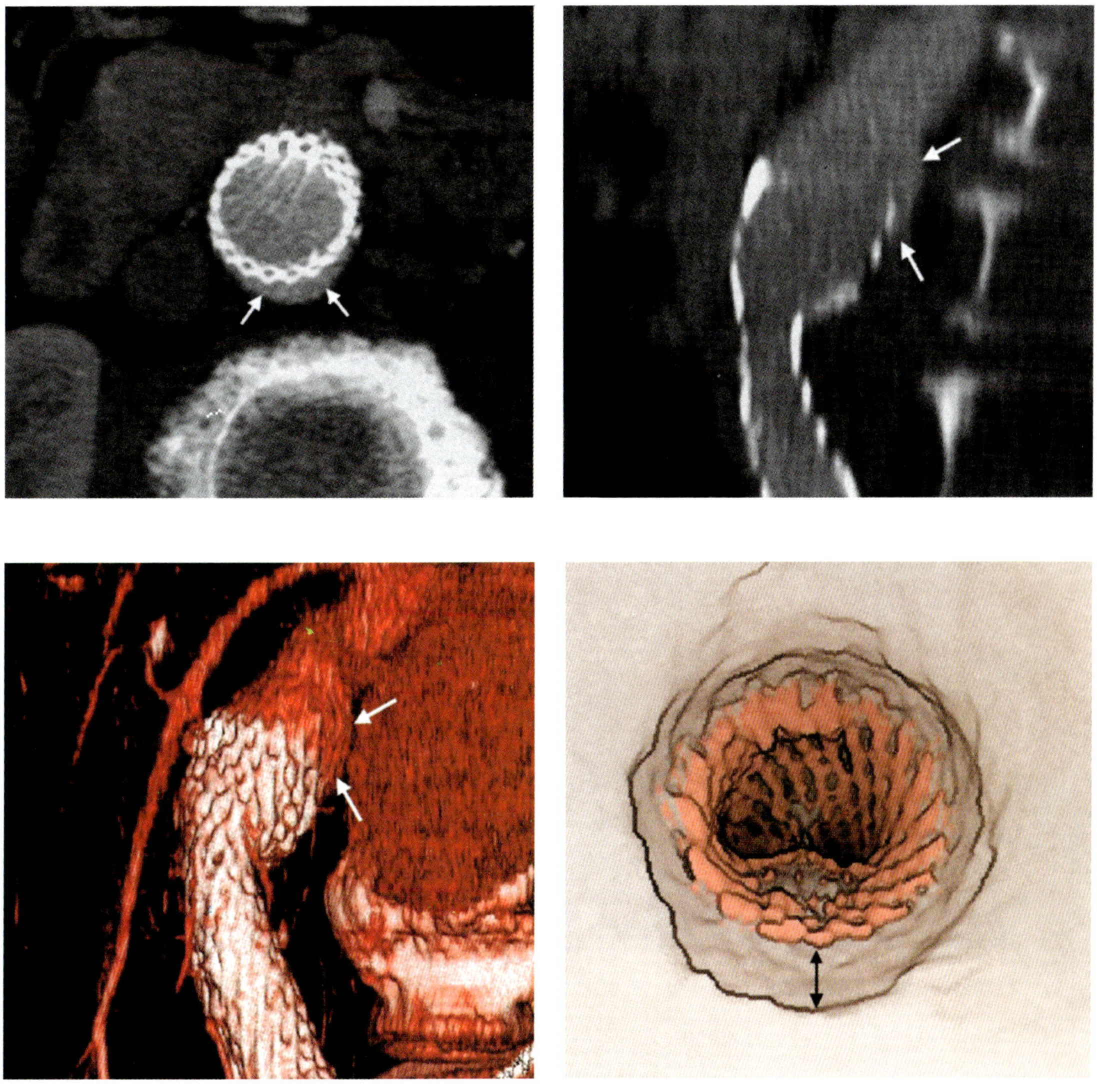

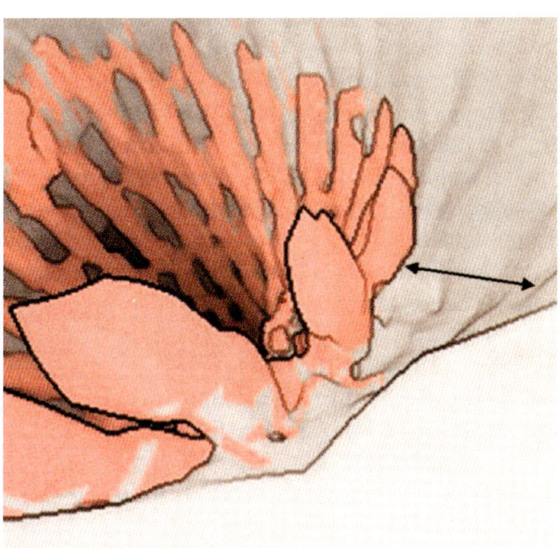

a	b
c	d
e	

图14.6 **a** 腹主动脉动脉瘤腔内假体移植术后1个月，发生于假体近端的1型内漏（箭）。MPVR结合MIP获得的矢状位图像（**b**）和VR（**c**）显示内漏位于后方（箭）。**d,e** 从肾动脉水平向下观察的VE视图显示出腔内假体近端与血管壁分离（箭）

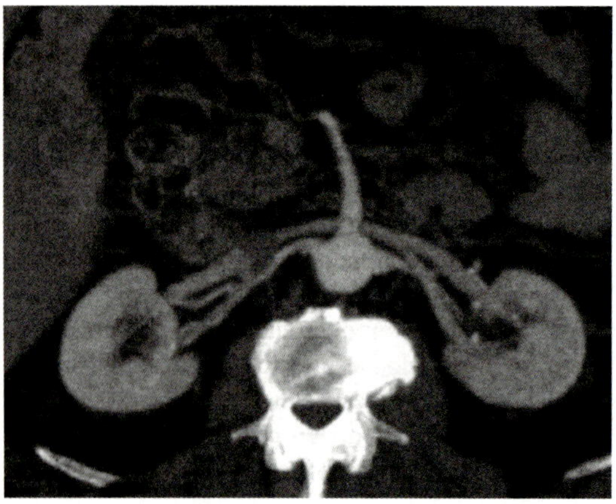

a

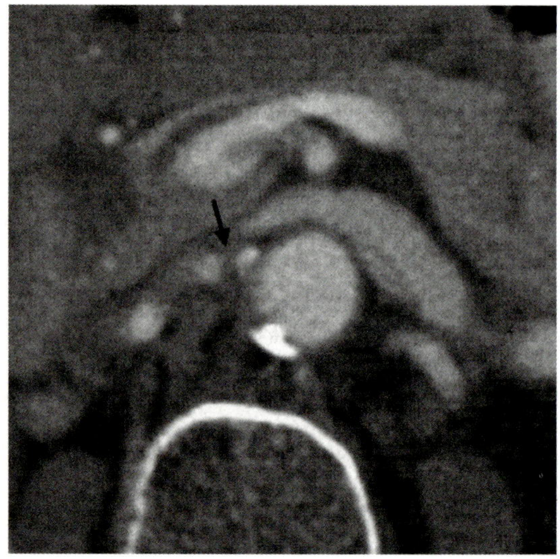

b

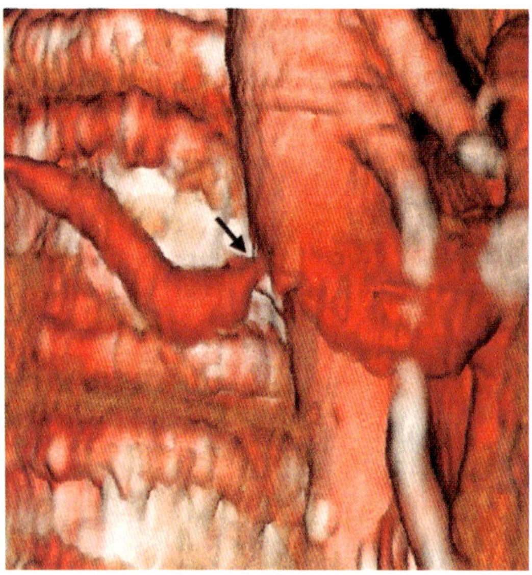

c

图14.7a–c　肾动脉的CTA研究　a 轴位MPVR结合MIP显示了双侧肾动脉的起始至肾门全程形态，排除了狭窄。b 仅通过轴位图像就足以检查出狭窄（箭），但是评估狭窄程度只能借助于3D工具。c 彩色编码VR能有效地显示狭窄（箭）并评估其严重程度

检查费用较低。然而，由于许多原因，特别是CE-MRA出现后，两种检查技术仍各有优势。采集数据后，用MIP和MPVR后处理技术能获得两侧肾动脉的图像，对正常所见、诊断中易犯的错误和解剖变异均能详细评估。在肾动脉的评估中对副肾动脉和迷走肾动脉的识别很重要，3D CE-MRA对其敏感性为75%~100%。3D CE-MRA 发现肾动脉近端狭窄的敏感性和特异性均较高（分别为88%~100%和71%~100%）。目前尚没有利用CE-MRA数据组获得VR来评估肾动脉狭窄的报道，但是推测这种方法的作用是肯定的，应与CTA等同。因此，对于CE-MRA数据组，甚至也可采用VE的方式评估肾动脉狭窄的严重程度，虽然与CTA一样可能不能确定狭窄的原因（图14.8）。

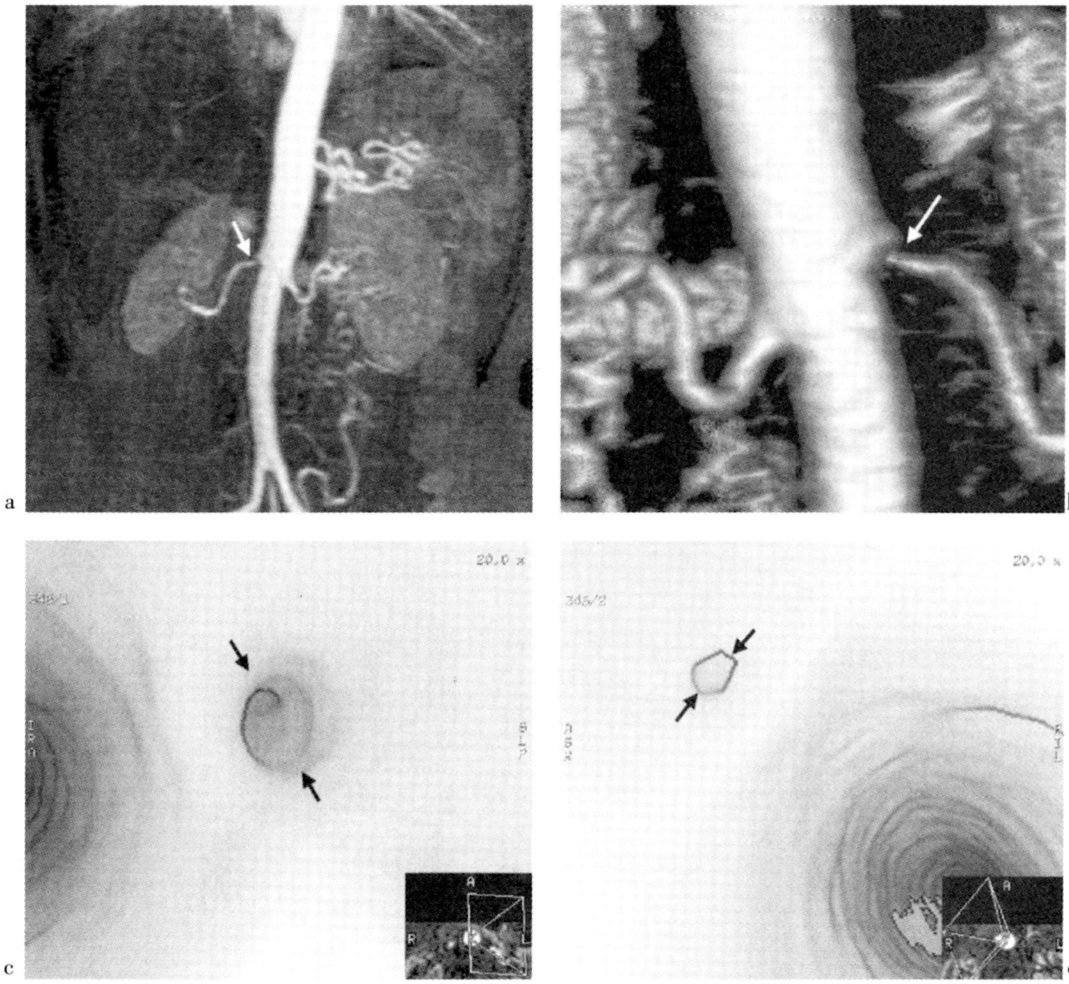

图14.8a–d 肾动脉的CE-MRA研究 a MIP显示右肾动脉严重狭窄（箭）。b VR后面观（箭）和VE均进一步证实该狭窄；此外，与左肾动脉开口（箭）相比（c），右肾动脉开口（箭）明显狭小（d），VE显示得更为明确

参考文献

Aarts NJ (1999) Abdominal aortic aneurysm measurements for endovascular repair: intra- and interobserver variability of CT measurements. Eur J Vasc Endovasc Surg 18: 475–480

Alley MT (1998) Ultrafast contrast-enhanced three-dimensional MR angiography: state of the art. Radiographics 18:273–285

Balm R (1994) Spiral CT-angiography of the aorta. Eur J Vasc Surg 8:544–551

Bartolozzi C (1998) CT in vascular pathologies. Eur Radiol 8:679–684

Berg MH, Manninen HI, Vanninen RL (1998) Assessment of renal artery stenosis with CT angiography: usefulness of multiplanar reformation, quantitative stenosis measurements, and densitometric analysis of renal parenchymal enhancement as adjuncts to MIP film reading.J Comput Assist Tomogr 22:533–540

Bradshaw KA (1998) Multiplanar reformatting and three-dimensional reconstruction:for pre-operative assessment of the thoracic aorta by computed tomography.Clin Radiol 53:198–202

Broeders IA (1997a) Preoperative sizing of grafts for transfemoral endovascular aneurysm management:a prospective comparison study of spiral CT angiography,arterial angiography and conventional CT imaging.J Endovasc Surg 4:252–261

Broeders IA(1997b) Multiplanar reconstructions of spiral CT data: a valuable tool in preoperative sizing of grafts for transfemoral endovascular aneurysm management(TEAM).In:Lemke HU(ed)Computer assisted radiology and surgery.Elsevier Science,Amsterdam.pp 812–817

Chen K(1997) Acute thoracic aortic dissection: the basics.J Emerg Med 15:859–867

Chuter TA (1994) Infrarenal aortic aneurysm structure:implications for transfemoral repair.J Vasc Surg 20:44–49

Chung JW (1996) Spiral CT angiography of the thoracic aorta.Radiographics 16:811–824

Gomes MN (1994) Preoperative assessment of abdominal aortic aneurysm:the value of helical and three-dimensional computed tomography.J Vasc Surg 20:367–375

Guo Z,Fenster A (1996) Three-dimensional power doppler imaging:a phantom study to quantify vessel stenosis.Ultrasound Med Biol 22:1059–1069

Hayashi H(1999) Three-dimensional CT angiographic assessment of vascular diseases using various postprocessing techniques: the voxel transmission and cruising eye view methods and their respective merits. Int Angiol 18:113–121

Ho VB,Prince MR(1998) Thoracic MR aortography:imaging techniques and strategies.Radiographics 18:287–309

Huston J Ⅲ,Heman RL(1993) Comparison of time of flight and phase contrast MR neuroangiographic techniques. Radiographics 13:5–19

Johnson PT,Halpern EJ,Kuszyk BS,Heath DG,Wechsler RJ,Nazarian LN,Gardiner GA,Levin DC,Fishman EK(1999) Renal artery stenosis:CT angiography-comparison of real-time volume-rendering and maximum intensity projection algorithms.Radiology 211:337–343

Kalender WA (1990) Spiral volumetric CT with single-breath-hold technique,continuous transport,and continuous scanner rotation.Radiology 176:181–183

Kimura F(1996) Thoracic aortic aneurysm and aortic dissection:new endoscopic mode for three-dimensional CT display of aorta.Radiology 198:573–588

Kramer SC(2001) Geometric changes in aortic endografts over a 2-year observation period. J Endovasc Ther 8:34–38

Krinsky GA(1997) Thoracic aorta: comparison of gadolinium-enhanced three-dimensional MR angiography with conventional MR imaging.Radiology 202:183–193

Lim TH,Saloner D,Anderson CM(1989) Current applications of magnetic resonance vascular imaging.Cardiol Clin 7:661–683

Lu B (2000) Electron beam tomography with

three-dimensional reconstruction in the diagnosis of aortic diseases.J Cardiovasc Surg 41:659–668

Nakanishi T(1997) Electron-beam CT angiography for thoracic aortic aneurysm and dissection: application of continuous volume scan and electrocardiographically triggered scan.Radiat Med 15:155–161

Napel S, Marks MP, Rubin GD(1992) CT angiography with spiral CT and maximum intensity projection.Radiology 185:607–610

Nelson TR, Pretorius DH(1998)Three-dimensional ultrasound imaging.Ultrasound Med Biol 24:1243–1270

Neri E(1999) CT 3D angiography of abdominal aortic aneurysms for predicting intraoperative suprarenal aortic crossclamping.Radiology 213:S438

Nitatori T(1999) Clinical application of single shot GRE-EPI as non-enhanced MRA (EPI-MRA) for aortic aneurysm and dissection.Radiat Med 17:393–397

Picot P (1993) Three-dimensional colour Doppler imaging.Ultrasound Med Biol 19:95–104

Pollock JG(2000) Volumetric analysis of abdominal aortic aneurysms following endovascular repair.Cardiovasc Intervent Radiol 23(Suppl 1):120

Prince MR(1996)Three-dimensional gadolinium-enhanced MR angiography of the thoracic aorta.AJR 166:1387–1397

von Ramm OT, Smith SW (1990) Real time volumetric ultrasound imaging system.J Digit Imaging 3:261–266

Rickey D (1995) A wall-less vessel phantom for Doppler ultrasound studies.J Ultrasound Med Biol 21:1163–1176

Rubin GD(1993) Three-dimensional spiral CT angiography of the abdomen: initial clinical experience.Radiology 186:147–152

Rubin GD (1998) Measurement of the aorta and its branches with helical CT.Radiology 206:823–829

Rubin GD(2000) Aorta and iliac arteries: single versus multiple detector-row helical CT angiography.Radiology 215:670–676

Rubin GD, Dake MD, Napel S (1994) Spiral CT of renal artery stenosis: comparison of three-dimensional rendering techniques. Radiology 190:181–189

Singer JR (1959) Blood flow rates by nuclear magnetic resonance measurements.Science 130:1652–1653

Smith PA (1998) Virtual angioscopy using spiral CT and real-time interactive volume-rendering techniques.J Comput Assist Tomogr 22:212–214

Stetten GD (1998) Real-time 3D ultrasound: a new look at the heart.J Cardiovasc Diagn Proc 15:73–84

Subasic M(2000) 3-D image analysis of abdominal aortic aneurysm.Stud Health Technol Inform 77:1195–2000

Valk PE, Hale JD, Kaufman L (1985) MR imaging of the aorta with three-dimensional vessel reconstruction: validation by angiography.Radiology 157:721–725

Watanabe Y(2000) Dynamic subtraction contrast-enhanced MR angiography: technique, clinical applications, and pitfalls.Radiographics 20:135–152

White GH(1999) Endotension: an explanation

for continued AAA growth after successful endoluminal repair.J Endovasc Surg 6: 308–315

Zeman RK(1995) Diagnosis of aortic dissection: value of helical CT with multiplanar reformation and three-dimensional rendering.AJR 164:1375–1380

15 外周血管

CARLO CATALANO, FRANCESCO FRAIOLI,
ALESSANDRO NAPOLI, FEDERICA PEDICONI,
MASSIMILIANO DANTI, ANDREA LAGHI,
ROBERTO PASSARIELLO

目录

15.1 引言

下肢动脉血管阻塞性疾病在西方国家是一种非常普遍的疾病（DORMANDY 等1999a；TIERNEY 等2000），为了制定正确的治疗计划必须做到正确诊断（DORMANDY 等1999b；SEMBA 等2000）。对动脉阻塞性疾病进行评估，X线血管造影是可选择的检查方法。该方法可以准确显示动脉解剖。然而，由于它的有创性限制了它的临床应用，使无创性的检查方法得到了发展。许多部位动脉血管的X线血管造影正在逐渐被无创性检查所取代，其中主要是MR血管造影（MRA）和CT血管造影（CTA）（DDILLON 等1993；SCHMIEDL 等1996）。

对比增强MRA（CE-MRA）对于径流血管（runoff vessel）的评估有很好的效果。MRI技术的不断更新使采集时间缩短，并且不论对大血管还是对远端的分支血管的评估都非常可靠。MRA突出的特点是不需要复杂的3D再现运算，使这项技术的应用更直接。在一些医疗中心CE-MRA正在越来越多地替代X线血管造影。

在外周动脉的评价中，由于检查范围较长，以前受技术限制而不能用CTA完成。但最近多排探测器CT（MRDCT）的发展已经完全改进和提高了CTA技术（HU 1999），大范围的扫描覆盖能力使过去用单层螺旋CT不能完成的检查已能通过一次常规CTA检查完成（RUBIN 等1999）。而且使用单层螺旋CT完成CTA的不利方面，如需要使用大剂量碘剂和病人接受大量X线等，都随着MRDCT采集速度的加快（可减少对比剂用量）和技术的提高（减少病人接受的X线剂量）而得到明显改善。

扫描设备和软件的快速发展在医学实践中为无创性检查技术创造了令人激动的新的应用潜力。CTA和MRA的各种3D采集技术的研究和应用，已成为目前临床和科研感兴趣的课题。对CT和MRI数据组进行3D重建，无

C.CATALANO, MD, M.DANTI, MD, F.FRAIOLI, MD, A.LAGHI, MD, A.NAPOLI, MD, R.PASSARIELLO, MD, F.PDEICONI, MD
Department of Radiology, University of Rome "La Sapienza", Policlinico Umberto I, Viale Regina Elena 324, 00161 Rome, Italy

需过多的编辑即可为临床提供准确、立即可用的图像信息(RUBIN等1993)。如今,现代扫描设备高速率采集产生的信息量过载问题日益明显,但另一方面,再现技术的进展又具有使放射学研究趋于简单化的潜力。

随着MRDCT、MRA和3D再现技术的进展,已能对整个血管系统,直至远端血管进行详细的无创性研究(图15.1)。强大的梯度场、无肾脏损害的对比剂和移动床技术的结合,使CE-MRA成为评估外周血管疾病的一种可

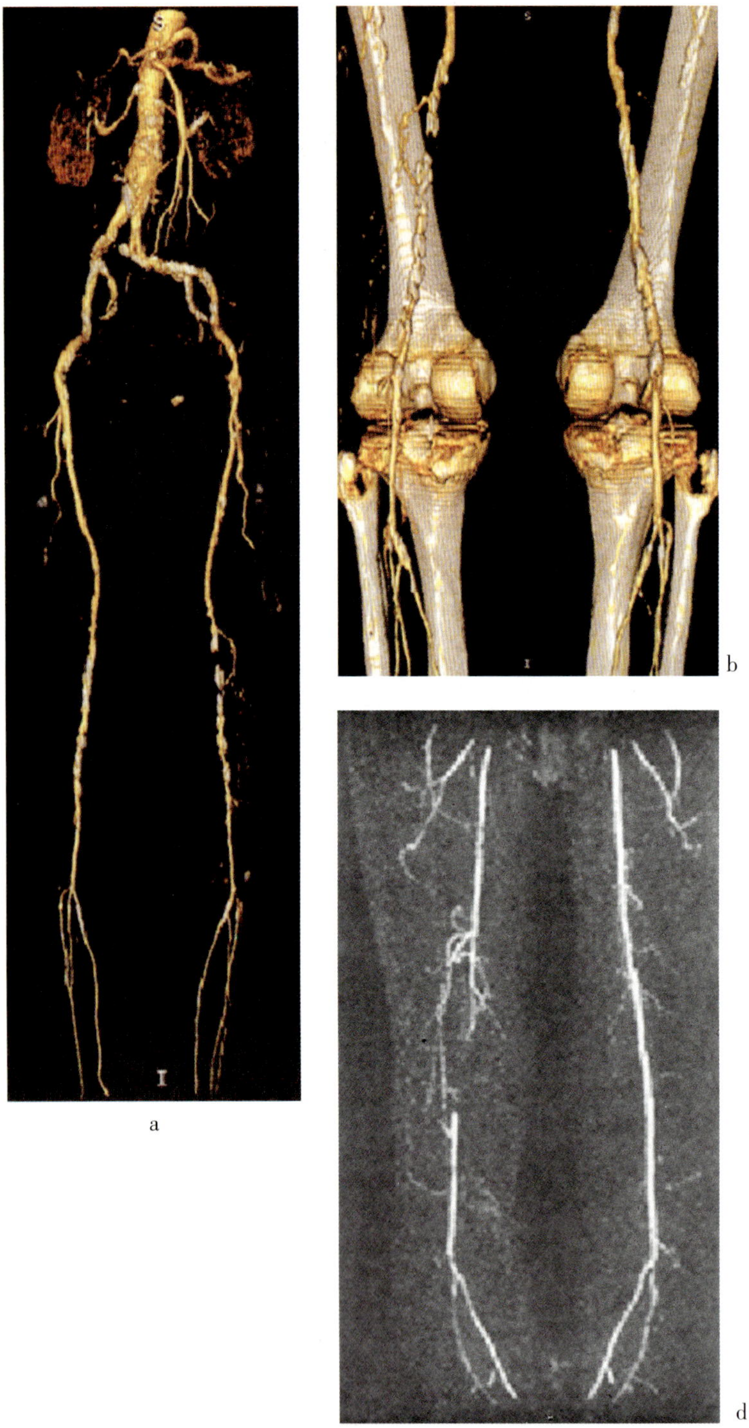
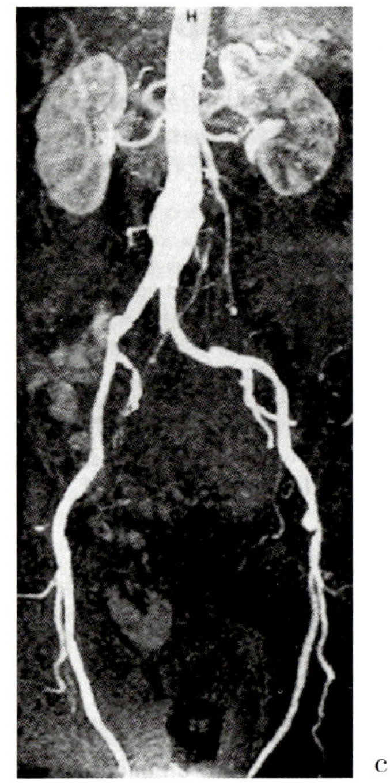

图15.1 **a** **MRDCT**的扫描范围大,**CTA**检查时可包括从腹腔干至踝部的动脉。**b** **3D**容积再现图像后面观,未删除骨结构,准确地显示出远端血管。**c,d** 同一病人**MRA**图像提供了同样信息,但需要两次不同的采集

选用方法。静脉内注入非离子型对比剂、MRDCT装置、更高热容量的X线管、更快的螺旋扫描速度(McCollough 和Zink 1999)、功能更强大的计算机和更先进的重建算法,已经使CTA技术被认为是一种可替代常规血管造影的检查方法。

15.2 MR血管造影

对径流血管的CE-MRA检查需采用3D快速扰相梯度回波序列,使用最短的重复时间(TR)和回波时间(TE)(Klingenbeck-Regn 等1999)。当使用这类序列成像时,组织固有的对比减低,而压力注射器静脉团注顺磁性对比剂后,血管内因含高浓度的对比剂而得到血管对比图像。对比剂团首过时提供了一段短暂的对比剂在动脉血管内呈高浓度状态的时间窗,血液中对比剂的短T_1效应形成高信号。如在静脉也有对比剂充盈时采集数据,图像质量将会降低,因此控制扫描延迟时间非常重要;当k空间中心部分的采集时间正好是感兴趣血管内对比剂浓度达到最高峰时,得到的图像质量最好。

确定扫描延迟时间的可选用方法是做团注定时测试(timing bolus)(Maki 等1998),即先注射小剂量对比剂后追加生理盐水冲刷输液管,然后大约每秒一次扫描感兴趣血管。这样可直接测定循环时间并准确地计算出扫描延迟时间。使用这种方法几乎都能得到对比度满意的MRA图像。该方法的缺点是测试时注射的对比剂将在肾集合系统内出现,可掩盖肾动脉分支,并且这种测试也需要占用时间。

周围血管CE-MRA几乎在所有中、高场强机器上均能得到满意的图像,但需要有强大的梯度场强来缩短扫描时间和提高信噪比(SNR)。全部检查可分三次采集:主动脉和髂—股血管,大腿的血管,腘和小腿的血管。操作时需分别进行三次静脉团注。根据以往经验,只需计算第一次采集时的扫描延迟时间,后面的采集在此基础上再多延迟10s,通常能得到满意的结果。当进行三次独立的采集和注射对比剂时,对第二段和第三段血管应进行增强前扫描,以便进行减影处理,去除先前注射对比剂引起的静脉信号和背景噪声。这样大腿和小腿动脉血管也可得到良好的强化(图15.2)。然而,一次完整的血管检查需要较长的时间(Leiner 等2000)。最近新研发的移动床(moving table)技术,能在单次注射对比剂后一次采集全部外周血管的MRA图像。另外,使用特殊设计并适合下肢检查使用的肢体线圈可显著提高SNR和图像质量。

进一步使信号增强和改善SNR的途径是使用高弛豫性的顺磁性对比剂,这种对比剂对于显示外周小动脉分支特别有帮助。

15.2.1 数据处理

数据处理是3D CE-MRA的一个重要环节。目前有多种重建技术可供放射学医生应用,对这些技术掌握的越多越好。每种技术均有其优势与不足,这些不足对缺乏经验的操作者来说可能会成为错误隐患或造成伪影。

最大强度投影(MIP)是显示数据最常用的方法。该技术是将一束射线沿数据组的各观察方向进行投影,投影射线遇到的最高体素值将成为2D MIP图像上的像素值。该方法最适合于CE-MRA,特别是背景信号低而动脉血管信号高的动脉期血管成像。然而,由整个数据组获得的MIP图像几乎总是在某种程度上受到包裹伪影或边缘伪影的污染,影响血管的显示。从亚容积中获取MIP图像或对整个数据组进行人工剪裁,可改善图像质量。标准冠状位或斜位投影大多可满足诊断需要,同时也容易得到其他方位投影像。

MIP图像诊断价值高,受到临床医生欢

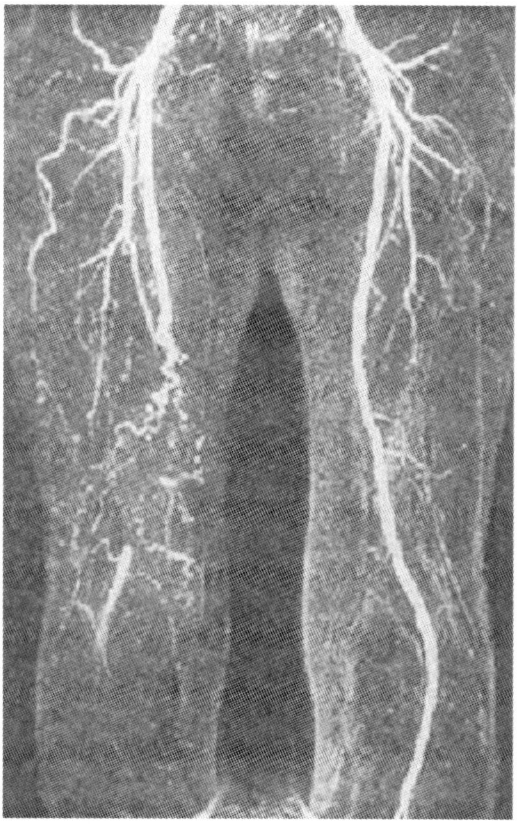

a

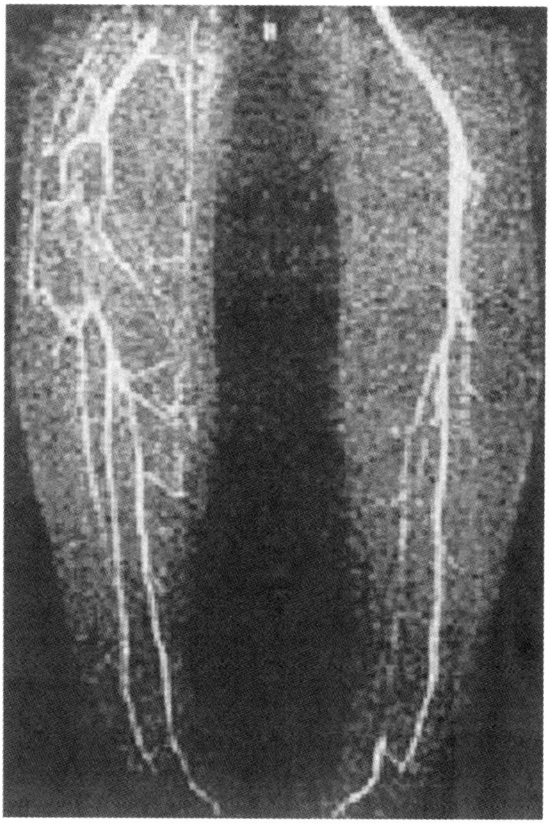

b

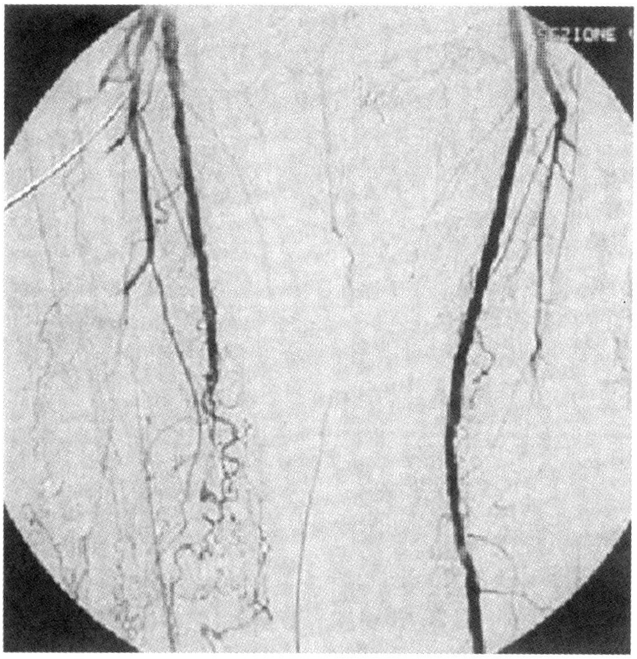

c

图15.2a-c　MRA(a,b)与数字减影血管造影(c)比较,都清楚地显示出股血管和腘血管阻塞

迎。但是在MIP图像上，重度狭窄或非闭塞性血栓易被过高估计而误诊，因此在日常工作中，需常规观察源图像和薄层重建图像。

利用增强前数据对动脉期数据行减影处理是下肢血管3D CE-MRA广泛应用的技术（RUEHM 等2001），如前所述，它可以去除背景噪声和改善对较小血管的显示效果。

CE-MRA的一个重要方法是血管追踪技术，它可追踪血管走行，因而可简化重建过程和避免其他结构如静脉的重叠（LEINER 等 2000）。在静脉注射对比剂后使用血管追踪技术似乎特别有效。但实际上对比剂使所有血管均显影，造成血管间的分辨困难。在这点上，容积再现（VR）技术可能有用，通过透视图能区分出动脉和静脉结构。VR、表面再现和仿真内镜检查（VE）都是在一些情况下可选用的技术。特别是VR，目前大多数新型MR工作站均提供了该功能，虽然由于MIP和选择性MIP重建的良好效果使VR的应用仍然不够普遍。尽管各种重建技术均可得到满意的CE-MRA图像，但仍必须分析源图像（图15.3），特别是需要观察外周远端血管分支时，因为这些小血管在重建过程中可能被模糊掉。

3D CE-MRA的缺点是体内带有起搏器、动脉瘤夹或患有幽闭恐怖症的病人不适合该

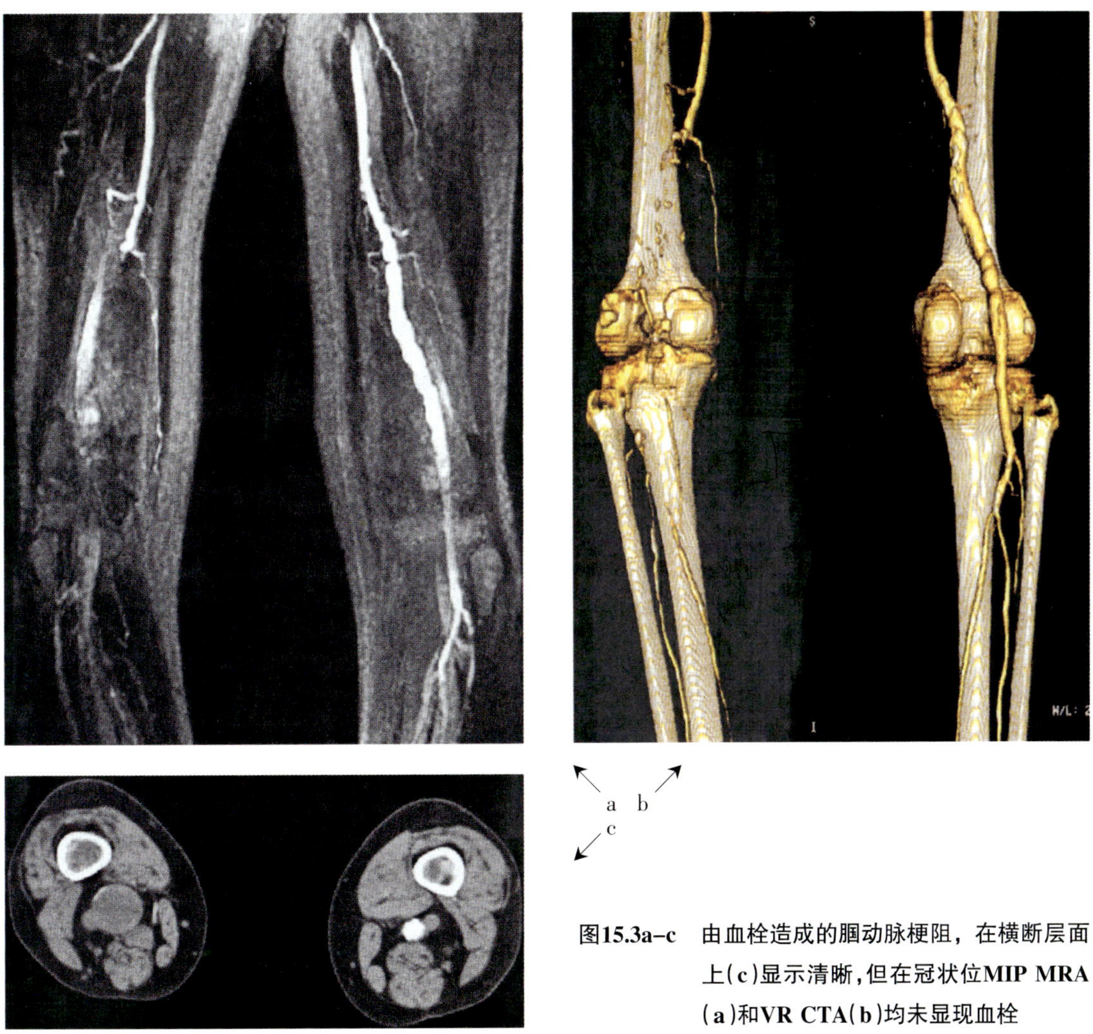

图15.3a–c　由血栓造成的腘动脉梗阻，在横断层面上（c）显示清晰，但在冠状位MIP MRA（a）和VR CTA（b）均未显现血栓

项检查。扫描时间仍然较长，使有些病人可能不能满足扫描期间的屏气要求。金属夹、支架和栓塞用螺圈能产生严重伪影并掩盖重要结构。即使检查很理想，与传统血管造影相比，CE-MRA的分辨率仍较低(图15.4)，对周围小动脉的显示效果不够理想。虽然CE-MRA比传统血管造影费用低，但仍是一项花费较大的检查。

15.3　CT血管造影

螺旋CTA技术采用很薄的准直和快速采集(HU 等2000)，在含碘对比剂通过动脉血管时完成较大范围的扫描，可以实现对动脉血管的观察。虽然螺旋CT已广泛应用于临床，而且在3D再现方面能做许多工作，但应注意的是单层螺旋CT获得的数据组在横断层面方向与纵向方向上的分辨率存在差异(POLACIN 等1997；RUBIN 等1996)，因为获得的不是各向同性的体素(RUBIN 等1999)。

最近MRDCT技术的出现，使螺旋CT取得了根本性的改进。使用4层螺旋CT扫描时，X线管每旋转一周能得到4层图像(很快会有更多层数的设备面市)；而且X线管每旋转一周的时间也已由单层螺旋CT的0.75~1s缩短至0.5s，显著缩短了单位体积的采集时间。X线发生器和X线管热容量的改进，使连续采集的时间延长，从而可以扫描更大范围(KLINGENBECK-REGN 等1999)。总之，MRDCT可以完成更大范围的容积扫描，这是单层螺旋CT无法比拟的；可进行高分辨率容积扫描(薄准直)使纵向分辨率得到改善(FISHMAN 1997)；可获得近似各向同性的体素和更高质量的数据组，用于诊断和3D再现(图15.5)。

单层螺旋CT机不能实现对整段腹部和下肢血管的检查，MRDCT能完成这样的CTA检查，代表了技术上的创新(RUBIN 等2000)。

病人摆位：头先进或足先进均可，但仰卧位足先进可以扫描更大的范围。当头先进时受检查床移动范围限制，即使病人不算太高，也不能完成大腿和踝部远端分支血管的检

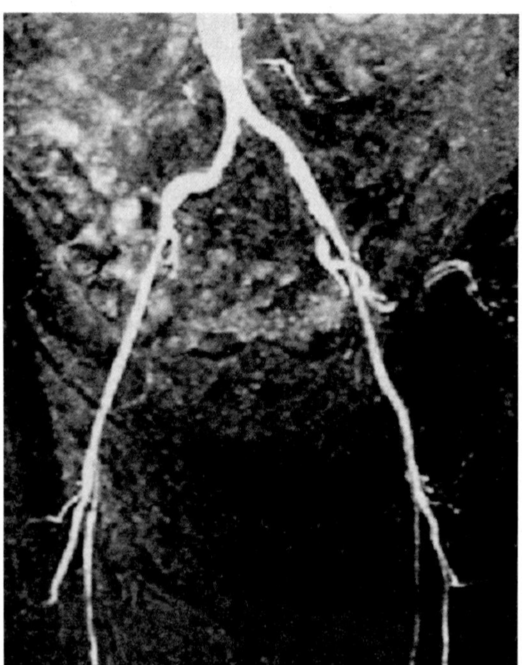

a

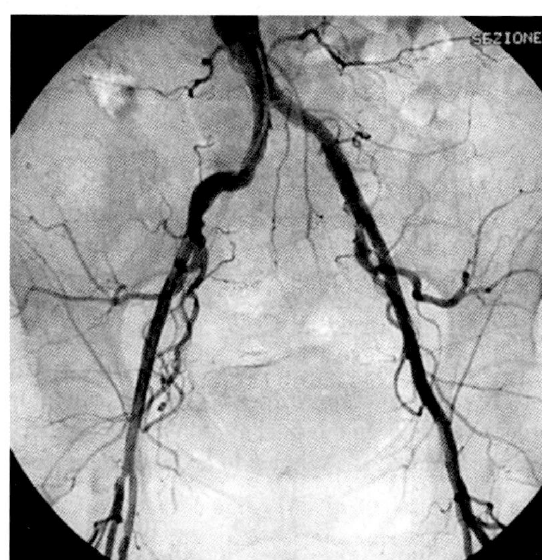

b

图15.4a，b　MRA MIP图像(a)与数字减影血管造影(b)相比分辨率较低，特别是对周围动脉的显示

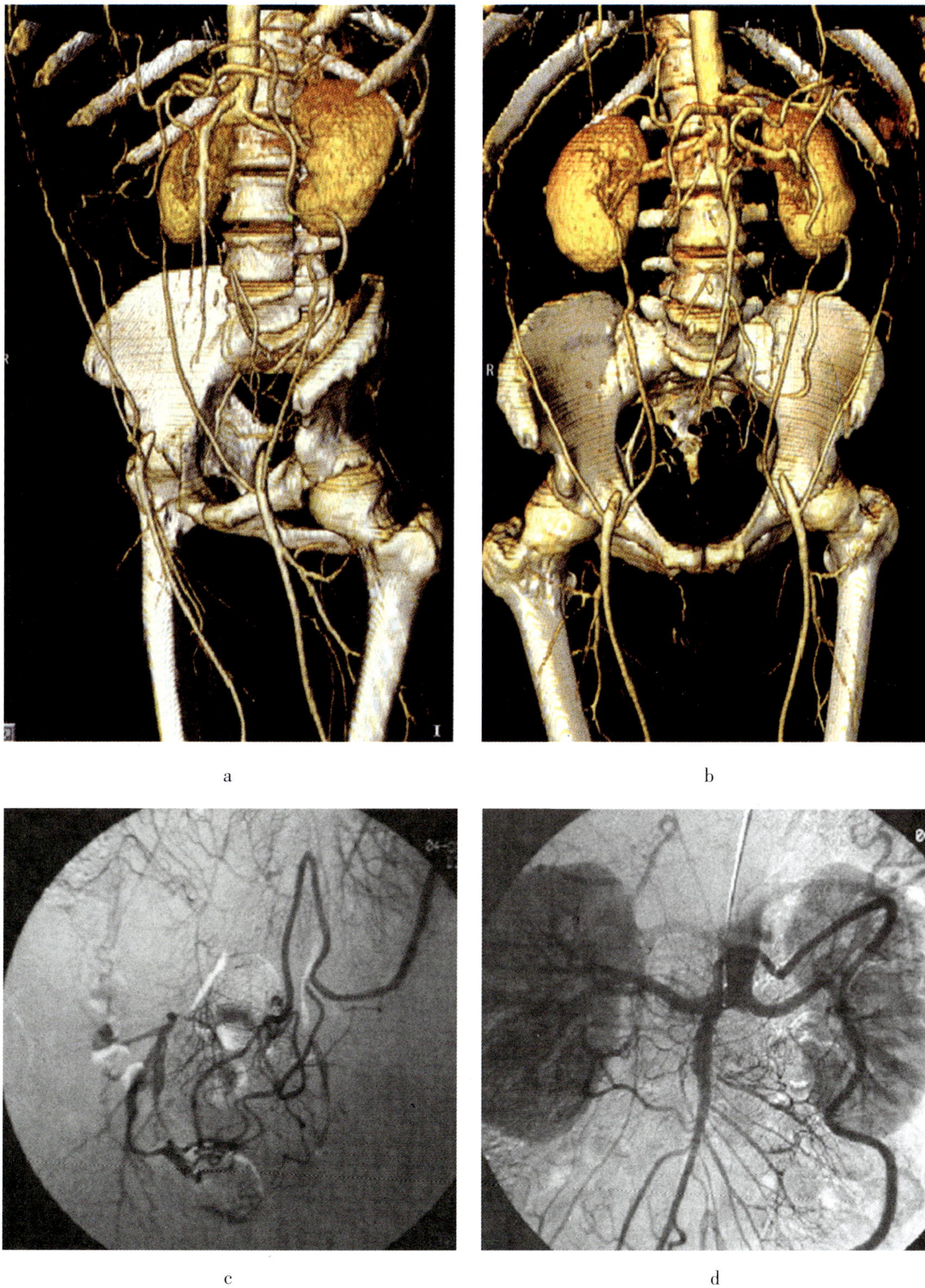

图15.5a–d　一例Leriche综合征病人的3D VR CTA(a,b)显示出主动脉和髂动脉梗阻,而且侧支循环的血管显示很满意,甚至比数字减影血管造影(c,d)显示效果更好

查。相反，当足先进时，扫描范围可包括至踝部，如果需要还可扫描足底血管网。更重要的是，应像常规血管造影中建议的那样，将病人双足内翻固定，以便使胫骨与腓骨分开，并使与该两骨伴行的血管及其分支与骨骼分开，这对简化3D血管重建操作非常重要。为了避免扫描中哪怕是最轻微的运动伪影，最好将病人的双足固定。

扫描方案：在获得1024mm定位像后，确定采集范围，包括从肾上方水平的腹主动脉直至踝部。如需要，可包括至足部的全部动脉血管结构。目前4层螺旋CT最大扫描范围达120cm，可满足绝大多数临床需要。检查范围的限制与检查床的移动和病人的体位有关，如前所述，当足先进时，扫描范围最大。我们使用的方法为4×2.5mm准直，重建层厚3mm。重建间距3mm。扫描120cm的时间为40s，产生约400幅图像。如需要，还可将上述容积重建成不同层厚和/或层间距的图像。为了得到更多的细节，特别是观察肾动脉起始部及其远端分支时，可采用1mm层间距重建图像，即每层面均有2mm的重叠。

静脉注射对比剂：为获得满意的周围动脉CTA图像，采用正确的方法向静脉内注射含碘对比剂非常重要(FLEISCHMANN 等2000)。必须在肘前静脉置入17~18号静脉套管针，注入生理盐水证明其通畅。CTA检查可使用各种含碘对比剂。我们的经验是最好使用碘浓度高的对比剂(400mgI/ml)。实际上，与使用浓度较低的对比剂(300和350mgI/ml)的对比研究显示，当注射总碘量相同的对比剂时(每次40gI)，动脉强化程度与对比剂浓度高低直接相关。

至于注射速度，使用单相注射，速度4ml/s效果最好。我们使用MRDCT的初期，未应用计算扫描延迟时间的技术（团注定时试验或对比剂追踪技术），而是根据以往在单层螺旋CT和MRA检查时的经验，将所有病人的扫描延迟时间大致固定在25~28s。使用该方法，在到目前为止共检查的120例病人中，只有不到5%的病例动脉显影不充分。检查年轻病人时，延迟时间应缩短几秒。一般说，对于患动脉梗阻性病变和跛行的病人，使用固定的延迟时间都能获得满意的效果。但当临床怀疑动脉瘤（如腘动脉的动脉瘤）时，在动脉扩张处延迟时间可能增加，因此应使用比较长的延迟时间或使用时间测试技术计算延迟时间。

在我们的病例中，未出现由于静脉强化掩盖了动脉使图像质量不佳的例子。

15.3.1 数据处理

CE-MRA是通过沿血管长轴的3D容积采集获取数据，如检查下肢血管时采用冠状位扫描；而MRDCT完成的CTA都是通过轴位扫描获得容积数据，这意味着需要处理更多的图像和得到比MRA更大的数据组。

再有，MRA图像重建时大多数仅使用MIP算法，而CTA需要使用几种不同的重建算法(HAYASHI 等1999)，每种算法均能提供重要的信息(图15.6)。

MRDCT的进展，首次提供了真正的容积数据组，使滚动式阅读所有资料不再令人满意，因为每位病人的图像可能会从几十幅增加至100幅、200幅、500幅，甚至1000幅。单从轴位CT图像上得到的信息对有些临床应用来说是很有限的，甚至在许多方面完全不能满足临床需要。例如在横断层面图像上可发现腹主动脉动脉瘤，但对其与肾动脉的关系、需要手术治疗还是血管内介入治疗，则可能无法提供帮助。如果说横断层面图像提供的信息对放射科医生来讲是有限的，那么对血管外科医生就更是如此。CT横断层面成像的局限性在MRI出现后显得更加明显，后者的主要优势之一是多平面成像能力。当用普通

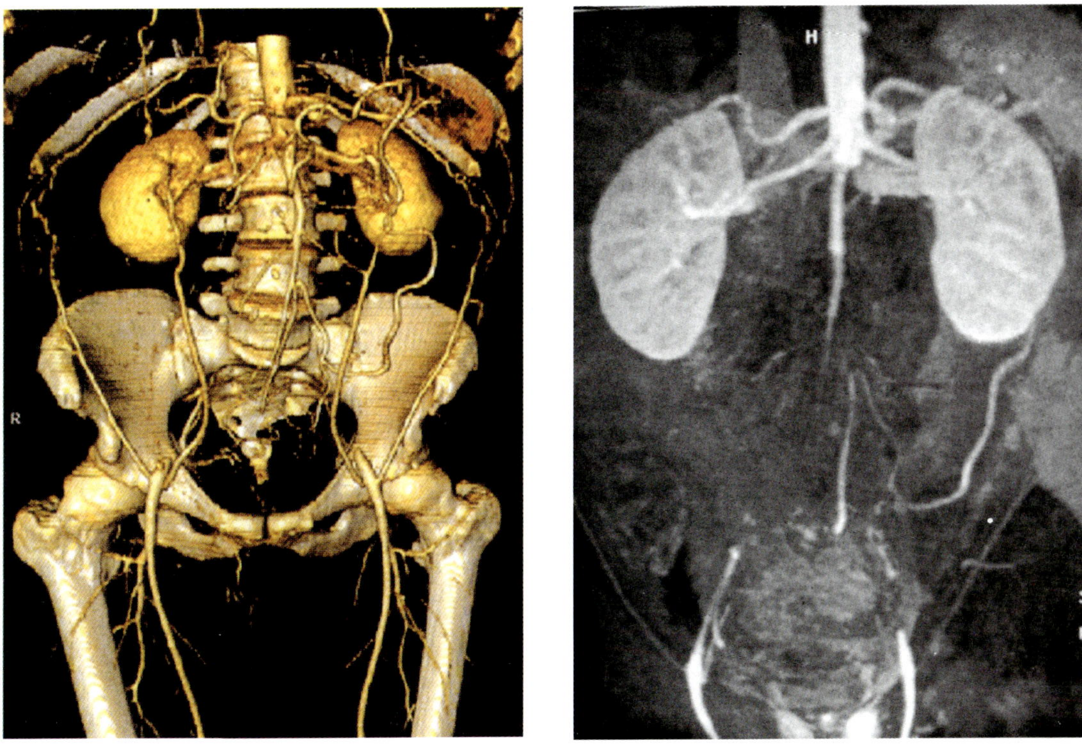

a　　　　b

图15.6a,b　3D VR CTA(a)比MIP MRA(b)显示效果更好

CT的横断层面图像重建成冠状位、矢状位或斜位像时，由于体素不是各向同性的，使重建出的图像质量受到明显限制。现在，MRDCT用薄准直获得的容积数据可在任意平面上获得优质的3D重建图像，图像质量至少与直接多平面采集的MR图像相当，甚至在很多情况下超过后者（HONG 和FREENY 1999）。应当明确的是，影像的显示已不再仅依赖横断层面图像而应当依赖真正的容积显示。

因此我们必须转向讨论实时交互性3D重建的概念，它是指利用所有可用的重建算法的优点，交互性地任意选择和显示扫描容积内的任何部分，其中最重要的是要做到即时性（KIM 等2000）。

多平面重建（MPR）技术对快速获得所需信息和用冠状位、矢状位和倾斜方位快速浏览3D数据组很有用（图15.7）。在需要同时得到血管结构和实质器官的信息时，MPR可提供最好的效果（COLL 等2000）。

MIP是显示血管结构最常用的方法。该方法是将投影射线在容积数据组内遇到的最高体素值变为2D MIP图像上的像素值，得到2D MIP图像。该方法用于MRDCT获得的CTA图像重建中可得到极佳的血管像（图15.8），特别是应用薄层块MIP，可避免骨结构的影响。

VR是用3D或多维方式表现、显示和处理物体的容积数据。VR与标准重建算法不同，不会使物体失真（MASUTANI 等2001）。能够提供透视图像信息是VR的主要特征。

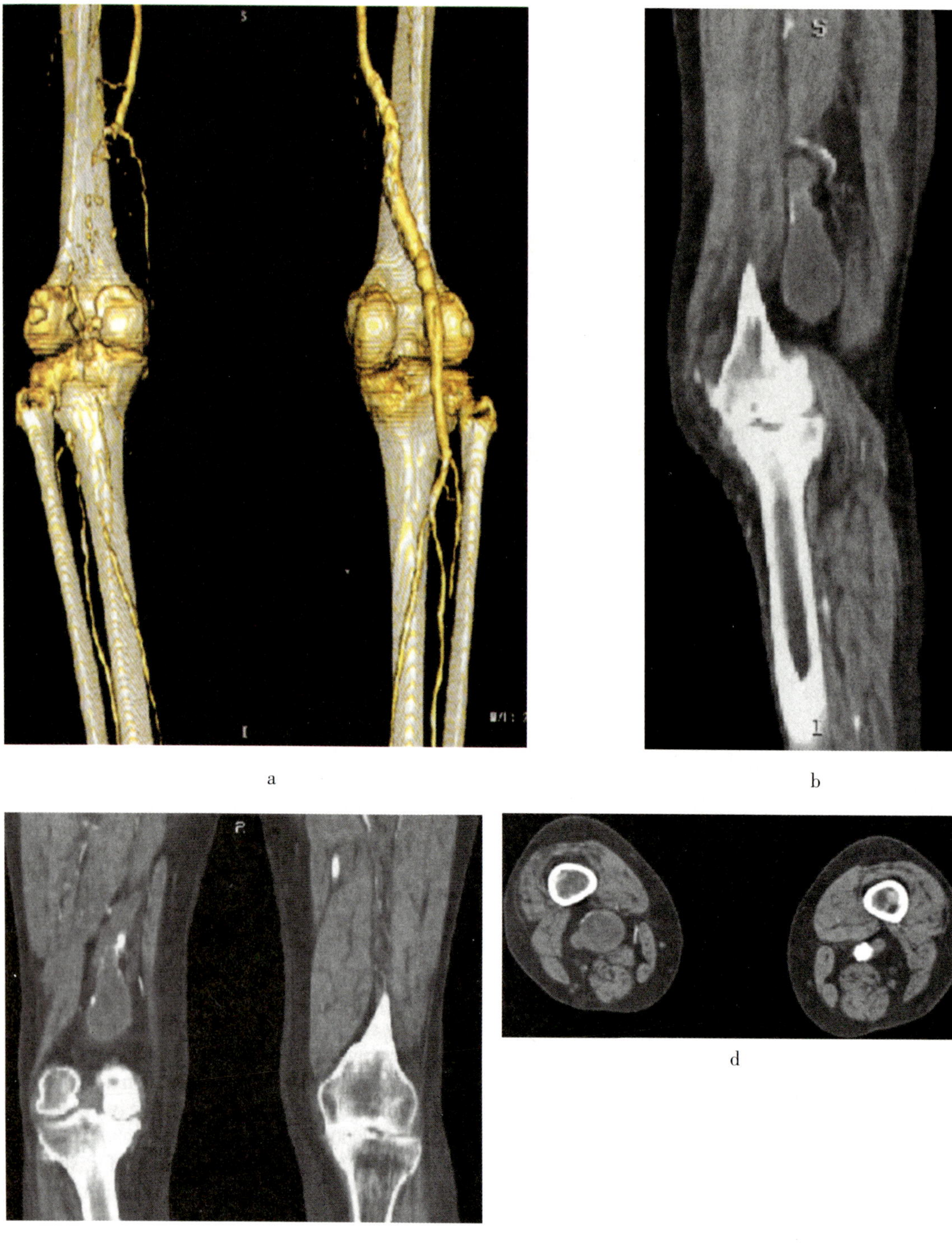

图15.7a–d **VR**、**MPR**和横断层面图像获得的不同信息 **a VR**对血管梗阻和钙化的范围显示较好。**b,c** 不同方位的**MPR**清楚地显示出腘动脉血栓的形态和长度。**d** 轴位图像可确认上述发现

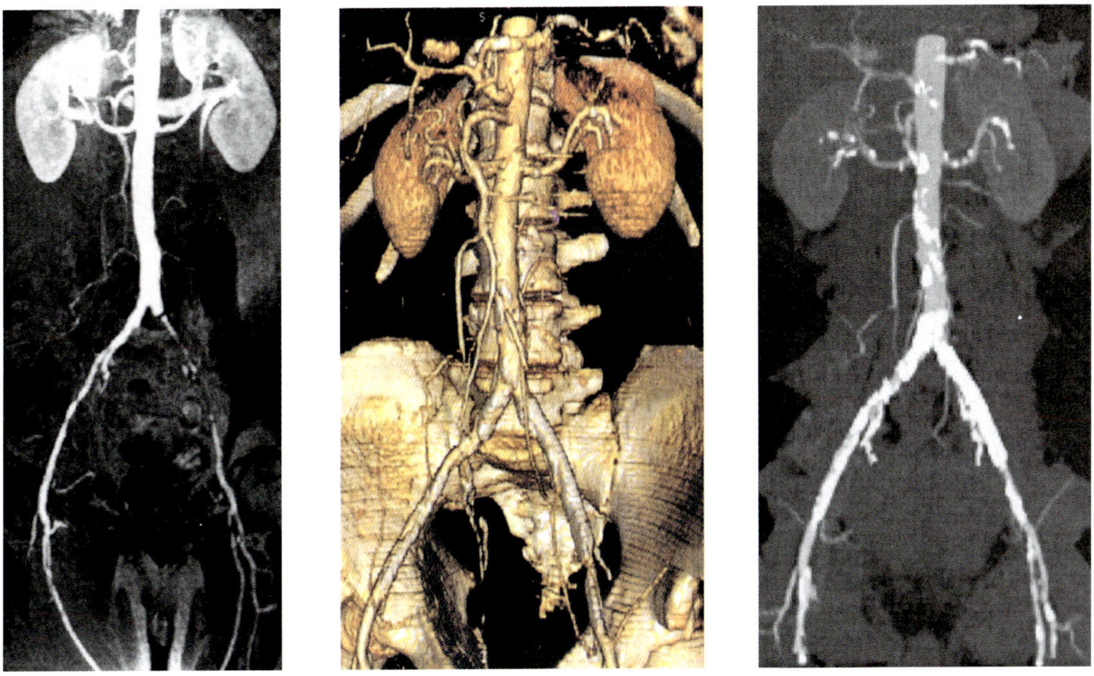

a b c

图15.8a–c 左髂动脉支架造成MRA上信号缺失(a),利用CTA VR(b)和MIP技术(c)可清晰显示

参考文献

Coll DM, Herts BR, Davros WJ(2000) Preoperative use of 3D volume rendering to demonstrate renal tumors and renal anatomy.Radiographics 20:431–438

Dillon EH, van Leeuwen MS, Fernandez MA (1993) Spiral CT angiography.AJR 160:1273–1278

Dormandy J, Heeck L, Vig S(1999a) Predictors of early disease in the lower limbs.Semin Vasc Surg 12:109–117

Dormandy J, Heeck L, Vig S(1999b) Peripheral arterial occlusive disease:clinical data for decision making.Introduction. Semin Vasc Surg 12:95

Fishman EK(1997) High-resolution three-dimensional imaging from subsecond helical CT data sets:applications in vascular imaging.AJR 169:441–443

Fleischmann D, Rubin GD, Alexander A(2000) Improved uniformity of aortic enhancement with customized contrast medium injection protocols at CT angiography.Radiology 214:363–371

Hayashi H, Kobayashi H, Takagi R(1999) Three-dimensional CT angiographic assessment of vascular disease using various postprocessing techniques:the voxel transmission and cruising eye view methods and their respective merits.Int Angiol 18:113–121

Hong KC, Freeny PC(1999) Pancreaticoduodenal arcades and dorsal pancreatic artery:comparison of CT angiography with three-dimensional volume rendering, maximum intensity projection, and shaded surface display.AJR 172:925–931

Hu H (1999) Multi-slice helical CT:scan and

reconstruction.Med Phys 26:5–18

Hu H,He D,Dennis W,Foley WD (2000) Four multidetectorrow helical CT:image quality and volume coverage speed.Radiology 215:55–62

Kim TH,Kim YM,Suh CH (2000) Helical CT angiography and three-dimensional reconstruction of total anomalous pulmonary venous connections in neonates and infants.AJR 175:1381–1386

Klingenbeck-Regn K,Schaller S,Flohr T (1999) Subsecond multi-slice computed tomography:basics and applications.Eur J Radiol 31:110–124

Leiner T,Ho KY,Nelemans PJ (2000) Three-dimensional contrast-enhanced moving-bed infusion-tracking (MoBI-track) peripheral MR angiography with flexible choice of imaging parameters for each field of view. J Magn Reson Imaging 11:368–377

Maki JH,Chenevert TL,Prince MR (1998) Contrast-enhanced MR angiography.Abdom Imaging 23:469–484

Masutani Y,MacMahon H,Doi K(2001) Automated segmentation and visualization of the pulmonary vascular tree in spiral CT angiography:an anatomy-oriented approach based on three-dimensional image analysis.J Comput Assist Tomogr 25:587–597

McCollough CH,Zink FE (1999) Performance evaluation of a multi-slice CT system.Med Phys 26:2223–2230

Polacin A,Kalender WA,Marchal G(1992) Evalution of section sensitivity profiles and image noise in spiral CT.Radiology 185:29–35

Rubin GD,Walker PJ,Dake MD(1993)3D spiral CT angiography:an alternative imaging modality for the abdominal aorta and its branches.J Vasc Surg 18:656–666

Rubin GD,Napel SA,Ringl H(1996) Assessment of section profile and clinical images in helical CT with pitch values of 0.5–3.0 by using 180° linear extrapolation and segmented reconstruction.Radiology 201 (P):246

Rubin GD,Shiau MC,Schmidt AJ(1999)Computed tomographic angiography:historical perspective and new state-of-the art using multi detector-row helical computed tomography. J Comput Assist Tomogr 23 (Suppl 1):83–90

Rubin GD,Shiau MC,Leung AN(2000) Aorta and iliac arteries:single versus multiple detector-row helical CT angiography.Radiology 215:670–676

Ruehm SG,Nanz D,Baumann A (2001) 3D contrast-enhanced MR angiography of the run-off vessels:value of image subtraction. J Magn Reson Imaging 13:402–411

Schmiedl UP,Yuan C,Nghiem HV(1996) MR angiography of the peripheral vasculature. Semin Ultrasound CT MR 17:404–411

Semba CP,Murphy TP,Bakal CW (2000) Thrombolytic therapy with use of Alteplase(rt-PA) in peripheral arterial occlusive disease:review of the clinical literature.The Advisory Panel.J Vasc Interv Radiol 11(P1):149–161

Tierney S,Fennessy F,Hayes DB(2000)ABC of arterial and vascular disease.Secondary prevention of peripheral vascular disease. BMJ 320:1262–1265

16 食管和胃

ANDREA LAGHI, VALERIA PANEBIANCO, ISABELLA BAELI, RICCARDO IANNACCONE, FRANCO IAFRATE, ROBERTO PASSARIELLO

目录

16.1 引言

虽然随着双对比X线检查技术的应用使内镜检查相对于钡剂造影检查的优势有所削弱(LEVINE 等1987),但大多数研究仍表明上消化道内镜检查更准确(KETO 等1979),特别是对判断黏膜炎性病变、出血性病变(THOENI 和CELLO 1980）和评估胃手术术后改变(OMINSKY 和MOSS 1979)。

上消化道内镜检查是安全、有效的检查方法,它不但具有诊断方面的优势,而且还能进行介入性治疗(活检和硬化治疗等)。但上消化道内镜检查的一个重要不足是只能显示空腔脏器的内表面，而对肿瘤透壁浸润的程度不能做出评估(LEVINE 等1987),对周围结构的受侵则更无法发现。这些缺陷的存在促使人们去寻求一种费用较低、能同时提供管腔内部和外部信息的检查技术（GONVERS 和BURNAND 1996;SCHMID 等1999)。

CT和MRI均已被证明是除钡剂造影和内镜检查之外，辅助检查胃和食管病变的有效方法。二者均具备显示原发病变并确定病变对周围或远隔器官侵犯范围的能力。以多排探测器技术为代表的螺旋CT的不断进步,明显改善了所获容积数据组的质量，减少了呼吸运动伪影，能采集更大范围的容积数据并且线束准直更窄，因此可获得分辨率更佳的图像(JOHNSON 和HEATH 1996)。对于MRI,高性能梯度场系统结合快速扫描技术，可实现在一次较短的屏气期间内,采集复杂的3D数据组(LEUNG 和MCKINNON 1996)。MRI的另一个优点是可多平面成像，这对评价胃和食管病变沿长轴的延伸特别有用。

目前，螺旋CT和MRI均可获得能用专用

I.BAELI, MD, F.IAFRATE, MD, R.IANNACCONE, MD, A. LAGHI, MD, V.PANEBIANCO, MD, R.PASSARIELLO, MD
Department of Radiology, University of Rome "La Sapienza", Policlinico Umberto I, Viale Regina Elena 324, 00161 Rome, Italy

软件进行3D重建的容积数据组。3D图像的应用改善了对不同器官之间解剖关系的显示能力，特别是对可疑壁外浸润的病例。再有，传统的逐层显示方法妨碍了对空腔脏器内壁连续性的观察，使放射科医生只能在头脑中构思一幅具有解剖连续性的图像，而这种构思得出的图像可能存在误差。容积分析技术的最新进展是虚拟现实成像，这是一种交互式的3D成像技术，能提供由计算机再现的空腔脏器的腔内视图，可与真实内镜所见相比拟。这种仿真内镜检查(VE)技术能使操作者利用CT或MRI扫描数据模拟真实内镜在管腔内漫游(JOLESZ 和LORENSEN 1997)。

本章将讨论食管和胃3D成像中的特殊技术要求以及3D成像技术的临床应用。

16.2 检查技术

为获取适合于3D重建的数据组，需要特殊的检查技术。除需优化采集参数以外，如果需要观察腔壁或行VE时，还必须使空腔脏器的腔扩张。为优化CT或MRI检查，现已提出多种不同技术，其共同目标是减轻病人的不舒适感和改善图像质量。采集数据之后，必须使用特殊设计的软件重建图像，这些软件使用不同的算法实现3D重建。

16.2.1 CT

要获得最佳的3D图像，需要同时在平面内(X、Y轴)和平面间(Z轴)获得高分辨率的数据。因此，体素应当是各向同性的，即在三个轴方向上具有相同的尺寸，而且尺寸应尽可能小，以增加3D重建的空间分辨率。然而，当用单层螺旋CT扫描时，有效层厚通常大于准直宽度，而且直接与螺距成正比，因此降低了沿Z轴方向上的空间分辨率；而另一方面，为了增加扫描范围又必须增加螺距，因此，在扫描范围与纵向(Z轴)空间分辨率之间必须做出妥协，目的是能在一次屏气内采集完整的容积数据组以避免呼吸配准不良伪影。当有效层厚小于或等于病变直径时，纵向(Z轴)空间分辨率就被认为是足够的。

纵向(Z轴)空间分辨率在图像重叠重建时，可达到最大。当需要最大的纵向分辨率时，要求单层螺旋CT重建图像时的层面重叠至少达到有效层厚的60%。对于产生3D图像，不需要使用更高重叠比例(87%~90%)的源图像，因为这会增加图像重建时间，使容积数据组的规模增大并因此需要更强大的工作站。

单层螺旋CT的扫描方案应该根据不同CT机的特殊技术性能做出调整，尤其是X线管旋转时间和螺旋扫描覆盖范围。可应用于几种不同机型的常规扫描方案包括：准直宽度3mm，图像重建间距2mm；螺距应根据X线管旋转一周所用时间的不同而异，但均应小于2。该扫描方案可以覆盖检查食管或胃时所要求的整个解剖范围，纵向(Z轴)分辨率能达到高质量3D重建的要求。

目前对多排探测器CT(MRDCT)机的最优扫描方案尚无统一标准，还需继续探讨。与常规螺旋CT机相比，MRDCT扫描时间大大缩短，单位容积接受的辐射量减少而扫描范围扩大。4层MRDCT的容积覆盖速度在获取完全同等质量图像的前提下至少比常规螺旋CT快一倍；在许多情况下，如只获取诊断质量近似的图像时则可快两倍。因此MRDCT检查上腹部时可进行高分辨力扫描，用1mm的准直和图像重建间距，在纵向(Z轴)方向上获得近似各向同性的空间分辨率。如果使采集速度达到最大，而同时仍保持能满足图像编辑和3D重建所需的图像质量的话，使用3mm层面准直、2mm重建间距是一种不错的选择。

16.2.1.1 食管

食管是一种空腔脏器,在常规CT上是塌陷的。在未扩张状态下,即使正常食管壁也可表现出增厚、结节状和不规则形,类似肿瘤。此外,常规CT检查很难判断食管肿瘤的上下范围(LYANG 和CHAN 1996)。只有当检查前使食管充分扩张,才能实现管腔的3D重建。

在食管疾病的检查中,需使用抑制蠕动的药物来抑制食管的正常蠕动,因为食管的正常蠕动可造成食管壁虚假增厚而类似肿瘤。食管肿瘤逼真的3D重建依赖于肿瘤上下端管腔充分的充气扩张,这可以通过检查前口服产气剂实现。

GRIFFITH 和KEW(1999)评价了70例已知患食管癌的病例,扫描前即刻口服产气剂胶囊和水,静脉注射解痉药物,检查中静脉注射含碘对比剂以观察肝实质。扫描方案为俯卧位单次屏气状态下扫描,扫描范围包括胸部和上腹部,线束准直10mm,螺距1.5,扫描时间为20~25s。对于虚弱的病人来说,屏气时间显得过长,中间需要插入一次换气时间,这段间隔的位置应选择远离肿瘤的部位。另一种方法是选择2.0的螺距,扫描时间可减少1/4。

我们用MRDCT检查的经验是:仰卧位单次采集,静脉注射含碘对比剂后20~25s扫描;为观察黏膜细节获得病变的真实再现,选择准直3mm,螺距1.0,重建层厚1mm,检查前口服产气剂扩张食管腔。

16.2.1.2 胃

与检查食管一样,要获得高质量的3D数据组必须扩张胃腔和减少胃蠕动(LEE 和KO 1996,1999a)。口服阴性或阳性对比剂可增加胃壁与胃腔间的对比。阳性口服对比剂为稀释的水溶性含碘对比剂或硫酸钡,但在拟行腔内仿真导航时不应使用这种对比剂。阴性对比剂包括清水或空气。与气体相比,水的优点是在2D轴位图像上不会形成线束硬化伪影,但在仿真胃镜检查时,水可形成类似息肉、侵蚀或扁平溃疡样的假影。

口服产气粉末效果最好。在任何情况下都应注意胃液过多时形成的气液平面会妨碍对其下方胃黏膜的重建。因此,检查前病人准备应充分,包括禁食12h,服产气粉时饮水量要少,检查时获取病人仰卧位和俯卧位的两次扫描(BIELEN 等2001)。为了最大限度显示黏膜细节和逼真地再现管腔内病变的细节,采用窄的线束准直是最关键的措施。表16.1和16.2列举了示范参数。使用上述参数,滤波伪影(smoothing artefact)、阶梯伪影、Z轴方向上的模糊和失真最少。

表16.1 显示黏膜细节最佳的推荐CT参数

作者	口服对比剂	kV	mAs	准直	螺距	重建层厚
SPRINGER	产气剂	120	220	5mm	1	1mm
LEE	产气剂	120	233	3mm	1.3~2	1mm
OGATA	产气剂	120	180~220	3mm	1.2	1mm

第二次螺旋扫描时,如果要评价胃癌的分期,应在静脉注射含碘对比剂后的门静脉期扫描。

表16.2 仿真胃镜检查的观察内容

位置
范围和大小
形态(根据Bormann分型)
壁外侵犯
淋巴结肿大
转移

16.2.2 MRI

应用高性能梯度系统MR机可在单次屏气期间内采集3D数据组。依据这些MRI数据，现已实现了主动脉和肺动脉的仿真血管镜检查。VE技术也已经被用来从腔内观察结肠病变，最近还被用于获取胃的腔内、腔外观察。MR检查食管病变的报道不多，目前还没有采集3D数据的经验。

胃MR检查前准备，也需要注射抑制蠕动的药物以减少运动伪影。口服清水可达到使胃充分扩张的目的。最近，一种称为“蓝色浆果汁(blueberry juice)”的新型口服对比剂被证明可有效扩张胃腔，它的T_1和T_2弛豫时间分别为32ms和8ms，在T_1加权像上呈高信号，而在T_2加权像上呈低信号(SCHMID 等1999)。

胃的3D成像检查使用短TR和短TE的3D T_1加权梯度回波(GRE)序列，可得到近似各向同性的体素。3D傅立叶变换GRE序列比2D成像拥有更多的潜在优势。与传统2D GRE序列相比，恰当设定的3D GRE序列能在相同屏气时间内提供层面更薄、无层间隙、脂肪抑制、信噪比(SNR)更高而影像对比与2D GRE近似的图像。如果使用适当的薄层面和正确的扫描定时参数，所获数据组还可用来生成高质量的MR血管造影(MRA)像，增加了诊断功能。因此，3D GRE成像具有能更完美地完成上腹部检查的潜力(ROFSKY 等，1999)。

16.2.3 数据处理和观察

数据采集后，图像通过以太网(Ethernet)或内部网被传递到专门的工作站进一步行后处理。

对3D数据组可使用不同的2D或3D重建技术进行显示，2D重建使用三个正交轴和斜位的多平面重建(MPR)，3D重建使用表面再现和容积再现(VR)。

使用适当的阈值时，能使该阈值以外的所有像素均自动去除。预先设定的阈值界面上的连续像素构成一个表面。使用表面遮盖法(SSD)时，只选出投影射线遇到的第一个高于操作者预设阈值的体素，作为胃腔内表面。计算机产生的假想光源照射表面，并由灰阶编码在图像上产生出表面反射的明暗效果。

使用VR时，可对3D数据进行更复杂的处理，可产生表面图像(与表面再现相似)、3D模型和组织过渡投影(tissue transition projection)图像，后者与双对比钡剂造影相似(图16.1)。VR的主要优势是保留了整个数据组，没有或仅有极少的数据分割并可使用不同程度的不透明度进行组织重建。

使用表面再现和VR技术，可生成与常规内镜相似的VE图像。可指定某一种颜色模拟活体正常组织。另外，可设定“飞跃路径”进行腔内“漫游(fly-through)”。沿着VE的路径，“摄像机”的位置可以交互式地显示在多窗口中的2D和3D数据组的相关图像上，有助于VE操作者在头脑中立即建立起腔内、外解剖结构之间的关系。

16.3 临床应用

16.3.1 食管

大多数食管肿瘤由内镜作出诊断，再使用胸—腹轴位CT判断肿瘤分期；而一次3D数据采集就可得到3D模型、VE图像和常规横断层面CT图像。

逼真的食管腔3D重建依赖于肿瘤上下端管腔良好的充气扩张。食管3D成像便于显示肿瘤的长度及其与其他纵隔结构和食管胃结合部的相对位置，评估纵向方向上肿瘤侵犯范围(图16.2)。能为因管腔狭窄而无法进行内镜检查的病例提供有价值的辅助信息。

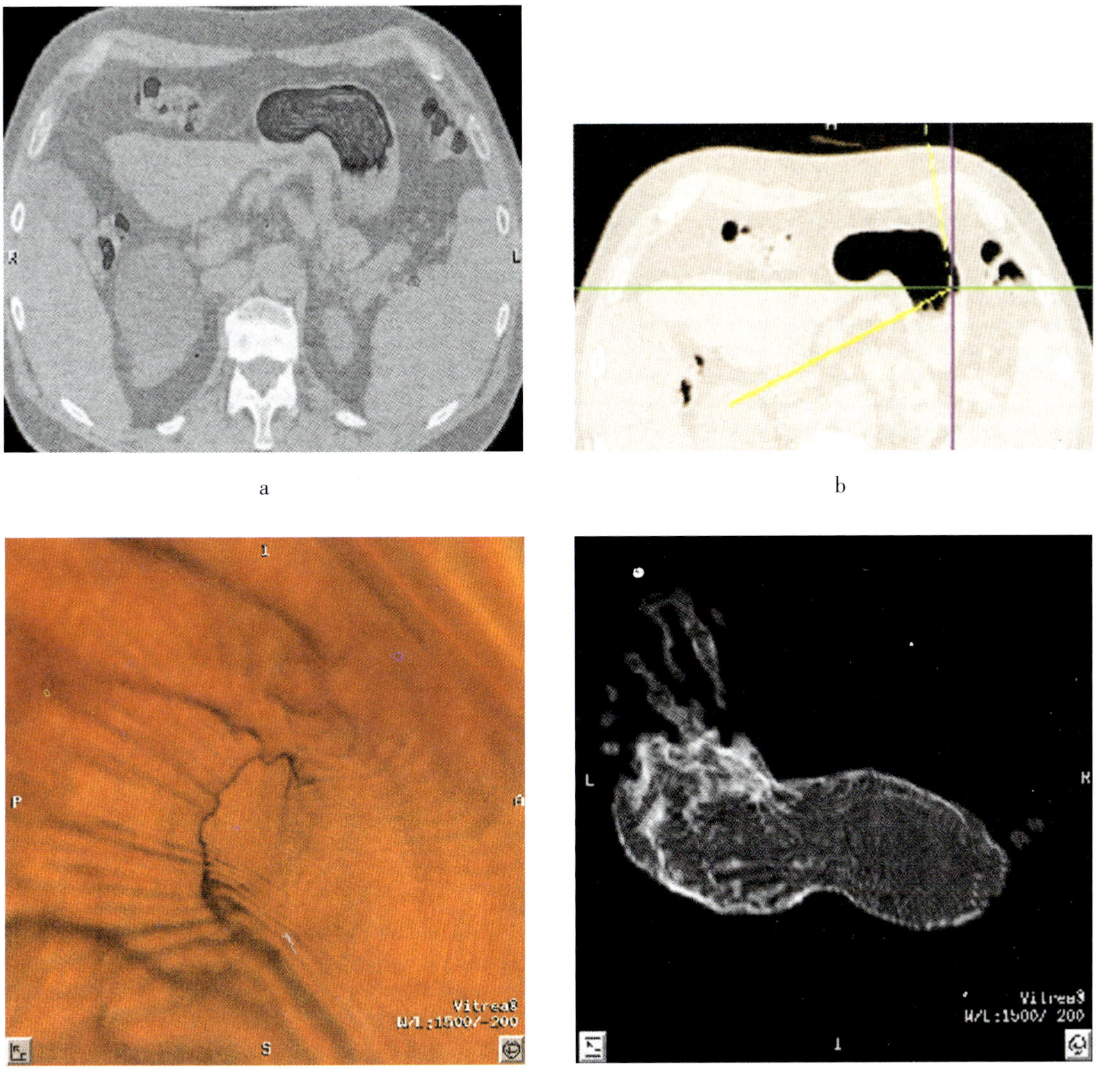

图16.1a–d　胃的VR图像　a 3D轴位重建图像显示出扩张的胃腔。b 带参考线的2D横断面图像显示出仿真摄像机的位置。c 内镜图像显示出胃腔内表面和纵行黏膜皱襞。d 组织过渡投影图像（胃“仿真双对比”检查）清楚地显示出胃窦黏膜表面和扩张的胃腔

对MPR图像的分析有助于判断肿瘤向周围侵犯的范围和转移情况。

食管肿瘤3D CT成像效果直接与管腔扩张是否充分有关，管腔扩张不充分将造成重建图像不满意，不能区分未扩张的正常管腔与恶性肿瘤引起的狭窄。

容积CT可显示食管憩室，虽然不作为选用方法，但图像质量可与常规钡餐造影相媲美。

如前所述，目前尚没有应用MR容积扫描观察食管的经验。

16.3.2　胃

VE是发现胃病变的有效工具，怀疑恶性肿瘤时，可在一次检查中判断局部和远隔侵犯的情况。与轴位2D CT比较，VE可像常规内镜一样显示病变，因此也可以对病变按Bormann分型准确分级（表16.3和16.4）。不但如

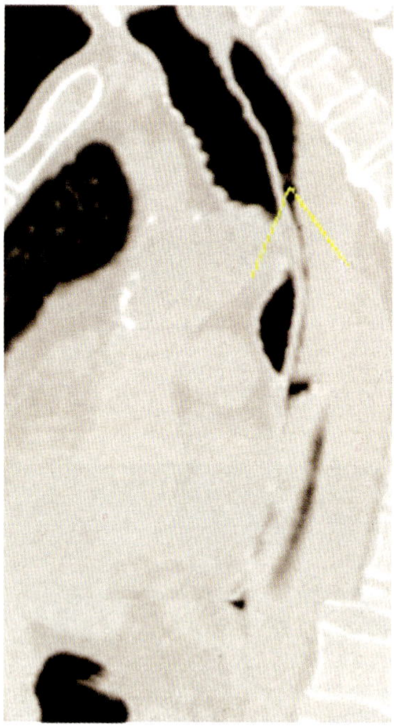

a

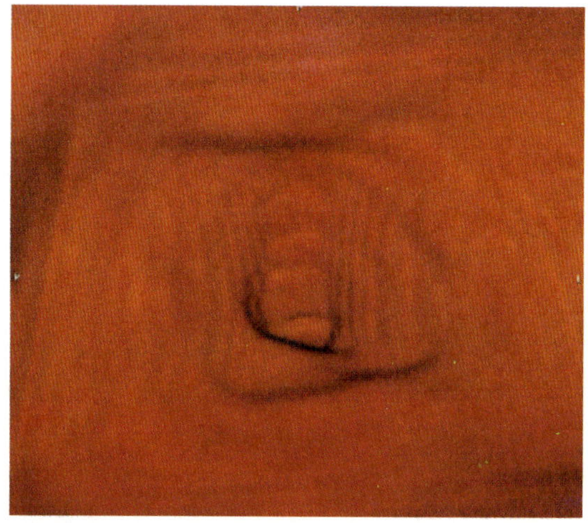

b

图16.2 a 食管的矢状位MPR图像显示肿瘤性狭窄和管腔扩张不良。b VE图像显示食管腔渐进性狭窄

表16.3 早期胃癌Bormann分型标准

Ⅰ	息肉样	
Ⅱ	表浅型	
	Ⅱa	隆起型
	Ⅱb	平坦型
	Ⅱc	下陷型
Ⅲ	凹陷型	

表16.4 进展期胃癌Bormann分型标准

Ⅰ	腔内突出肿块型
Ⅱ	肿块伴中央溃疡型
Ⅲ	溃疡周围浸润型
Ⅳ	管腔狭窄型

此，LEE 和KO（1998）报道，使用VE技术可增加早期胃癌（early gastric cancer，EGC）的发现率。与常规内镜比较，仿真胃镜检查有一些优势：由于视野较大，对病变的大小估计更准确；在观察胃腔的同时，可以通过MPR和2D横断层面图像了解肿瘤侵犯胃壁深度、脏器周围侵犯、淋巴结转移和远隔转移，对病变进行分期。

还应强调的是，3D CT是一种无创技术，受检者仅有扩张胃腔时引起的轻微不适感，因而有很好的耐受性。然而，与结肠镜相比，纤维胃镜检查操作较容易，这是胃MRI或CT成像未被认为是发现胃原发肿瘤的最理想方法的一个原因。另外，当纤维胃镜发现肿瘤时，可取活检并可根据活检结果安排手术治疗而无需其他诊断方法。

仿真胃镜也有几个缺点，首先是不能发现扁平或小病变以及无法获取组织学结果；另一个是CT检查的电离辐射，但由于扫描时间短，而且可得到如此多的额外诊断信息，此缺点可被忽略。

总之，当可疑胃病变或需要对已知胃肿瘤分期时，仿真胃镜检查均应该被当作是在上腹部CT或MRI检查时可采用的一种补充技术。目前，还不能将该技术作为检查胃腔的首选方法。

下一节，我们将讨论仿真胃镜检查在各种胃病变中的临床应用。

16.3.2.1 胃癌

CT检查进展期胃癌的作用是显示原发

病变并对肿瘤准确分期。然而,单独使用轴位图像对观察腔内病变形态学的作用有限。

3D图像可显示胃壁表面的连续性,并允许操作者在胃腔内进行交互式探查、导航和移动,像常规胃镜那样显示肿块。同时,还可以连续显示与所观察的内表面相对应的胃腔外部解剖结构信息。使用2D或3D指示器能帮助操作者对病变准确定位,对制定手术切除计划有帮助。

另外,利用3D成像可准确测量肿块的最大体积而无放大和影像失真。由于VE视野大,因此对胃部病变大小的测量比常规内镜更准确(LEE 和KO 1998)。

使用VE还可按照Bormann分型对肿瘤的形态学进行分类(表16.4)。

MPR和3D重建可准确判断肿瘤的胃周侵犯范围;同样,也能同时使用轴位2D图像发现肿大淋巴结和远隔转移。

轴位CT对EGC的发现率常较低(LEE 和KO 1998)。使用3D CT成像,不仅EGC的发现率大于90%,而且可依据Bormann标准对肿瘤分型(表16.3、图16.3~16.5)。通常,3D CT对

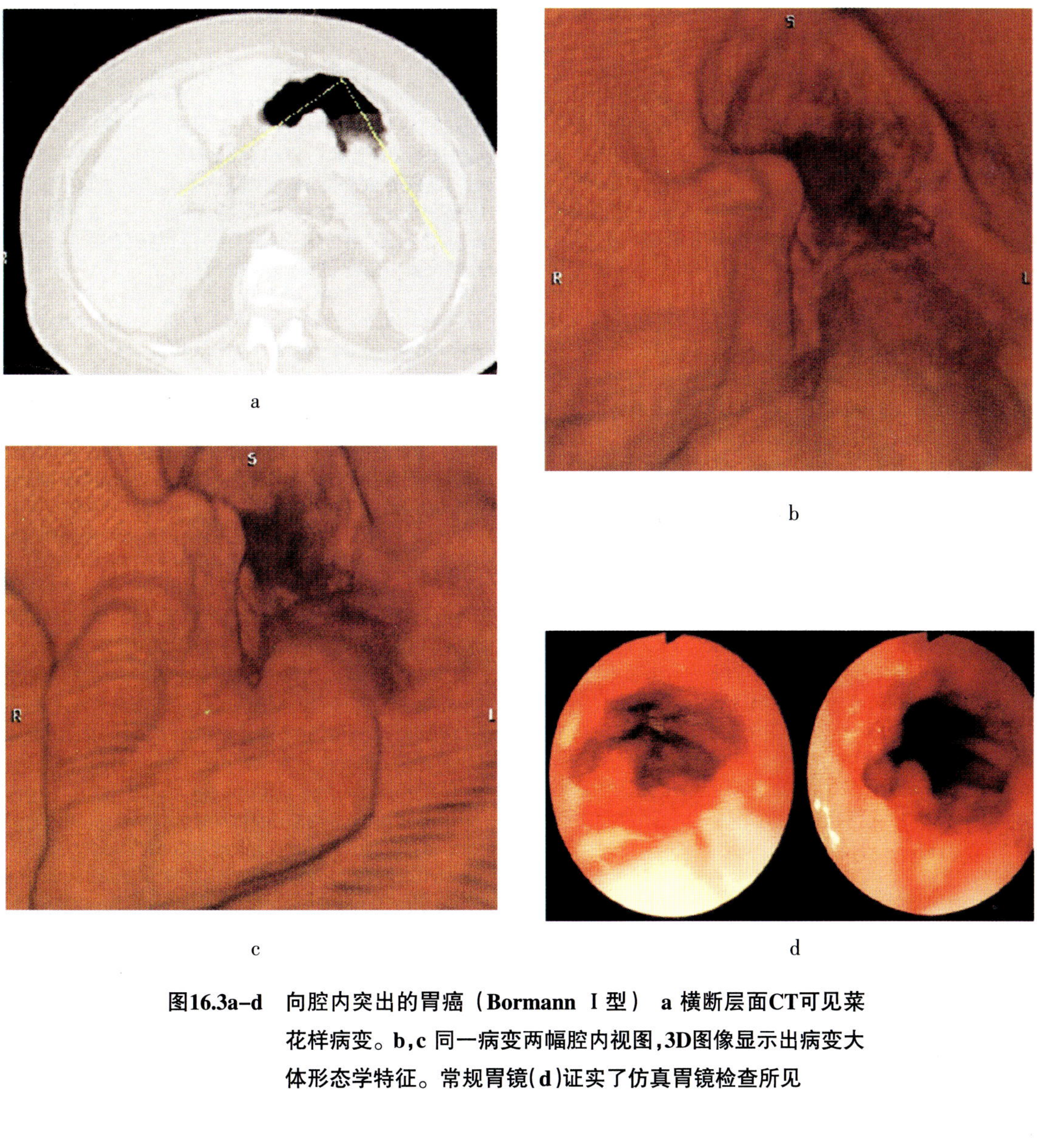

图16.3a–d　向腔内突出的胃癌(Bormann Ⅰ型)　a 横断层面CT可见菜花样病变。**b,c** 同一病变两幅腔内视图,3D图像显示出病变大体形态学特征。常规胃镜(**d**)证实了仿真胃镜检查所见

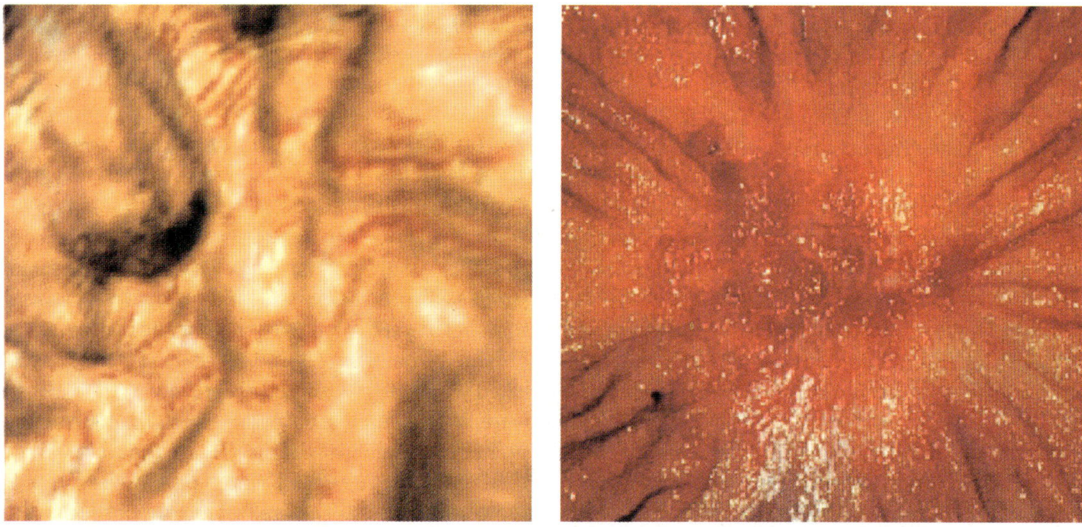

a b

图16.4 a VE图像显示溃疡型病变(Bormann Ⅱ型),放射形皱襞清晰可见。b 病理标本显示出溃疡有同样的表现

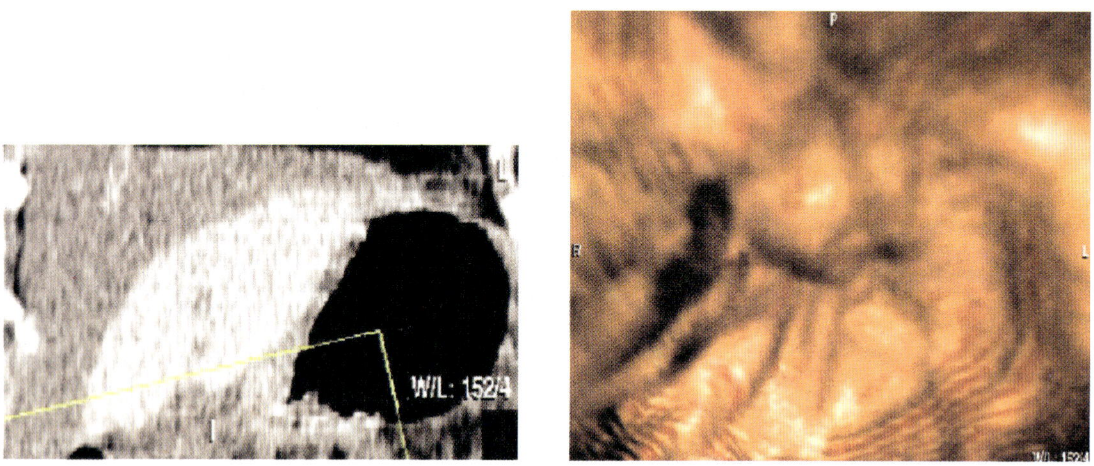

a b

图16.5a,b Bormann Ⅲ型病变。a 矢状位MPR图像清晰显示溃疡周围的肿瘤浸润。b VE显示病变的边缘抬高

EGC Ⅰ型和Ⅱa型显示效果很好,而对Ⅱb和Ⅱc型显示不佳(LEE 和KO 1999b)。

16.3.2.2 其他胃病变

胃平滑肌瘤在螺旋CT上显示为一个边界清楚、光滑、圆形、密度均匀的胃内肿块。黏膜下肿瘤在上消化道造影或胃镜检查时的一个特征是肿瘤表面的桥形皱襞，该特征在轴位CT扫描时不会出现,而在仿真胃镜检查时可在突出的肿块周围发现桥形皱襞。因此3D CT可获得胃平滑肌瘤的极佳图像(LEE 和KO 1996;LEE 1998)(图16.6)。

胃淋巴瘤的螺旋CT表现为胃壁明显增厚或不连续的肿块,强化不明显。3D重建也

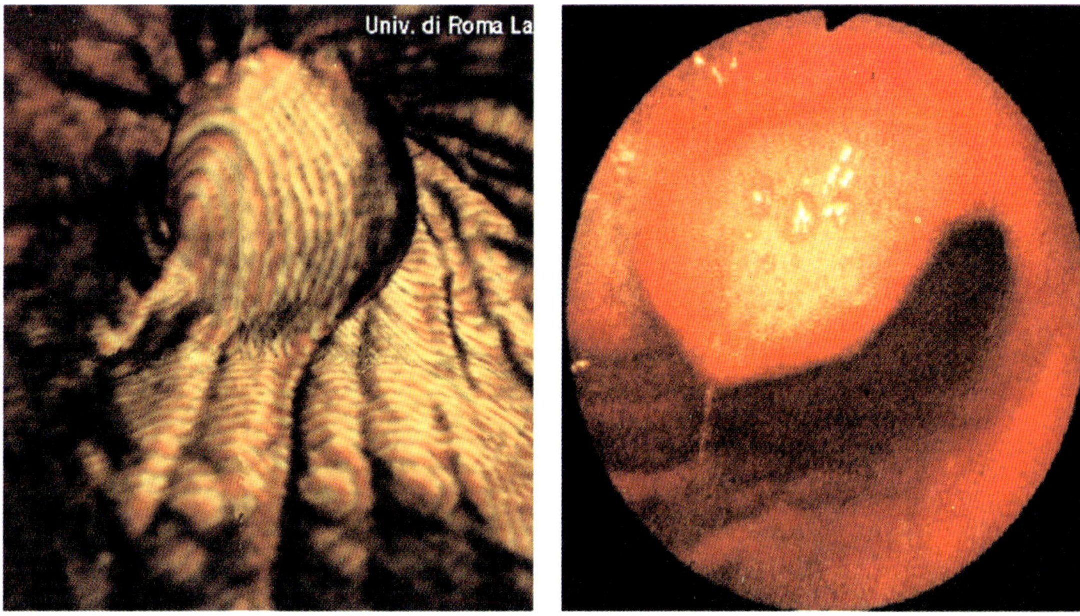

a b

图16.6 a VE视图显示一个带蒂的胃平滑肌瘤，呈圆形、边缘光滑的肿块和一个长蒂。b 常规胃镜检查见到的同样病变

可准确显示上述特征。

最后，正如LEE（1998）所报道，对应用仿真胃镜诊断胃良性溃疡存在争议。对于这类病例，螺旋CT不仅可用于发现溃疡壁龛本身，而且可用于那些可疑穿孔或胃镜和钡剂造影检查难与恶性溃疡鉴别的病例。实际上，对良性溃疡进行3D成像可获得高质量图像，常常可清晰地显示溃疡壁龛。

16.4 结论

胃和食管的3D成像是对常规横断层面成像有价值的补充，利用CT或MRI数据组，在专用工作站上使用商品软件很容易完成。VE提供的腔内视图能对病变进行更全面的观察，是对常规内镜检查的有价值的补充，具有应用潜力。

参考文献

Bielen D, Vanbeckevoort D, Thomeer M (2001) Virtual endoscopy, in multislice CT: a practical guide. Proceedings of the 5th international SOMATOM CT scientific user conference, Zurich, June 2000, pp 204–215

Gonvers J, Burnand B (1996) Appropriateness and diagnostic yield of upper gastrointestinal endoscopy in an openaccess endoscopy unit. Endoscopy 28: 661–666

Griffith JF, Kew J (1999) 3D CT imaging of oesophageal carcinoma. Eur J Radiol 32: 216–220

Johnson P, Heath D (1996) Three dimensional CT: real-time interactive volume. AJR 167: 761–766

Jolesz F, Lorensen W (1997) Interactive virtual endoscopy. AJR 169: 1229–1235

Keto P, Suoranta H, Ihamaki T (1979) Double

contrast examination of the stomach compared with endoscopy.Acta Radiol Diagn 20:762–768

Lee DH (1998) Three dimensional imaging of the stomach by spiral CT.J Comput Assist Tomogr 22:52–58

Lee DH,Ko YT (1996) The findings and the role of axial CT imaging and 3D imaging of gastric lesion by spiral CT.J Korean Radiol Soc 35:731–738

Lee DH,Ko YT (1998) The role of 3D spiral CT in early gastic carcinoma.J Comput Assist Tomogr 22:709–713

Lee DH,Ko YT(1999a) The role of three-dimensional and axial imaging in advanced gastric carcinoma by spiral CT.Abdom Imaging 24:111–116

Lee DH,Ko YT(1999b) Advanced gastric carcinoma: the role of three-dimensional and axial imaging by spiral CT.Abdom Imaging 24:111–116

Leung DA,McKinnon GC(1996) Breath hold, contrast-enhanced,three dimensional MR angiography.Radiology 201:569–571

Levine MS,Creteur V,Kressel HY(1987) Benign gastric ulcers:diagnosis and follow-up with double contrast radiography.Radiology 164:9–13

Lyang EY,Chan A(1996) Short communication. Oesophageal tumour volume measurement using spiral CT.Br J Radiol 69:344–347

Ominsky SH,Moss AA (1979) The postoperative stomach:a comparative study of double-contrast barium examinations and endoscopy.Gastrointest Radiol 4:17–21

Rofsky NM,Lee VS,Laub G(1999) Abdominal MR imaging with a volumetric interpolated breath-hold examination.Radiology 21:876–884

Schmid MR,Hany TF,Debatin JF (1999) 3D MR gastrography:exoscopic and endoscopic analysis of the stomach.Eur Radiol 9:73–77

Thoeni RF,Cello JP (1980) A critical look at the accuracy of endoscopy and double-contrast radiography of the upper gastrointestinal (UGI) tract in patients with substantial UGI hemorrhage. Radiology 135:305–308

17 CT结肠镜检查

DARREN BRENNAN, JOHN BRUZZI, HELEN M.FENLON

目录

17.1 引言

结肠直肠癌(colorectal cancer, CRC)是西方国家居第二位和全世界范围内居第三位的常见肿瘤(SILVERBERG 等1990)。在美国，每年大约有14万成人被诊断为CRC，占所有癌症病例的11%~14%(LANDIS 等1999)。多种生活方式被认为是与发生CRC相关的危险因素，包括惯于久坐、肥胖和腰臀围比率增加(GIOVANNUCCI 等1995)。相反，高纤维素饮食被认为是保护性因素(BURKITT 1971)，尽管这种认识最近受到质疑（BONITHON-KOPP 等2000)。CRC的发病率随年龄增加而增加，男女发病率相似。最近对利用药物预防CRC正开展深入研究，提出阿斯匹林和其他环氧化酶抑制剂可使发病危险性降低40%(SJODAHL 2001)。

17.2 腺瘤—癌关联

腺瘤—癌关联（adenoma-carcinoma sequence）学说最早于1951年由JACKMAN 和MAYO 提出。此后，大量证据证明CRC几乎都是由腺瘤样息肉发展而来；虽然也有很少一部分来源于正常黏膜，称为扁平癌。支持腺瘤—癌理论的证据有：在无其他腺瘤存在时几乎很少发生CRC（TURRELL 和BROADMAN 1959；MORSON 1966），而在较大的腺瘤样息肉内发现癌病灶的机会增多（GRINNELL 和LANE 1958）；癌与息肉在分布上相似(JACKMAN 和MAYO 1951)。分子基因学研究提供了进一步的证据，即渐进连续突变贯穿于从腺瘤至癌的恶变过程，该过程与组织病理学改变相对应（FEARSON 和VOGELSTAIN 1990)。家族性腺瘤样息肉病属于遗传性癌症综合征，病人结肠中无数的息肉最终会导致

D.BRENNAN, MB, BCh, MRCPI, J.BRUZZI, MB, BCh, MRCPI, H.M.FENLON, MB, BCh, MRCPI, FFRRCSI
Department of Radiology, Mater Misericordiae Hospital, Eccles Street, Dublin 7, Ireland

发生CRC，这也是腺瘤样息肉潜在恶性的证据(DEBINSKI等1996)。

虽然很久以前就认识到腺瘤样息肉属癌前病变，手术切除成为广为接受的治疗方案，但对息肉恶变自然进程的纵向研究却很少有报道。STRYKER等(1987)对226例在单对比钡灌肠造影检查中发现有大于10mm息肉的病人进行观察，平均随访68个月，结果发现37%的息肉增大，随访期间在标示息肉(index polyp)处发生21个侵袭性CRC。他们计算出息肉发生CRC的累积危险性(cumulative risk)在5年、10年和20年分别为2.5%、8%和24%。值得注意的是，有11例病人随访期间在远离标示息肉处发生了CRC。

上述研究虽然强烈支持被普遍接受的CRC起源于息肉的理论，但也清楚地表明实际上只有一部分息肉恶变为癌。结肠息肉很常见(见于35%的50岁以上者)，在一生中，如果无其他特殊危险因素，发生CRC的危险性大约为6%。小的增生性息肉常见，特别在远段结肠，不会增加CRC的危险性。腺瘤样息肉在组织学上分为管状、绒毛状和管状绒毛状(tubulovillous)三型。息肉恶变的可能性主要与大小有关(MUTO等1975)，也与其含有的绒毛状组织量有关。研究表明，小于1cm的息肉恶变概率小于1%，而较大息肉的恶变概率升至10%(WINAWER等1987;WAYE等1988)。目前已知息肉真正转变为癌的过程缓慢，大多数学者根据对预防性息肉切除术效果的观察认为这段时间平均为10年。息肉切除术可降低CRC的病死率，这是开展CRC筛查项目的理论基础(SELBY等1992;WINAWER等1993)。虽然切除全部息肉符合逻辑，但实践中不可行，而且因为腺瘤—癌演变过程很慢因而也不必要。对中等和较大息肉选择性切除，可达到与全部息肉切除相似的降低CRC病死率的效果，而且风险更小(WAYE等1998;GLICK等1998)。因此对发现和切除较小息肉的意义还存在疑问。

17.3 结肠直肠癌筛查

由于CRC与癌前息肉有关，并且有很长的亚临床期，因而适合于进行筛查。最近美国癌症协会制定了一份关于对一般危险性个体进行筛查的指南(BYERS等1997)，现已获批准并被医疗保险机构认可。许多欧洲国家也正在制定类似指南。在美国，对一般危险性个体(年龄>50岁，无其他特殊危险性因素的任何个体)的指南包括每年行便潜血试验(faecal occult blood testing，FOBT)，对其中阳性者行结肠镜检查。明尼苏达州小组报告该方法的敏感性为92%(MANDEL等1989)；与对照组相比，被筛查人群在14年内CRC的病死率降低40%。但是，该方法的代价是假阳性率高达38%，造成许多不必要的结肠镜检查。不但如此，该方法不是真正的人群筛查，并且调查者使用的是再水化的粪便标本，这种标本在临床工作中很少使用。其他大样本的FOBT研究得到的病死率降低程度要低一些(HARDCASTLE等1996)。然而，用FOBT作为筛查方式最大的缺陷在于对息肉的发现率只有10%，这样就失去了在息肉恶变前发现并将其切除治愈的机会。

17.3.1 柔性乙状结肠镜检查

柔性乙状结肠镜检查也被推荐为一种5年期研究中的筛查方法。病例对照研究表明，乙状结肠镜检查可将CRC的病死率降低30%，存活期延长10年(SELBY等1992)。但是，乙状结肠镜检查不是全结肠检查，因而具有固有的缺陷，特别表现在非洲裔美国人中，该人群中近段结肠癌发病率较高(DAMERS等1997;NELSON等1997)。不但如此，有证据表明，乙状结肠镜检查对镜检可达范围内的结肠远端肿瘤的遗漏率可高达10%。

17.3.2 结肠镜检查

结肠镜检查虽然是全结肠检查，但从未在筛查人群中对其进行过随机对照或病例对照研究。尽管如此，结肠镜检查已经在三项最大规模的FOBT研究中和国家息肉研究（National Polyp Study）项目中被当作随访的手段（WINAWER 等1993），在这些研究中，与史料对照组（historical controls）比较，CRC的发生率降低了76%~90%。这些研究提示，结肠镜检查可通过预防性息肉切除术而显著降低CRC病死率，因此目前被推荐为一种10年期研究中的筛查手段。尽管它可同时作为诊断和治疗手段，但毕竟属于侵入性检查，需要镇静，花费较多，并发穿孔的机会为1/1500。不但如此，结肠镜检查并不是一个无可争议的金标准，文献报道它对息肉的发现率存在显著的差异。在一项研究中（REX 等1997），27%小于5mm的腺瘤、13%6~9mm的腺瘤和6%大于1cm的腺瘤被漏检，总漏检率为24%。在高达10%的病人中，结肠镜检查未能对近段结肠做出评估（Obrecht等1984）。进一步的研究还证实，在结肠镜检查与双对比钡灌肠造影检查（double-contrast barium enema，DCBE）结果不一致的病例中，大约有一半被结肠镜检查忽略的病变最终被证实是肿瘤性病变（WEYMAN 等1981）。

17.3.3 双对比钡灌肠造影检查

DCBE安全、易行、价廉，比结肠镜检查更容易被病人接受，并可进行全结肠检查。它对结肠内病变的定位更准确。25项关于DCBE在有症状病人中有效性的研究证实，它发现CRC的敏感性大约为85%。已发表的数据表明，DCBE对较大腺瘤（>1cm）的敏感性为70%，但国家息肉研究报告的敏感性较低，为44%（WINAWER 等2000）。一项最新的研究显示，从经济学角度来看，DCBE是筛查CRC的最有效手段（MCMAHON 等2001）。

由于各种用于筛查和诊断CRC的检查手段均存在各自的不足，因而对发展一种安全、可靠、能实现全结肠检查并能发现癌和癌前息肉的技术产生了浓厚兴趣。现已认识到，体积是恶性息肉的最主要预测因素，因而有理由认为一种可高度敏感地发现大于1cm息肉的技术，即便会遗漏较小息肉，对筛查CRC将是有效的。CT结肠造影检查是1994年首次提出的一项新技术，可以满足上述许多要求，在不远的将来有望能作为一种诊断和筛查CRC的技术来挑战现存的其他检查技术。

17.4 CT结肠造影检查

CT结肠造影检查于1994年首次被描述后（VINING 等1994），迅速引起放射学界和胃肠病学界的关注。它最初被赋予了不同的名称，如“仿真结肠镜检查”、“3D结肠镜检查”、“CT结肠充气造影术”、“CT结肠镜检查”和“CT结肠造影检查”，而CT结肠造影检查被广泛认为是最适合的术语（JOHNSON 等1998）。尽管被赋予的名称不同，但描述的是一种相似的方法：对预先准备好的结肠行CT容积采集后，使用不同再现技术重建图像。

17.4.1 病人准备

17.4.1.1 肠道准备

最近大多数学者主张清洁结肠后行CT结肠造影检查。标准的肠道准备包括：使用聚乙烯乙二醇（polyethylene glycol）电解质溶液，如KleanPrep（Helsinki Birex Pharmaceuticals，Dublin），它引起高渗性腹泻，受到结肠镜检查医生推崇；磷酸碳酸氢钠制剂（phospho-soda），如Picolax（Ferring Pharmaceuticals,Berkshire,UK)和Fleet Prep,多用于钡灌肠。后一类制剂比前一类溶液能使结肠黏膜更干燥,但肾功能不全和心功能不全者禁忌,因为其钠离子含量高。经验证明,较干燥的结肠黏膜对CT结肠造影有利,因为残余液体(常规结肠镜检查时可被吸除)会掩盖息肉。在最近一项研究(MACARI 等2001)中,对结肠内残余液体半定量分析表明,使用磷酸碳酸氢钠制剂后比使用聚乙烯乙二醇制剂后形成的结肠黏膜更干燥,二者间有统计学差异。另外,二者间在粪便残余的数量上没有显著性差异。

有些学者则关注“粪便标记”技术,将其作为清洁肠道的替代方法,因为清洁肠道对许多病人来说是结肠检查过程中最令人痛苦的步骤。在GRYSPEERDT 等(2000)的一项研究中,将病人随机分为两组:一组行常规聚乙烯乙二醇导泻;另一组简化清洁肠道,使用或不使用粪便标记剂(一种特殊设计的钡混悬液)。结果发现,尽管非清洁肠道组病人粪便残余量增加,但残余液体量减少,区分息肉和残余粪便的可靠性提高。另一项研究也证实了使用粪便标记剂的可行性,但它所设计的服用方法繁琐,需在48h内口服七种剂量的粪便标记剂(CALLSTROM 等2000)。一些学者利用后处理程序的数学方法去除被标记的粪便和液体(ZALIS 和HAHN 2001),提出两种消除高密度物质的方法:计算数学梯度(矩阵法)或询问相邻体素(光栅法)。两种方法均考虑到体素的容积平均问题。这些学者注意到,简单的阈值技术,仅根据密度值,易受部分容积效应影响。另一些学者使用“分割射线”技术,用射线穿过数据组查找残余粪便并去除部分容积效应的体素(WAX 2000)。上述方法均简单易行,初步结果令人满意,但仍需进一步评价。使用粪便标记技术而不做肠道清洁使病人容易接受筛查,也可用于老年和虚弱病人。该技术还可能免除现行常规仰卧位和俯卧位两次扫描的必要性。

17.4.1.2 解痉剂

早期CT结肠造影检查需常规使用解痉剂,如胰高血糖素或N-丁基溴化物,在美国常用前者而在欧洲常用后者。胰高血糖素价格高,每剂130~170美元(PRESTON 2001),而N-丁基溴化物由于具有抗胆碱效应而有许多禁忌症。而且,分别进行的两项研究均表明胰高血糖素在CT结肠造影检查时并不能帮助扩张结肠(YEE 等1999;MORRIN 等1999a)。由于胰高血糖素有降低回盲瓣张力的作用,可增加气体通过回盲瓣的返流,降低了结肠扩张程度,容易发生照透(shine through)伪影和扩张的小肠形成的外在压迫伪影。鉴于以上原因,我们在检查中不使用解痉剂。

17.4.1.3 结肠充气

结肠的充分扩张是成功进行CT结肠造影检查的基础。病人取侧卧,使用软头灌肠导管插入直肠。由于直肠是CT结肠成像的相对盲区,因此建议在直肠插管前做肛门指诊。然后在结肠内注入室内空气或CO_2。监测下注入CO_2可以控制气体注入量。CO_2被肠黏膜的脂质层吸收的速度比室内空气快,可以减少病人不适感。一些学者提出,用CO_2比用室内空气更好(ROGALLA 等1999),但他们的研究结果未获得统计学意义。另外一些学者未发现在使用两种气体获得的图像之间存在质量上的差异(HARA 等1997)。CO_2增加费用并且使用不方便,我们在实际工作中使用室内空气,缓慢注入病人能够耐受的剂量。

17.4.1.4 静脉对比增强

大多数CT结肠造影检查的早期研究未使用静脉对比增强,因为考虑到空气—软组织界面已经为检测病变提供了足够的对比。然而，最近几项研究推荐使用静脉对比增强(MORRIN 等2000a;NERI 等2000;LUZ 等2000;FLETCHER 等 2000;ROGALLA 等 2000a;AMIN 等2000)。原因是息肉和癌有强化而粪便不会有强化,静脉注射对比剂将提高CT结肠造影检查显示结构特征的能力。

MORRIN 等(1999b)通过对200例病人的观察发现,对中等大小的息肉(6~9mm)的敏感性在静脉对比增强后提高到75%，而非对比增强组为58%。但是,该作者承认敏感性增高可能部分归因于操作者技术的提高。对比增强使息肉密度值与相邻结肠壁相比有显著增加，息肉与结肠壁形成对比的概率平均达到82%(LUZ 等2000)。其他作者报道,静脉对比增强可发现病变局部播散和远隔转移(AMIN 等 2000;ROGALLA 等 2000b;NERI 等 2000),因此可对CRC进行术前准确分期和选择最佳治疗方案。有两位学者还尝试对强化程度与组织学分级之间的相关性进行研究，得到的结果存在很大差别:MORRIN 等(2000a)描述大于1cm的病变的CT强化程度与病理分级高度相关;而Taylor等(1999)计算了结肠直肠肿瘤的灌注指数,并没有发现其与Duke分期之间存在显著的联系。在CT结肠造影检查中使用静脉对比增强对辅助预测病理分级的作用需要进一步评价。

尽管存在着应用对比增强检查的需要，但还应考虑到其缺点,例如费用增加、病人不适以及发生副反应的可能。目前的趋势是,仅对高度可疑CRC和必须行增强检查对病变进行分期的病例行静脉对比增强检查。

17.4.2 图像采集

CT结肠造影检查的基本原理是使用螺旋CT快速采集薄层面容积数据组,然后对该数据组进行层面有重叠的重建，得到层面之间无间隙的图像数据。最初的研究在单层螺旋CT机上完成，但现在多排探测器螺旋CT(MRDCT)的使用不断增多,以后将成为主要的数据采集方式。扫描方向多采用从头侧到足侧 (HARA 等1997;JOHNSON 等1997;ROYSTER 等1997;FENLON 等1998),以尽量减少呼吸伪影。使用MRDCT时,呼吸伪影很少成为问题,因为在单次屏气15s内能完成全腹部和盆腔扫描,大多数病人都能很好配合。使用单螺旋CT时典型的扫描方案是:层厚5mm,重叠3mm层面重建,螺距1~2,120kV。这些参数不是随意设定的，而是来源于许多作者进行的在体和实验研究的经验 (SPRINGER 等 2000;WHITING 等2000;POWER 等2000)。像大多数成像技术一样,这些参数反映了在图像噪声、采集时间、敏感性和辐射剂量之间的权衡。辐射剂量(经计算大致与标准钡灌肠检查相等,大约为6 mSv~8mSv) 可以通过降低毫安秒(mAs)来减低,因为空气—软组织界面之间存在高对比，不需要使用高曝光量(VAN GELDER 等2000)。

许多学者提出了MRDCT完成CT结肠造影的成像参数(GILLAMS 等2000;ROGALLA 等2000b;LOGALLA 等2000)。MRDCT具有高Z轴分辨力,使采集各向同性的体素成为可能,改善了成像质量。采集时间由于X线管旋转时间达亚秒级而大大缩短。所有学者均得出了MRDCT能获得高质量CT结肠造影的结论。虽然层厚可达到1mm，但大多数学者认为不必为达到这样的薄层厚而增加辐射量。ROGALLA 等(2000b)采用1mm层厚和50%重叠重建获得的结果是，发现较大息肉的敏感性和特异性分别为100%与89%，发现较小息肉 (3~5mm)的敏感性和特异性分别为96%与87%。虽然这很了不起，但该作者怀疑发现这样小的息肉是否有重要意义以及为获得这种薄层面图像而增加辐射量和计算量是否值得。他们主张折中的方案，将图像重建间距确定为2mm。我们目前使用如下参数：4×2.5cm层面准直，螺距1.25，100mAs，120kVp。

大多数学者认为同时行俯卧位和仰卧位扫描可提高CT结肠造影检查的准确性（FENLON 等1998；CHEN 等1999；FLETCHER 等2000；MORRIN 等2000a，b）。FLETCHER 等（2000）证明俯卧位扫描可增加发现较大和中等息肉的敏感性而同时不降低特异性。重新摆位便于检查那些开始时萎陷的肠管，还可区分移动的残余粪便和不移动的息肉。使用粪便标记技术是否使重新摆位成为多余还需进一步证实。

17.4.3　图像再现

数据采集后，图像既可被重建为2D轴位层面或多平面重建（MPR）图像，也可重建为3D管腔内部图像（图17.1）。重建管腔内部图像时可使用容积再现（VR）或表面再现，通常优先使用的是透视性的VR图像。VR图像的优点是使用全部容积数据，因而比表面再现显示信息更准确，后者仅利用了大约10%的数据。

17.4.3.1　图像分割和导航

图像分割（刻蚀技术）是有价值的后处理

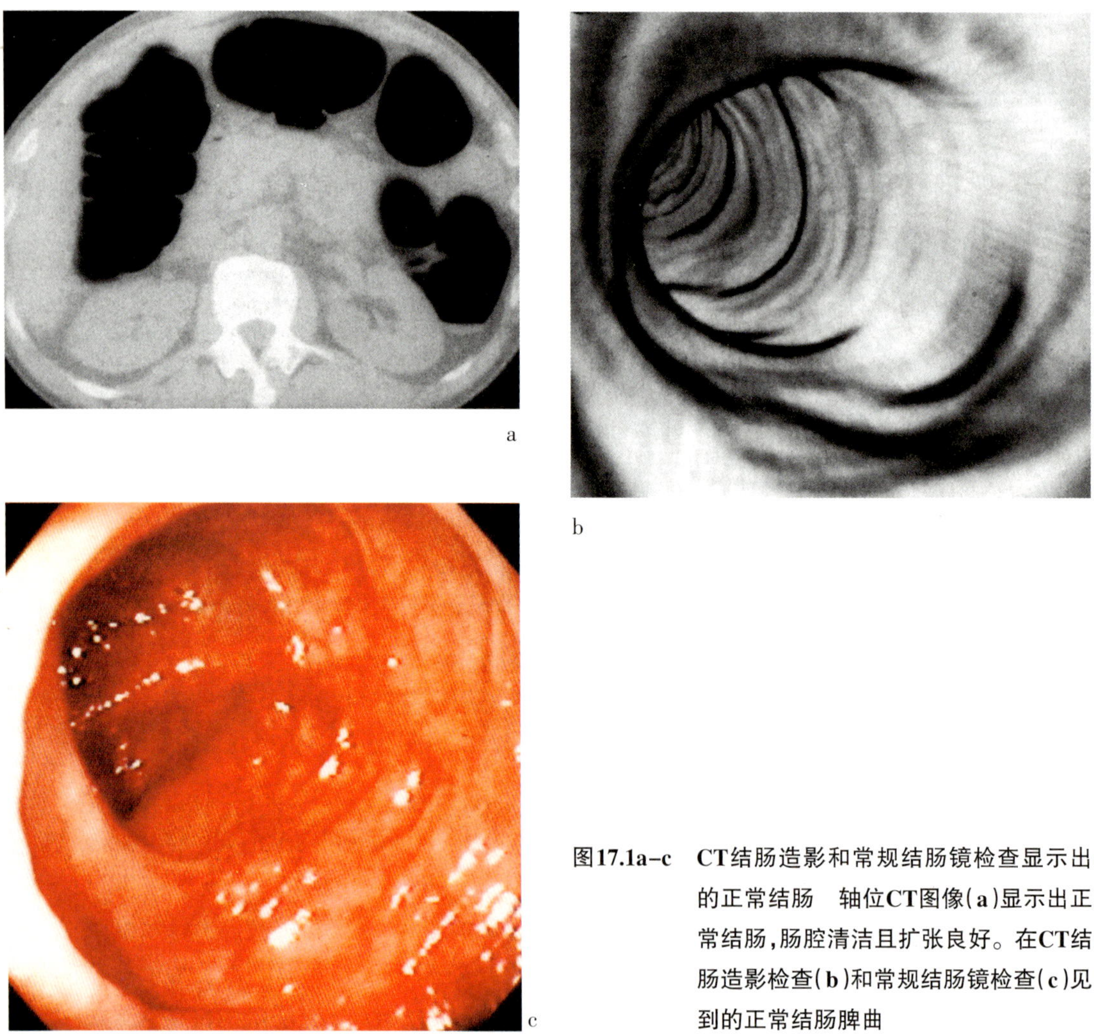

图17.1a–c　CT结肠造影和常规结肠镜检查显示出的正常结肠　轴位CT图像（a）显示出正常结肠，肠腔清洁且扩张良好。在CT结肠造影检查（b）和常规结肠镜检查（c）见到的正常结肠脾曲

技术,可将体素从感兴趣区内分离出来。该技术可减少重建3D再现和腔内导航图像所需时间,而且能消除令人讨厌的伪影,例如照透伪影。现在大多数图像分割操作可通过鼠标完成。但已经研发出自动分割技术。这些技术大多是依靠充气管腔与软组织界面的高对比来分割感兴趣的数据。然而,由于小肠、肺和胃也存在这样的界面,因此必须沿结肠肠腔分散地放置种子点(seed point)来分离出结肠。未被充分扩张的肠管(无论是由于痉挛或肿瘤)也造成图像分割困难。虽然如此,这些半自动图像分割技术能加快3D重建的速度(BITTER 等2000)。最近已经出现全自动肠管分割技术(WYATT 等2000)。自动导航技术需要计算出结肠管腔内漫游路径的中线。一些软件还具有避免碰撞的功能。

17.4.3.2 自动检测息肉

计算机辅助诊断并不是新概念,许多CT结肠造影检查的研究集中在自动检测息肉方面。目前,这些技术在很大程度上依据的是对息肉形态的分析。在计算机生成人类息肉模型方面的研究显示了令人鼓舞的结果(PAIK 等2000a;SUMMERS 等2001;YOSHIDA 等2000),但目前的高敏感性是建立在假阳性率高的代价之上的,原因是软件程序不能分辨息肉、残余粪便、黏膜皱襞和伪影,例如阶梯伪影。

17.4.3.3 3D投影技术

目前已经研发出许多观察透视性腔内再现图像的技术。大多数学者现在使用的是电影观察模式,以每秒5~30帧的速度在结肠内进行仿真漫游。可按前进或后退顺序进行观察(MACARI 等2000a),在前进或后退观察的同时还可使用后视镜工具,或进行其他更复杂的图像操作。ROGALLA 等(2000c)使用了一种将2D与3D图像融合的技术,其他学者则证明了将腔内图像与垂直于观察方向的MPR图像同步显示的可行性(MINAMI 等2000)。另一些学者尝试制作内镜全景图,认为这样可更全面地观察结肠。采用立体成像技术或墨卡托地图投影技术(Mercator map projection,以文艺复兴时期荷兰地图制作家Mercator命名的投影技术)产生一幅松弛平展的结肠透视再现图像,类似于病理解剖时切开的肠腔。他们报道使用该技术发现息肉的敏感性比常规腔内视图更高(PAIK 等2000b)。使用Mercator地图投影技术与常规腔内3D CT结肠造影检查的敏感性分别为87.5%和67.5%。

17.4.4 图像解读和常见错误

在实际工作中,无论选择何种图像再现和观察的方法,大多数学者都是根据仰卧位和俯卧位2D轴位图像做出诊断而将3D重建图像作为解读图像时的补充。轴位2D图像对大多数放射科医生来说容易解读,根据相邻的解剖标志能对病变准确定位。FENLON 使用一种称为"结肠追踪(colon-tracking)"的技术,在交互式工作站上从直肠到盲肠逆行观察。使用肺窗观察图像(窗平-750Hu,窗宽1500Hu)。在任何肠腔扩张不良的部位还必须要采用软组织窗进行观察(窗平40Hu,窗宽400Hu),因为肠管的塌陷可能由肿瘤性狭窄造成,而后者在使用肺窗观察时可能被忽略。目前普遍认为2D和3D图像是互补的(HARA 等1996;ROYSTER 等1997;DACHMAN 等1998;MACARI 等2000b)。许多学者对3D图像在诊断疑难病例中的作用进行了探讨。DACHMAN 等(1998)发现腔内图像作为初步观察轴位2D图像后的补充,增加了阅片者的信心,对阅片时间的影响很小;而MACARI 等(2000b)认为,轴位2D结肠造影与3D CT结肠造影在诊断能力上不相上下。当2D图像上发现可疑病变时,可使用3D再现确定其形态是线样或息肉样。将息肉与黏膜皱襞区分开在3D图像上常常较容易，因为采用腔内观察技术可更全面观察皱襞和相邻黏膜（FENLON 和 FERRUCCI 1997）。扁平宽基底的息肉和癌在2D轴位图像上更容易诊断，而在腔内图像上由于平滑算法而可能被掩盖。

17.4.5 正常结肠

在2D和3D图像上直肠有三条黏膜皱襞，即Houston瓣。直肠扩张常能很充分，易于漫游。乙状结肠更迂曲，观察更困难一些，而且因肠管伸缩性强而经常部分塌陷。该部位好发结肠憩室，使观察更加困难。通常乙状结肠在俯卧位时扩张较好。相对而言降结肠特征较少，容易观察。脾曲的形态多样，可呈平缓的90°转折或呈一系列肠袢和反折（图17.1）。横结肠可根据其三角形的形态以及三条突出的沿肠管长轴的纵行结肠带而被识别出来。肝曲一般比脾曲容易通过，它通向升结肠，后者也可根据其三角形的外形被辨认出来（与横结肠相似）。根据三条结肠带在盲肠基底部汇合以及有阑尾和回肠的开口可识别出盲肠，这是在3D图像上完整观察结肠的关键。回盲瓣的形态变化较多，可呈张口状的唇样结构或突起的息肉样结构，后者不应被误认为肿瘤。

17.4.6 病变

息肉表现为边界清楚、圆形或卵圆形、光滑的腔内突出物。息肉在侧面观显示最好（图17.2、17.3）。CRC为较大的腔内肿块（图17.4、17.5）。CRC在2D或3D腔内CT结肠造影像上的表现多样，从息肉样肿块到蕈伞环形或溃疡形肿块，与常规结肠镜检查或术中所见的形态一致。黏膜的细节，例如溃疡，多由于部分容积效应和平滑效应而被掩盖。扁平宽基底病变难以发现，但仔细观察轴位2D图像可增加检出率。将来，使用测量肠壁厚度的计算机程序，可能会提高对这类疑难病例的诊断水平。

憩室在轴位图像和3D图像上均易于辨认，其特征表现是边界清楚的圆形黑环（与阑尾开口相似）。息肉无完整的圆周形环，而且是一个突起性结构。受压的或向内翻的憩室可造成诊断困难，但参照轴位2D图像可发现其部分突出于管壁之外。

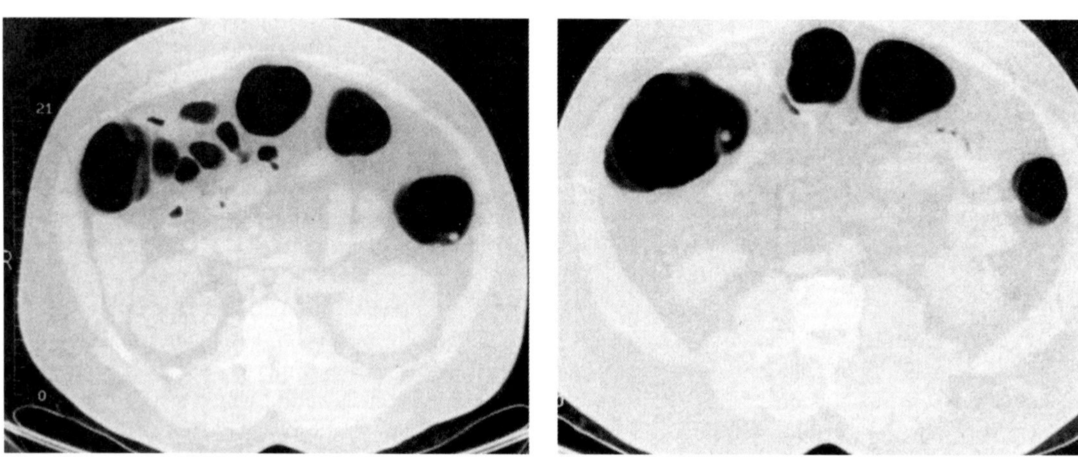

a　　　　　　　　b

图17.2a，b　CT结肠造影检查的轴位图像显示降结肠上一个6mm的息肉（a）和升结肠上一个6mm的息肉（b）

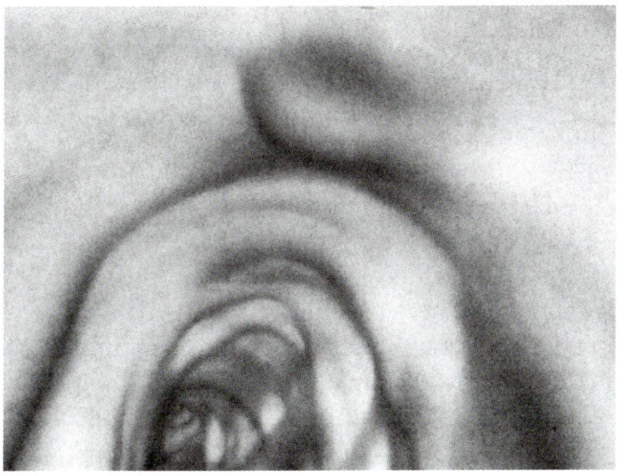

a

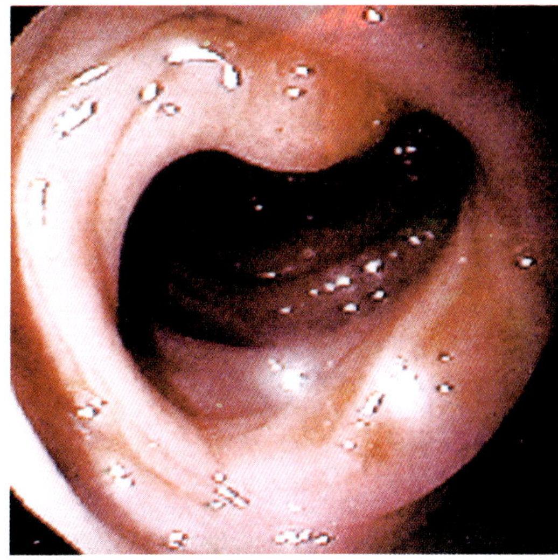

b

图17.3a,b CT结肠造影检查(a)和常规结肠镜检查(b)显示一个10mm的息肉

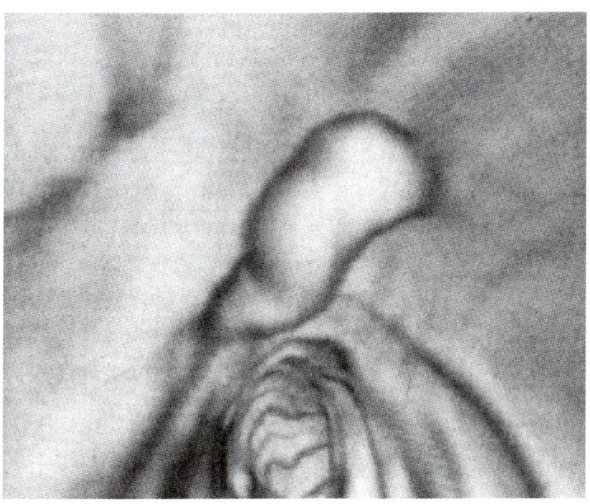

a

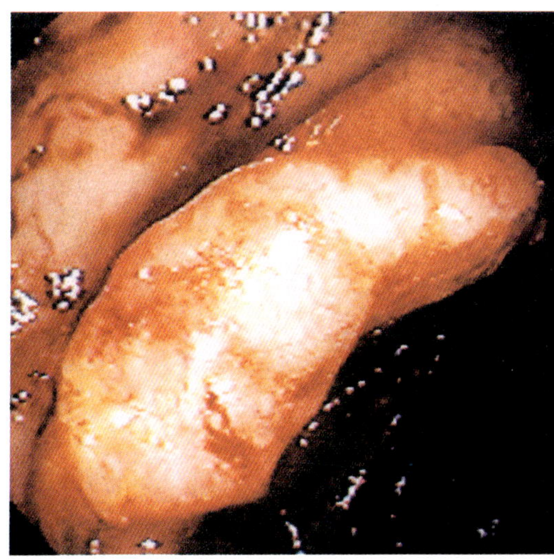

b

图17.4a,b CT结肠造影检查(a)和常规结肠镜检查(b)显示一个20mm的盲肠癌

正常结肠袋襞(haustral fold)表现为形态可变化的薄的半透明结构，其半透明的程度由设定的不透明度函数决定(图17.6)。复杂的皱襞可类似息肉,同样,将2D和3D图像结合起来观察对诊断有帮助。后退观察或使用“后视镜”方式可观察到皱襞背面的息肉。

残余粪便可与息肉类似，但结合使用俯卧位和仰卧位图像通常可将二者区别开。息肉不会移动而残余粪便随体位变化而移动。粪便内常含有气体,有助于与息肉相区别。液体可掩盖息肉,因而有液体存在时,联合使用俯卧位和仰卧位扫描特别重要。

管腔外在压迫可造成类似腔内突出物的表现，在3D图像上可能被误认为息肉或肿

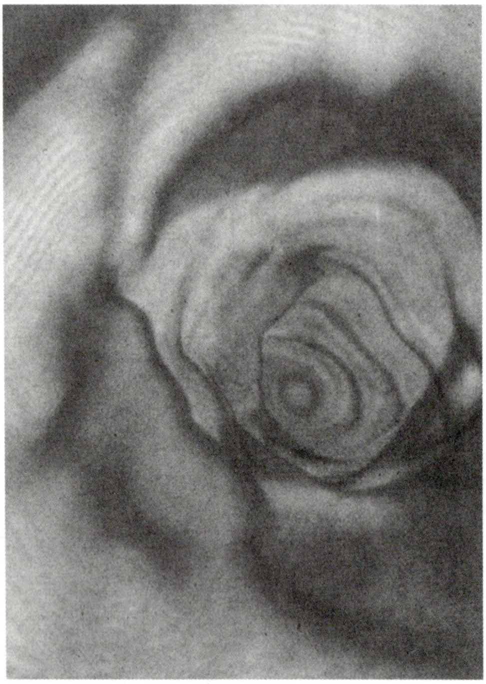

a

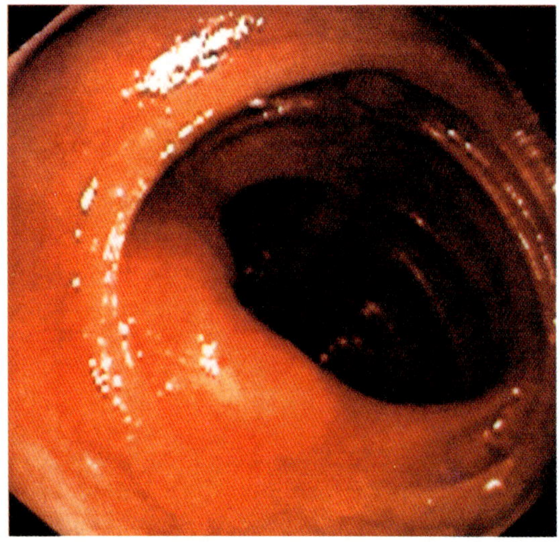

b

图17.5a,b CT结肠造影检查(a)和常规结肠镜检查(b)显示一个30mm宽基底的癌瘤

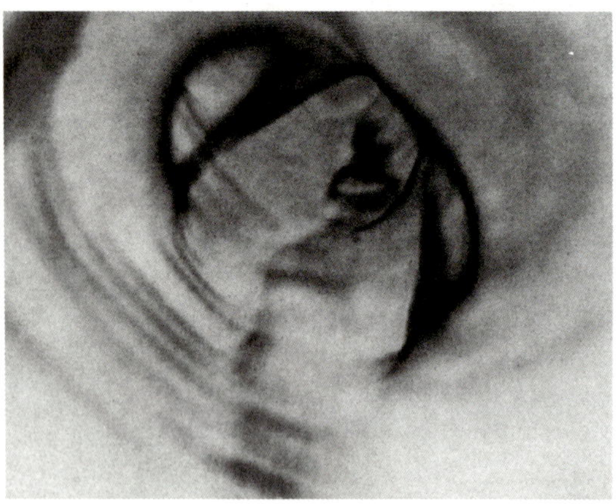

图17.6 降结肠的腔内图像显示正常半透明的结肠皱襞和少量残余液体

块。腔外压迫可来源于相邻脏器（肝、脾和肾)、血管(主动脉)或肠袢。参照轴位2D图像容易做出鉴别。

阶梯伪影表现为同心圆形黏膜环，当螺距小于2.0并使用重叠50%以上的层面重建时,伪影可减到最小(SPRINGER 等2000)。使用平滑算法可减少阶梯伪影，但会牺牲黏膜细节。

17.4.7 CT结肠造影检查的性能

17.4.7.1 发现息肉

许多学者以常规结肠镜检查结果作为金标准对CT结肠造影检查发现息肉的能力进行了研究。该技术的敏感性与病变大小有关,并且许多学者强调在图像判读中存在陡的学习曲线，诊断能力容易很快提高。最早报道CT结肠造影检查息肉的学者是HARA 等(1996),他们报道的敏感性为:大于1cm的息肉为100%;5~9mm者为71%，小于5mm者为26%。其他许多学者也报告了自己的研究结果，表17.1列举了目前报道的几个最大系列的研究结果。随着操作者经验的积累，完成CT结肠造影检查的熟练程度和图像处理的完善性也会提高。回顾性分析表明,许多息肉被遗漏是由于人为的或技术等可纠正的因素造成的(CHEN 等1999;FLETCHER 等2000)。

随着MRDCT更广泛的应用,人们期待CT结肠造影检查发现较小息肉的能力能与常规结肠镜检查媲美。最近HARA 等(2001)报道

表17.1 CT结肠造影检测息肉的结果

作者	例数	静脉对比增强	检测息肉的敏感性		
			>1cm	6~9mm	<6mm
HARA 等(1997)	70	否	75%	66%	45%
DACHMAN 等(1998)	44	否	83%(>8mm)	–	–
FENLON 等(1999)	100	否	91%	82%	55%
MORRIN 等(2000b)	200	是	100%	65%	33%
FLETCHER 等(2000)	180	否	75%	47%	–
YEE 等(1999)	155	否	93.9%	82%	59%
MIAO 等(2000)	201	否	73%	–	–
MENDELSON 等(2000)	100	否	73%	19%(<1cm)	–

了用MRDCT完成的第一个大系列的研究结果，共检查病人160例。虽然他们未报道MRDCT与单层螺旋CT相比在发现息肉的能力上有统计学意义上的提高，但他们报道了MRDCT可减少伪影和改善肠道扩张。其他学者(ROGALLA 等2000a)报道MRDCT提高了发现较小息肉的敏感性和特异性，但对发现这些较小病变的临床意义存在疑问。

17.4.7.2 发现癌瘤

许多类似的研究对CT结肠造影检查显示CRC的能力进行了评价。CRC常比息肉体积大,报道的发现率高。FENLON 等(1999)报道CRC的发现率达100%,其他学者也获得近似的成功率(HARA 等1997)。像常规结肠镜检查一样，扁平宽基底的息肉和癌瘤常造成诊断困难。Mayo临床小组报道,仔细回顾617例CT结肠造影检查的图像,诊断此类病变的敏感性令人失望，但经过两位放射学医生阅片后可将敏感性提高到68%,令人稍感安慰。这类扁平病变也使常规结肠镜检查感到相当的困难(JARAMILLO 等1995;MITOOKA 等2000)。

17.4.7.3 结肠镜检查失败的病例

对于结肠镜检查失败或未能完成检查的病例,CT结肠造影已经被证明是一种很有用的检查手段。病人在结肠镜检查后立即行CT结肠造影检查比行钡灌肠检查更可取，因为近段结肠被空气所扩张。CT结肠造影检查也被证明是当远段结肠癌阻塞而不能通过结肠镜时对近段结肠进行检查的有效方法。CRC病人中有1.5%~9%的病例同时患有第二个癌瘤(DASAMAHAPATRA 和LOPYAN 1989)。由于远端肿瘤的阻塞，使术前结肠镜检查或钡灌肠检查对同时发生的近段肿瘤的诊断常常受到限制。

FENLON 等(1998)对29例阻塞性CRC行CT结肠造影检查,所有病例常规结肠镜或钡灌肠检查均失败。29例中26例(90%)的CT结肠造影显示了近段结肠。在所有29例阻塞性CRC中,确认了2个同时发生的癌瘤和24个息肉。其他作者也使用CT结肠造影检查对类似病例的近段结肠进行检查并报告了相似的技术和成功率(MORRIN 等1999b;NERI 等2000;MACARI 等2000a)。不但如此,这些学者认为CT结肠造影检查比常规结肠镜检查和钡灌肠检查耐受性更好，当给予静脉对比增强时对肿瘤分期更准确。由于这些病人临床高度可疑或已经证实患CRC，所以特别适合同时进行静脉对比增强检查并使用较高mAs和软组织窗观察。AMIN 等(2000)报道了201例CT结肠造影并随后行常规结肠镜检查的经验，发现CT结肠造影检查诊断侵犯性癌的敏感性为100%,特异性为99%。他们还发现了由于未能完成常规结肠镜检查而遗漏的3例CRC、6例转移瘤和7例结肠以外的恶性肿瘤。

17.4.7.4 偶然发现

CT结肠造影检查除了拥有全结肠检查能力外,还可检查结肠以外的腹部和盆腔。由于该检查常在老年人中开展,常常会有意外发现。ROSEN 等(2000)报道在224例病例中24%有结肠外发现。虽然许多发现的临床意义有限(例如胆囊石),但其中被作者归类为重要发现的疾病占36%。这些病变包括肝脏非囊肿性病变、胰腺肿块、肾实性肿块,溶骨性病变和脓肿。HARA 等(2000)报道264例病人中11%发现有结肠外"重要"的疾病,如主动脉动脉瘤。在他们的系列中,根据这些结肠外发现,18例病人行腹部进一步检查,6例行手术治疗。可以看出,对于相当数量的一小部分病人而言,CT结肠造影检查的意义已超出了仅仅是发现结肠直肠的息肉和癌瘤。

17.4.8 筛查

自CT结肠造影检查出现后,便被预期为有潜力的CRC筛查工具。虽然筛查息肉可降低CRC的病死率,是有成本效益的,但对最佳筛查方法的选择依然存在争议。目前临床应用的各种技术的相对优点,上文中已经讨论。像所有其他筛查技术一样,如果要将CT结肠造影检查作为筛查技术,则必须证明它是准确、安全、可靠的,并且操作简便和容易被病人接受。目前CRC筛查计划的施行效果不佳,因为健康人不愿行侵入性的结肠检查。许多病人青睐CT结肠造影检查,认为它比常规结肠镜检查更可取,如果粪便标记技术能避免清洁肠道的话,接受的人会更多。

迄今为止,几乎所有关于CT结肠造影检查的研究均集中在高危人群中,因此将现有的结果直接推广到无症状的、一般危险性人群中去存在困难。在一个对46例无症状的病人所做的研究中发现,由于CT结肠造影检查的结果而导致进一步行常规结肠镜检查的比例在大于2cm的腺瘤为75%,1~2cm的腺瘤为83%,6~9mm的腺瘤为43%(REX 等1999)。如果将阈值选择为1cm,那么该结果是非常鼓舞人的,但是该研究也存在人群偏倚,推广至普通人群同样存在困难。为评价CT结肠造影检查对人群筛查的作用,需要在无症状人群中开展大规模研究。美国现在正在开展多中心研究,欧洲也准备开展同样研究。我们热切地期待着他们的研究结果。

17.5 结论

CT结肠造影检查是一项新技术,仅有7年的历史。然而在如此短的时间内,已经成为有力的诊断工具。随着CT扫描机和计算机技术的进步,图像质量将会进一步提高。许多改进图像重建和阅片技术的研究目前正在进行。目前还没有完全确立最佳成像参数,也没有标准化的检查技术。随着该技术在临床应用中经验的积累,其应用前景将会更光明。

参考文献

Amin Z, Miao YM, Healy JC (2000) A prospective single centre study comparing CT pneumocolon against colonoscopy in detection of colorectal neoplasms. Eleventh annual conference of the European Society of Gastointestinal and Abdominal Radiology (ESGAR) 2000. Eur Radiol 10: D2

Bitter I, Sato M, Bender MA (2000) Automatic,

accurate and robust colon centerline algorithm.Eighty-sixth annual meeting and scientific assembly of the Radiological Society of North America(RSNA).Radiology 217:370

Bonithon-Kopp C,Kronborg O,Giacosa A (2000) Calcium and fibre supplementation in prevention of colorectal adenoma recurrence.A randomised intervention trial.European cancer prevention organization group.Lancet 356:1300–1306

Burkitt DP (1971) Epidemiology of cancer of the colon and rectum.Cancer 28:3–13

Byers T,Levin B,Rothenberger D (1997) American Cancer Society guidelines for screening and surveillance for early detection of colorectal polyps and cancer: update 1997.CA Cancer J Clin 47:154–160

Callstrom MR,Johnson CD,Fletcher JG(2000) A feasibility study of CT colonography of the unprepped colon.Eighty-sixth annual meeting and scientific assembly of the Radiological Society of North America (RSNA).Radiology 217:371

Chen SC,Lu DSK,Hecht JR (1999) CT colonography;value of scanning in both the supine and prone positions.AJR 172: 595–599

Dachman AH,Kuniyoshi JK,Boyle CM(1998) CT colonography with 3-D problem solving for detection of colonic polyps.AJR 171:989–995

Damers RY,Severson RK,Schottenfeld D (1997) Incidence of colorectal adenocarcinoma by anatomic subsite:an epidemiologic study of time trends and racial differences in the Detroit,Michigan area. Cancer 79:441–447

Dasamahapatra CS,Lopyan K(1989) Rationale for aggressive colonoscopy in patients with colorectal neoplasia.Arch Surg 124:63–66

Debinski HS,Love S,Sipigelman AD (1996) Colorectal polyp counts and cancer risk in familial adenomatous polyposis.Gastroenterology 110:1028–1030

Fearson ER,Vogelstein BA (1990)Genetic model for colorectal tumorigenesis.Cell 61:759–767

Fenlon HM, Ferrucci JT (1997) Virtual colonoscopy:what will the issues be? AJR 169:453–457

Fenlon HM,Clarke PD,Ferrucci JT (1998) Virtual colonoscopy:imaging features with colonoscopic correlation. AJR 170:1303–1309

Fenlon HM,McAneny DB,Nunes DP (1999) Occlusive colon carcinoma:virtual colonoscopy in the preoperative evaluation of the proximal colon.Radiology 210:423–428

Fletcher JG,Johnson CD,Krueger WR(2000) Contrast-enhanced CT colonography:simultaneous evaluation for metastatic disease,local recurrence and metachronous neoplasia in recurrent colorectal carcinoma.Eighty-sixth annual meeting and scientific assembly of the Radiological Society of North America (RSNA).Radiology 217:230

Gillams AR,Lees WR,Bhardwaj R (2000) Protocol optimization for multislice CT colography.Eighty-sixth annual meeting and scientific assembly of the Radiological Society of North America(RSNA).Radiology 217:370

Giovannuci E,Ascherio A,Rimm EB (1995) Physical activity,obesity and risk for colon cancer and adenoma in men.Ann Intern Med 1222:327–334

Glick S,Wagner JL,Johnson CD (1998) Cost-effectiveness of double-contrast barium enema in screening for colorectal cancer. AJR 170:629–636

Grinnell RS,Lane N(1958) Benign and malignant adenomatous polyps and papillary adenomas of the colon and rectum.An analysis of 1,856 tumors in 1,335 patients.Int Abstr Surg 106:519–538

Gryspeerdt SS,Lefere PP,Van Holsbeech BG (2000) Dietary faecal tagging enables reduced colon cleansing and improves diagnosis in virtual CT Colonoscopy.Eighty-sixth annual meeting and scientific assembly of the Radiological Society of North America (RSNA).Radiology 217:170

Hara AK,Johnson CD,Reed JE(1996) Detection of colorectal polyps by computed tomographic colography:feasibility of a novel technique.Gastroenterology 110:284–290

Hara AK,Johnson CD,Reed JE (1997) Colorectal polyp detection using computed tomographic colography:initial assessment of sensitivity and specificity.Radiology 205:59–65

Hara AK,Johnson CD,MacCarty RL (2000) Incidental extracolonic findings at CT colonography.Radiology 215:353–357

Hara AK,Johnson CD,MacCarty RL (2001) CT colonography:single versus multi-detector row imaging. Radiology 219:461–465

Hardcastle JD,Roginson MHE,Moss SM(1996) Randomized Controlled trial of faecal occult screening for colorectal cancer.Lancet 348:1472–1477

Jackman RJ,Mayo CW (1951) The adenoma-carcinoma sequence in cancer of the colon.Surg Gynecol Obstet 93:327–330

Jaramillo E,Watanabe M,Slezak P(1995) Flat neoplastic lesions of the colon and rectum detected by high-resolution video colonoscopy and chromoscopy.Gastrointest Endosc 42:114–122

Johnson CD,Hara AK,Reed JE (1997) Computed tomographic colonography (virtual colonoscopy):a new method for detecting colorectal neoplasms.Endoscopy 29:454–461

Johnson CD,Hara AK,Reed JE(1998) Virtual endoscopy:what's in a name? AJR 171:1201–1202

Laghi A,Panebianco V,Baeli I (2000) Multislice spiral CT colography technique optimization. Eleventh annual scientific assembly and meeting of the European Society of Gastrointestinal and Abdominal Radiology(ESGAR) 2000.Eur Radiol 10:D2

Landis SH,Murray T,Bolder S (1999) Cancer statistics,1999.CA Cancer J Clin 49:18–31

Luz O,Luboldt WW,Heuschmid M(2000) Enhancement of colonic polyps in high resolution CT colonography following bolus injection of intravenous contrast.Eighty-sixth annual meeting and scientific assembly of the Radiological Society of North America (RSNA).Radiology 217:583

Macari M, Milano A, Lavelle M (2000a) Comparison of time-efficient CT colonography with two-and three-dimensional colonic evaluation for detecting colorectal polyps. AJR 174:1543-1549

Macari MJ, Milano A, Berman P (2000b) Prospective comparison of CT colonoscopy and barium enema in patients with incomplete colonoscopy.Eighty-sixth annual meeting and scientific assembly of the Radiological Society of North America (RSNA).Radiology 217:341

Macari M, Lavelle M, Pedrosa I (2001) Effect of different bowel preparations on residual fluid at CT colonography.Radiology 218:244-247

Mandel JS, Bond JH, Bradley M (1989) Sensitivity, specificity and positive predictivity of the Haemoccult test in screening for colorectal cancers:the University of Minnesota's colon cancer control study.Gastroenterology 97:597-600

McMahon PM, Bosch JL, Gleason S (2001) Cost-effectiveness of colorectal cancer screening.Radiology 219:44-50

Mendelson RM, Foster NM, Edwards JT(2000) Virtual colonoscopy compared with conventional colonoscopy:a developing technology.Med J Aust 173:472-475

Miao YM, Amin Z, Healy J (2000) A prospective single centre study comparing computed tomography pneumocolon against colonoscopy in the detection of colorectal neoplasm.Gut 47:832-837

Minami M, Miyazawa M, Akahane M (2000) Diagnosis of CRC using new virtual CT endoscopy:computed sectional probe method.Eighty-sixth annual meeting and scientific assembly of the Radiological Society of North America (RSNA).Radiology 217:230

Mitooka H (2000) Flat neoplasms in the adenoma-carcinoma sequence in Japan.Semin Gastrointest Dis 11:238-247

Morrin MM, Kruskal JB, Farrell RJ (1999a) Does glucagon improve colonic distension and polyp detection during CT colonography? Eighty-fifth annual meeting and scientific assembly of the Radiological Society of North America (RSNA).Radiology 213:341

Morrin MM, Kruskal JB, Farrell RJ (1999b) Endoluminal CT colonography after an incomplete endoscopic colonoscopy. AJR 172:913-918

Morrin MM, Farrell RJ, Kruskal JB (2000a) Utility of intravenously administered contrast medium at CT colonography.Radiology 217:768-771

Morrin MM, Kruskal JB, Farrell RJ (2000b) Clinico-pathological correlation of colorectal lesions detected at intravenous enhanced CT colongraphy.Proceedings from the 2nd international symposium on virtual colonoscopy, 16-17 Oct 2000, Boston

Morson BC (1966) Factors influencing the prognosis of early cancer of the rectum. Proc R Soc Med 59:607-608

MutoT, Bussey HJR, Morson BC (1975) The evolution of cancer of the colon and rectum.Cancer 36:2251–2270

Nelson RL,Doller T,Freels S(1997) The relation of age,race and gender to the subsite location of colorectal carcinoma.Cancer 80:193–197

Neri E,Giusti P,Battolla L (2000) Contrast-enhanced CT colonoscopy after incomplete fibreoptic colonoscopy in the preoperative management of colorectal cancer.Eighty-sixth annual meeting and scientific assembly of the Radiological Society of North America(RSNA).Radiology 217:582

Obrecht WF,Wu WC,Gelfand DW(1984) The extent of successful colonoscopy:a second assessment using modern equipment.Gastrointest Radiol 9:161–162

Paik DS,Beaulieu CF,Jeffrey RB Jr(2000a) Computer aided detection of polys in CT colonography:method and free-response ROC evaluation of performance.Eighty-sixth annual meeting and scientific assembly of the Radiological Society of North America(RSNA).Radiology 217:370

Paik DS,Beaulieu CF,Jeffrey RB Jr(2000b) Visualization modes for CT colonography using cylindrical and planar map projections.J Comput Assist Tomogr 24:179–188

Power N,Pryor M,Martin A (2000) Optimization of scanning parameters for spiral CT pneumocolon.Eighty-sixth annual meeting and scientific assembly of the Radiological Society of North America(RSNA).Radiology 217:583

Preston BM (2001) Rethinking the use of glucagon:consider the cost (letter).AJR 176:546–547

Rex DK,Cutler CS,Lemmell GT (1997) Colonoscopic miss rates of adenomas determined by back to back colonoscopies. Gastroenterology 112:24–28

Rex DK,Vining D,Kopecky KK (1999) An initial experience with screening for colon polyps using spiral CT with and without CT colography (virtual colonoscopy).Gastrointest Endosc 50:309–313

Rogalla P,Schmidt E,Korves M (1999) Optimal colon distension for virtual colonoscopy:room air versus CO_2 insufflation. Eighty-fifth annual meeting and scientific assembly of the Radiological Society of North America (RSNA).Radiology 213:342

Rogalla P,Hein E,Vogel F (2000a) Impact of multislice CT on polyp detection in virtual colonoscopy.Eighty-sixth annual meeting and scientific assembly of the Radiological Society of North America(RSNA).Radiology 217:369

Rogalla P,Hein E,Vogel F (2000b) Virtual endoscopy of the preoperative colon:diagnostic accuracy for tumor staging.Eleventh annual conference of the European Society of Gastrointestinal and Abdominal Radiology(ESGAR) 2000.Eur Radiol 10:D3

Rogalla P,Hein E,Vogel F(2000c) Hybrid visualization in colon imaging:combining axial slices and virtual endoscopic views. Eighty-sixth annual meeting and scientific assembly of the Radiological Society of North America (RSNA).Radiology 217:371

Rosen MP,Morrin MM,Raptopoulos VD(2000)

Prevalence of findings unrelated to the colon detected during CT colonography. Eighty-sixth annual meeting and scientific assembly of the Radiological Society of North America (RSNA).Radiology 217:583

Royster AP,Fenlon HM,Clarke PD(1997) CT colonoscopy of colorectal neoplasms:two-dimensional and three-dimensional virtual reality techniques with colonoscopic correlation.AJR 169:1237–1242

Selby JV,Friedman GD,Quesenberry CP(1992) A case control study of screening sigmoidoscopy and mortality from colorectal cancer.N Engl J Med 326:653–657

Silverberg E,Boring CE,Squires TS (1990) Cancer statistics 1990.CA Cancer J Clin 40:9–26

Sjodahl R (2001) Nonsteroidal anti-inflammatory drugs and the gastrointestinal tract: extent,mode and dose dependence of anticancer effects.Am J Med 110:66S–69S

Springer P,Stohr B,Giacomuzzi SM(2000)Virtual computed tomography colonoscopy: artifacts,image quality and radiation dose load in a cadaver study.Eur Radiol 10:183–187

Stryker SJ,Wolff BG,Culp CE (1987) Natural history of untreated colonic polyps.Gastroenterology 93:1009–1013

Summers RM,Johnson CD,Pusniak LM(2001) Automated polyp detection at CT colonography:feasibility assessment in a human population.Radiology 219:51–59

Taylor SA,Renfrew ID,Gillams AR(1999) Are CT derived perfusion measurements of value in assessing colorectal tumours detected by CT colonography? Eighty-fifth annual meeting and scientific assembly of the Radiological Society of North America (RSNA).Radiology 213:341

Turrell R,Brodman HR (1959)Adenomas of the colon and rectum.In:Turrell R(ed) Diseases of the colon and anorectum. Saunders,Philadelphia,p 326

Van Gelder RE,Stoker J,Venema HW(2000) Feasibility of radiation dose reduction for virtual colonscopy.Eighty-sixth annual meeting and scientific assembly of the Radiological Society of North America (RSNA).Radiology 217:583

Vining DJ,Shiffrin RY,Grishaw EK (1994) Virtual colonoscopy.Radiology 194:446

Wax MR (2000) Virtual colonscopy-CT contrast agents.Proceedings from the 2nd international symposium on virtual colonoscopy,16–17 Oct 2000,Boston

Waye JD,Lewis BS,Frankel A (1988) Small colon polyps.Am J Gastroenterol 83:120–122

Weyman PJ,Koehler RE,Zuckerman GR(1981) Resolution of radiographic-endoscopic discrepancies in colon neoplasms. J Clin Gastroenterol 3:89–93

Whiting BR,McFarland EG,Brink JA(2000) Influence of image acquisition parameters on CT colonography:in vitro evaluation. Radiology 217:165–172

Winawer SJ,Zauber A,Diaz B (1987) Temporal sequence of evolving colorectal cancer from the normal colon.Gastrointest Endosc 33:167

Winawer SJ,Zauber AG,Ho MN (1993) Prevention of colorectal cancer by colonoscopic polypectomy.N Engl J Med 329: 1981–1997

Winawer SJ, Stewart ET, Zauber AG (2000) A comparison of colonoscopy and double-contrast barium enema for surveillance after polypectomy.National Polyp Study Work Group. N Engl J Med 342:1823–1824

Wyatt CL, Ge Y, Vining DJ (2000) Automatic segmentation of the colon for virtual colonoscopy.Comput Med Imaging Graph 24:1–9

Yee J, Hung RK, Akenker GA(1999) The usefulness of glucagon hydrochloride for colonic distension in CT colonography. AJR 173:169–172

Yoshida H, Masutani Y, MacEneaney PM(2000) Detection of colonic polyps in CT colonography based on geometric features. Eighty-sixth annual meeting and scientific assembly of the Radiological Society of North America(RSNA).Radiology 217:582

Zalis ME, Hahn PF (2001) Digital subtraction bowel cleansing in CT colonography.AJR 176:646–648

18 结肠仿真解剖

ERICH SORANTIN, EMESE BALOGH, ANNA VILANOVA BARTROLÌ, KÁLMÁN PALÁGYI, LÁZLÒ G.NYÙL, SVEN LONCARIC, MARCO SUBASIC, DOMAGOJ KOVACEVIC

目录

E.SORANTIN, MD
Department of Radiology, University Hospital Graz, Auenbruggerplatz 34, 8036 Graz, Austria
E.BALOGH, MSC
Department of Applied Informatics, University of Szeged, árpád tér 2, 6720 Szeged, Hungary
A.VILANOVA BILANOVAì
Institute of Computer Graphics and Algorithms, Vienna University of Techn ology, Karlsplatz 13/186/2, 1040 Vienna, Austria
K.PALÁGYI, PhD, L.G.NYÙL, MSc
Department of Applied Informatics, University of Szeged, árpád tér 2, 6720 Szeged, Hungary
S.LONCARIC, PhD, M.SUBASIC, D.KOVACEVIC, MD
Department of Electronic Systems and Information Processing, Faculty of Electrical Engineering Computing Zagreb, Unska 3, HR-10000 Zagreb, Croatia

18.1 引言和临床背景

结肠直肠癌（CRC）在美国是第三位最常见的癌症和致死率居第二位的癌症（GAZELLE 等 2000）。CRC 占每年新发癌症的 11%（GAZELLE 等2000），五年生存率在原位癌为90%，而在有局部播散的病例降至60%，有远隔转移者仅为10%（GAZELLE 等2000）。目前普遍认为，大多数CRC来源于原先存在的腺瘤样息肉（JOHNSON 2000）。因此许多协会，例如美国癌症协会（American Cancer Society），建议对结肠直肠进行筛查（BYERS 等1997；WINAWER 等1997）。对于筛查CRC的选用方法有不同意见，包括肛门指诊、便潜血试验、柔性或刚性乙状结肠镜检查、钡灌肠造影检查、结肠镜检查以及最近研发的CT或MR仿真结肠镜检查（GAZELLE 等2000）。这些方法各有优缺点。结肠镜检查被认为是金标准,但遗憾的是仅有85%~95%的病例能完成该检查。结肠镜检查仅能行逆行方向观察，使结肠皱襞背面的小息肉可被遗漏。另外,结肠癌在解剖上的分布近年有变化。20世纪40年代,直肠和乙状结肠癌占全部CRC的65%~80%,而近30年来下降至52%~61%。同一期间,近段结肠癌的数量增加，这可能与胆囊切除术的增加有关(GAZELLE 等2000)。

如果要筛查CRC，选择的检查方法应能对所有病人的全部结肠进行检查，能观察整个结肠表面。横断层面(轴位)成像例如螺旋CT或MRI,与适当的图像后处理相结合,能满足以上标准，成为理想的筛查工具。VINING和Gelfand最早于1994年报道了将虚拟现实技术应用于螺旋CT,获得了与结肠镜检查相类似的管腔内部图像(JOHNSON 2000)。现在CT结肠造影检查是指结肠经过准备和使用室内空气或CO_2充分扩张后，进行螺旋CT检查(JOHNSON 2000),然后离线对轴位CT数据进行后处理得到2D和3D重建图像,包括结肠的仿真腔内图像(JOHNSON 2000)。为了避免遗漏结肠皱襞处的息肉，应行顺行和逆行两种方向的观察。建议不使用仿真结肠镜检查、仿真内镜检查和3D内镜检查等名称,而使用CT结肠造影检查(术)作为该项检查的专用名词(JOHNSON 1998)。由于生成上述各种图像非常耗时,因此已研发出或正在评估新的、更快的图像处理算法以及替代性的显示技术,如仿真病理学(virtual pathology)、Mercator(墨卡托)地图投影和全景投影(JOHNSON 2000)。

本章将讨论另外一种称为**仿真解剖**(*virtual dissection*)技术的背景和图像重建方法。使用该技术,结肠表面将自动从CT数据中提取出来、展开和铺平。本章将展示从人工模型和尸体模型上得到的实际图像。所有重建图像均来源于多排探测器CT（MRDCT)获取的数据。在工作流程一节中,将描述具体步骤。本章还将讨论两种不同的图像处理方法及其初步结果、结论以及今后研究方向。

18.2 方法

18.2.1 工作流程

结肠仿真解剖要经过几个步骤。MRDCT扫描后，将重叠重建的图像经医院网络传输至图形实验室的计算机中。在分割步骤（见18.2.2.1节)，将腹部内的感兴趣结构，即结肠,分割出来。然后是骨架化(skeletonisation)步骤(见18.2.2.2节),即提取结肠腔内中心路径。采用中心路径完成结肠仿真解剖有两种不同的方法:2D展平(见18.2.2.3节)和3D局部展平(见18.2.2.4节)。图18.1为流程图。

18.2.2 图像处理

18.2.2.1 分割—模糊连接

大量文献论述了图像分割技术。对不同成像方式获得的身体不同区域的图像有多种不同的分割方法。在有些应用中,它们的准确性和可重复性并不令人满意,甚至还不清楚。然而,当设计一种临床应用时,准确性和可重复性是必须考虑的重要因素。

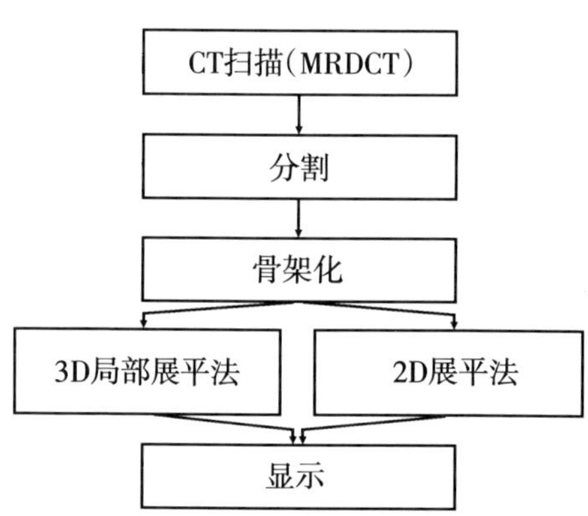

图18.1 流程图

使用简单方法(3D容积局部生长法和人工拖曳样条增量法)进行一些快速的试验后,我们发现虽然被研究的物体(即结肠)在CT图像上能被肉眼清晰识别,但可重复性不佳,处理效率不高(需要大量的人机交互性操作和人工输入)。由于这是后处理最初的步骤,以后的每一步均依赖于分割的结果,因此需要使用一种有效、准确和可重复性高的技术,以避免以后的操作出现问题。这就是我们决定应用模糊连接(fuzzy connectedness)技术来做分割的原因(UDUPA 等1994;UDUPA 和SAMARASEKERA 1996)。

图像具有固有的模糊性。这种不同质性,部分是由于被成像物质成分的渐变性和成像过程(如模糊、部分容积效应)造成的。模糊连接以一种明确的方式捕获这种模糊性和体素的空间相干性。以数学表达的理论已证实了该方法的可靠性。这种技术和算法现已被成功地应用于几个日常临床实践中,处理大量的3D容积分割(UDUPA 等2000)。

模糊连接方法的高可重复性得到了验证,它的处理效率高,可满足操作和计算上的要求。在我们的例子中(即从3D图像容积中分割结肠),空气的CT密度值范围明确,因此方法中的模糊相似参数可只设定一次,用于所有研究而不必在研究中重设。使用者在图形用户界面(graphical user interface,GUI)指定矩形感兴趣容积(VOI),并在结肠内指定“种子点”启动模糊连接。设定VOI的目的是减少模糊连接处理的容积数据量,去除不需要处理的区域,否则需要额外的处理步骤。种子点的设定通过点击结肠肠腔深部的体素完成,应避免使用肠壁附近区域的体素。通常一个种子点就可满足要求,但如果需要也可设定几个种子点。

模糊连接是一种非常有效的分割技术,对处理不同质体素(由组织的特性和成像过程造成)非常有效。当避开边界时,则不需要对种子点的位置做选择。由于操作者唯一的输入步骤是指定种子点(除了选择VOI),并且其他参数都是固定的,所以这种分割享有模糊连接技术的高可重复性和高效率。由于分割过程完全采用模糊连接和仅分割一个物体,不确定的边界区域(存在部分容积效应)不会被模糊连接捕获,因此,最初被分割出的物体过于紧凑(整个物体非常均质)。对此,我们在被分割的模糊连接物体上采用一种3×3×3结构元素进行3D扩张,使之更符合观察者的预期。最后,因为随后的一些步骤(例如骨架化)需要各向同性数据,因此我们使用线性内插法将分割出来的二进制3D容积数据(binary 3D volume)转换为立方体体素。

18.2.2.2 骨架化

骨架(skeleton)的概念最早由BLUM(1964)提出,指一种对某区域形态特征的描述符,是对物体形状一般形式的概括。对骨架概念的一个非常形象化的比喻是烧荒:在周边放火,火舌彼此汇合,在熄灭处形成骨架。此概念可以扩展至任何方向。

近20年来,骨架化(指从数字化的二进制图像中提取骨架)已经成为一个具有挑战性的研究课题。目前已提出三种骨架化技术:距离转换技术、基于Voronoi图表的骨架化技术和称为瘦身(thining)的反复约简物体技术。

我们偏爱瘦身技术,因为它处理速度非常快,而且能以一种保留了拓扑学特点的方式高度近似地产生骨架(KONG 和ROSENFLD 1989)。它来源于对火焰传播的数字模拟:满足拓扑学和几何学条件的二维物体的边界点(即与0s“相邻”的1s),在几次迭代步骤中被删除,整个过程反复进行直到仅保留“骨架”。

在3D成像中,瘦身技术有两种主要方法:表面瘦身产生物体向内的表面(通过保留表面的终止点);而弯曲瘦身是提取物体近中的线条（通过保留线条的终止点)(PALÁGYI和KUBA 1999)。人们很容易发现,3D物体的骨架可能含有表面碎片；因此表面瘦身比弯曲瘦身产生的骨架近似性更好。但是,对于近似管状的3D物体(如气道、血管和胃肠道),近中的线条可提供更合理的形态特征。

最近发表的一篇文章(PALÁGYI 等2001)提出,应用一种连续3D瘦身算法可从被分割出的结肠中提取近中的线条。

18.2.2.3 2D展平法

作为结肠仿真解剖的第一种方法，它利用以下方式来解决从3D到2D转换的问题。在通过骨架化获得中心路径后(见18.2.2.2),计算出垂直(正交)于中心路径的3D横断面的轮廓。需仔细取样,沿中心路径获得足够的横断面,根据我们的经验,层厚取1.0mm。由于结肠的扭曲,相邻的横断面可能交叉,结果可能遗漏或重复计算息肉。WANG 等(1999)尝试使用由局部电路产生的电场线来解决这个问题(WANG 等1998,1999)。为了避免这种冲突,在两个相交的横断面之间反复调整角度,直到不再出现交叉。然后,将分割后的结肠重新映射入一个新的灰阶3D容积中。将横断面上各个角度的数据均输入新的3D容积中(恒定角度取样)。

结果得到一个仿真伸开、展平的结肠。图18.2显示出一个正交的结肠横断面展平前、后的图像。获得的3D数据容积中包含仿真伸开、展平的结肠。为了显示展平后的结肠表面,可应用容积再现(VR)和表面再现技术。

18.2.2.4 3D局部展平法

本节所描述的方法不能产生整个结肠的展开模型(BARTROLÍ等2001),而仅观察局部

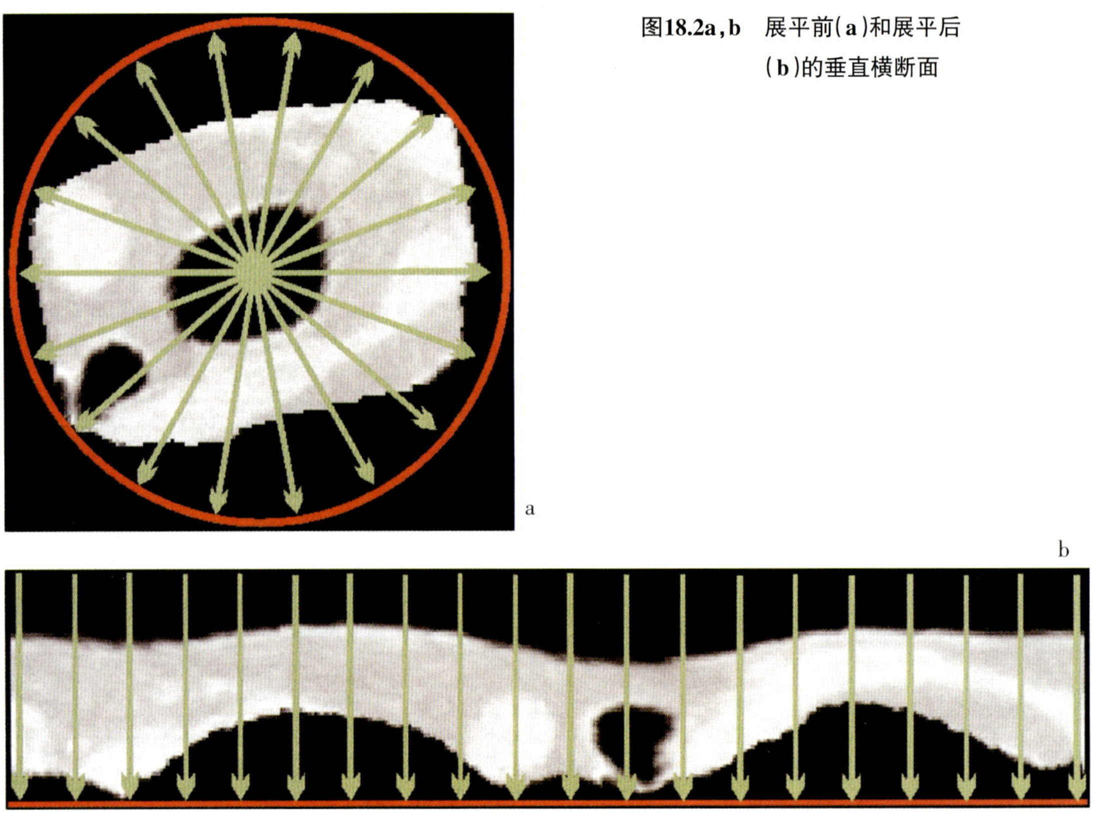

图18.2a,b 展平前(a)和展平后(b)的垂直横断面

展开的区域，不会出现对息肉双重计数。该方法使用一个沿结肠的中心路径移动的仿真摄像机。采用瘦身算法计算出中心路径，然后，使用B-样条曲线（B-spline curve）来模拟路径。

在摄像机的每个位置上，均定义出一个与路径成切线位的小圆柱体。圆柱体轴的中心点对应于摄像机的位置。对从圆柱体轴发出并垂直于圆柱体表面的射线进行追踪（图18.3）。利用直接VR技术计算出与每条射线投射点相对应的圆柱体表面的颜色。最后，被采样射线着色的圆柱体被展开并绘制在一幅2D图像上。圆柱体的轴必须足够短，使之不能穿透结肠表面，这可以通过计算路径到器官表面的距离来实现。

所得结果为一段录像，每帧图像显示的是器官内表面的一小部分在圆柱体上的投影。当摄像机的移动足够缓慢时，图像间连贯性好，观察者可以在移动中观察器官内表面。使用这种方法，息肉的重复显示仅可能出现

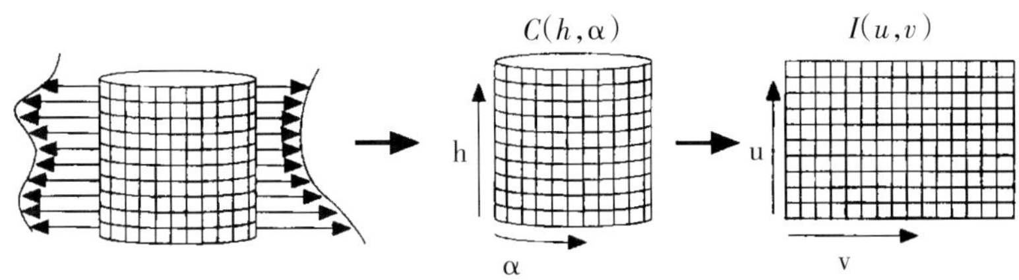

图18.3　投影过程示意图　某一区域的表面被投影到圆柱体C(h,α)上。再将圆柱体映射到图像上

在相邻图像中。然而，这不会造成重复计数息肉，因为观察者能通过相邻图像追踪息肉。摄像机沿中心路径移动时，在扭曲程度高的区域，息肉在相邻两帧图像上表现为上下跳动（由于重复采样原的因），但仍可被清晰地识别为同一物体。

图18.3是投影示意图。摄像机的每个位置均定义出一个圆柱体$C(h,\alpha)$。通过追踪垂直于圆柱体表面的射线，使圆柱体表面着色（即将物体表面的一个区域投影到圆柱体上）。随后，通过一个简单的映射函数$f:(h,\alpha)$ $\alpha\rightarrow(u,v)$，将圆柱体映射到最后图像$I(u,v)$上。

18.2.2.5　恒定角度采样

在h方向上的采样距离（即两条相邻射线之间的距离）是恒定的，而且必须≤体素大小的一半。使用这种方法，在h方向上保持了Nyquist采样频率。

在每一小段h值处，对自圆柱体轴呈放射状发射的射线进行追踪。射线彼此之间分散开，这样当射线角度增量恒定时，则采集到的每一小段周长上的容积数据不一致。此外，还可能遗漏特征信息（图18.4a）。

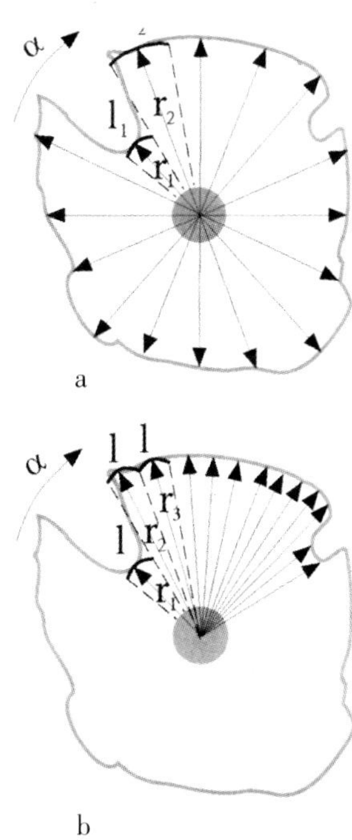

图18.4　a 恒定角度取样：表面长度不同但角度相同。**b** 周长取样：表面长度相同但角度不同

18.2.2.6　周长取样

周长取样则代表了一种能取得一致性取样的方法(图18.4b)。该方法需确定一个恒定的取样长度l。l必须≤体素大小的一半以维持Nyquist采样频率,不遗漏任何重要的特征。l应当具有与h方向上相等的取样距离，以保证其在最后投影上的合理比例。

计算出由某个h值确定的平面内每一射线的方向，并计算出该平面内当前射线与下一束射线之间的角度，得到当前射线所代表的表面样本的长度，每条当前射线在α方向上代表的距离l相等。第一条射线沿一个任意角度α_0被追踪,在h方向上所有摄像机位置的α_0必须相同。r_i被定义为圆柱体轴至射线投射到表面上点的距离。射线所代表的在α方向上的表面样本长度,被近似地表示为半径r_i的弧。因此,下一束射线的角度增加值为l和r_i的弧度。

采用这种方法,通过映射函数f得到广义的圆柱体的轮廓(周线)和表面。在沿中心路径移动时，物体轮廓长度的不断变化由射线数目的变化来反映。结果在v方向上(水平扫描线)展开的轮廓长度也有增减。所有0度角的射线的投影点均被映射到图像中心的垂直线上。然后,从左到右依次将射线值映射到图像上直到完成全部周长的映射。

这种投影方式具有保持表面面积的特性，即在图像平面内保留表面面积的相对大小而与圆柱体轴至表面的距离无关。另一方面，由于相对于h方向和α方向上引入了变形,因此不再保持一定的角度。虽然在图像的垂直中心线上没有变形，但在图像上从左到右变形程度逐渐增加。

18.2.2.7　图像增强

利用表面上的点到圆柱体轴的距离r_i,可生成一幅深度图像(depth image)。该深度图像与阴影图像(shaded image)一起表现出一种高度野（high field)，与地形测量测学(topography)中的地形图相似。在地形图上显示地貌的一个好方法是描绘等高线(contour line),每条线与特定的高度相对应。等高线提高了人们对地图上的高度和地表变化的理解力。同样的原理也可被用于阴影展平图像的增强。制作方法依据的是SAITO 和TAKAHASHI (1990)描述的技术。

18.2.3　人体模型

为了验证算法，我们制作了一个人工模型和一个尸体模型。对该两个模型均使用MRDCT扫描(GE Lightspeed QXI,GE Medical Systems)。选择2.5mm准直和高质量螺距,标准重建算法，重建层厚1.25mm，重建间距0.5mm,512×512矩阵。结果得到的平面内像素大小为0.585mm^2。

18.2.3.1　人工模型

人工模型是将彩泥小珠装入一个塑料管内制出有6个“息肉”的模型。图18.5为塑料管

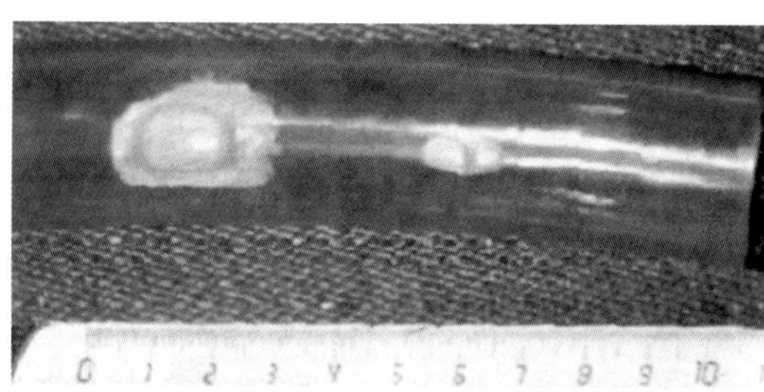

a

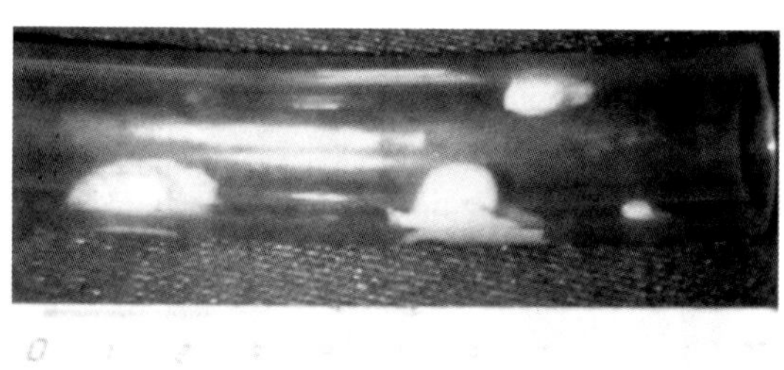

b

图18.5a,b　植入彩泥珠的塑料管模型

两端的照片。

18.2.3.2 尸体模型

第二个模型为一段长50cm、取自尸体的正常结肠。肠管清洁后，用脂肪组织制作了13个人工息肉。使用室内空气充气后，将其放入一个含5升水的水浴槽内，槽内加入5ml泛影葡胺（Schering，Austria）溶液模拟人体腹部的CT值。图18.6为模型的照片。CT扫描后进行真正的解剖并与计算机仿真解剖结果对照。

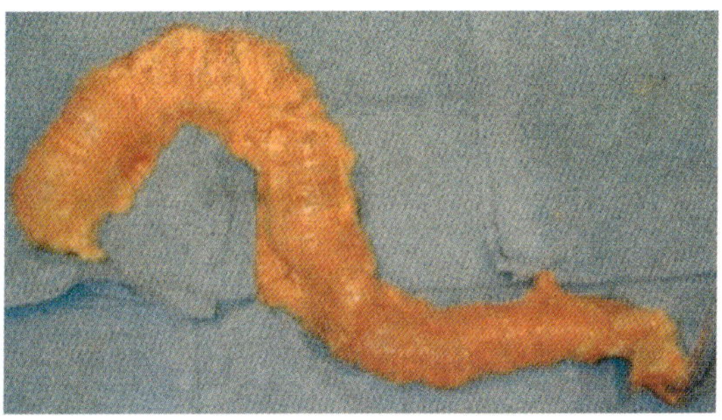

图18.6　尸体模型

18.3　结果

18.3.1　人工模型

人工模型在塑料管两端共含有6个模拟息肉。模型一端沿中心路径分割结果和2D展平法计算机仿真解剖结果见图18.7。在该端的两个息肉清晰可见。模型的另一端含4个息肉，以同样的方式获得的结果见图18.8。仿真解剖后每个息肉均被清楚地显示在图像上（图18.7，18.8）。息肉在仿真解剖图像中呈隆起状物。

18.3.2　尸体模型

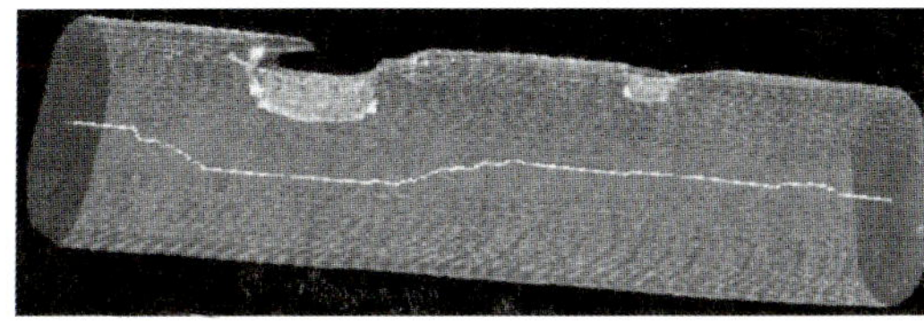

a

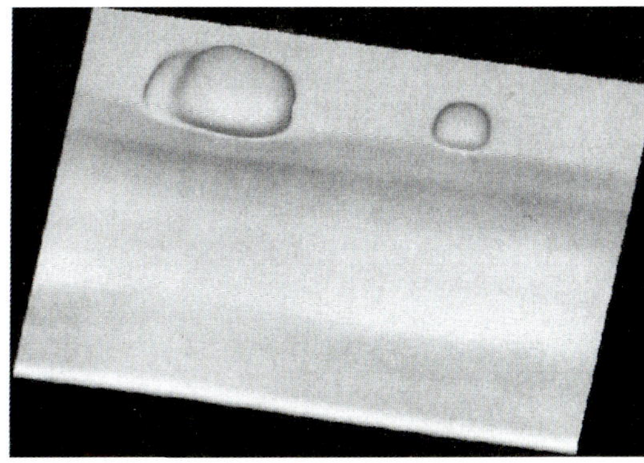

b

图18.7a，b　人工模型的一端　a 绘有中心路径的透明3D模式。b 使用2D展平法仿真解剖后的内表面

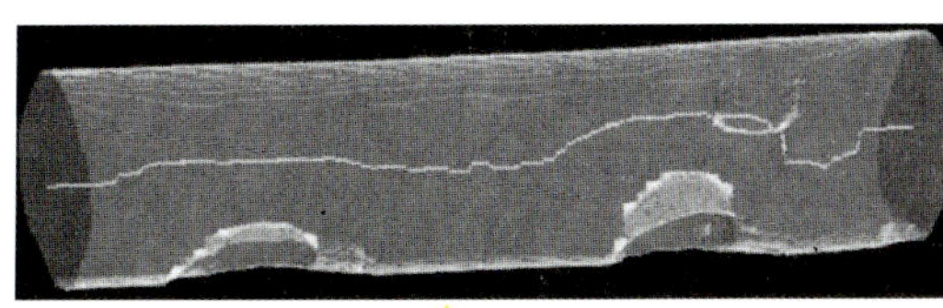

a

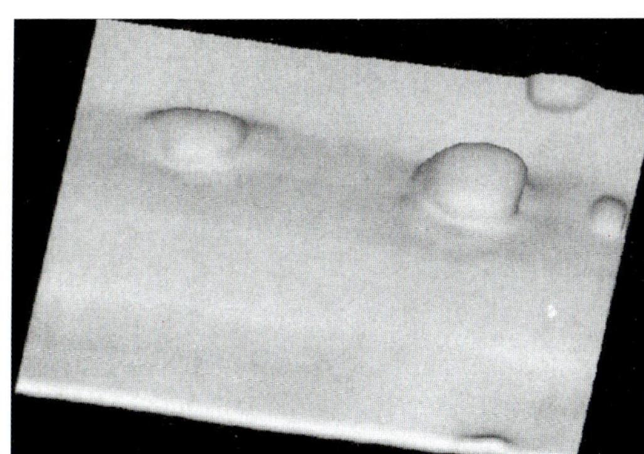

b

图18.8a，b　人工模型的另一端　a 绘有中心路径的透明3D模式。b 使用2D展平法仿真解剖后的内表面

在尸体模型中，13个由脂肪组织模拟的人工息肉的大小（轴、冠和矢状方向）为4.1mm×5.2mm×2.1mm~12.9mm×15mm×11.4mm。图18.9是分割后结肠的3D表面再现和由二进制物体（binary object）及其中心路径构成的透明3D模型。图18.10显示出在轴位层面（上排）和仿真内镜图像（下排）上见到的人工息肉的

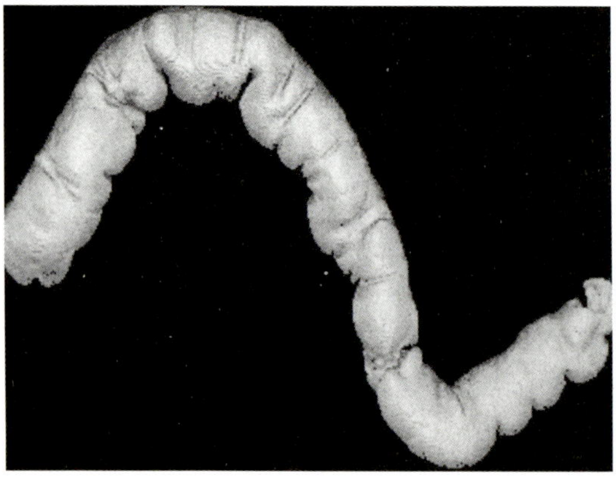

a

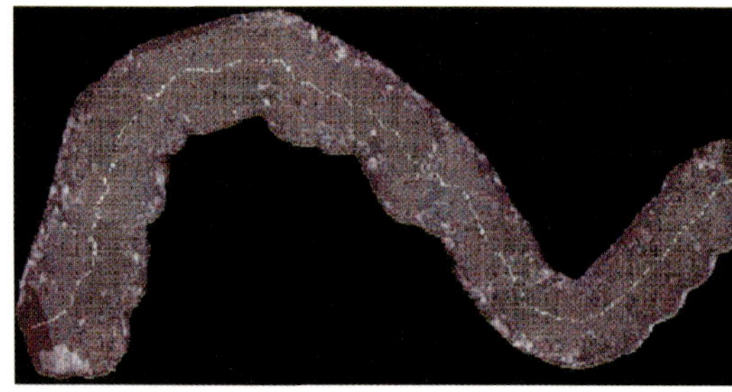

b

图18.9a,b 尸体模型 a 分割后结肠的表面再现图像。b 骨架化后透明3D模型显示出中心路径

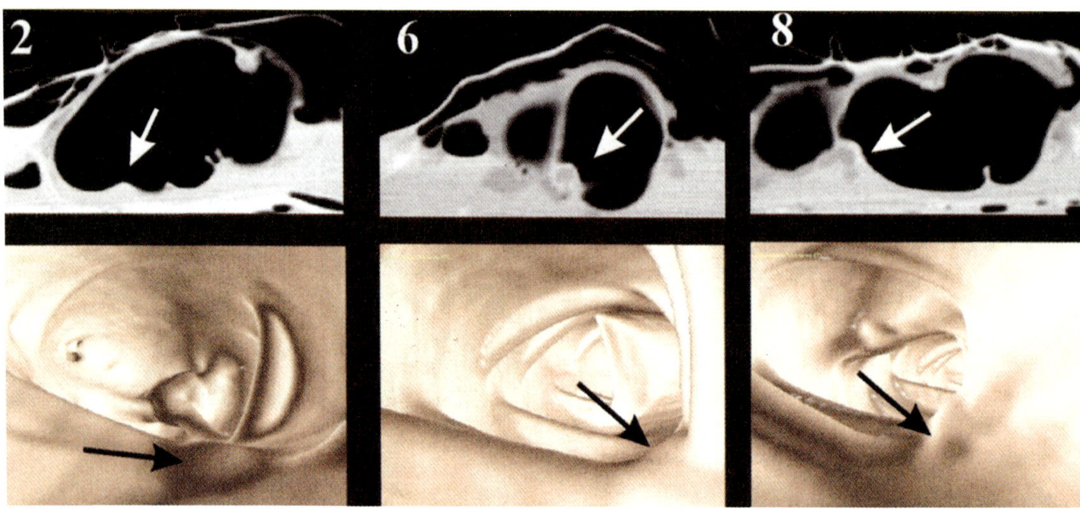

图18.10 轴位CT扫描(上排)显示的三个息肉(箭)和仿真内镜图像上(下排)显示的相同息肉

外观。

扫描结束后，真实解剖结肠并标记息肉(图18.11)。图18.12显示出2D展平法仿真解剖后的结肠内表面。图18.13显示出使用3D局部展平法的两种取样技术得到的图像。图18.14显示的是采用等高线技术进行图像增强的一个示例。

使用以上两种技术,即2D展平和3D局部展平,所有13个人工息肉均可目测发现,表现为皱襞增宽或隆起。根据我们的初步经验,表面再现发现息肉更容易。完成仿真解剖图像所需时间,操作需要10min,离线工作站后处理约需2h。

应用18.2.2.4节描述的3D局部展平法得到的结果为一段录像，每帧图像对应于结肠内的一块被展平的区域。该项技术便于医生将录像中的图像与原始容积数据内的相应区域相联系。有几种不同的显示方法,可在相关的视窗内分别显示不同的图像。

其中一个窗口显示录像中的连续展平图像画面，与图像相对应的当前摄像机的位置被同时显示。利用每帧图像的水平中心线可

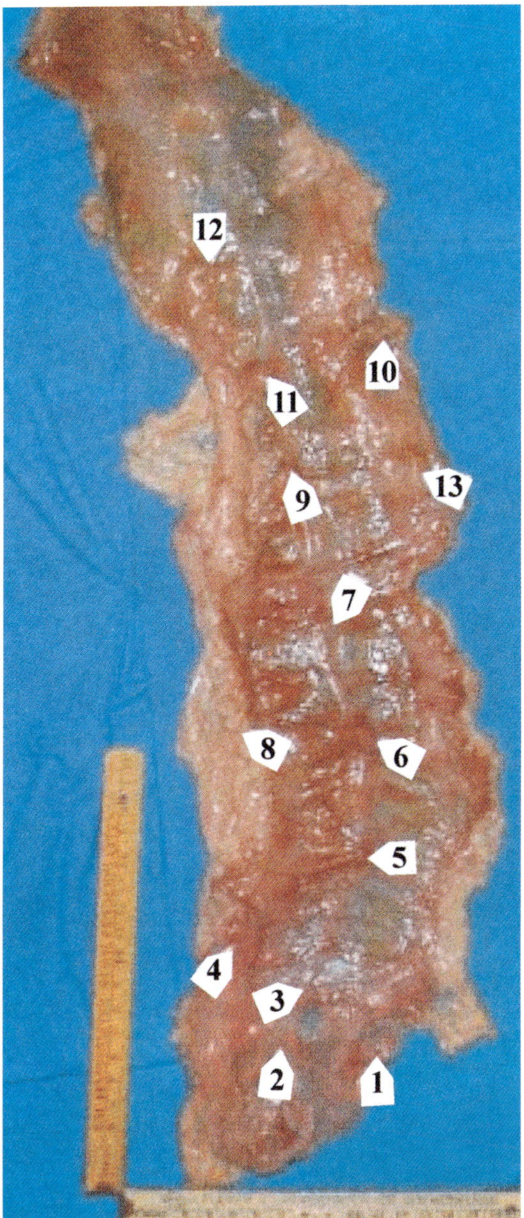

图18.11 尸体结肠模型真实解剖的结果 13个息肉被一一标记

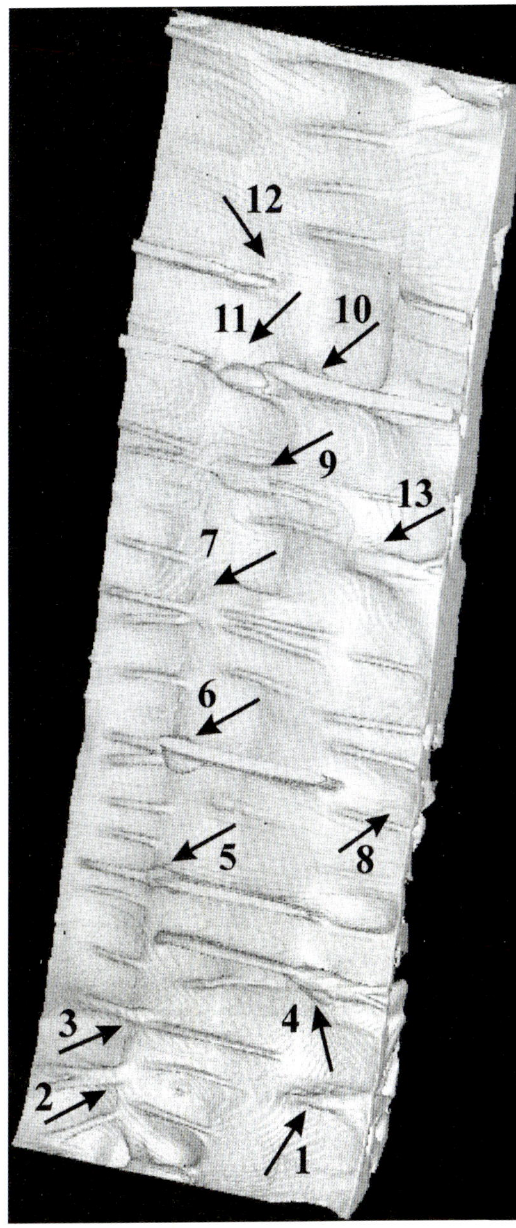

图18.12 2D展平法仿真解剖后的尸体结肠模型内表面

生成一幅全景图。在全景图中，当前摄像机的位置通过亮显相应水平中心线而被标记出来。由于每条线对应的横断面彼此有重叠，因此全景图是不真实的，但该图像能提供给操作者足够的方位信息。不但如此，还有三个窗口显示与当前摄像机图像帧相对应的三个正交平面，这些平面由多平面重建（MPR）产生。

容积数据组的普通透视图也显示在一个窗口上。该窗口随当前摄像机图像帧的变化而更新。当操作者点击展平图像上的某一个区域时，透视图中摄像机位置将更新一次。透视图的摄像机指向展平图像中被点击的同一

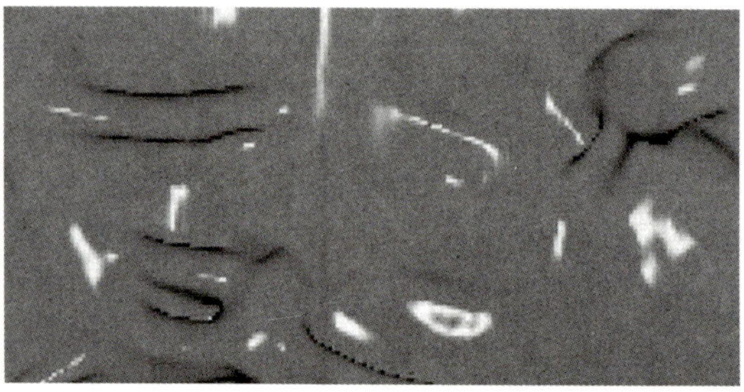

a

b

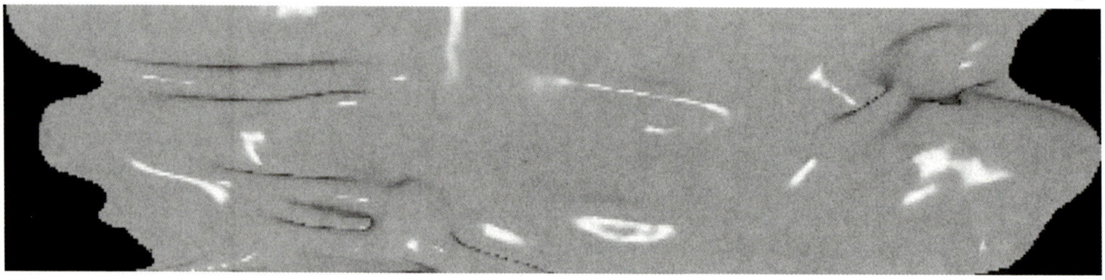

图18.13a,b 通过3D局部展平法获得的一帧图像 a 使用恒定角度取样投影方法所得结果。b 在同样的摄像机位置上使用周长取样的结果

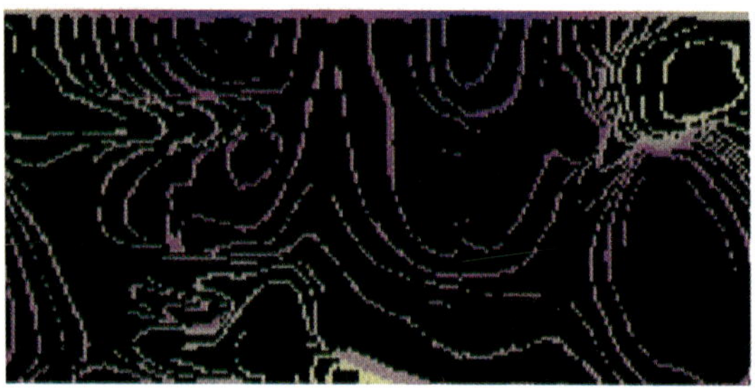

a

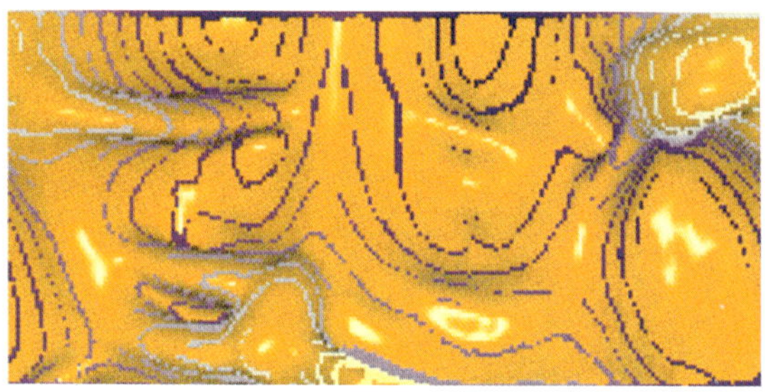

b

图18.14a,b 3D局部展平法的图像增强 a 彩色编码等高线指示出深度。b 联合运用等高线和阴影图像的效果

区域。窗口与不同显示技术之间的对应关系为察看数据组提供了有用工具。图18.15为屏幕显示方式的一个示例。

18.4 结论

在纤维结肠镜和CT结肠造影检查时，由于结肠走行迂曲，结肠皱襞后面的息肉在常规逆向观察时可能不被发现。而且内镜观察只能显示结肠内表面的一小部分。本章描述的仿真解剖技术将结肠表面像在病理解剖台上一样展示出来，理论上可避免上述问题。由于是从“上方”观察，因此所有息肉均可被显示，不会被结肠皱襞所掩盖。

在结肠内顺行或逆行漫游是一项耗时、费力的工作。本章介绍的两种仿真解剖技术基本上是自动进行的，需要操作者处理的步骤仅限于分割过程的开始阶段。如果在骨架化过程中产生了中心路径不需要的侧支，可将中心路径和被分割的结肠转换为虚拟现实制模语言（VRML）格式，再使用VRML编辑器

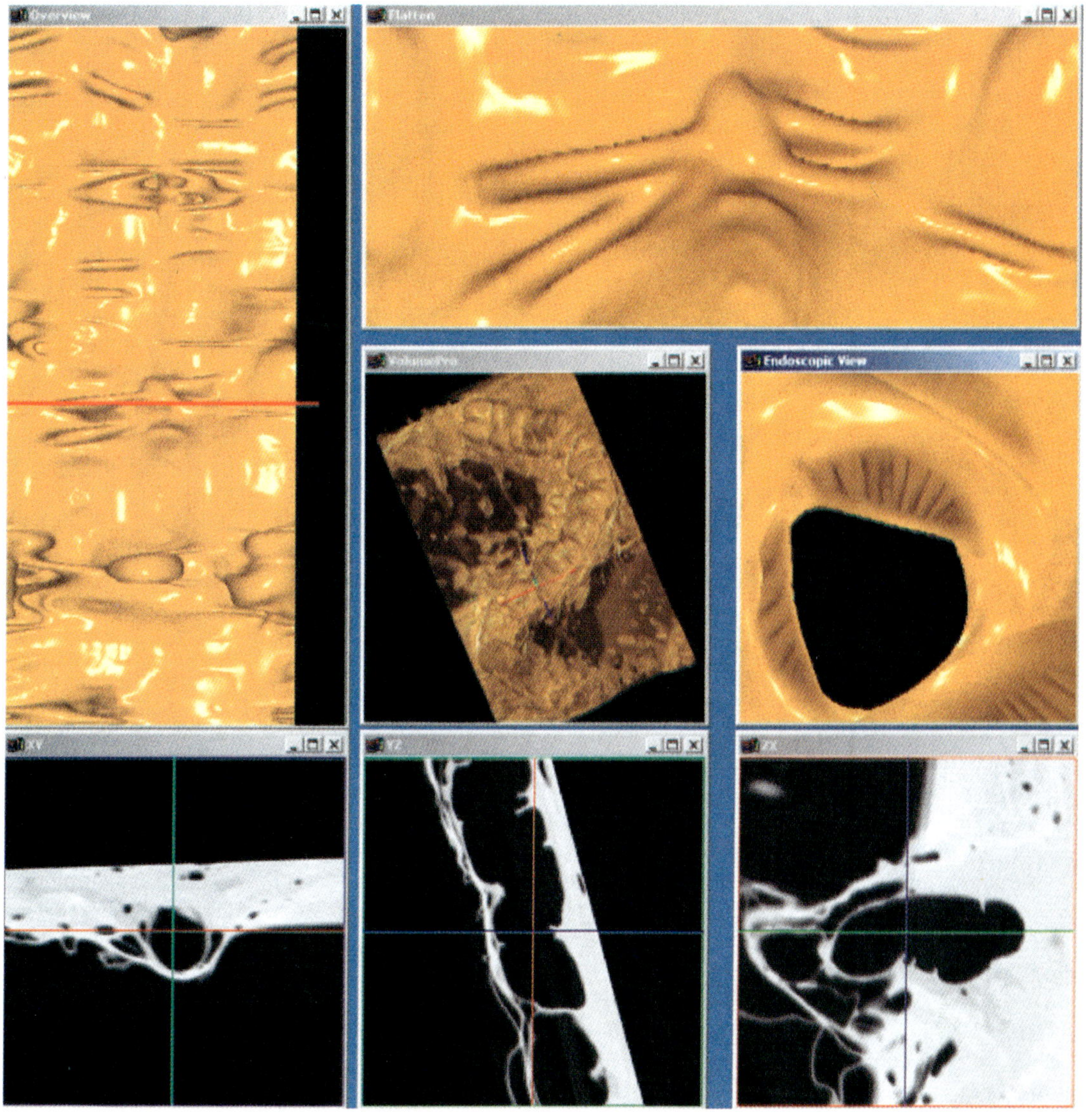

图18.15 采用3D局部展平法进行交互式仿真解剖 计算机屏幕上显示7个不同的窗口。左上角:3D局部展平法(恒定角度取样)仿真解剖的结肠。红色水平线指示出仿真摄像机的位置,可作为观察其他图像时的解剖位置参照标志。右上角:左侧图像的放大图像。中排中央:上面观。中排右:仿真内镜观察。下排:仿真摄像机所在位置的CT轴位图像和MPR图像(矢状位和冠状位)。当仿真摄像机位置随光标向上或向下移动时,所有窗口都自动更新

删除不必要的侧支。所有其他步骤均自动完成,不需操作者介入。整个完成时间为2h,而操作者仅需在场数分钟。因此仿真解剖技术看来是CT结肠造影检查中一项有前途的技术,特别是用来筛查息肉。目前还不能确定2D展平技术和3D局部展平技术哪一种应作为临床日常工作中更好的选择,这需要进一步前瞻性研究证实。仿真解剖技术的一个固有的缺点是图像处理的各个步骤造成的变形。因此,应用MRDCT获得高分辨率的源图像非常重要,1.0~1.5mm层厚,0.5~1.0mm重叠重建比较合适。如使用较厚的层厚将降低

分辨率,加重变形,图像质量下降。

18.5 下一步工作

18.5.1 分割

改善结肠分割技术的下一步工作是应用可变形模型(deformable model),近年来该技术在图像分析领域受到极大关注。可变形模型最早由KASS 等(1987)提出,该技术提供出多种不同类型活动轮廓 (active contour),基本方法是:为了分割图像中的一个感兴趣区(ROI),将一个活的轮廓叠加在该图像上,使轮廓变形,与ROI适配。依所用的具体活动轮廓而定,经过有限次数的移动和变形步骤后,轮廓的位置和形状与ROI一致。活动轮廓的变形可表示为一种能量最小化问题,此处能量被定义为轮廓的形状和位置的函数,能量项的最小值代表最适ROI。能量有两种形式:内部能量和外部能量。外部能量将形状与图像相结合。内部能量是轮廓的形状函数。另外,也可引入其他能量项以加强活动轮廓的某些特殊性能。

活动边界(active border)是活动轮廓在3D空间的一种扩展。可以通过假设感兴趣物体为管状以简化3D模型,这意味着3D模型可由一系列2D弯曲(2D curve)来表示。每个弯曲对相邻弯曲有影响,但只有x,y方向的分力被利用,这样边界的节点就不会从一个层面移到另一层面。这种方法被用于分割主动脉动脉瘤(LONCARIC 等2000),但也可应用于其他管状结构如结肠的分割。活动轮廓在医学影像中的应用见于MCINERNEY 和TERZOPOULOS的论文。CASELLES 等(1993)和MALLADI 等(1995)提出了几何学可变形模型。这些可变形模型克服了经典活动轮廓的一些缺点。它们的主要优点是易于显示复杂结构和能以自然方式改变拓扑学(制动或合并)。显示复杂形状的能力对医学图像分割有用,因为人体内有许多不同形状的结构,而病变又会形成更加复杂的形状(SUBASIC 等2001)。这些不同类型的可变形模型基于弯曲演化理论(curve evolution theory) 和水平集合(level-set)方法(OSHER 和SETHIAN 1988)。这里的弯曲和表面演化使用的是几何学测量方法(单位法线和弯曲),而不使用参数定量,这样使几何学可变形模型不依赖参数测量。

在几何学可变形模型中,弯曲或表面演化被描述为一个更高维数标量函数(higher-dimensional scalar function)的水平集合。这种更高维数的函数被称为水平集合函数(level-set function)。水平集合函数在同一域内被定义,因为图像及其最一般形式是一个带符号距离函数。演化着的弯曲或表面中的距离给出每个图像点的水平集合函数值。整个水平集合函数始终在演化,而不只一个弯曲或一个表面在演化。这样,水平集合函数总保持为一个平滑的函数,尽管它的零水平集合会改变拓扑学。弯曲按照一个决定演化速度的函数沿其法线方向演化。这个速度函数引起可变形模型的变化,通常由一个恒定速度项和一个曲度依赖性速度项构成。

为了分割图像,图像影响应当被包括在可变形模型的演化进程中。对于几何学可变形模型,图像影响作为一个乘法终止项(multiplicative stopping term)被包括在速度函数中。一般终止标准依据的是图像数据的梯度,可变形模型在高梯度点终止。

参考文献

Bartrolì AV,Wegenkittl R,König A (2001) Virtual colon flattening.In:Bartrolì AV (ed) VisSym '01 joint eurographics-IEEE TCVG symposium on visualisation (in press)

Blum H(1964) A transformation for extracting new descriptors of shape.Proceedings of the symposium on models for the perception of speech and visual form, pp 362–380

Byers T, Levin B, Rothenberger D (1997) American Cancer Society guidelines for screening and surveillance for early detection of colorectal polyps and cancer: update 1997.Cancer J Clin 47:154–160

Caselles V, Catte F, Coll T(1993) A geometric model for active contours.Numer Math 66:1–31

Gazelle G, McPhanon P, Schol F(2000)Screening for colorectal cancer.Radiology 215:327–335

Johnson C(1998) Virtual endoscopy: what's in a name? AJR 171:1201–1202

Johnson C (2000) CT colonography: the next colon screening examination? Radiology 216:331–341

Kass M, Witkin A, Terzopoulos D (1987) Snakes: active contour models.Int J Comput Vis 1:321–331

Kong T, Rosenfeld A (1989) Digital topology: introduction and survey.Comput Vis Graph Image Proc 48:357–393

Loncaric S, Kovacevic D, Sorantin E (2000) Semiautomatic active contour approach to segmentation of computed tomography volumes.SPIE Proc 3979:917–924

Malladi R, Sethian JA, Vemuri BC (1995) Shape modeling with front propagation. IEEE Trans PAMI 17:158–176

McInerney T, Terzopoulos D(1996)Deformable models in medical image analysis: a survey.Med Image Anal 1:91–108

Osher S, Sethian J (1988) Fronts propagating with curvature-dependent speed: algorithms based on Hamilton-Jacobi formulations.J Comput Physics 79:12–49

Palágyi K, Kuba A (1999) A parallel 3D 12-subiteration thinning algorithm.Graph Models Image Proc 61:199–221

Palágyi K, Sorantin E, Balogh E (2001) A sequential 3D thinning algorithm and its medical applications.Proceedings of the 17th international conference on information processing in medical imaging, IPMI 2001.Lecture notes in computer sciences. Springer, Berlin Heidelberg New York, pp 409–415

Saito T, Takahashi T (1990) Comprehensible rendering of 3D shapes.SIGGRAPH '90 conference proceedings, annual conference series, pp 197–206

Subasic M, Loncaric S, Sorantin E(2001) 3-D deformable model segmentation of abdominal aortic aneurysm.SPIE Proc 4322(in press)

Udupa JK, Samarasekera S (1996) Fuzzy connectedness and object definition: theory, algorithms, and applications in image segmentation.Graph Models Image Proc 58:246–261

Udupa JK, Odhner D, Samarasekera S(1994) 3DVIEWNIX: an open, transportable, multidimensional, multimodality, multiparametric imaging software system.SPIE Proc 2164:58–73

Udupa JK, Grossman RI, Nyúl LG (2000)

Multiprotocol MR image segmentation in multiple sclerosis: experience with over 1000 studies. SPIE Proc 3979: 1017–1027

Wang G, McFarland EG, Brown BP (1998) GI tract unraveling with curved cross-sections. IEEE Trans Med Imaging 17: 318–322

Wang G, Dave SB, Brown BP (1999) Colon unraveling based on electrical field: recent process and further work. SPIE Proc 3660: 125–132

Winawer S, Fletcher R, Miller L (1997) Colorectal cancer screening: clinical guidelines and rationale. Gastroenterology 112: 594–642

19 肝 脏

RICCARDO LENCIONI, LAURA CROCETTI, EMANUELE NERI

目录

19.1 引言

图像处理对于充分利用肝脏超声(US)、CT和MRI提供的信息是非常重要的。肝脏是人体最大的器官,解剖结构复杂,可以受多种弥漫性和局限性疾病的损害。在弥漫性疾病中,肝硬化最常见,可并发门静脉高压和肝细胞肝癌(hepatocellular carcinoma, HCC)(BARTOLOZZI 和LENCIONI 1999)。肝硬化病人经常作为常位肝移植术(orthotopic liver transplantation, OLT)的候选者,需要对肝脏本身及其血管进行精确评估。3D表面、容积和血管系统图像后处理对制定手术计划具有重要意义。

许多良性和恶性的新生物可位于肝实质内,其中恶性者分为原发和继发肿瘤。对这些新生物的诊断性评估可用传统检查技术和3D重建来完成(BARTOLOZZI 和 LENCIONI 1999)。恶性肿瘤可采用手术或介入治疗(BARTOLOZZI 和LENCIONI 1999)。利用3D图像能对病变精确定位并对病变与血管和邻近器官之间的关系进行精确评估,对评估治疗效果也能提供更多有用信息。

本章讨论肝脏手术和介入治疗候选病人的肝脏3D图像处理。

19.2 肝脏叶段解剖

对于积极等待肝移植、手术或其他方式治疗肝脏肿瘤的病人,采用3D图像处理对肝脏进行治疗前评估具有重要意义(TOGO 等 1998; BARTOLOZZI 和LENCIONI 1999)。对于所有这些病人,可用常规成像的3D图像处理评估肝脏形态和血管解剖,检测肝脏局灶性病变,计算肝脏体积和评估门静脉高压(HEATH 等 1995; VAN LEEUWEN 等 1995; NGHIEM 等 1999)。

肝脏表面解剖可通过CT和MRI表面遮盖

R.LENCIONI, MD
Diagnostic and Interventional Radiology, Department of Oncology, Transplants and Advanced Technologies in Medicine, University of Pisa, Via Roma 67, 56100 Pisa, Italy
L.CROCETTI, MD
Diagnostic and Interventional Radiology, Department of Oncology, Transplants and Advanced Technologies in Medicine, University of Pisa, Via Roma 67, 56100 Pisa, Italy
E.NERI, MD
Diagnostic and Interventional Radiology, Department of Oncology, Transplants and Advanced Technologies in Medicine, University of Pisa, Via Roma 67, 56100 Pisa, Italy

显示法(SSD)来显示，确认传统的肝叶解剖(VAN LEEUWEN 等1994a，b)。总的说，虽然存在解剖变异，肝内、外分界标志走行也不同，但肝脏外部分界标志（裂）与内部分界标志(血管)之间存在联系。这对外科医生非常重要，因为他在肝脏表面所看到的与他要在肝实质内找到的并不直接对应。肝脏脏面的H形凹痕从外部将肝分为四个叶：右叶、左叶、方叶和尾状叶。H沟的右侧肢前部由胆囊窝构成，后部由较深的下腔静脉沟构成。胆囊窝将右叶前部与方叶分开。下腔静脉沟将右叶后部与尾状叶分开。在胆囊窝和下腔静脉沟之间，H沟的右侧肢不完整，有尾状突连接尾状叶和右叶。H沟的左侧肢由两个深裂隙构成，裂隙深部含有真性韧带。前方的裂隙是圆韧带裂，划分左叶的前部和方叶。后方的裂隙是静脉韧带裂，为左叶的后界(FRIEDMAN 和 DACHMAN 1994)。

为了对局限性病变精确定位、评价手术切除的可能性、确定恰当的切除技术和估计活检或其他经皮操作的难易度，全面了解肝段解剖是至关重要的，因为这些解剖知识是现代肝脏外科学的基础(TOGO 等1998)。肝脏手术切除范围和介入治疗器械的正确位置在很大程度上取决于肿瘤在个体的肝段解剖中的精确位置。因此，肝脏病变的定位和切除范围的术前评估需考虑到肝段解剖的重要变异(VAN LEEUWEN 等1995)。

含有肝动脉分支、门静脉分支和胆管的管鞘进入肝脏各段的中心，供应每个肝段。走行于肝段之间的肝静脉引流肝脏静脉的血流(HEALY 和 SCHROY 1953；COUINAUD 1957；GOLDSMITH 和 WOODBURNE 1957；HEALY 1970；MICHELS 1996；BISMUTH 等1988)。

门静脉左干分为三个分支：外后支、外前支和内侧支。外后支供应Ⅱ段，外前支供应Ⅲ段，内侧支供应Ⅳ段。

门静脉右干分为两个分支：前支和后支。前支再分为：上支，供应Ⅷ段；下支，供应Ⅴ段。Ⅷ段位于肝中静脉(左)、肝右静脉(右)和下腔静脉(上后)之间，Ⅴ段之上。Ⅴ段位于肝中静脉和胆囊窝(左)、肝右静脉(右)和肝表面(下前)之间，Ⅷ段之下。Ⅴ段不达到下腔静脉。后支再分为：上支，供应Ⅶ段；下支，供应Ⅵ段。Ⅶ段位于肝右静脉（右）和下腔静脉(内)后方，Ⅵ段之上，当从前方观察肝脏时被Ⅷ段掩盖。Ⅵ段位于肝右静脉和肝表面（下前)的后方，Ⅶ段之下。Ⅵ段不达到下腔静脉，但通常位于右肾前方。

Ⅰ段不由单独一支门静脉供血，而且是通过多支短的肝静脉引流到下腔静脉。Ⅰ段位于门静脉主干(前)、下腔静脉(后)和肝表面(左)之间，其右侧与Ⅶ完全相连。

最近许多作者建议在现代肝脏分段中应单独分出Ⅸ段(COUINAUD 1998)。此段应位于肝右叶，与下腔静脉关系密切。Ⅸ段与下腔静脉右侧接触紧密，与下腔静脉左侧的Ⅰ段相当对称。提出个别考虑Ⅸ段是根据许多小的门静脉分支起自门静脉弓这一事实。起自门静脉左干的分支可能供应Ⅸ段的一部分。同样，类似于Ⅰ段，Ⅸ段通过小的肝静脉引流，直接进入下腔静脉或大的肝静脉主干。Ⅸ段和Ⅰ段一起被称为“背侧扇区(dorsal sector)”，与肝左叶和右叶均有区别。个别考虑背侧扇区对于理解肝切除术或拼合式肝移植术(split liver transplantation)术中出血问题可能有重要意义。

螺旋CT可在血管强化峰值期采集全肝脏容积数据。从这些容积数据中可产生详细的3D再现，显示肝内门静脉分支、肝静脉系统和肝轮廓。从不同投射角度研究门静脉分支及其与肝静脉和肝轮廓的关系，可以评估活体肝段变异并利用表面再现将其显示出来(VAN LEEUWEN 等1994a，b)。当计划手术切除时，对于外科医生来说，了解不同门静脉供血区之间的无血管平面至关重要。因为这些无血管平面在肝外经常不能辨别，因此术前显示这些平面对外科医生很有用。3D再现比横断层面更接近于肝脏切除术中所见，有助于计划段解剖水平的切除（VAN LEEUWEN 等1994a，b，1995）。

利用3D CT和MR血管成像（MRA）可显示OLT或HCC介入治疗候选病人的肝硬化改变。肝脏萎缩、结节样改变、肝右叶缩小和肝左叶或尾状叶增大（SMITH 等1998）。

可以测量肝脏体积。术前测量肝脏体积有助于确定肝脏切除的范围和方式。精确估算肝脏体积和评估肝功能也可以预测肝脏肿瘤切除后是否会发生肝衰竭，并有助于制定栓塞治疗计划、确定两叶病变时肝切除范围和选择活体供肝者（GLOMBITZA 等1999；WIGMORE 等2001）。现已有计算机3D仿真手术计划系统。通过测量全部肝体积和将被切除的肝实质体积可精确预测术后肝功能。很明显，也能在肝切除术前对肿瘤精确定位并显示其与血管的关系（GLOMBITZA 等1999；WIGMORE 等2001）。

3D图像能提供肝外伤后受损区域的精确解剖，特别是与大血管的关系。3D重建有助于确定术中、术后和非手术治疗的措施（GOODMAN 等1995）。

19.3 肝脏血管

在肝移植或肝切除手术之前制定手术计划时，必须详细了解肝的血管异常。利用3D CT和MRI最大强度投影（MIP）、SSD和容积再现（VR），可观察许多血管表现。VR应用全部螺旋CT数据产生出3D CT血管造影（CTA）图像，可显示病变深度、表面关系和相关CT衰减值（KUSZYK 等1995；JOHNSON 等1996a，b）。

根据MICHELS 分型法可将肝的动脉血供分型（MICHELS 1955）（表19.1），可测量供应肝脏的大血管（腹腔干、肝总动脉、肝固有动脉和替代肝动脉）的直径。约55%的病人表现出经典的肝动脉解剖，最常见的动脉变异为迷走的肝右叶血供，见于13%~18%病人（COUINAUD 1986）。在各种MICHELS 类型中，Ⅸ型解剖可能会改变肝移植的手术操作方法。在这种类型解剖变异中，肝动脉干（hepatic trunk）起自肠系膜上动脉并在门静脉深

表19.1 肝供血动脉的正常变异：MICHELS分型

Ⅰ型：	常规解剖：固有HA起自总HA，然后分出左、右HA，为肝脏唯一供血动脉
Ⅱ型：	替代的左HA起自胃左动脉
Ⅲ型：	替代的右HA起自SMA
Ⅳ型：	替代的左、右HA，如Ⅱ和Ⅲ型的描述
Ⅴ型：	副左HA起自胃左动脉
Ⅵ型：	副右HA起自SMA
Ⅶ型：	副右HA起自SMA和副左HA起自胃左动脉
Ⅷ型：	替代的右HA和副左HA或替代的左HA和副右HA
Ⅸ型：	完整肝动脉干起自SMA
Ⅹ型：	完整肝动脉干起自胃左动脉

应了解主要正常变异，因为其可影响肝脏手术。肝脏切除和活体肝移植需要对大血管的精确解剖进行充分评估。肝脏供血动脉的解剖可根据MICHELS的标准分型系统来分型（1955），如上述10种类型解剖变异

HA：肝动脉；*SMA*：肠系膜上动脉

部迷走，使血管吻合的顺序必须改变，肝的动脉重建应先于门静脉吻合（NGHIEM 等1999）。3D CTA MIP、SSD和VR图像均可用于显示肝的动脉解剖（图19.1）。

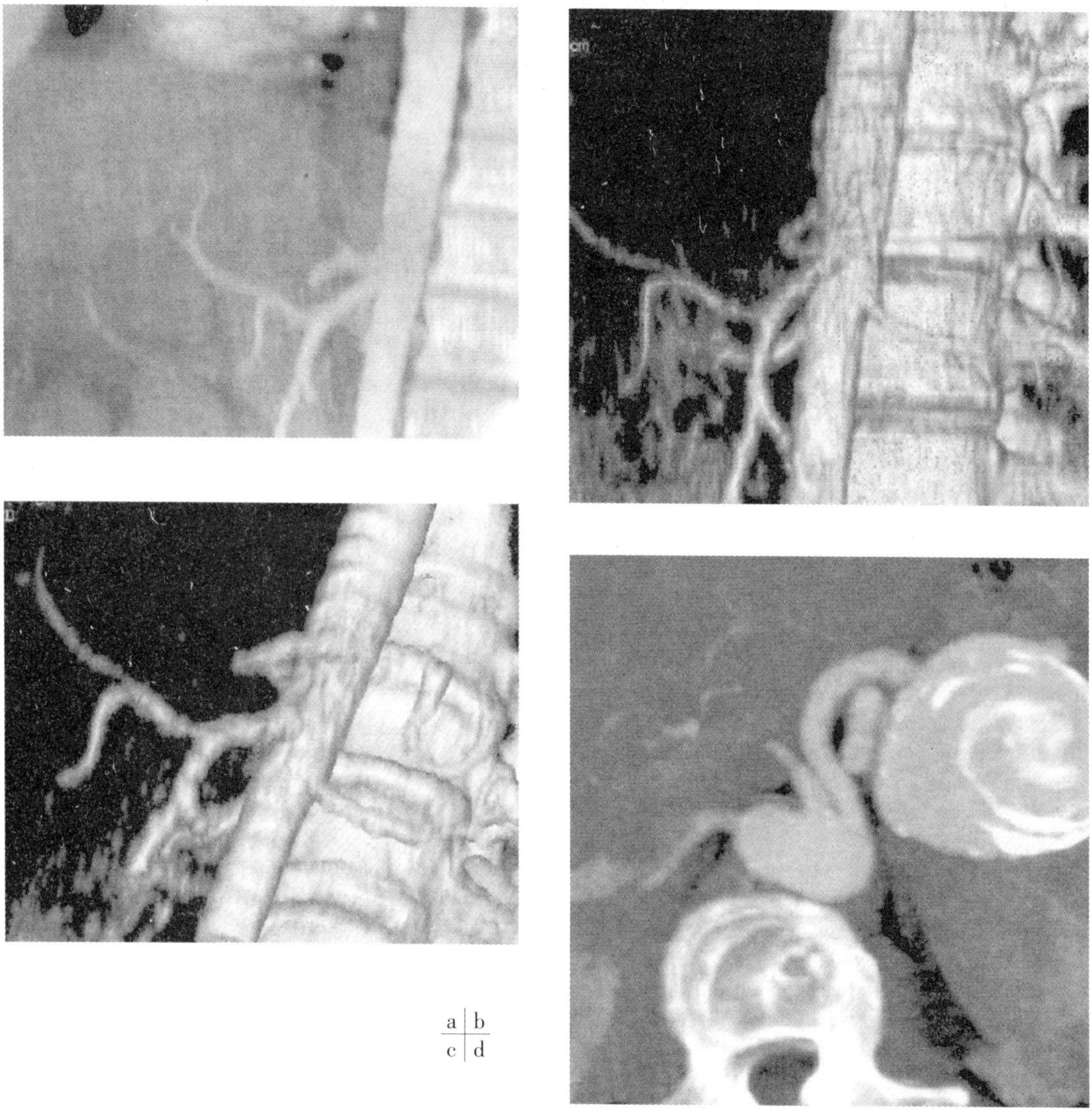

图19.1a–d　3D CTA　MIP（a）和VR（b，c）清楚显示Michels Ⅸ型变异（完整肝动脉干起自肠系膜上动脉）。在MIP图像（d）上显示肝动脉起自腹主动脉；还观察到一个脾动脉动脉瘤

WINTER 等（1995a）证明，在肝移植候选病人中，3D CTA对动脉解剖的评估与血管造影同样精确。当然它还更安全、更方便、更容易耐受。常规CT加上3D CTA所需要的花费仅占常规CT加上常规血管造影所需费用的25%（WINTER 等1995b；SMITH 等1998）。时间飞跃（TOF）或相位对比（PC）MRA技术足可显示门静脉，但不能提供高质量、可重复的肝供血动脉和完整门静脉系统形态图像。PC技术还可进行功能研究，如门静脉血流测量（KOPKA 等1999）。对于显示MICHELS 类型，对比增强MRA（CE-MRA）的成像质量几乎可与数字减影血管造影（digital subtraction angiography，DSA）相媲美，对完整评估肝动脉系统具有高的诊断可靠性（KOPKA 等1999；LEE 等2000；GLOCKNER 2001）。最近采用的一种新技术是接近各向同性的容积内插3D MRI，具有用接近各向同性的体素获得全肝容积成像的优点，可提高小病变的检出和特征的显示（HAWIGHORST 等 1999；ROFSKY 等 1999；BLASBALG 等2000）。在3D序列中使用各向同性的体素能对动脉数据组进行血管造影样的重建（LEE 等2000；GLOCKNER 2001；LAVELLE 等2001）。与螺旋CT相比，MRI无电离辐射损伤，使用的对比剂比碘对比剂更安全（PRINCE 等1993；REIMER 等1999）。

门静脉和肝静脉系统也可有解剖变异。15%~20%正常人中可出现一支大的肝右下静脉引流Ⅵ段的血液。当存在肝右下静脉时，肝右静脉因为不再引流Ⅵ段的血液而通常会很小。在一些病例中，当一支大的肝右下静脉伴有一支显著的肝中静脉时，肝右静脉可缺如或仅为一支很小的血管。每支肝静脉都有各自的引流区。从手术的角度上说，评估每支肝静脉的大致引流区是有意义的，特别是对于防止术中出血和保留肝组织。例如，在肝部分切除术中，尽管横断了肝右静脉，但附属的肝下静脉可允许保留右叶的后下部（MAKUUCHI 等1987）。肝静脉可通过MRA来显示，而这是DSA几乎不可能做到的，LEE 等（2000）用3D容积内插屏气MRI显示肝下静脉，比既往报道中用CT和超声技术显示出的多（图19.2）。

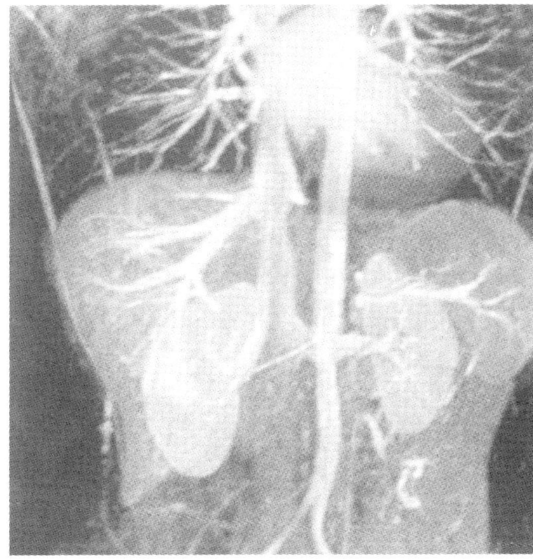

图19.2 MRA 肝右静脉的MIP图像

门静脉变异见于20%的病例。在大部分病例中，门静脉分歧部位置高于正常，并可能位于肝内，给术中需要结扎门静脉右干或左干时带来困难。最常见的变异是门静脉左干起自右干或右干前支。门静脉右干起自左干肝内段罕见，而门静脉右干前支起自左干Ⅳ段分支较常见。门静脉分支的大量变异决定了肝段解剖的变异。3D CTA和CE-MRA可精确评价脾静脉、肠系膜上静脉和门静脉以及肝段的明显解剖变异（VAN LEEUWEN 等1994a，b；SOYER 等 1996c；SADDIK 等 1999；LEE 等2000；ITO 等2000）（图19.3）。也有文献报道用TOF和PC技术足可评价门静脉系统（Kopka等1999）。

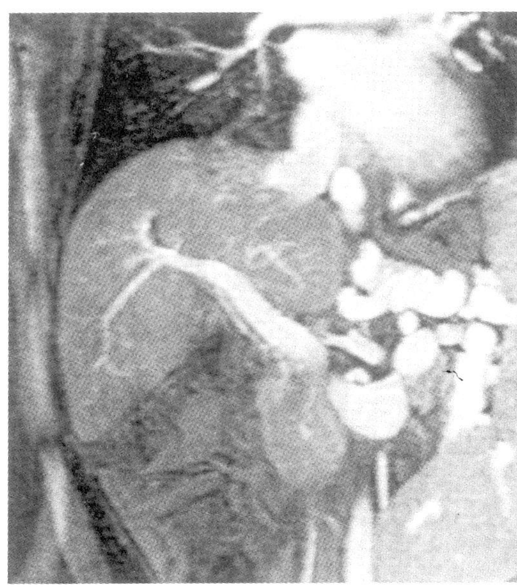

图19.3 MRA 门静脉的MIP图像

在制定肝移植手术计划时，评估血管变异和测量肝主要供血血管直径均有非常重要的意义。肝动脉重建需要来自移植接受者的动脉血流量足够大。流入量不足通常因为接受者的血管较细，当有多支不同来源的肝动脉时常存在这种情况。此外，肝移植候选病人存在腹腔干狭窄（常常由于膈脚的冲击所致）是很重要的发现，因为腹腔干是移植后肝脏动脉血供的唯一来源。事实上肝细胞大部分血供来自门静脉，而胆管仅依赖肝动脉供血（NGHIEM 等1999）。

许多等待OLT和HCC介入治疗的病人均患有肝硬化。对于这些可能患有门静脉高压的病人，对门静脉系统的全面观察是非常重要的（OKUDA 和BENHAMOU 1991）。

CT增强检查时门静脉期的采集可用于评价门静脉、静脉曲张和门体分流（portosystemic shunt），而不需另外注入对比剂。CTA门静脉期的3D重建可提高对静脉曲张和分流的途径和解剖关系、门静脉血栓的存在及其范围的了解（HENSELER 等2001）。SSD对于显示门静脉期静脉曲张的解剖非常有用，3D MRA也能检测侧支血管通路的存在及其范围。门静脉高压病人采用MRA效果较好，可能因为该技术使用对比剂后敏感性更高（SOYER 等1997；KOPKA 等1999）。特别是对于门静脉汇合部的显示，MRA比DSA具有更高的诊断置信度，后者可由于从脾静脉或肠系膜上静脉流入未强化的血液而影响门静脉的显示（ONO 等1997；OKUMURA 等1999；KOPKA 等1999）。

静脉曲张的显示为外科医生或介入放射学医生提供了重要资料，它预示了这些经常是临床衰弱的病人治疗上的困难性，不仅对于在肝移植等大手术中而且对于在普通手术中避免静脉曲张引起的术中大出血均有重要意义。

最常见和临床最重要的门体分流主要是通过胃左静脉——食管静脉曲张实现的。食管静脉曲张出血是门静脉高压病人的主要死亡原因。确认所有胃——食管静脉曲张的分流血管并将其堵塞，对于防止出血和肝移植后从门静脉明显盗血均非常重要（ONO 等1997；HENSELER 等2001）（图19.4）。

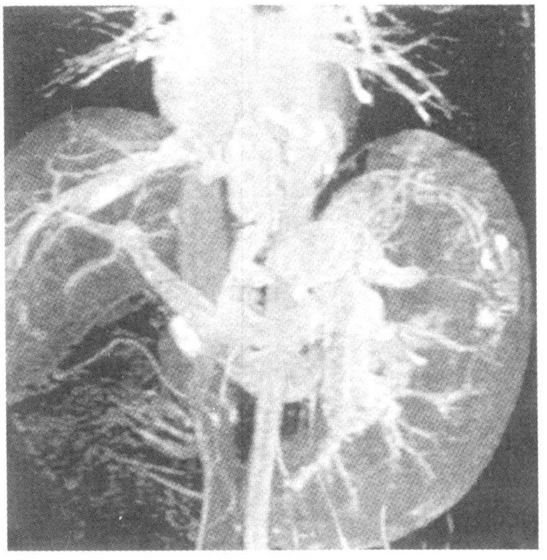

图19.4 MRA MIP图像显示胃食管静脉曲张，由胃左静脉供血

对其他侧支血管如再通的脐旁静脉（paraumbilical vein）的显示，在外科医生拟做腹部大切口时有特殊的临床意义。脐旁静脉是一些走行于镰状韧带内的小静脉，与萎缩的脐静脉（圆韧带）一起，当门静脉压力增高时可能再通增粗。再通的脐旁静脉起自门静脉左干，流经镰状韧带，通常在前腹壁下向脐的方向引流（HORTON 和FISHMAN 1998）。

起自脾门区的侧支血管可直接与肾静脉相交通，或在与体循环交通前走行一较长距离（图19.5）。其他腹膜后分流如髂腰、肋间和膈静脉分流，可通过CT确定，3D CTA上显示更清楚。这些血管在术中很难辨认，术前了解其存在和途径有利于术中结扎这些静脉，阻止从门静脉盗血。

肝内侧支通路可见于伴有门静脉高压的肝硬化病人。PARK 等（1990年）将其分为四型：1型，一支较粗大的血管将门静脉右干与

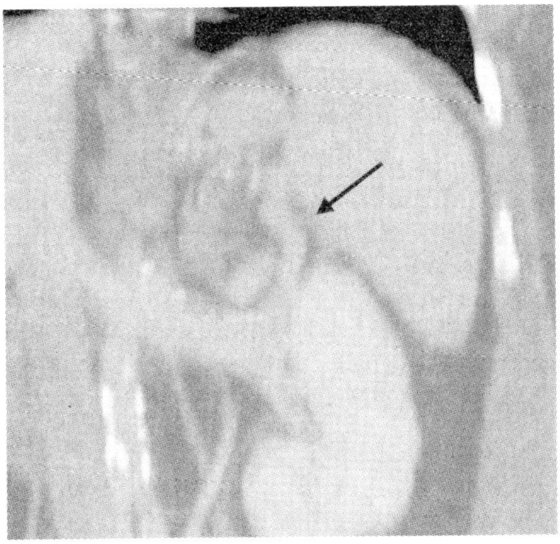

a

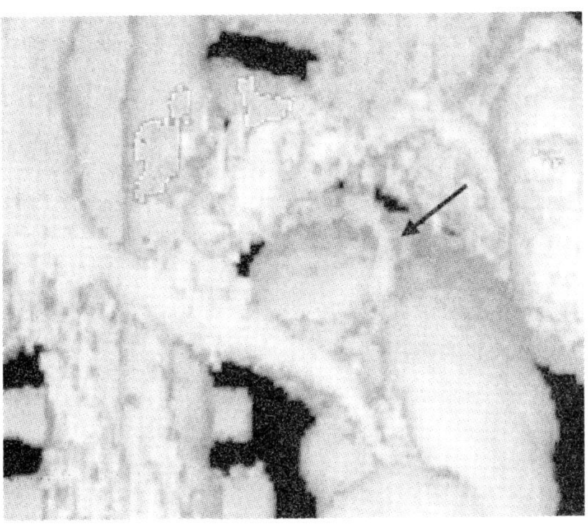

b

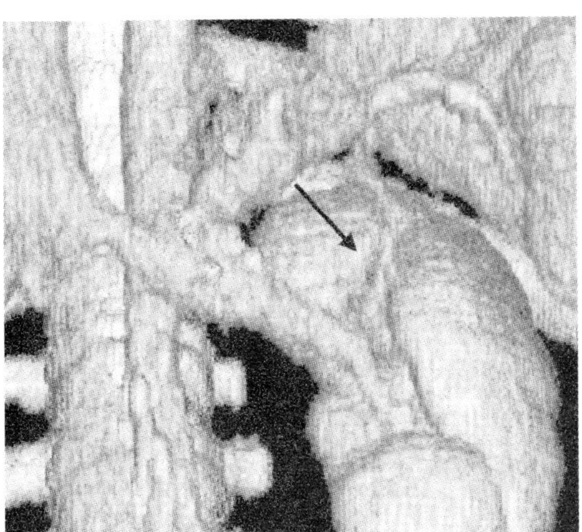

c

图19.5a–c　3D CTA　MIP(a)、SSD(b)和VR(c)显示脾—肾门体分流(箭)

下腔静脉相连;2型，肝段内门静脉与肝静脉之间有一支或多支交通;3型，门静脉外周分支与肝静脉外周分支之间有动脉瘤性分流;4型,肝左、右叶内的门静脉外周分支与肝静脉分支之间有多支交通。

肝硬化和门静脉高压病人患脾动脉动脉瘤的危险增加(图19.1)。其主要原因看来与肝硬化病人脾动脉的高流量有关，引起脾动脉主干扩张、延长和扭曲。术前诊断脾动脉动脉瘤极为重要，因为在肝移植手术中此区域不是常规探查区，而移植后脾动脉动脉瘤破裂危险性可能更高。门静脉压减低和脾动脉血流增加可引起脾动脉动脉瘤扩张、破裂。3D CTA可无创性诊断脾动脉动脉瘤的存在，在肝移植前必须对其进行结扎（NGHIEM 等 1999)。

门静脉系统血液动力学异常或HCC的存在可导致门静脉血栓形成，后者为肿瘤性血栓形成。门静脉血栓形成严重影响HCC病人治疗方案的选择并曾被认为是OLT的一个相对禁忌证。完全性门静脉血栓形成和多结节性或大的HCC病人不能进行经导管动脉化疗栓塞术,仅能进行姑息性治疗。虽然采用治疗内脏静脉血栓形成的复杂技术能消除门静脉血栓形成并解除对OLT的相对禁忌，但是了解血栓形成的范围对于设计门静脉成功重建更为重要。3D CTA和3D MRI可提供是否有门静脉血栓形成及其范围的重要资料，有助于制定恰当的治疗计划（SMITH 等1998; NGHIEM 等1999)。

19.4　肝脏肿瘤

3D再现技术提供出多种方法观察肝脏病变及其与血管和肝实质的关系，为外科医生和介入放射学医生提供关于病变位置及其与周围血管和器官之间关系的重要资料(SOVER 等1991,1996a)。这些技术也改善了对肝实质内良、恶性病变的检出和特征的显示，对此最近已有研究报告证实(BENNETT 等 1991；TAUPITZ 等1995；BJERNER 等1998)。

HAWIGHORST 等(1999)强调，在3D钆增强MRA图像上，通过分析占位表现和病变动态强化过程，能够识别和显示病变特征。与常规序列相比，从三个MRA期相中额外获得的功能性信息明显改善了对所有病变特征的显示。一组完整的3D容积成像数据提供了多视角重建肝脏病变的机会，能用多平面重建(MPR)评价肝脏解剖和血管结构，而MIP图像能改善对病变体积的评估。MIP和MPR有助于显示病变的轮廓并具有检测出供养和引流血管的潜力(BENNETT 等1991；BJERNER 等 1998；HAWIGHORST 等 1999；BLASBALG 等 2000)(图19.6)。

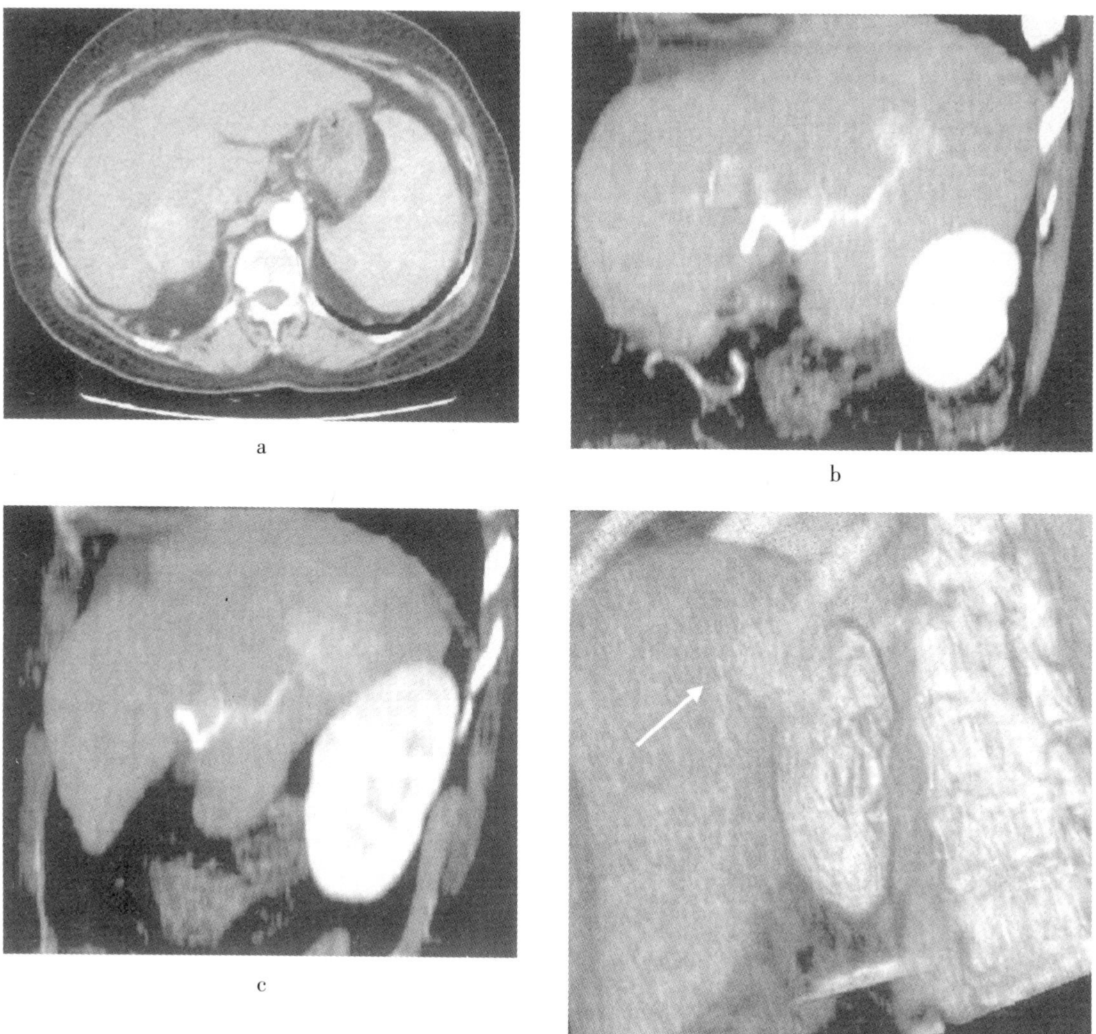

a　b　c　d

图19.6a–d　3D CTA　动脉期轴位2D CT显示肝Ⅶ段一个大的富血管性HCC(a)；MIP(b，c)和VR(d)改善了对病变的显示，能检测出直接起自肝右动脉的供养血管(箭)

钆螯合剂增强3D扰相梯度回波(SPGR)源图像，例如对评价局灶性结节增生(focal nodular hyperplasia，FNH)，看来比MIP图像更优越。而对于显示肝动脉主要分支、进入FNH的动脉分支和FNH内呈放射状向外周走行的小动脉，MIP图像优于相应的3D SPGR源图像。3D SPGR源图像与MIP相结合能对FNH的形态学、血液动力学和血管构成类型进行评估和分析(SOYER等1996b)。

UCHIDA 等(1999)发现，在3D成像技术中，静脉内注射对比剂而不应用MIP技术的VR 3D CT成像可产生高质量的3D图像，可很好地显示肿瘤及其与重要结构之间的关系。MIP技术实际上不能同时显示内部结构，如肝脏病变和血管。相反，VR能显示多个目标，包括肝脏肿瘤的表面和血管。VR通过不同阈值能分别重建肝脏表面、肿瘤、门静脉和肝静脉，然后同时显示所有四个重建的物体。这种多物体显示有助于理解肝脏肿块的方位，对评价肿瘤侵犯门静脉和肝内静脉结构很有效。VR图像可根据CT值以彩图形式显示(UCHIDA 等1999)(图19.6)。

如果说3D US在评价肝脏解剖和血管结构上的作用尚未确立，但其在引导介入操作及提供肿瘤精确定位和估计大小上的能力则已得到证实（DOWNEY 等1995，2000；STATE 等1996；NELSON 和PRETORIUS 1998；CESARANI 等1999）。3D US测量体积比常规US更精确，可与CT测量相媲美，甚至优于CT（LIESS 等1994；WOLF 等1998；GILIJ 等1999；LINNEY 和DENG 1999）。此外，3D US系列检查更容易确定肿瘤大小的变化，可与CT和MRI联合应用，作为一种经济的肿瘤性疾病随访手段(LIESS 等1994；WOLF 等1998；CESARANI 等1999)。

能量US成像可重建3D图像，可使用或不使用对比剂，可以电影循环方式观察。局灶性肝脏肿瘤内的血流也可被观察到，有助于肝脏肿瘤的鉴别诊断，特别是对HCC和FNH，因为这两种肿瘤有明显不同的瘤内血管结构(HIRAI 等1998；CAMPANI 等1998；CESARANI 等1999)。

3D重建也可用于局部治疗(经皮乙醇注射、经动脉化疗栓塞术和射频热消融术)后病变的随访。在治疗成功的病例中，比较治疗前、后病变图像能显示存活肿瘤组织的减少。通过彩色编码和VR技术可将病变与邻近肝实质区分开并显示其特征。通过这种方法，3D成像有助于精确估计肿瘤坏死，指明治疗是否有效(LENCIONI 等2000)(图19.7)。

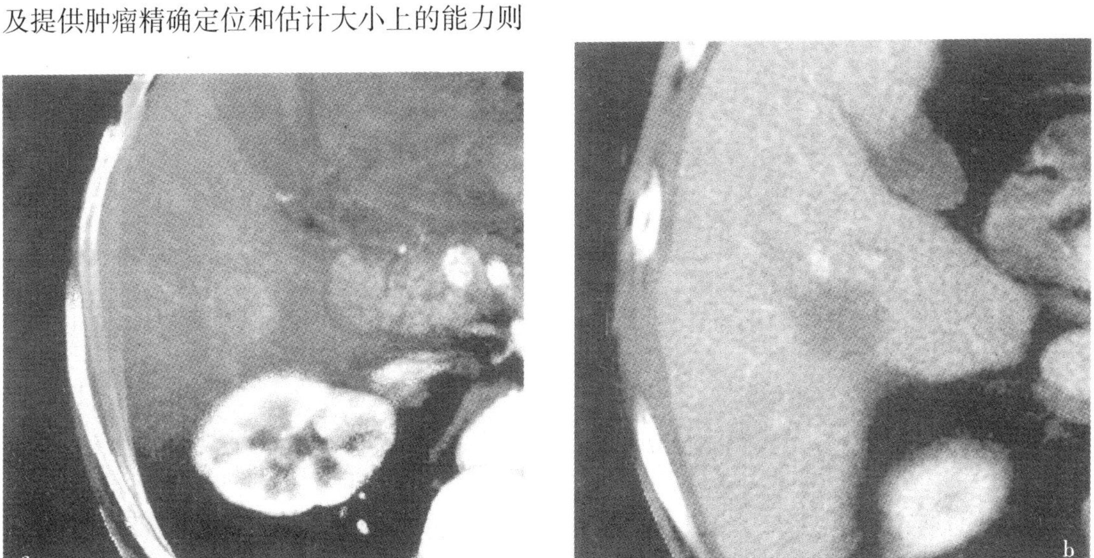

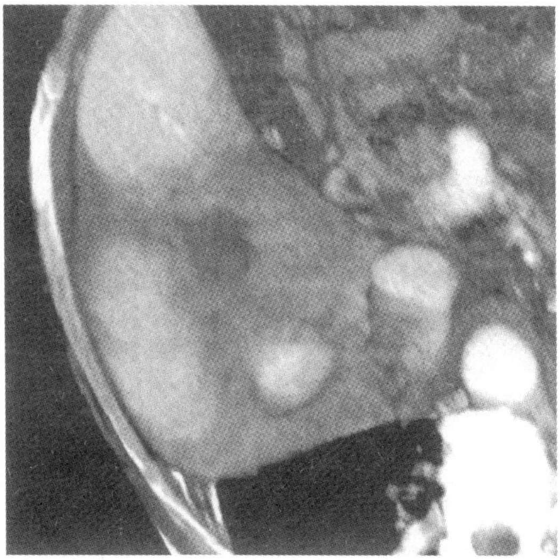

c

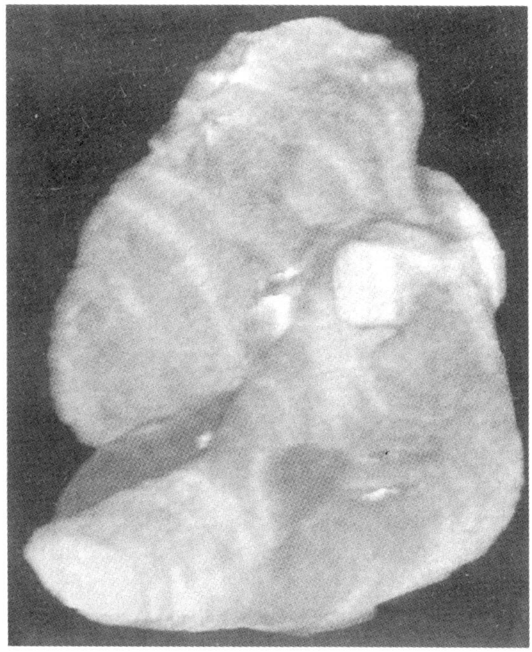

d

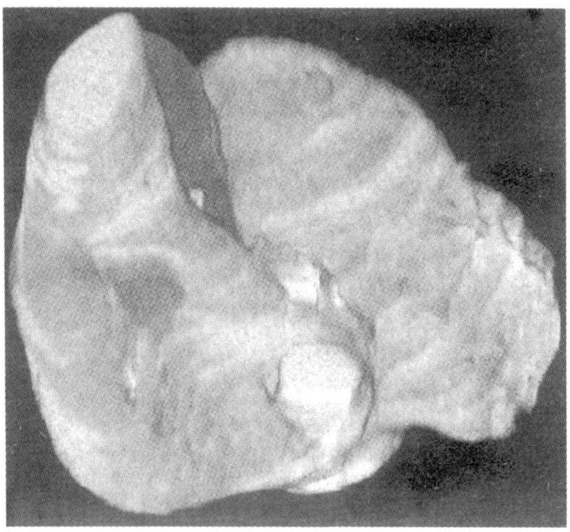

e

图19.7a–e **3D CTA** 肝Ⅵ段小肝癌的VR重建。治疗前(a)和射频热消融治疗后(b,c)。病变无强化说明对治疗有反应。通过分离和旋转容积，可观察坏死区范围及其与周围血管的关系(d,e)

参考文献

Bartolozzi C, Lencioni R (1999) Liver malignancies. Springer, Berlin Heidelberg New York

Bennett WF, Bova JG, Petty L (1991) Preoperative 3D rendering of MR imaging in liver metastases. J Comput Assist Tomogr 15: 979–984

Bismuth H, Castaing D, Garden OJ (1988) Segmental surgery of the liver. Surg Ann 20: 291–310

Bjerner T, Johansson L, Haglund U (1998) 3D surface rendering of images from multiple MR pulse sequences in the pre-operative evaluation of hepatic lesions. Acta Radiol 39:698–700

Blasbalg R, Mitchell DG, Outwater EK (2000) Free MRA of the abdomen: postprocessing dynamic gadolinium-enhanced 3D axial image. Abdom Imaging 25:62–66

Campani R, Bottinelli O, Calliada F (1998)

The latest in ultrasound: three dimensional imaging, part II.Eur J Radiol 27:S183–S187

Cesarani F, Isolato G, Cappello S(1999) Tridimensional ultrasonography: first clinical experience with dedicated devices and review of the literature. Radiol Med 97: 256–264

Couinaud C(1957) Le foie: études anatomiques et chirurgicales.Masson, Paris

Couinaud C (1986) Anatomie chirurgicale du foie: quelques aspects nouveaux.Chirurgie 112:337–342

Couinaud C (1998) The dorsal sector of the liver.Chirurgie 123:8–15

Downey DB, Chin JL, Fenster A(1995) Three-dimensional US-guided cryosurgery.Radiology 197:(P) 539

Downey DB, Fenster A, Williams JC (2000) Clinical ulility of three-dimensional US. Radiographics 20:559–571

Friedman AC, Dachman AH (1994) Radiology of the liver, biliary tract, and pancreas. Mosby, St Louis

Gilja OH, Hausken T, Bersted A (1999) Measurements of organ volume by ultrasonography.Proc Inst Mech Eng 213:247–259

Glockner JF(2001)Three-dimensional gadolinium enhanced MR angiography: applications for abdominal imaging.Radiographics 21:357–370

Glombitza G, Lamade W, Demiris AM(1999) Virtual planning of liver resections: image processing, visualization and volumetric evaluation.Int J Med Inf 53:225–237

Goldsmith NA, Woodburne RT(1957)The surgical anatomy pertaining to liver resection.Surg Gynecol Obstet 195:310–318

Goodman DA, Tiruchelvan V, Tabb DR(1995) 3D CT reconstruction in the surgical management of hepatic injuries.Ann R Coll Surg Engl 77:7–11

Hawighorst H, Schoenberg SO, Knopp MV (1999) Hepatic lesions: morphologic and functional characterization with multiphase breath-hold 3D gadolinium-enhanced MR angiography-initial results. Radiology 210:89–96

Healy JE(1970) Vascular anatomy of the liver. Ann NY Acad Sci 170:8–17

Healy JE, Schroy PC (1953) Anatomy of the biliary ducts within the human liver: analysis of prevailing pattern of branchings and major variations of the biliary ducts. Arch Surg 66:599–619

Heath DG, Soyer PA, Kuszyk BS(1995) Three-dimensional spiral CT during arterial portography: comparison of three rendering techniques.Radiographics 15:1001–1011

Henseler KP, Pozniak MA, Lee FT (2001) Three-dimensional CT angiography of spontaneous portosystemic shunts.Radiographics 21:691–704

Hirai T, Ohishi H, Yamada R (1998) Three-dimensional power Doppler sonography of tumor vascularity.Radiat Med 16;353–357

Horton KM, Fishman EK(1998) Paraumbilical vein in the cirrhotic patient: imaging with 3D CT angiography.Abdom Imaging 23: 404–408

Ito K, Blasbalg R, Hussain SM (2000) Portal vein and its tributaries: evaluation with thin section three-dimensional contrast-enhanced dynamic fat-suppressed MR imaging.Radiology 215:381–386

Johnson PT,Heath DG,Bliss DF(1996a) Thee dimensional CT:real-time interactive volume rendering.AJR 167:581–583

Johnson PT,Heath DG,Kuszyk BS(1996b) CT angiography with volume-rendering:advantages and applications in splanchnic vascular imaging.Radiology 200:564–568

Kopka L,Rodenwaldt J,Vosshenrich R(1999) Hepatic blood supply:comparison of optimized dual phase contrast-enhanced three-dimensional MR angiography and digital subtraction angiography.Radiology 211:51–58

Kuszyk BS,Heath DG,Ney DR(1995) CT angiography with volume rendering:image findings.AJR 165:445–448

Lavelle MT,Lee VS,Rofsky NM (2001) Dynamic contrast-enhanced three-dimensional MR imaging of liver parenchyma: source images and angiographic reconstructions to define hepatic arterial anatomy.Radiology 218:389–394

Lee VS,Lavelle MT,Rofsky NM (2000) Hepatic MR imaging with a dynamic contrast-enhanced isotropic volumetric interpolated breath-hold examination:feasibility,reproducibility,and technical quality.Radiology 215:365–372

Lencioni RA,Neri E,Caramella D (2000) Radiofrequency thermal ablation of liver malignancies:assessment of treatment outcome by volume-rendered spiral CT.Radiology 217:228

Liess H,Roth C,Umgelter A (1994) Improvements in volumetric quantification of circumscribed hepatic lesions by three-dimensional sonography.Z Gastroenterol 32:488–492

Linney AD, Deng J(1999) Three-dimensional morphometry in ultrasound.Proc Inst Mech Eng 213:235–245

Makuuchi M,Hasegawa H,Yamazaki S(1987) Four new hepatectomy procedures for resection of the right hepatic vein and preservation of the inferior right hepatic vein.Surg Gynecol Obstet 164:68–72

Michels N(1955) Blood supply and anatomy of the upper abdominal organs with a descriptive atlas.Lippincott,Philadelphia

Michels N (1996) Newer anatomy of the liver and its variant blood supply and collateral circulation.Am J Surg 112:337–347

Nelson TR,Pretorius DH(1998) Three-dimensional ultrasound imaging.Ultrasound Med Biol 24:1243–1270

Nghiem HV,Dimas CT,Mc Vicar JP (1999) Impact of double helical CT and three-di mensional CT arteriography on surgical planning for hepatic transplantation.Abdom Imaging 24:278–284

Okuda K,Benhamou JP (1991) Portal hypertension:clinical and physiological aspects. Springer,Berlin Heidelberg New York

Okumura A,Watanabe Y,Dohke M (1999) Contrast-enhanced three-dimensional MR portography.Radiographics 19:973–987

Ono N,Toyonaga A,Nishimura H(1997) Evaluation of magnetic resonance angiography on portosystemic collaterals in cirrhotic patients.Am J Gastroenterol 92:1515–1519

Park JH,Cha SH,Han JK (1990) Intrahepatic portosystemic venous shunt.AJR 155:527–528

Prince MR, Yucel EK, Kaufman JA (1993) Dynamic gadolinium-enhanced three-dimensional abdominal arteriography. J Magn Reson Imaging 3:877–881

Reimer P, Allkemper T, Matuszewski L (1999) Contrast-enhanced 3D-MRA of the upper abdomen with a bolus-injectable SPIO (SH U 555 A). J Magn Reson Imaging 10: 65–71

Rofsky NM, Lee VS, Laub G (1999) Abdominal MR imaging with a volumetric interpolated breath-hold examination. Radiology 212:876–884

Saddik D, Frazer C, Robins P (1999) Gadolinium-enhanced three-dimensional MR portal venography. AJR 19:973–987

Smith PA, Klein AS, Heath DG (1998) Dual-phase spiral CT angiography with volumetric 3D rendering for preoperative liver transplant evaluation: preliminary observations. J Comput Assist Tomogr 22:868–874

Soyer P, Roche A, Gad M (1991) Preoperative segmental localization of hepatic metastases: utility of three-dimensional CT during arterial portography. Radiology 180: 653–658

Soyer P, de Givry SC, Gueye C (1996a) Detection of focal hepatic lesions with MR imaging: prospective comparison of T2-weighted fast spin-echo with and without fat suppression, T2-weighted breath-hold fast spin-echo, and gadolinium chelate enhanced 3D gradient-recalled imaging. AJR 166:1115–1121

Soyer P, Dufresne AC, Somveille E (1996b) Focal nodular hyperplasia of the liver: assessment of hemodynamic and angioarchitectural patterns with gadolinium chelate-enhanced 3D spoiled gradient-recalled MRI and maximum intensity projection re formatted images. J Comput Assist Tomogr 20:898–904

Soyer P, Heath D, Bluemke DA (1996c) Three-dimensional helical CT of intrahepatic venous structures: comparison of three rendering techniques. J Comout Assisst Tomogr 20:122–127

Soyer P, Dufresne AC, Somveille E (1997) MR imaging of the liver: effect of portal hypertension on hepatic parenchymal enhancement using a gadolinium chelate. J Magn Reson Imaging 7:142–146

State A, Livingston MA, Garrett WF (1996) Technologies for augmented reality systems: realizing ultrasound-guided needle biopsies. Proceedings of SIGGRAPH'96. omput Graph 13:439–446

Taupitz M, Speidel A, Hamm B (1995) T2-weighted breath-hold MR imaging of the liver at 1.5T: results with a three-dimensional steady-state free precession sequence in 87 patients. Radiology 194: 439–446

Togo S, Shimada H, Kanemura E (1998) Usefulness of three-dimensional computed tomography for anatomic liver resection: sub-subsegmentectomy. Surgery 123:73–78

Uchida M, Ishibashi M, Abe T (1999) Three-dimensional imaging of liver tumors using helical CT during intravenous injection of contrast medium. J Comput Assist Tomogr 23:435–440

van Leeuwen MS, Fernandez MA, van Es HW

(1994a) Variations in venous and segmental anatomy of the liver: two and three-dimensional MR imaging in healthy volunteers. AJR 162:1337–1345

van Leeuwen MS, Noordzij J, Fernandez MA (1994b) Portal venous segmental anatomy of the right hemiliver: observations based on three-dimensional spiral CT renderings. AJR 163:1395–1404

van Leeuwen MS, Noordzij J, Hennipman A (1995) Planning for liver surgery using three dimensional imaging techniques. Eur J Cancer 31:1212–1215

Wigmore SJ, Redhead DN, Yan XJ (2001) Virtual hepatic resection using three-dimensional reconstruction of helical computed tomography angioportograms. Ann Surg 233:221–226

Winter TC Jr, Freeny PC, Nghiem HV (1995a) Hepatic arterial anatomy in transplantation candidates: evaluation with three-dimensional CT arteriography. Radiology 195:363–370

Winter TC Jr, Nghiem HV, Freeny PC (1995b) Hepatic arterial anatomy: demonstration of normal supply and vascular variants with three-dimensional CT angiography. Radiographics 15:771–780

Wolf GK, Lang H, Prokop M (1998) Volume measurements of localized hepatic lesions using three-dimensional sonography in comparison with three-dimensional computed tomography. Eur J Med Res 23:157–164

20 胆 道

PIERO BORASCHI, SIMONE LODOVIGI, GIUDITTA CAMPORI, ROBERTO GIGONI, EMANUELE NERI

目录

20.1 引言

胆道内镜外科学（endoscopic biliary surgery）的出现和MR胆胰管造影检查（magnetic resonance cholangiopancreatography, MRCP）技术的应用（MORIMOTO 等1992；HALL-CRAGGS 等 1993；ISHIZAKI 等 1993；GUIBAUD 等 1994；TAKEHARA 等1994；MACAULAY 等1995；BARISH 等1995；REINHOLD 等1995；REINHOLD 和BRET 1996；SOTO 等 1995a, b；BECKER 等 1997；BORASCHI 等1999a, b），使胆胰管成像技术再次引起人们的兴趣。

目前在评估胆管树的成像技术中，超声（US）和CT是最常应用的无创性检查方法，常用于检查有胆胰管系统症状和体征的病人。在很多情况下，尤其是在恶性胆管梗阻时，US和CT检查为进一步的治疗提供了必要的信息。

虽然这些成像方法对胆道梗阻的检出是敏感的，但是包括内镜逆行性胆胰管造影（endoscopic retrograde cholangiopancreatography, ERCP）和较少应用的经皮经肝胆管造影检查（percutaneous transhepatic cholangiography, PTC）在内的直接胆管造影，仍是显示胆道梗阻的存在、部位及病因的参考标准。ERCP的最大优势在于可获得无与伦比的分辨率和可在诊断同时进行治疗。然而，ERCP依赖于操作者的水平，而且有一定的并发症发生率（1%~7%）和死亡率（0.2%~1%）。胰腺炎、脓毒症、胆道出血、肠穿孔等并发症可威胁生命，并可能拖延甚至减少原发病变的治疗机会。因此，需要一种安全准确的诊断方法来替代诊断性ERCP，或者能用于那些ERCP失败或检查不完全的病人。

自1991年WALLNER 等提出MRCP以来，这种状况发生了变化。MRCP是一种绝对无创的成像方法，无需注射对比剂，结合了投影和断层成像技术的优势，通过数据采集和图像

P. BORASCHI, MD, R. GIGONI, MD
2nd Department of Radiology, Pisa University Hospital, Via Paradisa 2, 56124, Pisa, Italy
S. LODOVIGI, MD, G. Campori, MD, E. NERI, MD
Diagnostic and Interventional Radiology, Department of Oncology, Transplants and Advanced Technologies in Medicine, University of Pisa, Via Roma 67, 56100 Pisa, Italy

重建，在冠状面上以传统胆管造影的形式再现胆胰管系统的全貌。对于临床大多数需要胆胰管系统直接造影的病变来说，需要回答的主要问题是MRCP能否获得与ERCP相媲美的准确性。

20.2 MR胆胰管造影检查

MRCP已成为可靠评估胆管树和胰管系统的无创方法。由于成像序列的发展(半傅立叶快速采集弛豫增强)和相控阵线圈的使用，已使该技术可获得与ERCP相似的高质量图像，表现出明显的诊断潜力，在临床实践中已有效地应用于多种胆胰管疾病的诊断和评估中(REINHOLD 等1995；BECKER 等1997)。

很多作者报告了MRCP诊断胆总管结石的准确率与ERCP相当（GUIBAUD 等1994；BORASCHI 等1999b）。MRCP有助于恶性梗阻的确诊，对ERCP失败或检查不完全的病例很有帮助。MRCP对胆道术后改变的评价也有用，可显示胆道的各种先天异常(迷走胆管、胆总管囊肿、Caroli病、胰腺分裂)。另外，MRCP可同时显示胆囊，有助于发现结石或确定肿瘤性病变的存在和范围。

MRCP技术建立在不同脉冲序列采集的重T_2加权图像的基础上。因此，胆汁和胰液等静止液体的信号强度高，而实质脏器的信号强度低。两种特征相结合使高信号强度的胆汁和低信号强度的背景在MRCP上具有理想的影像对比。

稳态自由进动（steady-state free precession，SSFP）T_2加权梯度回波(GRE)序列是由WALLNER、MORIMOTO、HALL-CRAGGS 和ISHIZAKI 等最先应用的（WALLNER 等1991；MORIMOTO 等 1992；HALL-CRAGGS 等 1993；ISHIZAKI 等1993）。随后其他研究者将2D和3D重T_2加权快速自旋回波（fast spin echo，FSE)序列应用于MRCP(TAKEHARA 等1994；BARISH 等1995；REINHOLD 等1995；SOTO 等1995a，b；REINHOLD 和BRET 1996；BORASCHI 等1999a，b)。REINHOLD 等(1995)比较了2D FSE与3D SSFP脉冲序列，发现FSE序列对于胆管树和胰管的显示明显优于后者。最近研究报道了一种新的用于MRCP的重T_2加权序列，即半傅立叶快速采集弛豫增强(half-Fourier rapid acquisition relaxation enhancement，RARE)序列，应用或不应用图像重建均可评价胆胰管系统。该技术采集速度非常快，胆汁和尿液等低流速液体的信号非常亮(REGAN 等1996b；MIYAZAKI 等1996)。

20.3 图像处理技术

螺旋CT和MRCP的快速3D容积成像技术可用于胆道检查。容积采集与3D表面再现或容积再现(VR)技术相结合提供了一种研究胆道的无创方法。掌握肝段解剖和段间胆道的连接知识是有效处理胆道解剖复杂的病例(如先天异常、胆—肠吻合)的基本前提。3D成像技术还有助于在手术前获得精确的解剖评估。

一些研究者已经着手进行胆道系统3D重建的初步研究，他们利用CT胆管造影检查获得的数据组进行表面再现和VR，用于腹腔镜胆囊切除术的术前评估(KINAMI 等1999)。3D CT胆管造影术（Klein等1993；ZEMAN 等1995；FLEISCHMANN 等 1996；FURUKAWA 等1997；PRASSOPOULOS 等 1998；RAPTOPOULOS 等1998；KINAMI 等1999；SAJJAD 等1999)是在静脉内注入胆道对比剂(meglumine iotroxate)后行螺旋CT检查，用3D表面遮盖显示(SSD)的方法获得胆道的图像。这种技术也可通过经皮经肝胆管引流术的引流管注入胆道对比剂后完成。采用3mm层厚，1.7螺距，并在单次屏气内完成采集是最佳扫描方案的基本要求。ZEMAN 等(1995)已经报道了不使用胆道对比剂的3D螺旋CT胆道研究。

当无法利用MRI检查或MRI检查有禁忌时，或当MRCP图像不佳时，CT特别有用（实际上，CT胆管造影具有更高的空间分辨力，可更清楚地显示小胆管），但电离辐射、胆道对比剂的低利用率和碘对比剂的不良反应仍影响CT技术的广泛应用。多层螺旋CT胆管造影能提高该技术的潜力（NINO-MURCIA 等2001）。例如4层CT的扫描架旋转一周需0.5s，可获得4层图像，速度的提高能够实现常规应用很薄的准直获取高质量3D重建。

MRCP的应用引起胆胰管病变诊断方法的巨大变化。这项新的无创成像技术，其图像与ERCP、PTC，甚至CT胆管造影的图像相似，且无需注射对比剂。它的优点之一就是可以进行数据组的3D重建，从腔内、腔外两个不同的视点观察器官的解剖结构。

最大强度投影（MIP）、SSD、实时VR和多平面容积再现（MPVR）算法均可提供胆胰管的外部视图。而仿真内镜检查（VE）则可获得腔内视图。

20.3.1 最大强度投影和表面遮盖显示

在SSD算法中，通过设定Hounsfield密度/强度阈值，能够仅再现体素值≥阈值的组织。然后利用模拟的光源照射产生明暗不同的效果，模拟出一幅3D透视图像。SSD就像一个投影，只显示外表面，而内部的所有信息都被丢弃。

在MIP算法中，一组平行射线穿过一个3D内插数据矩阵，产生一幅投影图像，该图像中的任何像素都是射线在其穿行路径上遇到的具有最大密度/强度值的体素的投影。另外，类似的算法也可将像素设置为最小值，产生最小强度投影（MinIP）图像（RAPTOPOULOS 等1998）。

MIP和SSD提供了胆胰管树的整体解剖图，有助于对2D MRCP图像的解读（特别是对术后解剖、胆胰管系统的解剖变异和存在大的胆道肿瘤时）。

实际上，对于胆管癌和胆—肠吻合术后的病人，3D重建图像可显示肿瘤对胆总管和肝内胆管的侵犯并正确评估胆道系统的术后解剖。

然而，有些作者认为3D重建图像对胆管内小病变的显示有局限性，尤其对胆总管内小结石的检测（BORASCHI 等1996，1999b；CHAN 等1996；REGAN 等1996a；REINHOLD 和BRET 1996）。因此，细致观察2D冠状位和轴位图像对发现腔内小病变是非常重要的。如果腔内的充盈缺损完全被胆汁包绕，那么胆汁的更高信号强度会掩盖充盈缺损，使其在重建的MIP和SSD图像上消失（图20.1）。

20.3.2 容积再现

VR是3D显示胆胰管树解剖的新方法（WIELOPOLSKI 等1999；NERI 等2000；KONDO 等2001）。该方法可以同时显示一个容积内的不同解剖结构。使用模拟光源（即观察者的眼睛）产生光线穿过成像容积，根据光线被不同内容物衰减的程度为各个体素值赋予某些特征，如不透明度、颜色、亮度和光泽，生成一幅图像。VR的优点是可以提供出整个胆管树的路径图，但其在显示病变中的真正作用有待进一步的临床评价。我们发现该方法可用于对胆—肠吻合术后的随访（图20.2）（BORASCHI 等2000）。近来，除了可利用MIP重建的MR胆道造影评价胆总管结石外，也可用VR技术完成同样的评估（KONDO 等2001）。

20.3.3 MR和CT仿真胆管镜检查

VE是以3D的方式显示人体管腔内的结构。利用CT和MRI数据组的VE，已成功应用于结肠、血管、支气管树、中耳和内耳、脑脊液间隙、尿路和胆道等检查中（WOOD 等1998）。

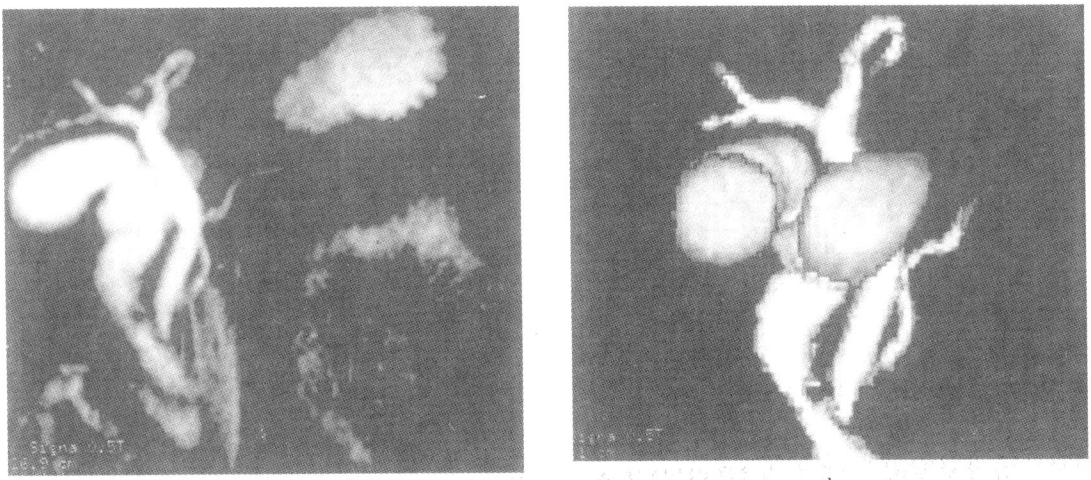

a b

图20.1a,b 胆总管远段小结石 MIP(a)和SSD(b)均未显示出结石

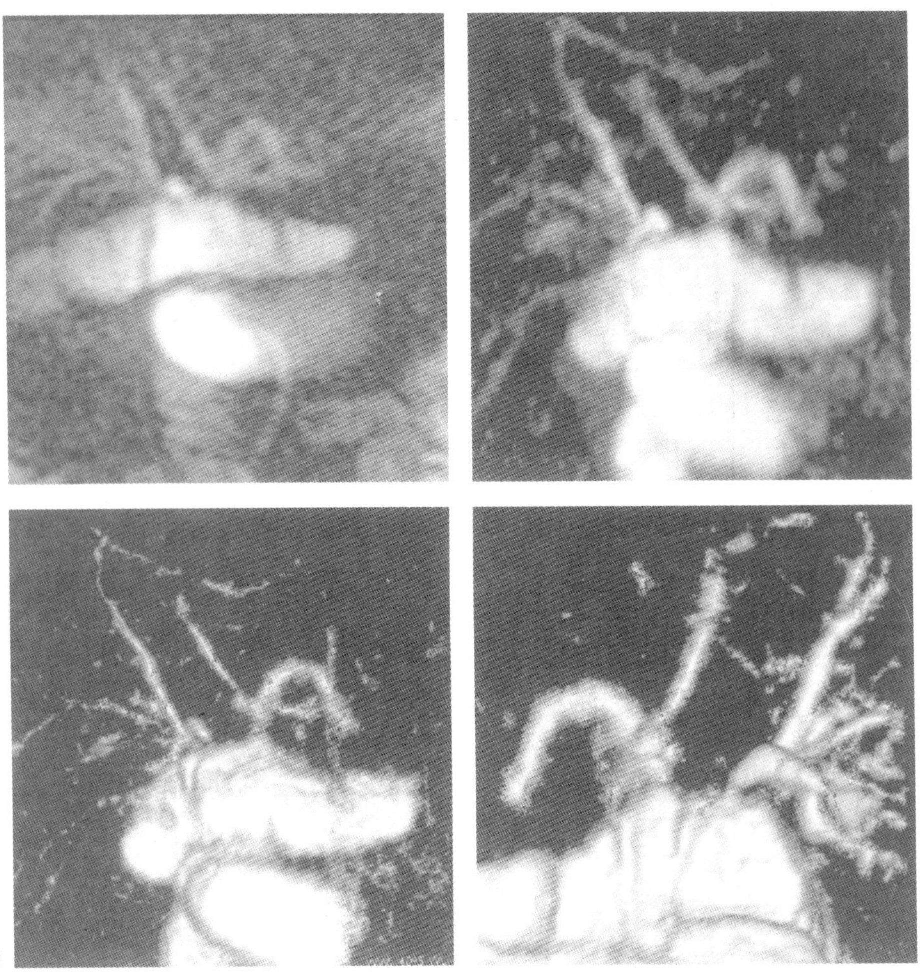

a b c d

图20.2a–d 胆一肠吻合术术后的女性病人,单次激发FSE采集(a)和冠状位MIP(b)显示双吻合口。MR VR的前面观(c)和后面观(d)清晰显示左、右肝管与空肠的吻合。该病例未发现并发症

纤维光导胆管镜探查胆管是一种相对较新但已成熟的方法，在胆管结石的诊断和治疗、良恶性病变的鉴别诊断和胆管恶性病变的分期中，均有重要应用价值(PICUS 1995；ROSSI 等1996)。

这项技术对操作者依赖性强、检查费用高、费时并可能发生并发症，如胆道出血(4.1%~12%)、胆管撕裂(2%)、菌血症、迷走神经反应、恶心、发热和腹泻等。此外，检查失败率也较高(PICUS 1995；ROSSI 等1996)。

一种基于表面再现或VR技术的新软件工具可模拟纤维内镜检查，该技术应用于胆管系统时称为仿真胆管镜检查（virtual cholangioscopy)(BORASCHI 等1997；NERI 等1997a，b，1999a-c；DUBNO 等1998；PRASSOPOULOS 等1998)。CT或MRI数据组的3D再现可获得胆胰管的腔内视图。

CT仿真胆胰管镜检查(virtual CT cholangiopancreatoscopy)（NERI 等 1997a；PRASSOPOULOS 等1998）是一种相对较新的技术，可以从管腔内观察胆总管（common bile duct，CBD)和胰管(pancreatic duct，PD)。对螺旋CT数据组应用VE表面算法重建，通过设定适当的阈值仅使界面的像素再现，即仅使腔内液体(胆汁、胰液)与周围软组织(CBD/PD管壁)界面处的像素显影。CT采集参数为120kVp，220~260mA，3mm准直，螺距1.3~1.7，单次屏气内采集，1~1.5mm重建间距。

DAVIS 等（1996）最先报道了VE技术在MRI数据组的应用，利用的是主动脉及其分支的MR血管成像(MRA)数据组。在MRA中血液呈高信号，代表主动脉的体素相应地表现为最亮的灰阶，因此，血管结构的体素容易被分割出来并进行VE重建。

MRCP图像与MRA图像特征相似，因此能够进行分割处理并产生内镜视图(BORASCHI 等 1997；NERI 等 1997b，1999b，c；DUBNO 等1998)。胆管(最亮的体素)与周围组织(最暗的体素）间良好的对比为MRCP数据组的分割提供了方便，因此，MR VE可以清晰显示胆管内的情况，尽管在有些情况下(如在无胆管扩张的正常人)，并没有很多亮信号的体素可供分割。

导航序列能够模拟穿行于CBD、肝管(hepatic duct，HD)、左肝管(left hepatic duct，LHD)右肝管(right hepatic duct，RHD)及其肝内分支、PD、胆囊管(cystic duct，CD)和胆囊内。所有这些解剖结构均表现为内表面光滑的管状结构。肝内胆管分支、LHD与RHD、PD与CBD、CD与CBD的汇合处也都能被显示。在上述结构中，CD和PD的内径较小，进行腔内观察最为困难。

最近，我们(NERI 等1999c)研究了MRCP图像中腔内病变的形式，可分为三种：腔内“息肉样”肿块、管腔狭窄和管腔闭塞。另外，我们还观察到穿透内壁的“空洞伪影(hole artefact)”，这是由于阈值选择不当导致错误分割产生的结果(图20.3)。

根据我们的资料，胆道结石主要表现为腔内息肉样肿块(85%)(图20.4)，推测这是胆道结石最常见的表现形式；但在少数病例中，当结石造成管腔明显狭窄时则仅能表现出管腔狭窄(10%)(图20.5)和闭塞(5%)。在

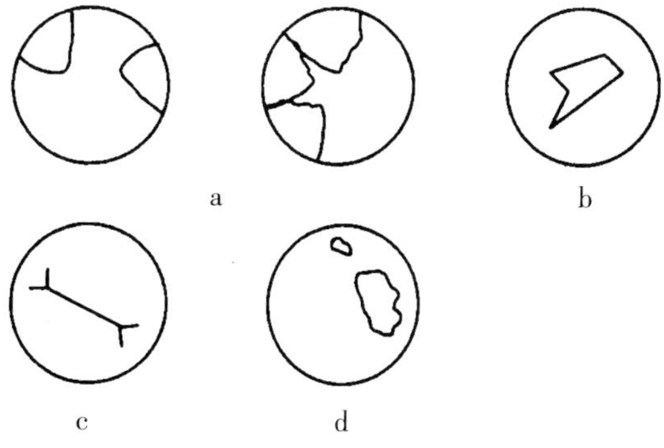

图20.3a–d MR VE的表现 (a)腔内肿块(单发、多发和成簇)；(b)管腔狭窄；(c)管腔闭塞；(d)内壁“空洞”

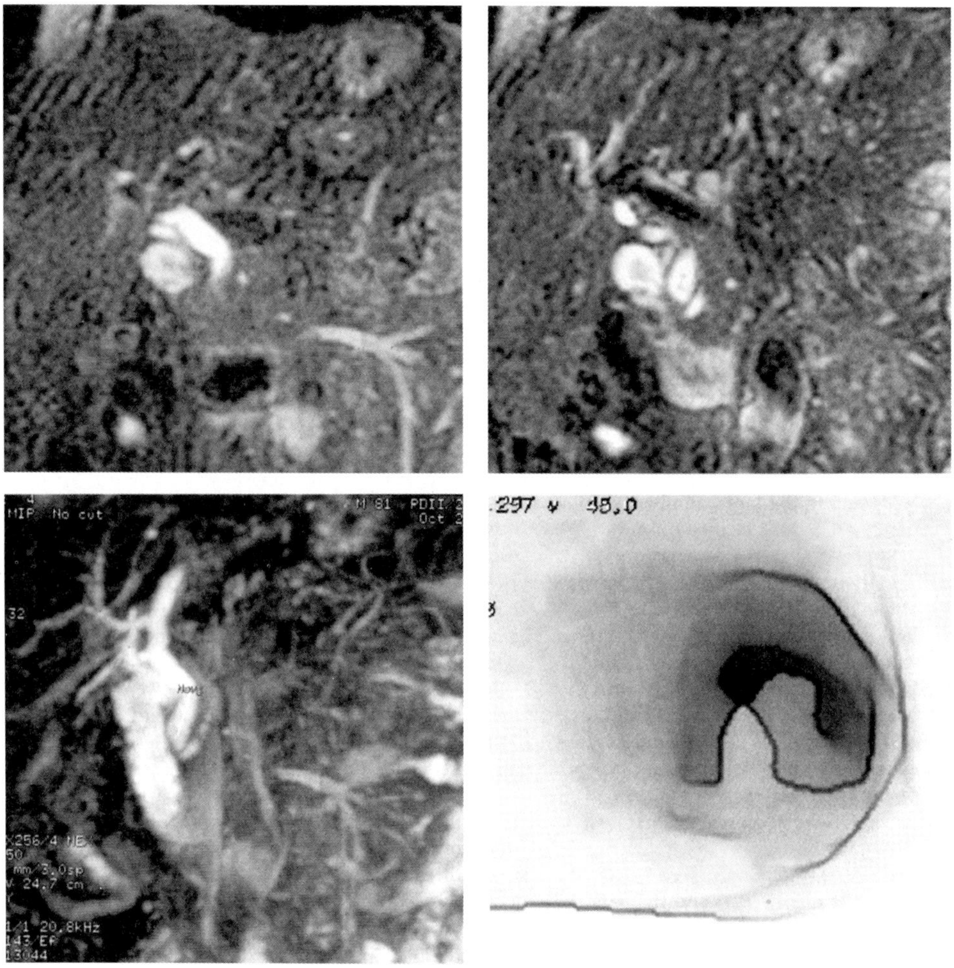

图20.4a–d 81岁男性，冠状位FSE T_2加权像(a，b)可疑胆总管远段小结石。MR胆管造影显示壶腹(c)，MR VE向壶腹方向观察见管腔内壁两个息肉样肿块(d)

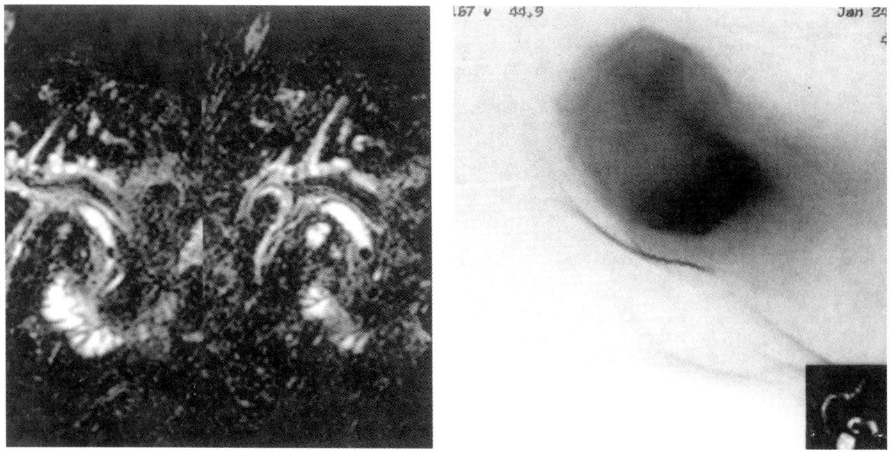

图20.5a，b MR胆管造影(a)显示CBD结石并引起胆管梗阻。用MR VE(b)观察壶腹，从腔内显示出CBD狭窄的类型，显示出剩余管腔的形态

这些病例中，由于管腔内没有足够的代表腔内胆汁的体素，所以显示不出息肉样的形态。

在其余的病例中，胆道病变仅能解读为狭窄或闭塞（图20.6），不能观察到腔内病变的形态学表现。这说明MR VE不能显示管腔受累的原因，而只能提供管腔受累的信息（敏感性高，特异性低）。在炎性壶腹狭窄病人中，管腔狭窄和闭塞的发生率相等，而在胆管癌

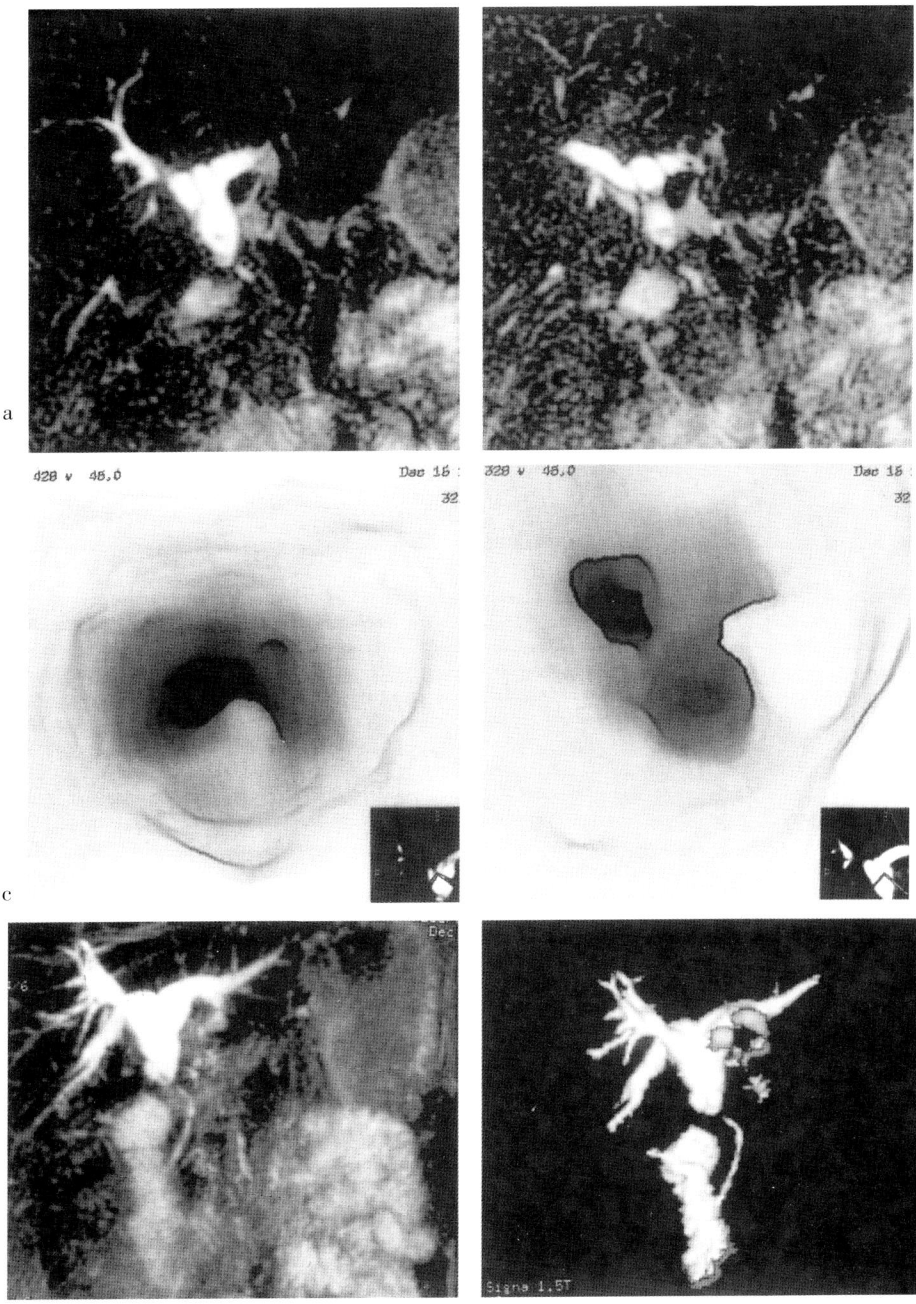

图20.6a–f 常位肝移植术后7个月的年轻女性。冠状位MR胆管造影（a，b）显示吻合口狭窄和吻合口近侧扩张的胆管内的小充盈缺损。MR VE（c，d）在头足方向上显示胆管吻合口，证实了小结石的存在，显示出管腔阻塞的类型和残留的胆囊管。MIP（e）和SSD（f）重建均不能显示结石

和胰腺肿瘤病人中,管腔闭塞最常见。

为了评估MR仿真胆管镜检查在临床中的应用价值，我们对MRCP联合VE检查是否可以提高无创检出CBD结石进行了研究(NERI 等1999c)。VE特别有助于发现小的CBD结石(直径<5mm)。VE作为MRCP的一种补充检查可提高CBD结石的检出。但仅靠VE本身并不能提供任何有关病变特征的信息。观察者可将光标定位于VE视图中的感兴趣表面，交互地、实时地获得光标处的多平面MR图像或3D重建,这样能克服该缺点。通过这种方式显示出病变的异常T_2信号。这种新的联合方法利用了VE更容易发现病变的优点,然后用标准MR图像显示出病变的信号特性,能准确辨认出CBD结石(信号缺失)。

20.4 结论

在大多数病例中,3D成像并不能为MR-CP增加信息量，但相对于断面解剖而言,它的主要优势是通过不同的再现方式将数据转变为临床医生更熟悉的表现形式。

2D源图像与3D腔内、外视图的联合应用提高了MRCP诊断胆道疾病的潜力。

参考文献

Barish MA,Yucel EK,Soto JA (1995) MR cholangiopancreatography:efficacy of three-dimensional turbo spin-echo technique. AJR 165:295-300

Becker CD,Grossholz M,Mentha G(1997) MR cholangiopancreatography:technique,potential indications and diagnostic features of benign,postoperative and malignant conditions.Eur Radiol 7:865-874

Boraschi P,Braccini G,Geloni M (1996) MR cholangiopancreatography:two-dimensional fast spin-echo imaging versus 3D MIP reconstructions.Radiology 201:S501

Boraschi P,Neri E,Caramella D (1997) MR cholangioscopy.15th Euro PACS annual meeting Pisa(Italy),25-27 Sept 1997,pp 75-78

Boraschi P,Braccini G,Gigoni R (1999a) MR cholangiopancreatography:value of axial and coronal fast spin echo fat-suppressed T2-weighted sequences.Eur J Radiol 32: 171-181

Boraschi P,Neri E,Braccini G, (1999b) Choledocolithiasis:diagnostic accuracy of MR cholangiopancreatography. Three-year experience. Magn Reson Imaging 17: 1245-1253

Boraschi P,Neri E,Gigoni R (2000) MR volume-rendering of bilio-enteric anastomoses.Radiology 217:S667

Chan Y,Chan ACW,Lam WWM (1996) Choledocholithiasis:comparison of MR cholan giography and endoscopic retrograde cholangiography.Radiology 200:85-89

Davis CP,Ladd ME,Romanowski BJ (1996) Human aorta:preliminary results with virtual endoscopy based on three-dimensional MR imaging data sets.Radiology 199:37-40

Dubno B,Debatin JF,Luboldt W (1998) Virtual MR cholangiography.AJR 171:1547-1550

Fleischmann D,Ringl H,Schofl R (1996) Three-dimensional spiral CT cholangiography in patients with suspected obstructive biliary disease:comparison with endoscopic retrograde cholangiography.Radiology 198:861–868

Furukawa H,Sano K,Kosuge T (1997) Analysis of biliary drainage in the caudate lobe of the liver:comparison of three-dimensional CT cholangiography and rotating cine cholangiography.Radiology.204:113–117

Guibaud L,Bret PM,Reinhold C(1994) Diagnosis of choledocholithiasis:value of MR cholangiography.AJR 163:847–850

Hall-Craggs MA,Allen CM,Owens CM(1993) MR cholangiography:clinical evaluation in 40 cases.Radiology 189:423–427

Ishizaki Y,Wakayama T,Okada Y(1993)Magnetic resonance cholangiography for evaluation of obstructive jaundice.Am J Gastroenterol 88:2072–2077

Kinami S,Yao T,Kurachi M(1999)Clinical evaluation of 3D-CT cholangiography for preoperative examination in laparoscopic cholecystectomy.J Gastroenterol 34:111–118

Klein HM,Wein B,Truong S(1993) Computed tomographic cholangiography using spiral CT scanning and 3D image processing.Br J Radiol 66:762–767

Kondo H,Kanematsu M,Stiratori Y(2001) MR cholangiography with volume rendering: receiver operating characteristics curve analysis in patients with choledocholithiasis.AJR 176:1183–1189

Macaulay SE,Schulte SJ,Sekijma JH(1995) Evaluation of a non-breath-hold MR cholangiography technique.Radiology 196: 227–232

Miyazaki T,Yamashita Y,Tsuchigame T(1996) MR cholangiopancreatography using HASTE (half-Fourier acquisition single-shot turbo spin-echo)sequences.AJR 166:1297–1303

Morimoto K,Shimoi M,Shirakawa T(1992) Biliary obstruction:evaluation with three-dimensional MR cholangiography.Radiology 183:578–580

Neri E,Caramella D,Bartolozzi C (1997a) Spiral CT,three-dimensional reconstructions and virtual endoscopy of the biliary tract.Eur Radiol 7[Suppl 1]:311

Neri E,Boraschi P,Braccini G(1997b) Virtual endoscopy (VE) of the pancreaticobiliary tract with perspective surface rendering on MRCP data sets.Radiology 205:689

Neri E,Boraschi P,Braccini G (1999a) MR virtual endoscopy of the pancreaticobiliary tract:a feasible technique? Abdom Imaging 24:289–291

Neri E,Boraschi P,Braccini G (1999b) MR virtual endoscopy of the pancreaticobiliary tract.Magn Reson Imaging 17:59–67

Neri E,Caramella D,Boraschi P, (1999c) Magnetic resonance virtual endoscopy of the common bile duct stones.Surg Endosc 13:632–633

Neri E,Boraschi P,Caramella D(2000)Real-time volume rendering of MRCP:clinical applications.MAGMA 10:35–42

Nino-Murcia M,Jeffrey RB,Beaulieu CF(2001) Multidetector CT of the pancreas and bile duct system:value of curved planar reformations.AJR 176:689–693

Picus D (1995) Percutaneous biliary endoscopy.J Vasc Interv Radiol 6:303–310

Prassopoulos P,Raptopoulos V,Chuttani R(1998) Development of virtual CT cholangiopancreatoscopy.Radiology 209:570–574

Raptopoulos V,Prassopoulos P,Chuttani R (1998) Multiplanar CT pancreatography and distal cholangiography with minimum intensity projections.Radiology 207:317–324

Regan F,Fradin J,Khazan R(1996a) Choledocholithiasis:evaluation with MR cholangiography,AJR 167:1441–1445

Regan F,Smith D,Khazan R (1996b) MR cholangiography in biliary obstruction using half-Fourier acquisition.J Comput Assist Tomogr 20:627–632

Reinhold C,Bret PM (1996) Current status of MR cholangiopancreatography.AJR 166:1285–1295

Reinhold C,Guibaud L,Genin G (1995) MR cholangiopancreatography:comparison between two-dimensional fast spin-echo and three-dimensional gradient-echo pulse sequences.J Magn Reson Imaging 4:379–384

Rossi P,Bezzi M,Fiocca F(1996)Percutaneous cholangioscopy.Semin Interv Radiol 13:185–193

Sajjad Z,Oxtoby J,West D (1999)Biliary imaging by spiral CT cholangiography-a retrospective analysis.Br J Radiol 72:149–152

Soto JA,Barish MA,Yucel EK (1995a)MR cholangiopancreatography:findings on 3D fast spin-echo imaging. AJR 165:1397–1401

Soto JA,Barish MA,Yucel EK(1995b)Pancreatic duct:MR cholangiopancreatography with a three-dimensional fast spin-echo technique.Radiology 196:459–464

Takehara Y,Ichijo K,Tooyama N (1994) Breath-hold MR cholangiopancreatography with a long-echo-train fast spin-echo sequence and a surface coil in chronic pancreatitis.Radiology 192:73–78

Wielopolski PA,Gaa J,Wielopolski DR(1999) Breath-hold MR cholangiopancreatography with three-dimensional,segmented,echoplanar imaging and volume rendering.Radiology 210:247–252

Wallner BK,Schumacher KA,Weidenmaier W (1991)Dilated biliary tract:evaluation with MR cholangiography with a T2-weighted contrast-enhanced fast sequence.Radiology 181:805–808

Wood BJ,O'Malley ME,Hahn PF(1998)Virtual endoscopy of the gastrointestinal system outside the colon.AJR 171:1367–1372

Zeman RK,Berman PM,Silverman PM(1995) Biliary tract:three-dimensional helical CT without cholangiographic contrast material.Radiology 196:865–867

21 上泌尿道

EMANUELE NERI, PIERO BORASCHI,
SIMONE LODOVIGI, GIUDITTA CAMPORI

目录

21.1 肾脏和上泌尿道的3D成像：CT和MRI

图像处理和3D显示技术的新进展提高了影像学对肾脏和上泌尿道进行研究的能力，螺旋CT和MRI已成为准确评价肾脏和上泌尿道解剖和病理的重要技术。理想的成像方法应该可以同时评价肾实质和泌尿道。然而，CT和MRI间的竞争至今仍在继续：螺旋CT仍然是肾实质检查的优先选用方法，而MRI则在泌尿道检查中具有重要作用。检查肾脏和泌尿道需要用专门的成像技术显示其解剖结构。

单层和多层螺旋CT是检查肾实质的最佳方式（FISHMAN 2000；LEE 等2001），应该进行三期扫描（ROY 2000）。与其他需要进行3D重建的检查方式一样，不应口服对比剂，以避免伪影。单层螺旋CT扫描采用3mm或5mm准直、不同螺距和1~2.5mm重建间距。多层螺旋CT（注：此处指4层螺旋CT，下同。）扫描的准直可减至1mm，X线管每旋转一周能扫描4层。例如，单层螺旋CT扫描肾脏，准直为3mm、螺距为 2（6mm/s），25s扫描范围为150mm；而多层螺旋CT，准直为1.25mm、螺距为6（15mm/s），25s扫描范围可达375mm。因此，多排探测器CT技术的优点可归纳为：能在较短时间内完成较大范围的扫描覆盖，准直薄，可优化对比剂的利用和对病人的配合要求较少（FISHMAN 2000）。

三期扫描的初期扫描是平扫，可以对肾脏可疑肿物进行定位，并可显示钙化灶（或结石）和脂肪性病变。静脉注射对比剂后（3~5ml/s，130~180ml）采集动脉期图像（需计算延迟时间使血管的强化程度最高），通常在注射对比剂后30s进行扫描，可显示肾脏动脉系统和肾皮质的强化。在注射对比剂后约90~100s采集肾实质期，扫描参数与初期扫描相同，可显示整个肾实质和局部病变。另外，可

E.NERI, MD, S.LODOVIGI, MD; G.CAMPORI, MD
Diagnostic and Interventional Radiology, Department of Oncology, Transplants, and Advanced Technologies in Medicine, University of Pisa, Via Roma 67, 56100, Pisa, Italy
P.BORASCHI, MD
2nd Department of Radiology, Pisa University Hospital, Via Paradisa 2, 56124, Pisa, Italy

增加第四次的延迟扫描（注射对比剂后5min），以尿路造影的形式显示集合系统、输尿管和膀胱(ZEMAN 1996)。

除CT外，上泌尿道的检查还建议采用MR尿路造影(MR urography,MRU),它能够投影显示整个泌尿道的情况。泌尿道MRI分为平扫和钆(Gd)对比剂增强两种。平扫的方法是采用快速自旋回波(FSE)或半傅立叶采集单次激发FSE以及类似序列获取重T_2加权像,称为水成像技术,无需对比剂,适用于尿路梗阻的病人(ROY 1994;ROTHPEARL 1995;O'MALLEY 1997;LOUCA 1999;CATALANO 1999)。Gd对比剂增强的方法则采用T_1加权梯度回波(GRE)序列显示泌尿道的形态及功能(NOLTE-ERNSTING 1998,1999)。

MRU采用非屏气冠状位2D重T_2加权FSE序列,加上脂肪抑制和呼吸门控。成像参数:TR/TE7000ms~18000ms/253ms；回波链长度32;层厚3mm,无间隔;扫描时间为5~7min。

21.2 3D图像处理技术

目前最新水平的肾脏和上泌尿道3D成像是由螺旋CT扫描,尤其是多层扫描技术实现的。4层扫描机X线管旋转一周的时间为0.5s，速度的提高实现了常规应用极薄准直和高质量的3D重建(MCTAVISH 2000)。

容积采集技术与3D表面再现和容积再现(VR)技术的结合,成为一种无创检查上泌尿道的方法。

一些研究者利用MRU数据组进行了集合系统表面再现3D重建的初步研究(NOLTE-ERNSTING 1999;NERI 等2000)。应用肾脏CT的3D VR评价肾脏肿瘤(COLL 1999)、肾移植供体(DACHMAN 等1998)和泌尿道先天变异(FARRES 等1998)的研究也已有报道,目的是在术前准确评估解剖。

脏器腔内、外的情况均可通过3D重建进行观察。最大强度投影(MIP)、表面遮盖显示(SSD)、VR和多平面容积重建(MPVR)可以显示肾脏和上泌尿道的外部情况,而MRU和螺旋CT肾实质期的仿真内镜检查(VE)则可显示上泌尿道的腔内情况。

21.3 3D成像在病变检查中的作用

螺旋CT和/或MRI可以很好地显示肾脏的非血管性病变。螺旋CT和MRI的后处理技术可为解决解剖方面的疑难问题提供帮助。目前,3D成像的应用潜力包括无创检查先天变异、术前评价肾移植供体、发现结石和肿瘤术前计划的制定。

21.3.1 先天变异/肾脏供体

准确了解肾脏解剖，特别是被移植肾脏的解剖,是术前评估的基本内容。此外,了解动脉变异的存在可能对高血压病人的术中处理有意义。因此,CT血管造影(CTA)在术前诊断研究中具有重要作用。仔细观察源轴位图像(native axial image)仍是评价肾脏大小、形态、增强前后肾实质情况和发现动、静脉变异(如副肾动脉和/或静脉、分支过早)或少见的先天性输尿管变异（如输尿管肾盂移行处梗阻、双输尿管)的最好方法。虽然2D(多平面重建/冠状面MIP)和3D(SSD,VR)技术几乎不能增加信息量使治疗方案发生改变，但可以从不同视角观察解剖，不必在想象中对轴位图像进行3D重建——这正是外科医生所希望的(图21.1)。

21.3.2 结石

螺旋CT在可疑泌尿道结石诊断中的作用越来越重要。单次屏气下的全腹高分辨力CT扫描可显示泌尿道的钙化灶。对于钙化灶定位困难的病例，需要静脉内应用对比剂使整个泌尿道显影，以鉴别肾盂结石和动脉系

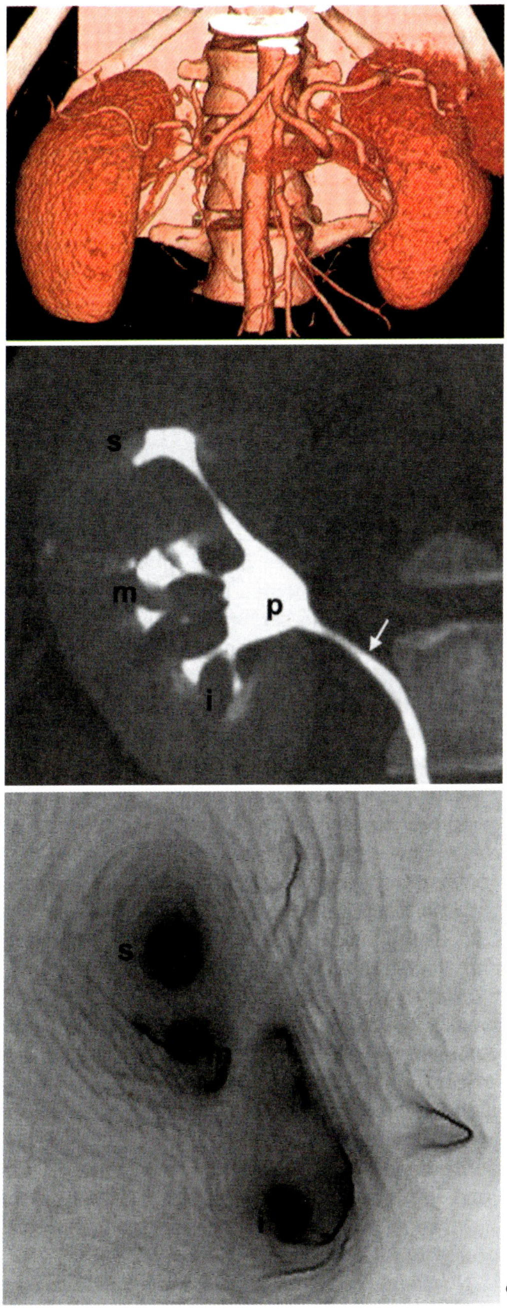

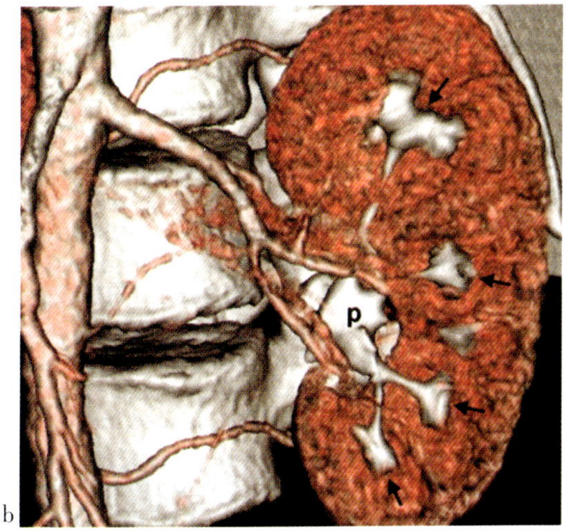

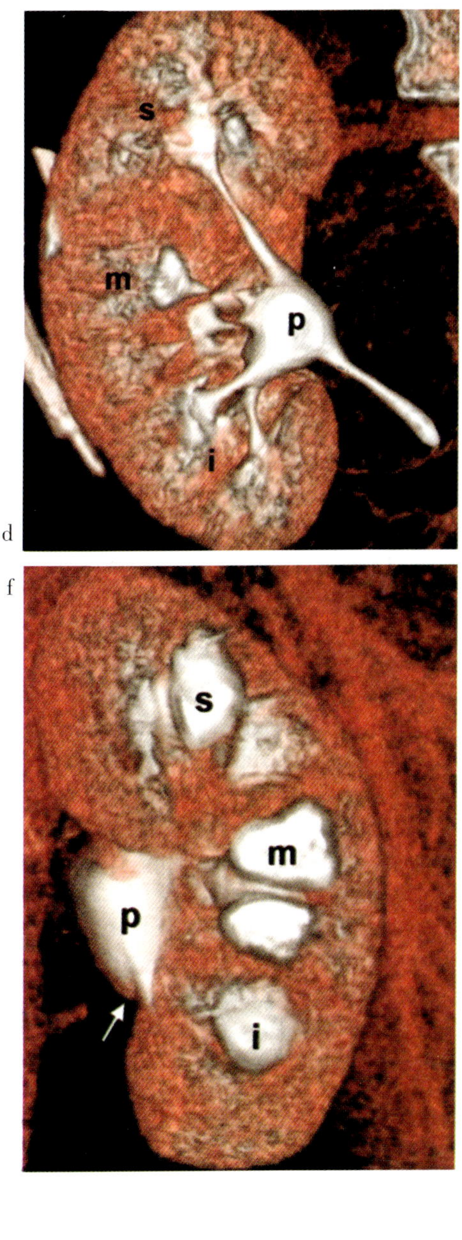

图21.1.a–f 肾脏的多层螺旋CT检查 **a** VR(全景图)显示腹主动脉、腹腔干、肠系膜上动脉、肾动脉和两肾。**b** 左肾动脉的VR清晰显示包括肾门水平在内的血管全程，肾盏(箭)和肾盂(*p*)有轻度强化。**c** 增强晚期，肾脏的MIP(后面观)显示上泌尿道的形态。(*s*)上盏，(*m*)中盏，(*i*)下盏，(*p*)肾盂。(箭)输尿管。**d** 同一数据组的VR透视图。**e** 肾盂的VE显示肾盏进入肾盂的开口。**f** 肾盂输尿管移行部狭窄(箭)导致肾盂积水的病人，VR显示整个上泌尿道的明显扩张

统的钙化斑块。如果准备行结石手术,则还需通过螺旋CT了解肾实质和肾动脉的情况,因为副肾动脉和肾脏畸形的存在会增加手术的难度。

VR是检查肾动脉的理想方法。如本书其他章节所述，典型的MIP可提供动脉系统的投影图像,但难以显示其深度和毗邻关系,因此有一定的局限性。VR可以克服这种局限性,在一幅图像中显示肾门区的肾动脉分支、泌尿道和肾实质。由于VR能快速产生3D显示,因此还适用于急症(如肾绞痛)。

21.3.3 肿瘤

三期螺旋CT的3D VR是术前评价肾脏肿瘤(位置、范围)和整体解剖关系(与邻近血管结构和集合系统的关系)的有用工具,有助于在术中最大限度地保留肾实质（不损伤肾单位的手术）并尽量减少缺血性损伤或术中出血等并发症的发生（COLL 1999),(图21.2)。该技术可在单次无创检查中显示复杂的肾脏解剖，在经选择的病例可避免术前血管造影检查(FISHMAN 2000)。

21.4 上泌尿道仿真内镜检查

通过专用软件对CT/MR图像进行3D重建产生表面再现或VR的腔内图像,可模拟纤维内镜的透视图。使泌尿道扩张是利用MRU 数据组产生VE的必要条件,因为输尿管和肾盂的扩张可以增加亮体素的数量,VE利用这些体素进行管腔的3D重建,为内镜提供虚拟的漫游空间。利用CT数据组的VE需要对比剂满意地充盈上泌尿道,即使正常人也是如此(图21.1)。而MRU数据组的 VE则使用或不使用Gd对比剂均可（NOLTE-ERNSTING 1999;NERI等2000)。

利用MRI数据组的 VE已经应用于血管、胆道、结肠和脑室的研究,取得了初步经验。我们对26例病人进行了研究,其中包括肾盂、肾盏和/或输尿管肿瘤(n=9)、输尿管结石(n=8)、肾盂输尿管移行处狭窄(n=4)、术后纤维性狭窄（n=3）和输尿管腰段的外压性病变(n=2)。全部病例的MRU检查采用2D冠状位重T_2加权FSE序列脂肪抑制成像,采用呼吸门控技术,无需屏气。

用一种联合显示方式,同时显示VE图像和MR源图像，使VE视点能与相应的冠状位源图像相联系。所有输尿管梗阻侧的肾盂和肾盏都可以通过VE显示。从肾盂输尿管移行部到输尿管梗阻部位,VE可观察管径不小于5mm的输尿管。11例病例(43%)还显示了对侧部分输尿管,并能在肾盏、肾盂及近段输尿管内进行漫游。泌尿道扩张是产生内镜视图的必要条件，而大多数病变表现为管腔闭塞。

输尿管肿瘤性病变表现为腔内肿块,VE可以显示其在腔内的表现、形态、相对于肾盏的位置和累及的范围。

参考文献

Catalano C（1999）MR pyelography and conventional MR imaging in urinary tract obstruction.Acta Radiol 40:198-202

Coll DM（1999）Three-dimensional volume rendered computerized tomography for preoperative evaluation and intraoperative treatment of patients undergoing nephron sparing surgery.J Urol 161:1097-1102

Dachman AH,Newmark GM,Mitchell MT (1998) Helical CT examination of potential kidney donors.AJR 171:193-200

Farres MT,Pedron P,Gattegno B(1998) Heli-

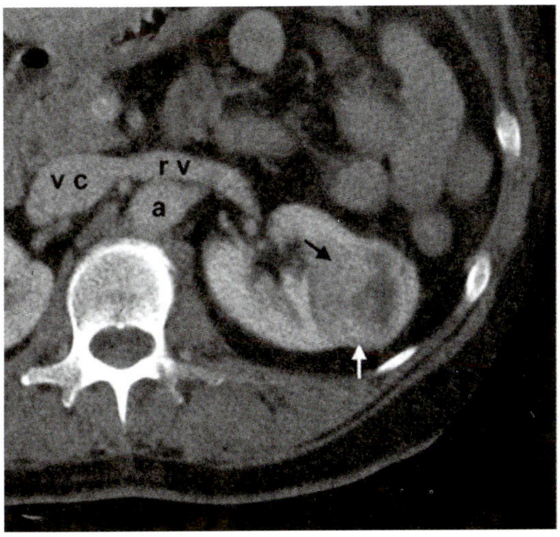

a

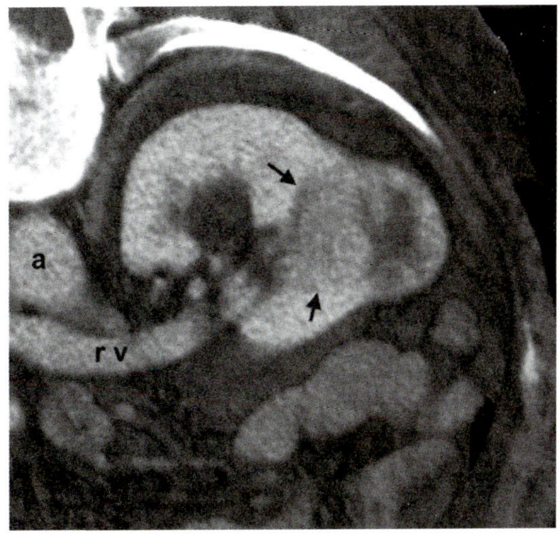

b

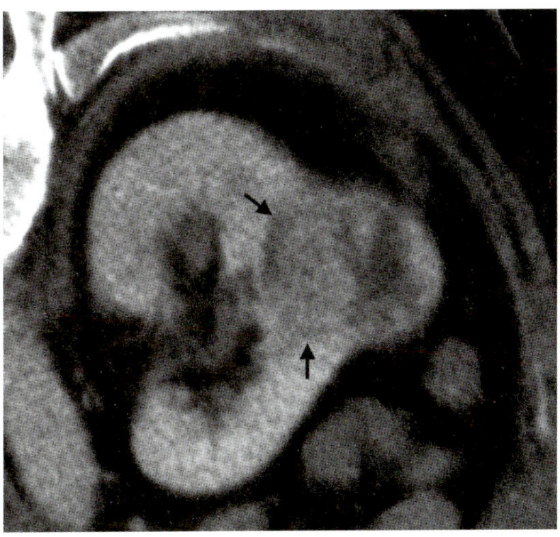

c

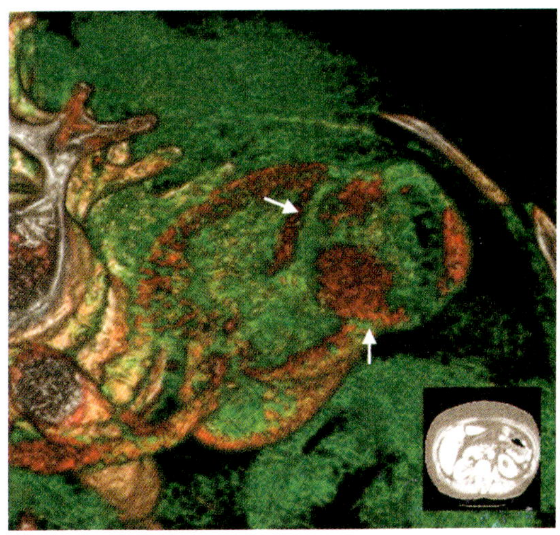

d

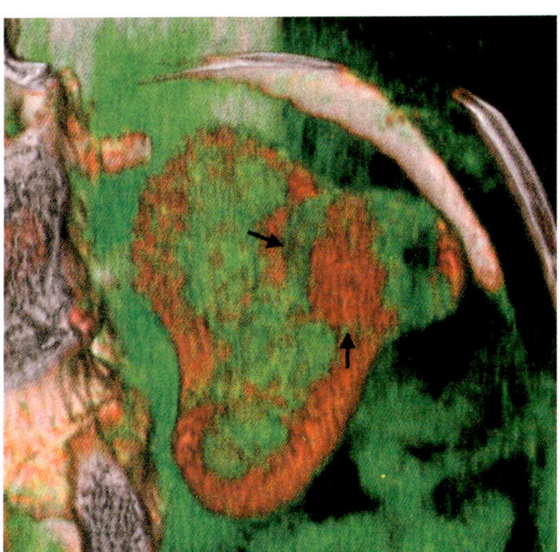

e

图21.2a–e 肾脏肿瘤的单层螺旋CT检查 **a** 对比增强检查静脉期显示左肾肿块，边缘明显强化，中间为低密度坏死区（箭）。（*vc*）下腔静脉，（*a*）主动脉，（*rv*）肾静脉。**b VR** 清晰显示肿瘤与正常肾实质的界线（箭）和与肾静脉的关系。（*a*）主动脉。**c** 同一**VR**的冠状位投影。**d** 彩色编码**VR**可更有效地显示肿瘤的边界（箭）和病变的结构；红色代表肿瘤摄取对比剂的部分，绿色代表坏死部分。**e** 同一**VR**的冠状位投影

cal CT of the ureteropelvic junction obstruction: accuracy in detection of crossing vessels. J Comput Assist Tomogr 22: 300–303

Fishman EK (2000) Multidetector CT with 3D angiography: applications in the evaluation of renal pathology. Radiology 217: S633

Lee CT, Hilton S, Russo P (2001) Renal mass within a horseshoe kidney: preoperative evaluation with three-dimensional helical computed tomography. Urology 57: 168

Louca G (1999) MR urography in the diagnosis of urinary tract obstruction. Eur Urol 35: 102–108

McTavish JD (2000) Mutidetector CT urography: amalysis of techniques and comparison with IVU. Radiology 217: S225

Neri E, Boraschi P, Braccini G (2000) MR virtual endoscopy of the upper urinary tract. AJR 1775: 1696–1702

Nolte-Ernsting CC (1998) Gadolinium-enhanced excretory MR urography after low-dose diuretic injection: comparison with conventional excretory urography. Radiology 209: 147–157

Nolte-Ernsting CC (1999) MR virtual ureterorenoscopy of the upper urinary tract. Rofo Fortschr Geb Rontgenstr Neuen Bildgeb Verfahr 170: 550–556

O'Malley ME (1997) MR urography: evaluation of a three-dimensional fast spin-echo technique in patients with hydronephrosis. AJR 168: 387–392

Rothpearl A (1995) MR urography: technique and application. Radiology 194: 125–130

Roy C (1994) Evaluation of RARE-MR urography in the assessment of ureterohydronephrosis. J Comput Assist Tomogr 18: 601–608

Roy C (2000) Helical CT of urinary tract: clinical applications. J Radiol 81 [Suppl 9]: 1071–1081

Zeman RK (1996) Helical CT of renal masses: the value of delayed scans. AJR 167: 771–776

22 下泌尿道

ANDREAS G.SCHREYER

目录

22.1 引言

膀胱癌是最常见的泌尿道恶性肿瘤之一，男性膀胱癌占全身恶性肿瘤的7%，女性占4%(PARKER 1997)。在美国，每年新确诊的膀胱癌病例超过50000例，其中男性病例中60岁以上者占多数（CARSON 1979；LYNCH和COHEN 1995；PARKER 1997）。95%的膀胱癌属于移行细胞癌，其余包括鳞癌、腺鳞癌和少见的肉瘤。70%的膀胱移行细胞癌是部位表浅的乳头状肿瘤（RIFE 1979；MESSING 1995）。仅5%的乳头状肿瘤病人在确诊后5年内死亡；但50%的病人将发生新的膀胱肿瘤，多为同样低级别的表浅型癌（PROUT 1992），因此许多病人需每隔3~6个月行膀胱镜复查。另外30%的膀胱移行细胞癌呈浸润性生长，这类病人多采用手术切除、化疗或两者相结合的治疗方法。

膀胱癌的早期诊断是成功治疗和取得良好预后的前提，尤其是对那些非浸润性生长的肿瘤。镜下血尿通常由尿常规或尿液试纸(urine dipstick)检测出来，但其中由膀胱癌引起的占不到5%(WOOLHANDLER 1989)。因此，发现血尿后通常还需要进行尿液细胞学检查、静脉尿路造影检查，评估肾脏和输尿管，以及膀胱镜检查以发现膀胱内肿块。

在传统纤维膀胱镜检查中，病人取截石位，在局麻或全麻状态下经尿道将内镜插入膀胱。泌尿科医生操纵内镜观察膀胱壁内表面，一旦发现肿瘤，即可通过内镜取得组织标本进行活检或引导治疗，如切除或电灼术。据统计，传统膀胱镜检查对膀胱肿瘤的敏感性达87%。然而刚性的膀胱镜对膀胱颈、膀胱憩室内结构和膀胱壁小梁深在部位的检查有局限性(RIFE 1979)。此外，因为传统膀胱镜检查只能观察到膀胱内表面，所以除非做活检否则无法了解肿瘤向膀胱壁内和膀胱外侵犯的范围。除了检查过程中的不舒适之外，5%~10%的受检者还会继发尿路感染。

使用无创或微创性检查方法对血尿病人进行筛查很有益，因为仅有5%的血尿是由膀胱癌引起的。此外，那些表浅型膀胱癌病人也

A.G.SCHREYER, MD
Department of Radiology, University Hospital Regensburg, Franz-Josef-Strauss Allee 11, 93053 Regensburg, Germany

需要一种更好的复查方法来替代膀胱镜检查。

仿真内镜检查(VE)是一种新的放射学成像方法，可将CT或MRI的容积断层数据组显示为一个更易理解的3D模型(图22.1)。利用一些数学算法还可以模拟出真实内镜光学

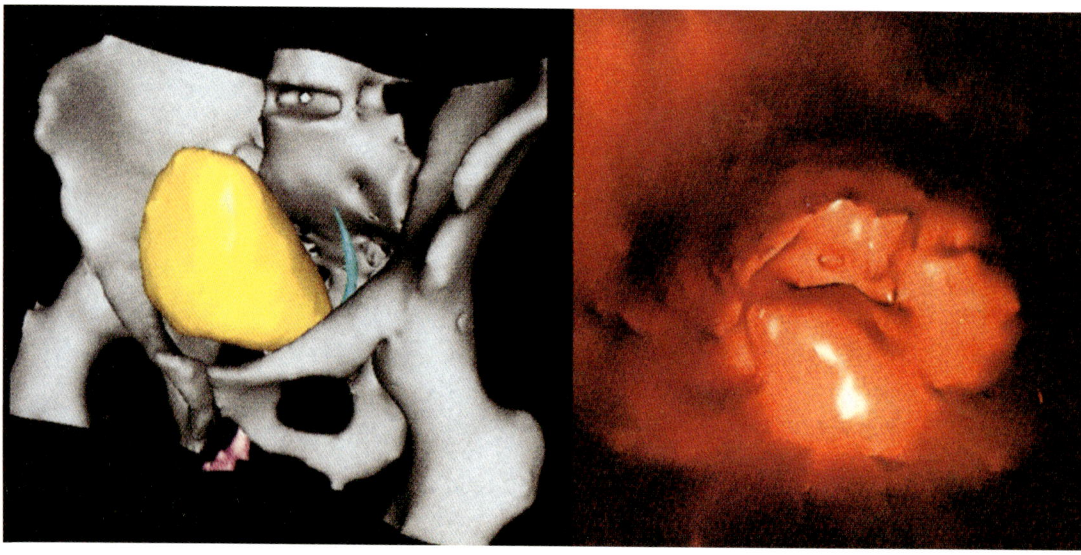

图22.1 左:膀胱3D重建的外部视图。右:"仿真内镜检查"显示出膀胱肿瘤。[本图像由Andreas G. Schreyer医学博士利用"Slicer"软件(www.slicer.org)制作,SPL(手术计划实验室),Brigham妇科医院,哈佛医学院,波士顿,马萨诸塞州,美国]

透镜产生的失真。在这种新型显示技术中,经常被讨论和应用的是仿真结肠镜检查,由VINING于1996年首次提出。

膀胱看来似乎也是应用VE的理想空腔脏器。膀胱是盆腔内光滑的椭圆形脏器,周围包绕的脂肪组织为CT和MRI提供了良好的对比。另外,膀胱在盆腔内的位置比较固定,因而很少受呼吸运动伪影的影响。膀胱沿人体长轴方向径线较短，适合使用分辨力高的薄层CT扫描完成检查。

仿真膀胱镜检查的临床应用已有报道,其中大多数是利用CT数据。仿真膀胱镜检查的扫描方法将在下文介绍。

22.2 下泌尿道3D重建的成像方法

22.2.1 CT

容积成像是3D重建和实施VE的先决条件。大多数仿真膀胱镜检查应用螺旋CT采集数据。膀胱扫描必须采用单次屏气技术,以避免运动伪影。将一支10~12F的Foley导管经尿道插入膀胱,引流尿液后再充入300~550ml的空气（NARUMI 1996;FENLON 1997;SOMMER 1997)或CO_2(SONG 2001)。目前尚没有关于空气和CO_2充盈膀胱对病人感觉影响的对比研究,但根据应用仿真结肠镜检查的初步经验,CO_2会使病人感到更舒适一些，因为CO_2可在检查后很快被身体吸收。但使用CO_2需要安装特殊设备,增加了检查时间和检查费用。

扫描前应使用扫描定位像观察膀胱的膨胀和充盈是否满意。仰卧位和俯卧位扫描对于全面显示膀胱内壁是必要的。若仅采用一种位置扫描,会漏诊19%的肿瘤。如果是使用CO_2充盈膀胱的话,大多数病例需要在俯卧位和仰卧位成像之间再充入100ml CO_2(SONG 2001)。

单层螺旋CT扫描使用3mm准直和1.0的螺距，必要时螺距可以稍增大。多数研究使用的重建间距是0.6~2mm。1mm的重建间距似乎足以获得近似各向同性体素分辨率的3D成像。其他扫描参数还有120~220mA、110~120 kV。包括放置尿管在内的整个检查时间大约为30min。

CT仿真膀胱镜检查的另一个应用是下泌尿道的重建显示。STENZL（1998）将10F的Foley导管经尿道插入膀胱，排空潴留液，然后注入盐水与碘对比剂的混合液直至有充盈感为止，通常需250~400ml混合液。在他的这项研究中应用的是电子束CT，但是任何可达到上述准直、螺距和重建间距的螺旋CT均可应用。

不使用导管的膀胱CT扫描则采用另一种不同的方法（MERKLE 1998）。进行膀胱平扫后，以3ml/s的速度静脉注射约150ml非离子型对比剂，并在开始注射后50s采集动脉期图像。30min后，膀胱内充盈对比剂时再进行第三次扫描。在这30min的等待期间内病人不能排尿。这种方法的优点是无需经尿道插管，避免了感染等并发症。但静脉注射的非离子型对比剂也有一定副作用，且费用较高。尽管如此，这种方法看来更吸引人，需要进一步临床验证。

根据我们的经验，膀胱排空并充气后，在扫描过程中排入膀胱的尿液也是一个问题。为了区分膀胱内壁与扫描期间进入膀胱的尿液，我们在膀胱排空后注入一些碘对比剂后再充气（SCHREYER 2000），使空气、膀胱内壁和强化的尿液之间有高的密度对比（图22.2），易于在电子处理过程中去除尿液。这种方法与仿真结肠镜检查中的粪便标记法及电子清洁法类似，这两种方法利用钡剂标记粪便，使其能在图像处理过程中被去除。

22.2.2 MRI

目前尚没有关于MR仿真膀胱镜检查的专门研究报告。从根本上讲，MRI很适合于检查膀胱，因为它具有良好的对比分辨力，并可进行多平面成像。另外，T_1和T_2弛豫有助于鉴

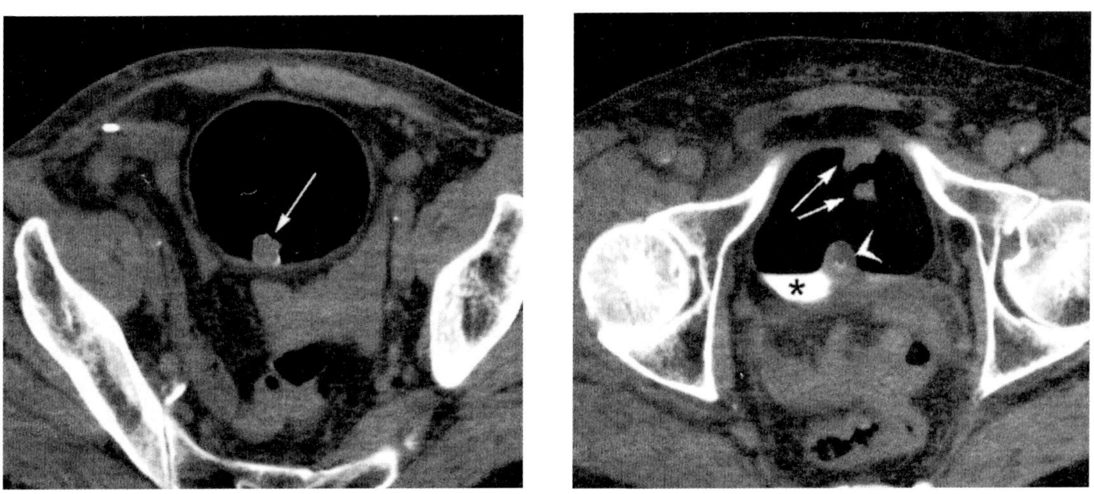

图22.2 不同层面CT图像显示膀胱癌（箭，肿瘤；箭头，导管球囊；星号，扫描过程中排入膀胱的含对比剂的尿液）。［本图像由**Andreas G. Schreyer**医学博士利用“**Slicer**”软件（**www.slicer.org**）制作，**SPL**（手术计划实验室），**Brigham**妇科医院，哈佛医学院，波士顿，马萨诸塞州，美国］

别一些特殊病变。在T_1加权像上，膀胱肿瘤的信号强度低于周围脂肪组织，但高于膀胱内的尿液；在T_2加权像上，肿瘤的信号强度高于膀胱壁，但低于尿液和周围脂肪。因而T_1加权像最适于显示肿瘤向膀胱外的侵犯，而T_2加权像则最适于显示肿瘤向前列腺、精囊腺和宫颈等邻近器官的侵犯。动态对比增强MRI对膀胱癌的分期要优于CT和常规MRI（TANIMOTO 1992）。

MRI对膀胱的扫描无需插入导管即能获取生成仿真膀胱镜检查图像的足够信息。HASTE等超快速重T_2加权序列无需对比剂即可显示充盈尿液的膀胱。对于T_1加权像而言，静脉注射Gd-DTPA（如马根维显，Schering，Berlin，Germany）非常有帮助。注射后数分钟对比剂在膀胱内积聚，强化的内腔更适于仿真膀胱镜检查。

用于MR血管造影（MRA）的T_1加权3D FLASH（快速小角度激发）序列能获取各向同性的体素，在单次屏气内完成整个容积的扫描，所获数据组适合于3D显示和MR仿真膀胱镜检查。

MR仿真膀胱镜检查将成为一种有吸引力的技术，但有待于临床证实。尤其是该技术没有辐射，在膀胱癌的筛查和随访中具有巨大的潜力。

22.2.3 3D重建技术

利用断层图像数据进行3D显示有两种不同的基本重建技术：显示容积的容积再现（VR）技术和仅显示被分割出来的结构表面的表面再现技术。本节将简要介绍这两种技术，包括它们对膀胱3D显示的优缺点。

22.2.3.1 容积再现

VR是一种新的3D显示技术，它需要专用高性能计算机工作站，并配备大容量内部随机存取存储器（random accessible memory，RAM）。所有断层图像数据都必须输入计算机。通过实时计算整个数据组，以3D形式显现出所有成像层面所含的体素。以密度值为基础，根据体素密度，并通过某个默认的或用户设定的直方图为每个体素估算出颜色值、不透明度和反射性值。这项技术几乎不需要太多时间进行人工后处理即可实时重建3D图像。这种重建方法要求在断层图像中目标结构与背景之间具有高的对比。充气的或充盈对比剂的膀胱能满足该要求。因此无需对空腔脏器进行人工分割，从而缩短了重建时间并减少了操作者误差。与表面再现技术相比，VR利用了所有图像数据，但是不能在3D模型上进行定量分析。另外VR需要高性能、昂贵的专用计算机硬件支持。

对于仿真膀胱镜检查来说，VR比表面再现似乎更优越和实用（FENLON 1997）。与表面遮盖显示（SSD）重建出的平淡不透明表面相比，VR图像更具有“透视”效果。虽然没有对这两种方法在仿真膀胱镜检查中的效果进行对比研究，但应优先考虑VR，因为它的后处理过程无需人工操作，并且对病变形态和组织成分的显示更精确。

22.2.3.2 表面再现

SSD是另一种不同的重建方法。这种方法需要在建立3D模型前对所有2D图像进行分割处理。分割是指在数据组的每一个层面上对目标结构的轮廓进行2D界定或勾画，可以通过手工勾画出每个结构的外形（图22.3）。现在最常用的是半自动分割法，其中一种方法是以强度（intensity）为基础的，即自动勾画出某个强度阈值内所有结构的轮廓。在CT成像中，高密度的骨可以很容易地通过这种方法分割出来。另一种半自动分割的方法是利用连通性算法：将选定密度阈值范围

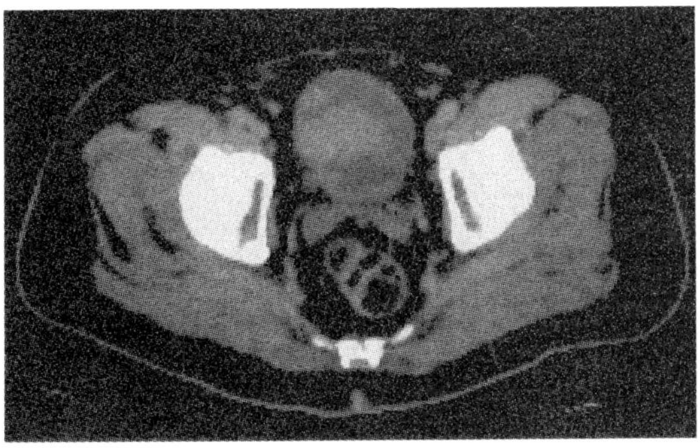

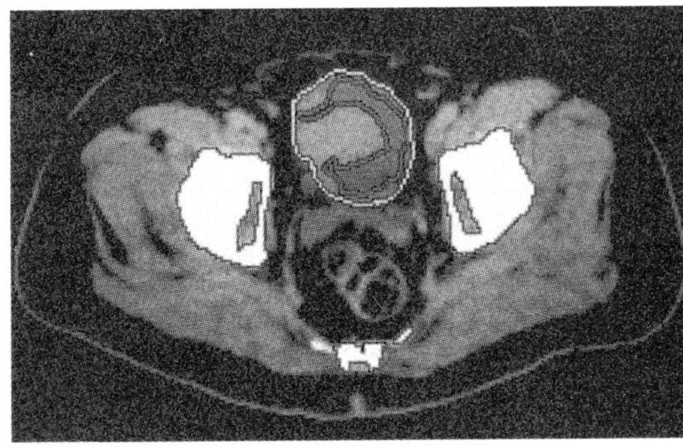

图22.3 表面再现基于强度的分割勾画出目标结构的轮廓(膀胱腔内的巨大膀胱癌) [本图像由Andreas G. Schreyer医学博士利用“Slicer”软件(www.slicer.org)制作,SPL(手术计划实验室),Brigham妇科医院,哈佛医学院,波士顿,马萨诸塞州,美国]

内的每个与相邻体素有明确连通性的体素自动分割出来。这种方法可以一次分割多个相邻层面的数据。完成半自动分割后,数据组的一些层面还需要做精细的人工调整,因为在断层图像上有些结构密度相似。完成分割后,计算机将数据组所有层面上被勾画出的结构轮廓点连接在一起,通过专用的显现管线建立线框模型,显现出分割后数据的表面情况。这种线框模型可被覆盖仿真表面,被赋予颜色、反射特性并被仿真光源照射,产生3D视觉效果。

通过分割处理使重建模型的解剖显示得非常细致,甚至可以在分割后的数据上进行定量分析,例如准确测量直径等。这种方法的缺点是分割耗费的时间太长。另外,仅有大约10%的图像数据被用于最后的3D重建(JOHNSON 1996)。

22.2.3.3 仿真内镜检查

VE运用的是3D再现算法,如上文提到的VR和表面再现,利用透视再现来模拟真正内镜光学镜头所见。总的说,在利用透视再现的模拟中,当观察者接近观察目标时,物体的影像变大,甚至镜头的角度和仿真摄像机视野的大小也可以改变,利用这些性能甚至可以模拟出某些厂家生产的内镜的观察效果。现在已有几种商用的VE软件包,其中用户界面允许用三种不同的方式观察数据:外部视图可以提供总体的方位,VE视图可以检查膀胱内壁的情况,断层图像则可了解表面下方结构的形态。2D与3D图像间的相互参照可以通过简单的鼠标操作实现,通过这种相互参照,指明仿真摄像机在被检查结构内移动的方向。对于结肠等管状结构而言,可使用自动路径算法。而在仿真膀胱镜检查中,在椭圆形的空腔脏器内部可用自由导航。这种移动能被实时计算和执行出来。可以说“仿真内镜”就如同被仿真“橡皮筋”捆在鼠标的指针上,指针移动,仿真摄像机也随之移动。应用这项技术可以获得详细的膀胱3D显现,包括模拟真正内镜所见(图22.1,22.4,22.5)。

横断层面图像和仿真图像对于发现病变和显示病变特征是相互补充的。SONG等(2001)发现,一些小于5mm的病变仅能在仿真图像上显示出来。

22.3 临床应用

对常规尿液分析中发现有镜下血尿的病人应当使用一种微创的放射学诊断方法作进一步检查。因为只有不到5%的镜下血尿病人为膀胱癌(WOOLHANDLER 1989),因此这种方法应当是一种敏感性高的微创诊断方法。

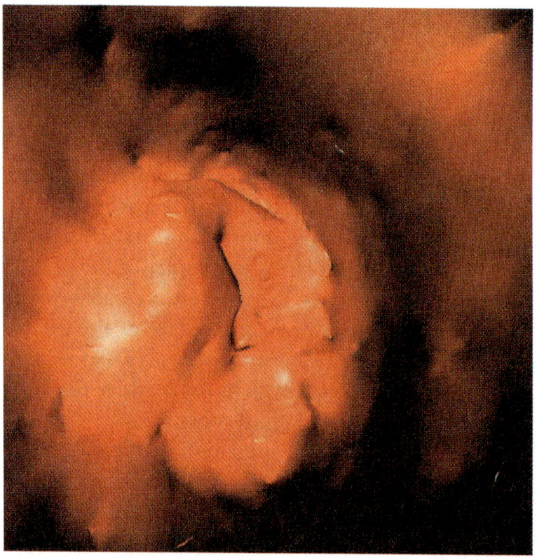

图22.4 仿真膀胱镜检查显示膀胱癌 ［本图像由Andreas G. Schreyer医学博士利用“Slicer”软件（www.slicer.org）制作，SPL（手术计划实验室），Brigham妇科医院，哈佛医学院，波士顿，马萨诸塞州，美国］

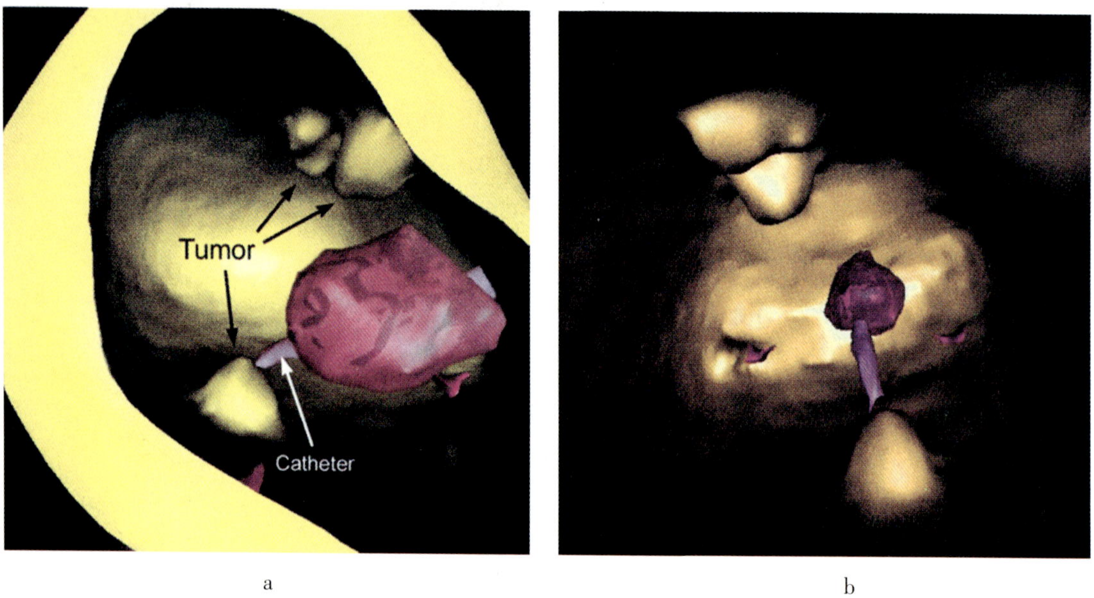

图22.5 仿真膀胱镜检查显示图22.2所示的肿瘤 ［本图像由Andreas G. Schreyer医学博士利用“Slicer”软件（www.slicer.org）制作，SPL（手术计划试验室），Brigham妇科医院，哈佛医学院，波士顿，马萨诸塞州，美国］

传统膀胱镜检查仍是检查膀胱异常的标准技术，但这种方法有一定的局限性，如有创、昂贵、耗费时间，还常常需要镇静剂，并有可能对尿道和膀胱造成医源性损伤。5%~10%的病人可能发生泌尿系脓毒症。而且由于纤维膀胱镜的灵活性有限，膀胱颈等特殊部位的黏膜是潜在的盲区，对膀胱憩室内的情况也不能观察。

静脉肾盂造影、膀胱造影、超声、MRI和增强CT扫描均可发现膀胱肿瘤，3D重建技术和VE可以提高其中有些方法的应用价值。断层成像和VE对膀胱疾病的诊断具有互补性。一项研究表明，一些在断层图像上未被发现的小病变，通过VE得到了诊断（Song 2001）。

NARUMI（1996）发现77%的膀胱病变小于10mm。SONG(2001)在与传统膀胱镜的比较中发现VE对小于5mm的病变的检出率达60%,对所有病变的总检出率达90%。尽管所有这些研究都基于小样本的病例组,但是VE对于大于5mm病变的敏感性看来要超过80%。

VE的一个缺点是无法区分由感染或恶性肿瘤引起的黏膜颜色变化，对厚度小于5mm的扁平病变也很难发现，并且也不可能进行组织学分析。现在有一些技术通过在3D重建的内表面增加更多的断层图像信息力图解决有些问题。其中一种方法就是在VE中对膀胱壁的不同厚度进行彩色编码(SCHREYER 2000)。这种算法可以显示空腔脏器壁的厚度的细微变化，这种变化往往是感染或恶性肿瘤的征象(图22.6)。

除了膀胱癌的筛查之外，治疗后的随访

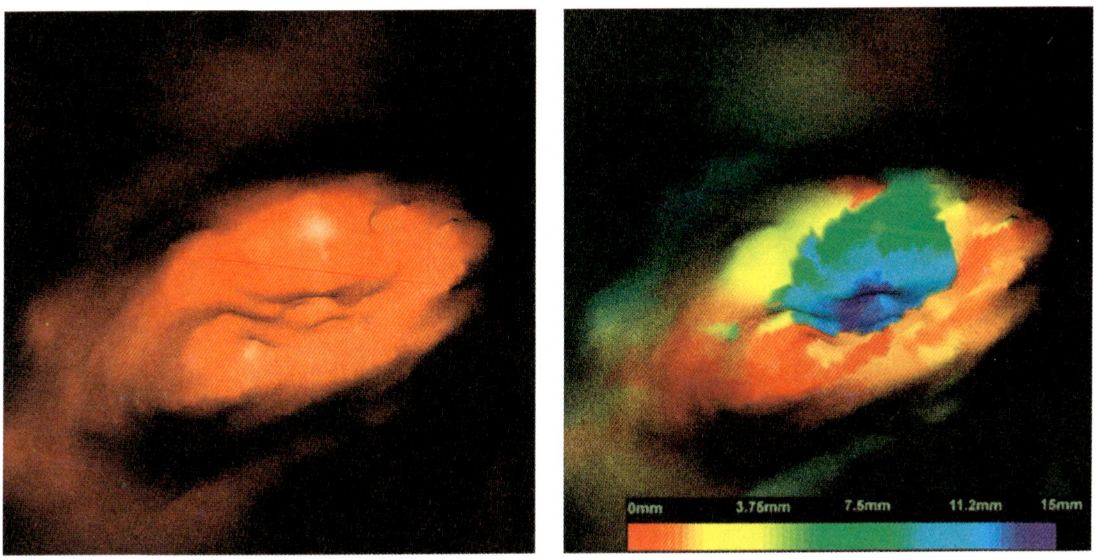

a　　b

图22.6a,b 仿真膀胱镜检查显示扁平肿瘤(a)。基于膀胱壁厚度的彩色编码算法显示肿瘤（b)。[本图像由**Andreas G. Schreyer**医学博士利用“**Slicer**”软件(**www.slicer.org**)制作,**SPL**(手术计划实验室),**Brigham**妇科医院,哈佛医学院,波士顿,马萨诸塞州,美国]

检查也很重要。尤其是对于低级别肿瘤,可能在治疗后发生新的同样低级别的膀胱癌(PROUT 1992)，因此有必要每间隔3~6个月进行一次膀胱镜检查。另外,对于那些不能手术切除的膀胱肿瘤，仿真膀胱镜检查可以监测疗效。VE技术是以断层成像为基础的,对膀胱以外的转移和病变向周围器官的侵犯均能做出诊断。

仿真膀胱镜检查的另一个适应证是尿道狭窄和前列腺明显肥大，因为充气用的导尿管要比内镜纤细。

22.4 结论

尽管基于CT和MRI的仿真膀胱镜检查的临床价值尚未得到充分证实，但它可能在若干方面具有应用潜力。尿道狭窄或华法令治疗期间的病人无法行传统的膀胱镜检查,可用仿真膀胱镜检查作为诊断检查的方法。如果把它与成像算法结合起来，将会有利于对血尿病人的评估。可以肯定的是,仿真膀胱镜检查是检测不可切除肿瘤的疗效的有用工具，并可以对低级别膀胱癌的治疗进行随访检查。此外，随着CT和MRI技术的不断发展，仿真膀胱镜检查技术的应用越来越多，已越来越引起人们的兴趣。尽管如此，它还需要在普通人群中不断改进，其价值还需要通过大样本的前瞻性研究进一步证实。

参考文献

Carson CC （1979） Clinical importance of microhematuria.JAMA 241:149–150

Fenlon HM （1997） Virtual cystoscopy:early clinical experience.Radiology 205:272–275

Johnson PT（1996） Three-dimensional CT:real-time interactive volume rendering. AJR 167:581–583

Lynch CF,Cohen MB （1995） Urinary system. Cancer 75[Suppl 1]:316–329

Merkle EM（1998） Virtual cystoscopy based on helical CT scan datasets:perspectives and limitations.Br J Radiol 71:262–267

Messing EM （1995）. Comparison of bladder cancer outcome in men undergoing hematuria home screening versus those with standard clinical presentations.Urology 45:387–396

Narumi Y（1996） The bladder and bladder tumors:imaging with three-dimensional display of helical CT data.AJR 167:1134–1135

Parker SL （1997） Cancer statistics.CA Cancer J Clin 47:5–27

Prout GR （1992） Treated history of noninvasive grade 1 transitional cell carcinoma.J Urol 148:1413–1419

Rife CC （1979） Urine cytology of transitional cell neoplasms.Urol Clin North Am 6:599–612

Schreyer AG （2000） Virtual CT cystoscopy:color mapping of bladder wall thickness. Invest Radiol 35:331–334

Sommer FG （1997） Volume rendering of CT data:applications to the genitourinary tract. AJR 168:1223–1226

Song JH （2001） Bladder tumor detection at virtual cystoscopy.Radiology 218:95–100

Stenzl A （1998） 3-dimensional computerized tomography and virtual reality endoscopy of the reconstructed lower urinary tract.J Urol 159:741–746

Tanimoto A （1992） Bladder tumor staging:comparison of conventional and gadolinium-enhanced dynamic MR imaging and CT. Radiology 185:741–747

Vining DJ （1996） Virtual endoscopy:is it reality? Radiology 200:30–31

Woolhandler S （1989） Dipstick urinalysis screening of asymptomatic adults for urinary tract disorders. JAMA 262:1214–1219

23 肌骨骼系统

ANNE COTTEN, SANDRINE IOCHUM, ALAIN BLUM MOYSE

目录

23.1 引言

肌骨骼系统是3D成像最早应用的领域之一，也是至今3D成像在临床中应用最多的领域。作为一种无创检查方法，3D成像是显示活体骨骼形态、了解正常和病变关节结构及其运动功能的独特工具。在临床实践中，3D成像对准确评价病变与邻近结构间的复杂解剖关系或空间关系具有重要价值，代表着在平面断层成像基础上的巨大进步。3D成像对许多骨骼疾病的诊断和手术方法产生影响，包括创伤、畸形和肿瘤。而且，3D成像通常将数百层断层图像组合在一起，比单纯断层图像更易于解读（CALHOUN 等1999）。

多种成像方式均可实现3D成像，但是肌骨骼系统3D成像最常应用的是CT和MRI数据组。

A.COTTEN, MD
Service de Radiologie Ostéo-Articulaire, HÔpital R. Salengro-CHRU de Lille, Boulevard du Pr.J.Leclercq 59037 Lille Cédex, France
S.IOCHUM, MD, A.BLUM MOYDE, MD
Service de Radiologie, Hôpital Central, 29, avenue Maréchal de Lattre de Tassigny, 54035 Nancy Cédex, France

23.2 3D CT和MRI

许多计算机算法可重建出CT或MRI数据组的3D医学图像。最常用的三种技术是表面遮盖显示（SSD）、最大强度投影（MIP）和新近开始应用的3D容积再现（VR）（CALHOUN 等1999）。

23.2.1 计算机算法

23.2.1.1 表面遮盖显示

SSD是一种分析数据容积的外观表面并用图像表现出来的方法（CALHOUN 等1999）。因为这一过程将原始数据容积缩减为一个表面模型，所以表面再现算法运行迅速，且图像再现灵活（KUSZYK 等1996）。一般来说，在3D图像中，表面再现图像能最清晰地显示容积表面的深度信息，其骨骼图像的3D效果比VR图像更强（CALHOUN 等1999）。利用这一优点，在手术计划制定过程中可在表面模型上进行交互式定位和操作。

然而，SSD不能显示骨皮质下方的信息，在骨骼病变的应用中还存在局限性（CALHOUN

等1999)(图23.1)。实际上,表面再现仅显示骨骼表面,大多数有用数据并未被用于3D成像。当感兴趣病变位于皮质下或被重叠骨骼遮盖时,表面再现则不能显示病变。SSD的另一个缺点是图像重现精度差。表面再现将数据简化为二进制形式(binary form),将每个像素分为100%骨或0%骨。医学图像数据的体素有一定的尺寸,其中许多体素含部分骨骼,将其分类为全或无骨的体素则会在图像上产生阶梯伪影(DREBIN 等1989;WANG 和 VANNIER 1994)。在表面再现重建过程中,当改变最小阈值时可发生失真,如骨折线的裂隙可增宽或消失、骨性突起可变长或缩短、皮质上可出现“小洞”或出现“小洞”的融合(KUSZYK 等1996)。SSD还有一个缺点是不能显现缺乏天然表面差别的结构(CALHOUN 等

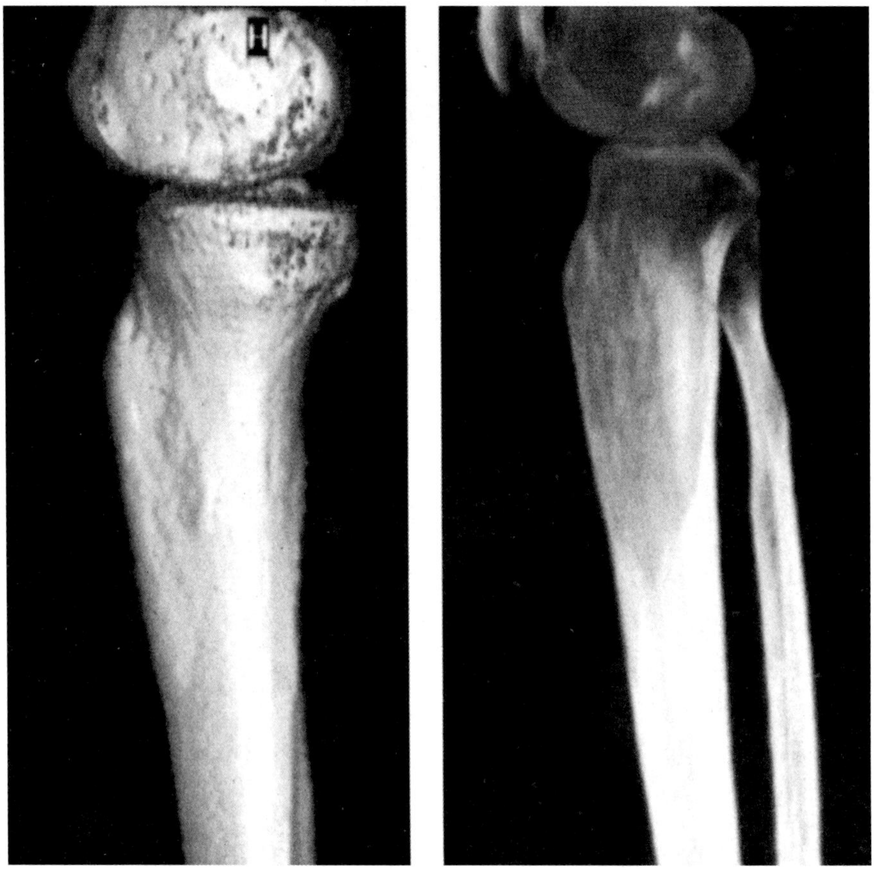

a b

图23.1a,b Paget病 a SSD仅显示胫骨粗隆的增大。b VR清晰显示出累及胫骨前缘的特征性楔形透亮区

1999)。

23.2.1.2 最大强度投影

MIP是最简单的3D再现技术。在MIP图像中,每个像素的强度都是投影射线在容积数据组中遇到的最大强度。当感兴趣物体在成像容积中信号最亮、3D形态简单且强度值比较均匀时,MIP最有效。在正确解读再现图像时,必须考虑到该技术的一个缺点,即MIP图像不能准确反映空间解剖关系,因为平面投影不考虑空间位置(CALHOUN 等1999),不能区分前、后解剖结构的位置关系。

滑动薄层块最大强度投影（sliding thin slab maximum intensity projection，STS-MIP）和多平面容积重建（MPVR）是MIP的替换方法。这两种方法将容积限定在只有数个体素厚度的薄层块中（NAPEL 等1993），不再需要预处理，最终的图像具有很高的对比分辨率。

CT血管造影（CTA）和对比增强MR血管造影（CE-MRA）最适于应用MIP技术（UDUPA 1999）（图23.2）。这两种方法的检查速度均快于传统血管造影，且辐射剂量较低或无辐射。另外，由于所得数据具有3D性质，因此可以从任何角度进行后处理和投影（NAPEL 等

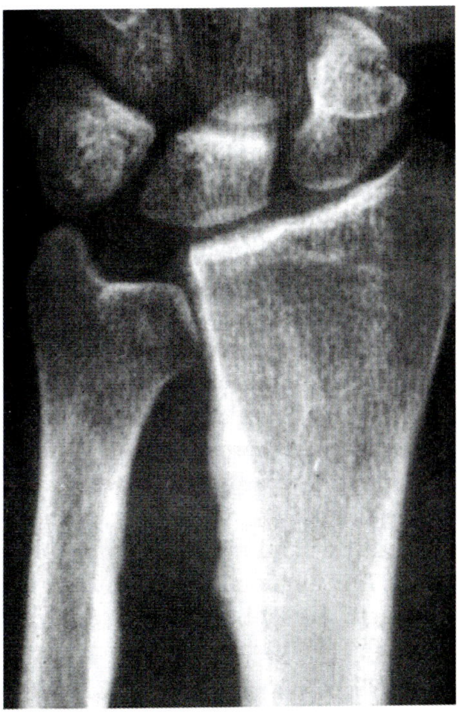

a

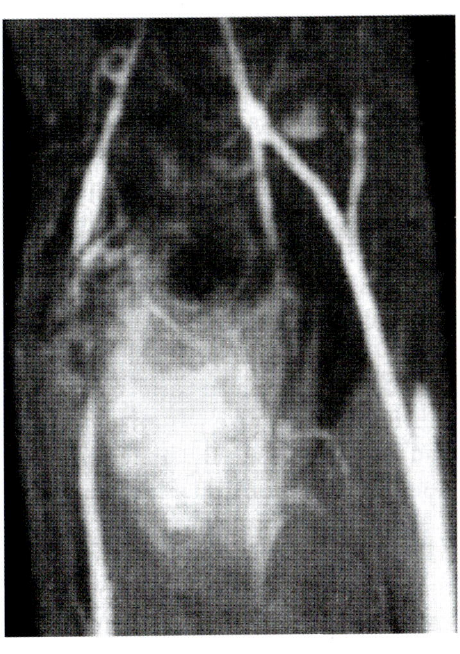

b

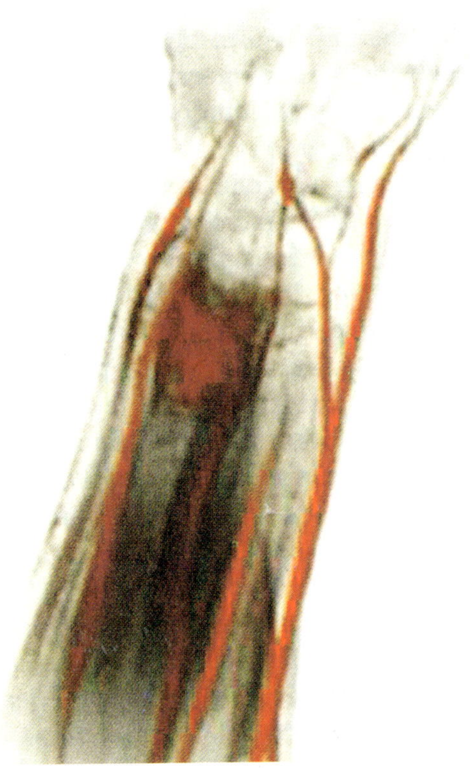

c

图23.2a–c 腕部血管瘤 **a** 标准X线片显示桡骨皮质增厚和静脉石（a）。**MIP**（**b**）和**VR**（**c**）清晰显示骨间前动脉为血管瘤的供养动脉

1992)。

最近报道,MIP还可用于诊断颅狭小(craniostenosis)和锁骨骨折(MEDINA 2000)。

23.2.1.3 容积再现

VR与表面再现不同,使用的是百分率分类,能真实显示仅含部分骨骼的体素(KUSZYK等1996)(图23.1)。另外,该算法将容积内的所有数据都结合到被显示的图像中,数据的重现精度较高。该算法的优点是能显示多层重叠结构和内部特征,显示出的强度与穿过容积的射线遇到的骨骼数量有关。VR的主要缺点是在非常透明的容积再现图像中识别3D关系困难。

三种VR技术(无遮盖骨骼、遮盖骨骼和遮盖不透明骨骼)都有助于显示表面信息和内部信息,有助于更好地解读容积再现图像:

—无遮盖骨骼算法(unshaded bone algorithm)产生的图像与平片类似。这些图像缺乏表面阴影和增强,所以是三种VR技术中最简单、伪影最少的一种。一些作者(KUSZYK 等1996)认为该算法在显示多层重叠结构时几乎没有伪影,是在大多数骨骼系统应用中最有用的VR技术。滚动播放的视频电影可大大增强这些图像的3D效果。

—遮盖骨骼算法(shaded bone algorithm)组合了不同CT值的组织界面的表面阴影和增强效果,使得溶骨性和硬化性病变更为明显,还能清晰地显示骨髓腔。然而,这种技术增加了计算机的再现时间,并可能产生影响图像解读的伪影。KUSZYK 等(1996)认为遮盖骨骼算法在三种VR算法中用途最小。

—不透明骨骼算法(opaque bone algorithm)对细节显示和3D理解非常有帮助。实际上,不透明性可大大提高对3D解剖关系的显示,其清晰度与表面再现相似。在不透明度为100%的极端例子中,看不到任何内部信息,其图像实际上是一种表面模型(KUSZYK等1996)。然而,在这些图像中由于透明度低,使其难以显示出多层重叠结构和骨皮质下病变。

颜色有助于不同密度解剖结构之间的鉴别,如对肌腱的显示。但是必须确定颜色的使用能否增加额外信息。

VR现在可以在价格不贵的普通台式电脑上实现,其在骨骼系统的应用似乎最有价值,因为它兼有MIP(组织间有良好对比和差别)和SSD(准确的病变空间定位)两者的优点。而且应用这种算法能容易地删除某些组织,突出其他组织,分离骨骼或同时显示骨骼与邻近软组织和血管。

23.2.2 临床应用

23.2.2.1 创伤

3D成像最初应用于诊断骨折和制定整形手术计划。事实上,对骨折的精确分类和对细节的详尽了解是选择保守治疗或恰当手术治疗的基础。3D图像非常适合于手术计划的制定,尤其是确定手术入路和螺钉的位置。这对髋臼骨折尤为重要,3D评估可以精确确定骨骼移位的方向和程度。对髋关节间隙及其与骨折的关系进行准确分析。在选择的病例中,可将股骨从髋臼中分离出来。3D成像可以改善肩胛骨、脊椎、足和腕等复杂解剖部位骨折的术前计划的制定。

对骨折的分析常常依靠的是轴位层面图像,也利用多平面重建(MPR)和3D SSD。尽管MPR可对断端移位精确定量,但是不能从整体上和以易理解的方式显示病变,因此外科医生更愿意参考3D图像制定手术计划(PRETORIUS 和FISHMAN 1999a)。3D SSD大大方便了复杂骨折的诊断,但不能识别轻微的骨折移位和骨表面下方的病变,而且图像可能出现阶梯伪影。

VR对轻微骨折的显示明显优于SSD，尤其是轴位平面的骨折（PRETORIUS和FISHMAN 1999b）（图23.3）。它还可清晰显示复杂的损伤和骨折断端复杂的空间位置信息。经静脉注射对比剂后的检查可同时评价损伤部位的骨性结构和血管结构，确认或排除伴发的血管损伤。而且，恰当运用重建技术可获得较高的空间分辨率和密度分辨率，图像不会出现阶梯伪影。

23.2.2.2 畸形和复杂的骨关节关系

对骨和关节畸形的病例，3D成像是术前全面了解病变复杂解剖关系的有效方法。例

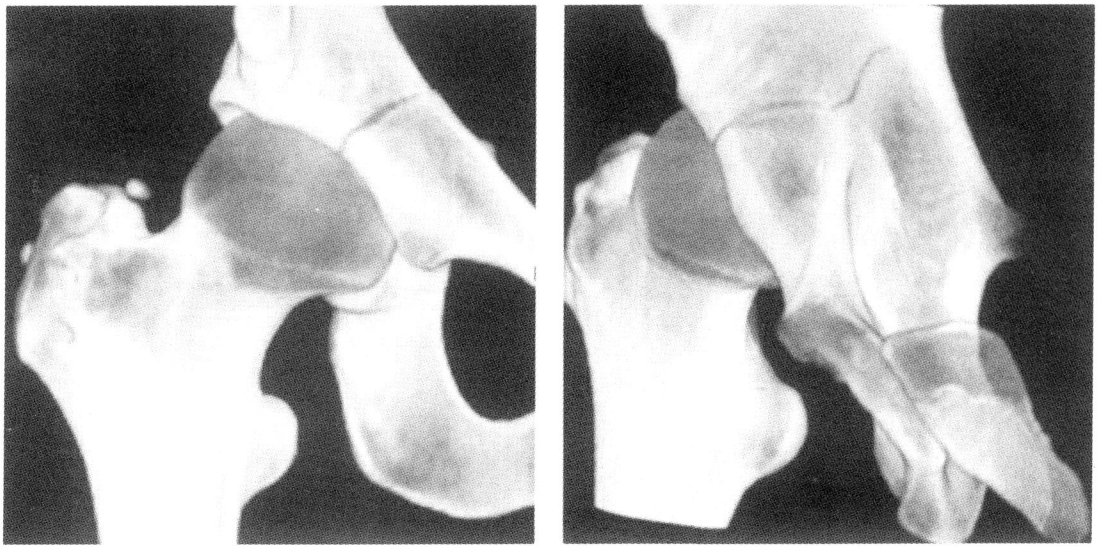

a b

图23.3a，b 髋臼骨折 VR清晰、精确地显示出无移位的骨折，准确显示出骨折线的范围

如，3D CT是评价先天性脊柱侧凸的有用工具，3D图像易于显示侧凸的脊椎节段及其与其他椎体的关系。二维横断层面成像很难显示复杂的脊椎畸形的3D特征。虽然曲面矢状位重建有助于脊柱与脊髓关系的分析，但MPR图像还是不能以一种易于理解的方式显示异常节段及其毗邻关系的整体形态。BUSH和KALEN（1999）报道在12例先天性脊柱侧凸畸形病例中，3D CT对其中4例的显示明显优于MPR，3D图像显示出的异常在轴位CT层面图像和重建图像上均难以判定，甚至回顾观察也如此。

CT数据的3D显示对于为治疗髋骨发育不良后遗症制定重新取向截骨术手术计划非常有用。骨结构的3D重建也极大地便利了对少见疾病如弹响肩胛的诊断（MOZES等 1999），该病与肩胛骨和胸廓之间的机械碰撞有关。3D CT还有助于对Sprengel畸形的显示和肩胛骨成形术手术计划的制定（CHO等 2000）。

23.2.2.3 肿瘤

3D成像对评价肿瘤范围也有重要意义，有助于在治疗初期确定肿瘤的可切除性，并在术前制定最佳的肿瘤切除方案。CT和MRI均可进行精确的血管造影（图23.2，23.4）。但CT VR是唯一可以在同一幅图像上清晰显示肿瘤骨、软组织和血管的3D成像方法。总共

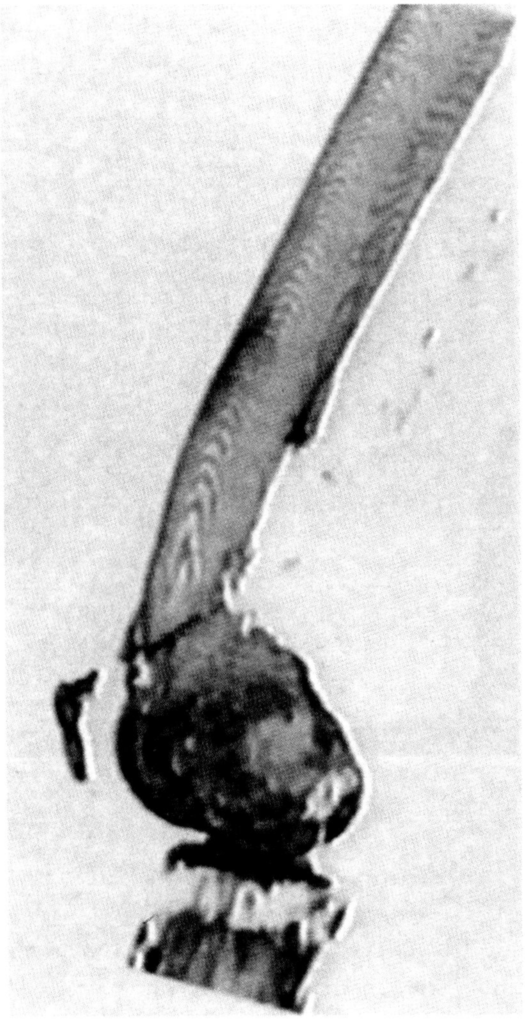

a

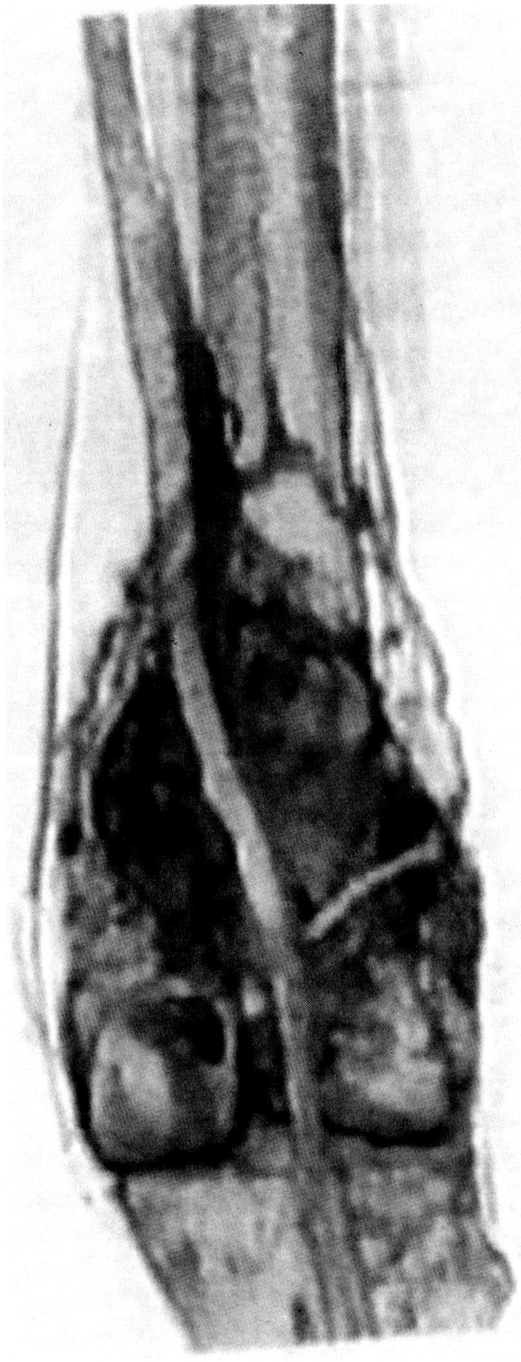

b

图23.4a,b Paget病股骨远端骨肉瘤并髁上骨折 a 仅重建骨性结构的VR,显示髁上骨折和后部的溶骨性破坏。b VR也能同时显现骨、肿瘤和血管

需要两次或三次CT采集,第一次必须在对比剂团注的动脉峰值期采集,第二次在静脉期采集。若需要的话还可在对比剂注射后较长时间进行第三次采集,这主要是为了等待肿瘤的强化。然后可再次静脉注射对比剂,确切显示强化的肿瘤与邻近血管的关系(BLUM 和 REGENT 1995)。

23.2.2.4 整形外科器具的控制

3D VR可有效地对体内带有整形外科器具的病人进行术后复查,因为该技术可消除大量的条带伪影(图23.5),清晰显示器具、骨

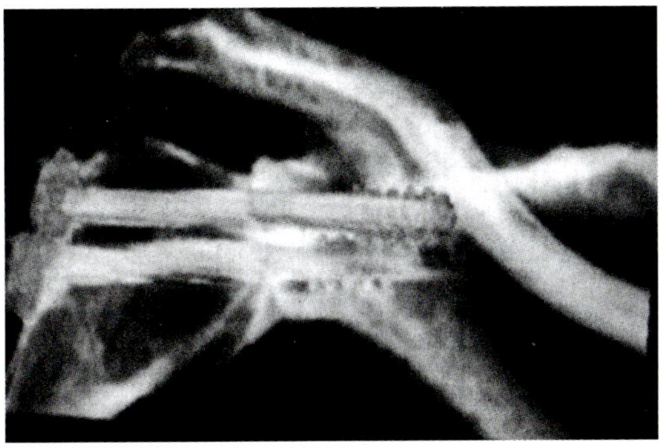

图23.5 肩部手术 VR降低了金属伪影的影响

和骨折碎片之间的关系（CALHOUN 等1999；PRETORIUS 和FISHMAN 1999b）。

23.2.2.5 肌骨骼系统的功能解剖

CT和MRI的3D重建可精确显示骨、肌和肌腱之间的空间关系，并对人类关节的生物动力学活动进行清晰的3D显示。可用于评估肩的旋转、膝的屈曲和其他复杂的肌骨骼运动，也可评估肌肉功能障碍及其相关的关节力学改变（TOTTERMAN 等1998）。这种方法非常有吸引力，因为许多生物力学机制的研究都是基于大大简化了的解剖模型。

CT和MRI均可用于评价锁骨下动脉在经过胸廓入口处时受到的动态压迫（图23.6）。

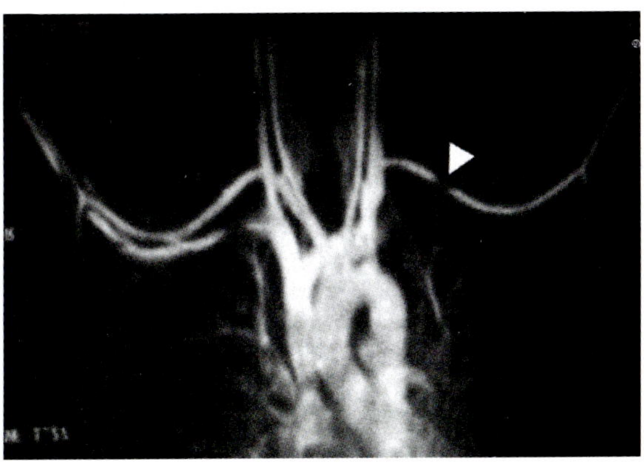

a

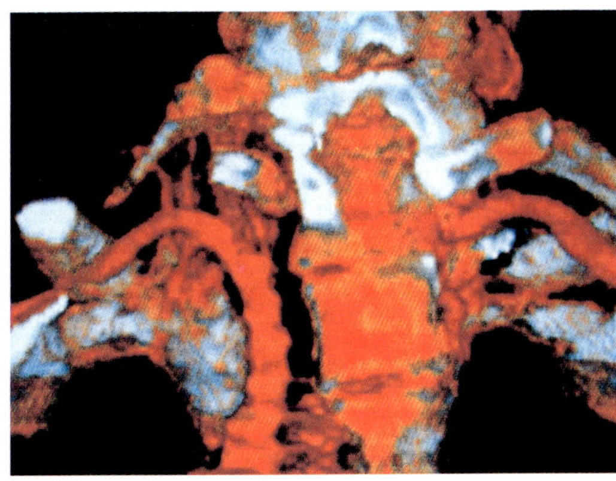

b

图23.6a，b 胸廓入口综合征 一例病人的CT(a)和另一例病人的MRI(b)。箭头示锁骨下动脉在肋锁间隙处受压。还可见右侧的颈肋

对于CT而言，VR对动脉受压的显示要优于3D SSD和矢状位重建（REMY-JARDIN 等2000）。对于MRI来说，MIP和VR效果均可。

23.2.2.6 软骨

随着软骨疾病新的治疗概念的出现，对活体内软骨形态进行准确、客观评价的要求日益增长（HYHLIK-DURR 等2000），尤其是采用无创的MRI。由于断层图像在纵向研究中的重复性差，因而研发出3D重建后处理方法对软骨的形态进行定量（体积和厚度），这种定量方法不依赖断层图像中的位置和方向（HYHLIK-DURR 等2000）。几组研究表明，基于MRI的软骨形态测量技术能够对膝关节软骨丧失进行定量性诊断、分期和随访。

必须使用优化的MRI序列才能获得高的空间分辨率并在短时间内完成采集。为获得软骨与周围组织之间的高对比，通常采用薄层3D扰相梯度回波序列和脂肪抑制（ECKSTEIN 等1998）或选择性水激发技术（HYHLIK-DURR 等2000）。水激发技术能选择性地直接激发软骨内的结合水质子，因此不需要使用常规脂肪抑制成像中的预脉冲。

然后利用灰阶值定向的局部生长算法

(gray value oriented region-growing algorithm)逐层进行软骨的半自动分割。通过内插法可获得各向同性体素，并利用优化的表面重建算法进行软骨的3D重建（ECKSTEIN 等1998；HYHLIK-DURR 等2000），然后从这些重建中计算出软骨的体积。利用3D最小距离算法可确定软骨的厚度（LÖSCH 等1997；EEKSTEIN 等1998）。

23.2.2.7 诊断和治疗中的导航

近年来，能够模拟手术和能够在手术中以及在其他介入性治疗过程中进行影像导航的软件系统越来越受到重视。影像导航系统主要包括术前的3D成像、图形显示装置和交互式输入装置。CT和MRI现在已经非常普遍，3D图像对复杂的介入手术非常有用。骨切开术和外科整形手术螺钉的放置大大得益于该技术的高精度定位能力(LAINE 等2000)。计算机辅助手术(computer-aided surgery)这一术语现在主要指将术前CT/MRI与3D数字化仪器相结合，在术中进行体内导航。

其他导航系统还可以使用术中采集的图像(WOODARD 等2001；HABERLAND 等2000)，反映术中的变化。

23.3 3D超声

3D超声（3D US）的临床应用尚处于初期，但看来已经表现出在几个方面优于常规US，包括单程(single pass)US束的3D US图像重建、可几乎不受限制地观察透视图以及对解剖结构和病变的可重复评价（DOWNEY 等2000）。由于换能器的意外运动和病人的不自主运动(如心脏搏动、呼吸运动)会产生伪影并大大降低图像质量，因此在采集图像时必须小心。

3D US的数据采集系统可以是轨迹追踪手持系统(示踪设备与换能器连接)、无轨迹追踪手持系统(操作者平滑、稳定移动换能器时产生数字化图像)、机械装置(换能器进行机械式的移动和旋转)和2D阵列(利用方形或圆形换能器上的阵列探测器采集真正的3D数据)(DOWNEY 等2000)。3D重建技术采用3D表面模型或以体素为基础的容积模型。有三种不同的再现方式可选择：表面再现，真实反映物体的表面；透明再现，包括增强强回声结构(如骨骼)的最大模式和突出弱回声结构(如血管和囊肿)的最小模式；彩色再现，含有多普勒或血管信息的容积重建(BRANDL 等1999)。也可完成MPR显示。

23.3.1 临床应用

如果说3D US在胎儿、妇科、前列腺、乳房和能量多普勒成像等方面看来很有应用潜力，那么该技术在肌骨骼系统疾病的应用价值尚不确定。LEOTTA 和MARTIN(2000)报道了一种通过3D复合容积测量肩关节囊旋转套厚度的技术。据我们所知，只有两篇关于3D US评估旋转套损伤的报道，这些作者认为无论是对临床病人还是对尸体肩关节旋转套的人为损伤，3D US都便于诊断旋转套撕裂时的局部厚度(WALLNY 等2000)。当然，这些结果还需要进一步证实。如果说3D US是一种有效的辅助诊断工具，对病变的显示比2D US 更全面，那么必须证明这种检查方式能提供额外的信息并影响对治疗措施的选择。

3D高分辨力US已被证明有助于对鼠髌骨骨关节炎软骨的重构进行离体评价(LEFEBVRE 等1998)。3D US的另一项应用是可在活检过程中对活检针进行定位和引导。

最后，尽管利用3D US测量病变体积非常耗费时间，但是应当考虑到这种体积计算技术可在同一条件下同时获得多区域图像，这可能在肿瘤和滑膜病变的诊断中有价值。

参考文献

Blum A, Regent D (1995) Scanner hélicoïdal. Principes et modalités pratiques d'utilisation.Collection d'Imagerie Radiologique. Masson, Paris

Brandl H, Gritzky A, Haizinger M (1999)3D ultrasound:a dedicated system.Eur Radio 9:S331-S333

Bush CH, Kalen V (1999) Three-dimensional computed tomography in the assessment of congenital scoliosis.Skeletal Radiol 28: 632-637

Calhoun PS, Kuszyk BS, Heath DG, et al (1999) Three-dimensional volume rendering of spiral CT data:theory and method.Radiographics 19:745-765

Cho TJ, Choi IH, Chung CY, et al (2000) The Sprengel deformity:morphometric analysis using 3D CT and its clinical relevance.J Bone Joint Surg Br 82:711-718

Downey DB, Fenster A, Williams JC (2000) Clinical utility of US.Radiographics 20: 559-571

Drebin RA, Magid D, Robertson DD, et al (1989) Fidelity of three-dimensional CT imaging for detecting fractures gaps.J Comput Assist Tomogr 13:487-489

Eckstein F, Tieschky M, Faber SC, et al(1998) Effect of physical exercise on cartilage volume and thickness in vivo: MR imaging study.Radiology 207:243-428

Haberland N, Ebmeier K, Grunewald JP, et al (2000) Incorporation of intraoperative computerized tomography in a newly developed spinal navigation technique.Comput Aided Surg 5:18-27

Hyhlik-Dürr A, Faber S, Burgkart R, et al (2000) Precision of tibial cartilage morphometry with a coronal water-excitation MR sequence.Eur Radiol 10:297-300

Kuszyk BS, Heath DG, Bliss DF, et al(1996) Skeletal 3-D CT: advantages of volume rendering over surface rendering.Skeletal Radiol 25:207-214

Laine T, Lund T, Ylikoski M, et al (2000) Accuracy of pedicle screw insertion with and without computer assistance:a randomised controlled clinical study in 100 consecutive patients.Eur Spine J 9:235-240

Lefebvre F, Graillat N, Cherin E, et al(1998) Automatic three-dimensional reconstruction and characterization of articular cartilage from high-resolution ultrasound acquisitions.Ultrasound Med Biol 24:1369-1381

Leotta DF, Martin RW (2000) Three-dimensional spiral compounding of ultrasound scans with weighting by incidence angle. Ultrason Imaging 22:1-19

Lösch A, Eckstein F, Haubner M, et al(1997) A noninvasive technique for 3-dimensional assessment of articular cartilage thickness based on MRI.Development of a computational method.Magn Reson Imaging 15:785-804

Medina LS(2000) Three-dimensional CT maximum intensity projections of the calvaria:a new approach for diagnosis of craniosynostosis and fractures.AJNR Am J Neuroradiol 21:1951-1954

Mozes G, Bickels J, Ovadia D, et al(1999) The

use of three-dimensional computed tomography in evaluating snapping scapula syndrome.Orthopedics 22:1029–1033

Napel S,Marks MP,Rubin GD,et al (1992) CT angiography of spiral CT and maximum intensity projection.Radiology 185:607–610

Napel S,Rubin GD,Jeffrey RB,et al (1993) STS-MIP:a new reconstruction technique for CT of the chest.J Comput Assist Tomogr 17:832–838

Pretorius ES,Fishman EK (1999a) Spiral CT and three-dimensional CT of musculoskeletal pathology.Radiol Clin North Am 37:953–974

Pretorius ES,Fishman EK (1999b) Volume-rendered three-dimensional spiral CT: musculoskeletal applications.Radiographics 19:1143–1160

Remy-Jardin M,Remy J.Masson P,et al(2000) CT angiography of thoracic outlet syndrome:evalution of imaging protocols for the detection of arterial stenosis.J Comput Assist Tomogr 24:349–361

Totterman S,Tamez-Pena J,Kwok E,et al (1998) 3D visual presentation of shoulder joint motion.Stud Health Technol Inform 50:27–33

Udupa JK(1999) Three-dimensional visualization and analysis methodologies:a current perspective.Radiographics 19:783–806

Wallny TA,Theuerkauf I,Schild RL,et al (2000) The three-dimensional ultrasound evaluation of the rotator cuff an experimental study.Eur J Ultrasound 11:135–141

Wang GE,Vannier MW(1994) Stair-step artifacts in three-dimensional helical CT:an experimental study.Radiology 191:79–83

Woodard EJ,Leon SP,Moriarty TM,et al(2001) Initial experience with intraoperative magnetic resonance imaging in spine surgery. Spine 26:410–417

特殊专题

24 功能图像的分析

ALAN JACKSON and NEIL A.THACKER

目录

24.1 引言

MR图像采集技术的进步使得参数图像或计算图像的使用越来越多，这些成像方法被用来显示组织的生理特性而不是单纯的解剖结构。其中许多技术依赖于分析组织在受到某种生理刺激的时间过程中所发生的信号强度的变化。本章我们将回顾三种最常用的功能成像的基本概念：血氧水平依赖（BOLD）成像、动态磁敏感性对比增强灌注成像（dynamic susceptibility contrast-enhanced imaging of perfusion，DSC-MR）和血管内皮渗透性成像（imaging of endothelial permeability）。

24.2 血氧水平依赖成像

BOLD于1991年首次报道，当时观察到脑内神经元激活区在T_2加权像上显示出信号强度的变化。以此为开端，BOLD成为研究人脑最常用的方法之一。BOLD技术在全世界范围的进展令人惊讶，反映出该技术的先进性。它可安全、无创地获取大脑激活图像，可根据需要反复进行，并可与高质量的解剖图像直接联系。BOLD技术可在多数常规MR机上使用，在数分钟内产生高分辨率的功能图像。上述特性使该技术能够在个体中进行激活模式的研究，也可通过对象间和对象内部对照来研究复杂的认知模式。该方面研究的论文已数以千计，本章仅就其基本技术进行概述。需要了解更多细节的读者可直接参阅MOONEN和BANDETTINI（2000）主编的关于该主题的文献。

大脑的激活是一个复杂的过程，涉及介导神经元之间传递过程的诸多生理反应。总地说，传入动作电位激活突触释放神经递质，神经递质跨越突触间隙后激活或抑制神经元或作用于下一位神经元的突触。动作电位的传导和突触活动产生局部的代谢需求，需增加葡萄糖利用和氧气传送。突触摄取葡萄糖增加，而且看来是局部的突触活动控制着局部葡萄糖利用的急剧变化。然而，与激活有关

A.JACKSON，MD，N.A.THACKER，PhD
Imaging Science and Biomedical Engineering，The Medical School，University of Manchester，Oxford Road，Manchester，M13 9PT，UK

的代谢过程比这更为复杂，在神经元中发生的葡萄糖无氧代谢将产生乳酸，后者在胶质细胞内进一步氧化代谢。神经元激活的生理反应之一是局部毛细血管血流量增加，这通过增加流经毛细血管网的血液流速来实现。这种血流量的增加超过了局部需氧量增加的程度，被称为"去耦合(uncoupled)"。其原因尚未明了，但近期研究提示，血流量的增加是提高脱氧血红蛋白清除率的需要，血流量的增加使局部毛细血管内氧分压增加，加大了血液与组织之间的氧梯度。这种与血流相关的氧析取机制可以解释血流量不成比例增加的原因，并提示血流量与代谢之间的密切但非线性的耦联关系。

局部血流量的增加和随之产生的脱氧血红蛋白浓度的减低是BOLD成像技术的核心。氧合血红蛋白的铁原子是抗磁性的，容积磁敏感性(bulk magnetic susceptibility，BMS)效应为零。脱氧血红蛋白是顺磁性的，所以BMS与局部脱氧血红蛋白浓度有关。大脑皮层激活引起血流量增加，导致局部脱氧血红蛋白浓度下降和BMS的增加，使局部信号强度增高。这种信号强度增高构成了BOLD技术基础。这种信号变化在现代MR机的扫描中表现得仍然相当微小，与数据中的噪声处于同一数量级(仅百分之几)。提取这种信号变化的最常用方法是使局部血流发生重复变化，以获得信号的时间积分，提高统计学效能。最常用的技术要求在已知的功能性激活、静止过程中，通过比较严格的"开-关"组块模型来产生数据集(图24.1)。这种实验方法是通过交替的激活与静止或不同的激活方式来产生局部大脑激活随时间的变化，其历时过程中的变化可通过执行任务或刺激程序近似估计出来。在组块模型中，开的时相被设计持续到足以产生最大的局部血流变化，产生开与关状态下的最大信号差异。能够得到的最大变化率由血液动力学反应函数决定，典型情况下自开始激活到出现最大信号变化约有6s的延迟。该机制是限制BOLD实验时间分辨率的基本原因，并与扫描机噪声水平无关。

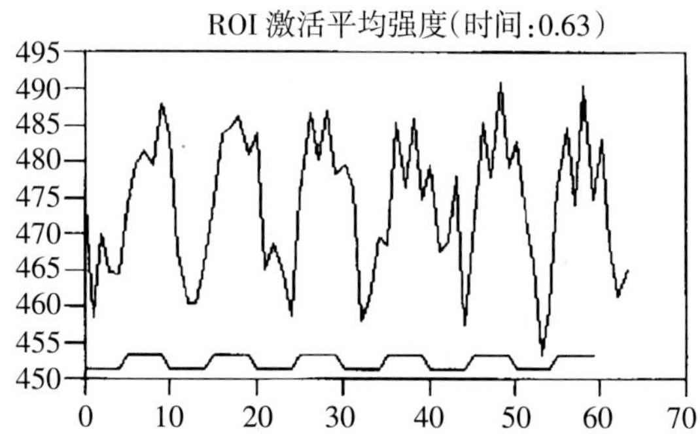

图24.1　初级视觉皮层对视觉模型的信号反应　在检查过程中采用交替出现的棋盘格图案刺激受检者。注意，刺激开始后延迟一段时间才有信号升高，成像过程中的噪声也引起信号强度的变化

24.2.1　BOLD的数据分析

遗憾的是，BOLD并非是功能性磁共振成像(fMR)实验中信号变化的唯一物理机制。还有血流氧水平依赖(blood flow oxygen level dependent，b-FOLD)、脑脊液氧水平依赖(CSF oxygen level dependent，COLD)、脑脊液流动氧水平依赖(CSF flow oxygen level dependent，c-FOLD)和运动氧水平依赖(motion oxygen level dependent，MOLD)信号机制存在(HAJNAL 等1997)。因为这些信号机制的存在，所以在数据分析时必须特别谨慎，以确保观测到的信号真正由BOLD所致。

b-FOLD机制所起作用的大小取决于所选择的成像序列，因此它可能是信号变化的主要来源。一些图像采集序列可大大减少甚至消除这种血流相关成分(图24.2)。b-FOLD信号可被认为是BOLD信号的补充，可作为功能激活的另一指标，并有利于提高数据的信噪比(SNR)。然而由于这种血流反应发生在激活点远侧的血管中，缺乏特定的空间定位，

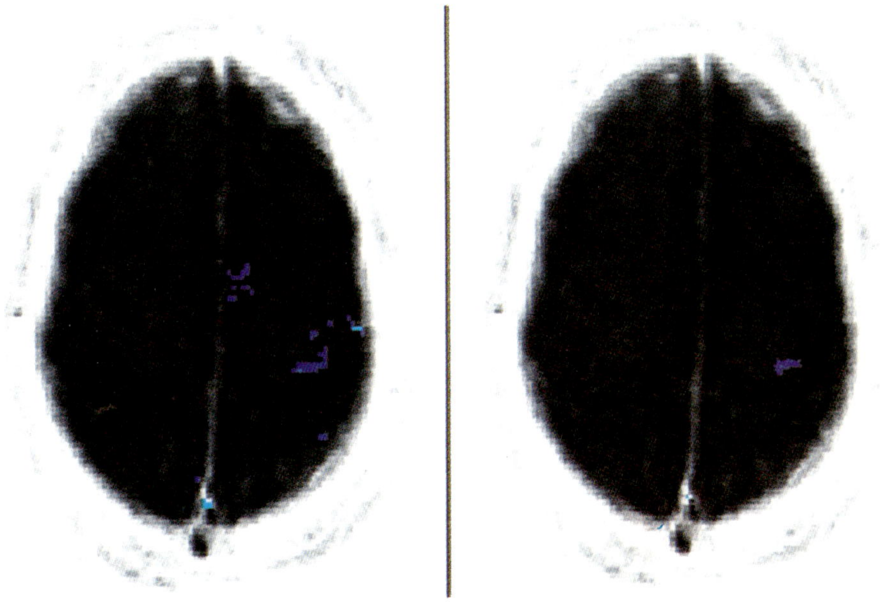

a b

图24.2a,b 拇指运动模型的功能图像 a 单次激发梯度回波EPI采集的数据对血流效应敏感。b 回波位移多次激发3D分段EPI采集的数据对血流效应不敏感。注意b图中的表观激活区有所不同,系引流静脉造成信号缺失所致。

因此使敏感性的增加将以降低空间准确性为代价。CSF-相关信号由于过短的时间级而不能期望与刺激模型相关。在BOLD实验中可产生信号的其他机制中,c-FOLD和COLD可通过CSF区的解剖遮蔽而被消除。

因此确保能够从BOLD分析中获得有效信号的主要问题是控制运动效应,这种运动效应在持续的实验过程中可以相当明显,并常与模型任务直接相关。在fMR中对运动校正的重要性在文献中已被广泛认同(HAJNAL等1997;THACKER 等1999)。在BOLD数据分析的许多阶段都设计了缩小或消除这一效应的措施,目的是对数据进行预处理,使获得的数据与受检者在整个研究过程中保持静止状态下所能得到的数据相一致。要解决这一问题,需使用图像共配准处理,用第八章中描述的自动方法将两组容积数据在3D方向上对齐。通过观察边缘强度和相关性的简单散点图,可直观地评价图像共配准成功与否。如果与刺激有关的运动对表观激活区有明显影响的话,那么这些散点图将在高边缘强度区显示相关值增加(图24.3、24.4)。处理过程共分四个基本步骤:

—所有图像容积均与第一幅图像(first image)共配准以确定容积间的转换。

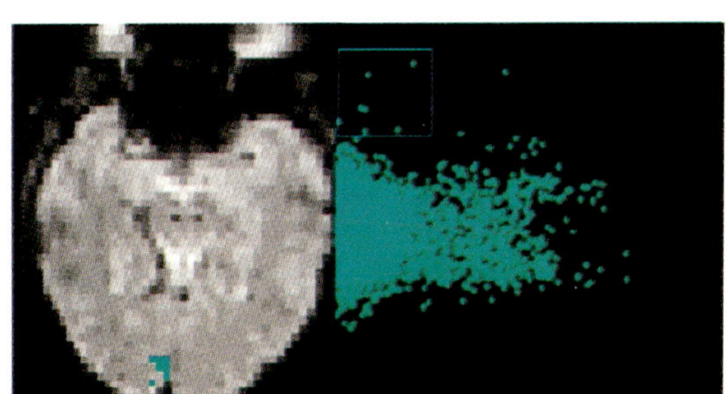

图24.3 视觉激活的功能性实验 激活区显示在相应散点图中的低边缘强度区内

—运用适当的内插函数(以正弦为佳)对所有证实有运动的图像容积进行层面重切。

—分析每个体素信号随时间的变化,获得与模型“开—关”定时的相关性(此阶段之

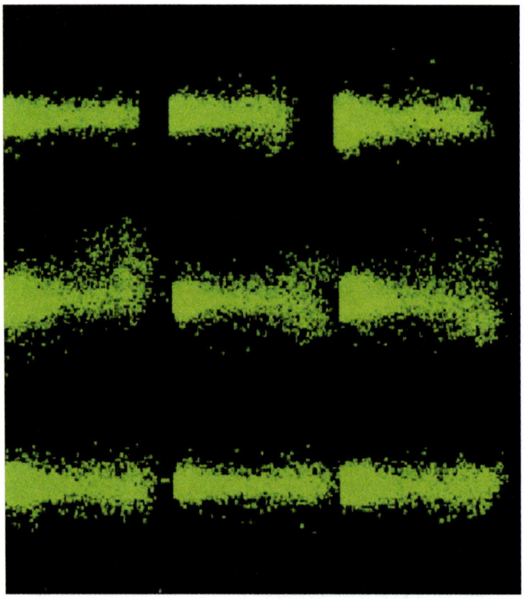

图24.4 边缘强度(水平轴)和相关性记分(垂直轴)的坐标图 上排代表静息状态下没有运动或刺激的三个层面。中排为简单运动模型的三个层面。高相关值在高边缘强度区的散布是由于与刺激相关的运动引起的。底排是共配准后的同一组数据

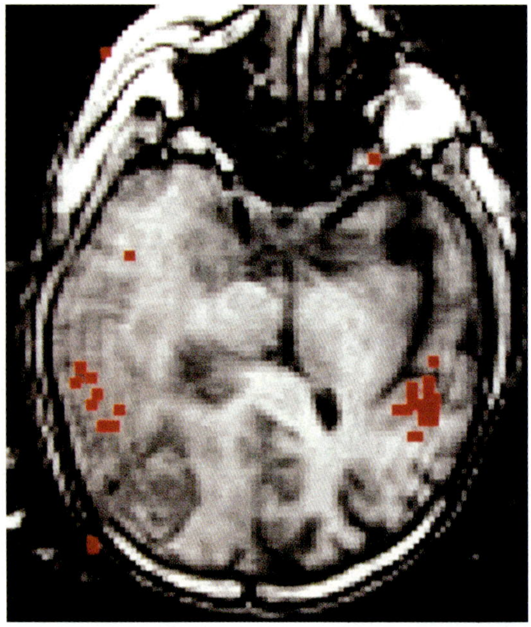

图24.5 功能性实验显示初级听觉皮层与右侧胶质瘤的关系

前可能需要一些预处理以消除诸如接收线圈不均匀等因素导致的扫描伪影)。

—将高相关结果转换到诸如Talairach系统的标准坐标系统中。

然后这些标准化的脑激活图便可与解剖图像融合或用于个体内或个体间对照(图24.5、24.6)。

在临床上似乎有一种常规的方法可解决临床应用中的问题，就是使用互联网上提供的软件，如自动图像配准软件包(Automatic Image Registration package，AIR)(JIANG 1995；WOODS 等1993，1998a，b)，该软件以一种刚体运动为理论假设。依数据采集的细节，刚体假设可能被认为有些简单。在一些病例中，图像数据层面可能受到不同程度的运动影响，而在另一些病例中图像数据则可能因运动而模糊，可能在数据中遗留运动伪影，使得随后的解读分析产生偏倚。许多研究小组目前常规使用刚体共配准技术，它已被证实可在随后的fMR分析时将运动的影响降低到可接受水平(THACKER 等1999)。在进行了共配准和重新分割层面之后，便可以对实验期间信号强度变化进行逐个像素的分析。

文献中已提出了多种fMR图像分析方法。从统计学观点考虑，这些技术可分为非参数技术和参数技术。目前一般认为，虽然最初非参数技术是更有效的技术，而一旦分析模型改进后，参数技术将最终获得更高的分辨力。在此我们将集中讨论这些方法。利用参数技术的分析基本分为两个阶段：逐个体素的时间依赖性分析和随后进行的簇区域分析(regional analysis of cluster)(FRISTON 等1996；LANGE 1996)。首先设计显著性检验，假设随机噪声波动可以完全解释图像中所见的数据。通常通过相关性测量完成以体素为基础的无效假设检验(见边框24.1)。这方面的细节在文献中各异，但所有成功的测量都

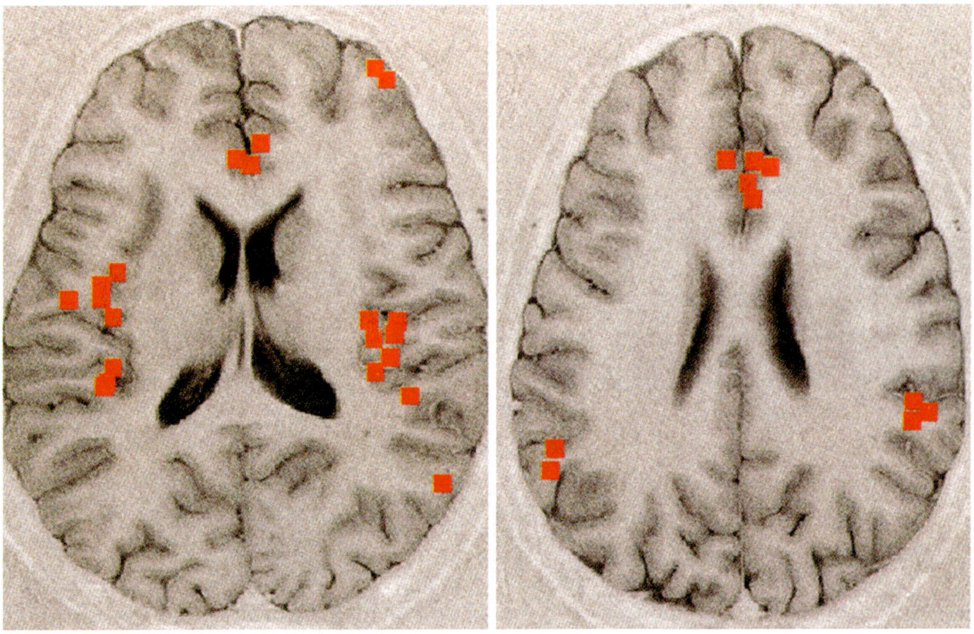

图24.6 直肠痛觉刺激产生的皮层激活区

有相同的统计学基础，都是有效地将一些相关性C的测量值用其预期方差var(C)进行标准化，使之能被t–检验或Z–评分之类方法处理(LANGE 1996)。假设用于发现有意义信号的测量阈值在该统计检验中总是呈高斯分布，并考虑到在图像形成过程中的时间相关性(VAN GELDEREN 等1995)。不同作者选择的相关性测量不同。有人建议使用一组正弦相关函数并计算出数据的有效"功率"(effectiv"power"(BULLMORE 等1996)。使用这种方法有两个主要理由。首先，尽管实验刺激都是简单的"开"、"关"任务(即已知时期的"篷车(box car)"函数)，但我们并不知道信号的确切形状和时相。于是这种傅立叶技术提供了一种不依赖于反应曲线时相或特殊形状细节的方法评价信号内容。第二个理由是这种方法给出的测量值完全不依赖于时相。比傅立叶分解更简单的分析方法涉及"篷车"函数的相关性(BAUDENDISTEL 等1995)，这种函数在必要时可以被变换，以对最大时相反应进行定位。虽然第二种技术没有考虑形状的可变性，但在将反应函数的自由度限制在类似初始刺激方面有一些优点。由于我们不知道所要寻找的信号的确切形状，因此无法判断这两种方法的优劣。但总的看来，"篷车"法更特异，因为它需要的不仅仅是一个信号，而是一个具有特殊形状的信号。一种Poisson分布的刺激函数的卷积模型已得到实验验证。这种模型可被归纳为γ变量，在灌注分析中也常选用(BENNER 等1997)。另一简单的变量是构建开关期间信号估计值的集合，然后进行简单的t–检验(SADATO 等1996)。通过简单的代数验证可知这在统计学上与"篷车"函数相关性是等效的。很明显这种方法没有准确地考虑时间相关性和反应曲线的特殊形状。最后，有作者提出了不能直接用t–检验解释的相关性测量方法。BANDETTINI 等 (1993)和PRESCIUTTI 等(1997)在研究中均特别采用了通用的STIMULATE软件中的测量方法。虽然它具有直观的特性(在–1~1之间标准化)，但由于每种实验设计测量值的统计学分度不同，因此不可能得到可靠的能用于确定有意义信号的阈值。在BRAMMER 等(1997)的研究中，检验统计量被定义为一种幂—商值(power-quotient)，即被查找到的频率的幂除以一个标准化因子，而不是除以预期方差。这种特殊形式的测量也与上述标准形式有关联。然而在这种测量之前，需使用Monte Carlo技术再次标准化，以进一步加强标准化的统计解释。BANDETTINI 等(1993)和PRESCIUTTI 等（1997）的测量严格地说也需要类似的步骤。这就又回到了先前的测量方法。

24.2.2 脑激活图的解读

对fMR实验激活图的解读必须仔细，操作者必须了解图像分析的基础假设。首先，假设信号变化位于激活区范围内。事实上，最大信号变化的部位受与局部血容量和血流量相关的信号影响，而这些信号又在很大程度上受所选扫描技术的影响。在有些数据组中方法的空间分辨力被限制在数毫米，但仔细选择扫描技术，并使用高场强扫描机可相当准确地检测到fMR的变化。其次，使用相关分析来确定激活区，假设的是激活变化与刺激模型密切相关。这些相关分析将能准确测量局部变化，但如果大脑处于连续活动状态，则与刺激模型的相关性可能会很小。因此我们在解读BOLD反应时必须特别谨慎：缺乏活动的迹象并不能作为没有活动的证据。我们不能说未显示出与刺激有相关性的区域就没有活动，而BOLD相关性也并不直接等同于大脑激活。最后，皮层激活的位置必须仔细考虑，特别是进行病人间对照研究时，因为皮层区并不真正在简单的立体坐标系统中一一对应，不同个体解剖学上的同一激活区可能发生在坐标系内不同的空间位置上。

24.3 动态磁敏感性对比增强成像

MR测量脑血流量的常用方法有两种。动脉自旋标记法是对进入采样区的血流中的水进行磁化标记，以提供血流的内源性示踪剂。这项技术虽然很有吸引力，但尚未完善到足以能够常规临床应用的程度(CALAMANTE 等1999)。动态磁敏感性对比增强MR成像，即DSC-MR，是在团注顺磁性对比剂后快速测量MR信号的变化(ROSEN 等1991a,b;BOXERMAN等1997;CALAMANTE 等1999)。由对比剂的通过所导致的T_2加权像上的信号丢失，可用于计算脑血容量(cerebral blood volume,CBV)、平均通过时间(mean transit time,MTT)和脑血流量(cerebral blood flow,CBF)等参数的估计值。DSC-MR临床使用简单，是目前临床使用最多的MR灌注成像技术（SORENSEN 和REIMER 2000)。

利用对比剂团注首过进行脑灌注的测量极具吸引力。对比剂注射可引起可控性信号强度下降，而基于首过数据的分析只需很短的采集时间，易于组合到现有的临床成像序列中。对比剂团注首过的动力学也已被充分证实并具有普遍适用性，CT和MRI均可采用此技术。

24.3.1 DSC-MR数据采集

团注对比剂MR成像是一种相对简单的技术。该成像技术必须采集感兴趣区(ROI)的一段时间内具有足够时间分辨率的一组T_2加权图像，以进行准确分析并避免层面间的明显运动。典型的成像序列是使用快速成像技术采集数据，如单次或多次激发回波平面成像(EPI)可产生约2s的时间分辨率。依不同的MR机，在这2s的采集时间窗内，可获得5~15层分辨率为128×128的图像。成像序列可用梯度回波(GRE)以获得最大程度的T_2加权，或采用自旋回波(SE)使大血管对信号的影响降至最小。许多作者偏爱后者，因为它所产生的信号变化主要反映了对比剂通过毛细血管床引起的效应。

应当使用软垫，使病人舒适地固定好位置以减少运动，并与常规MR成像一样使用软带加固。这样的固定加之较短的采集时间，通常可保证数据采集不受明显运动影响，因而几乎不需进行数据共配准。在团注对比剂之前应至少连续采集5幅图像，有些研究者甚至采集长达1min的图像以提供大量增强前图像来改善分析过程中对信号强度基线的估计。

对比剂由静脉注入，注射技术必须规范。标准的注射剂量(0.1mmol/kg)可满足大多数病例的成像需要，但有的研究者采样双倍标准剂量以提高SNR。建议使用自动压力注射器，大约4s注射完毕，随后用至少25ml生理盐水以同样速度冲洗。严格仔细的手动注射也能获得可接受并可重复的结果。注射针头口径要足够大，最好选择大的肘前静脉注入。手动注射时至少要用18G针头以减少注射阻力。手动注射也应在4s内以均匀速度注入，然后应立即用相同剂量的生理盐水以同样速度冲洗以确保对比剂从手臂静脉中立即冲净。

24.3.2 DSC-MR数据分析

24.3.2.1 基本理论

DSC-MR的主要目的之一是产生量化的血流图像。理论上此过程相对简单直接。然而在实践中存在若干限制该技术临床应用的问题。这些问题将在下一节中详细论述。

传统的灌注测量模型依赖于3个关键性假设：

—对比剂浓度的变化可由观察到的信号变化导出；

—局部CBV可由对比剂浓度曲线下面积的积分导出；

—MTT可通过测量对比剂团的形状和宽度导出。

如果能满足这些假设，则可以在注射对比剂后根据依时间变化的MR信号计算出组织灌注。DSC-MR技术以对比剂浓度曲线下的面积作为像素内CBV的估计值，而以对比剂团的宽度作为MTT的估计值。血流量可由中心容积定理(central volume theorem)算出：

CBF=CBV/MTT

局部对比剂浓度的初始计算可由观察到的信号变化得出，并用T_2信号的变化($\triangle R2$)表示：

$$\triangle R2=-1n[S(t)/So]/TE$$

式中，So是基线信号强度，S(t)是t时间点上像素信号强度，TE是回波时间。这样将信号强度时间过程数据转化为对比剂浓度时间过程数据(图24.7)。CBV将与图24.7所示的对比剂浓度时间过程曲线的累积积分成正比，并可分析计算为：

$$rCBV=\int_{t_0}^{t_e}\triangle R2(t)dt$$

式中，$rCBV$是相对脑血容量(relative cerebral blood volume)，t_0是对比剂首次到达的时间，t_e是$\triangle R2$回到基线值的时间。MTT由

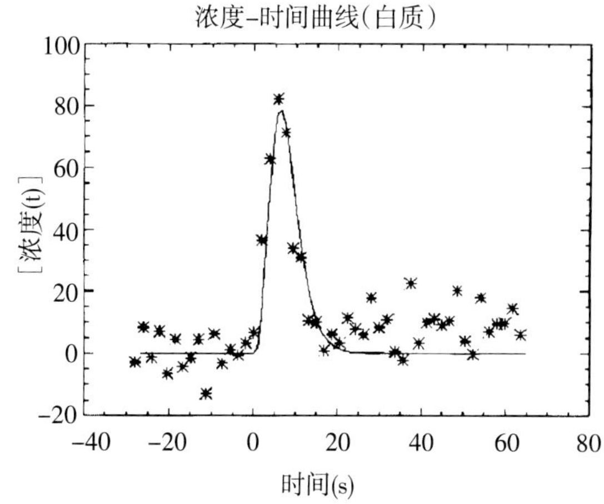

图24.7 注射对比剂后灰质体素的$\Delta R2$（对比剂浓度）随时间的变化。利用γ变量拟合这些数据点，产生出表示为一连续曲线的理论数据

曲线的最大半高宽估计出来。这些数值便可用于计算CBV、MTT、CBF(CBV/MTT)的参数图。

除这些血流相关参数外，还可利用到达时间(t_0)或更常用的峰值浓度时间(time to peak concentration,TTP)得出基于对比剂到达体素时间的图像，这些参数是对比剂团注示踪技术所特有的(图24.8)。

24.3.2.2 DSC-MR存在的问题

遗憾的是这种测量CBF的简单方法并不可靠,多种原因均可产生严重误差。针对这些误差,人们在分析方法上采取了若干种修正,试图对血流作出更加准确的量化估计。我们将讨论该技术存在的4个主要问题：

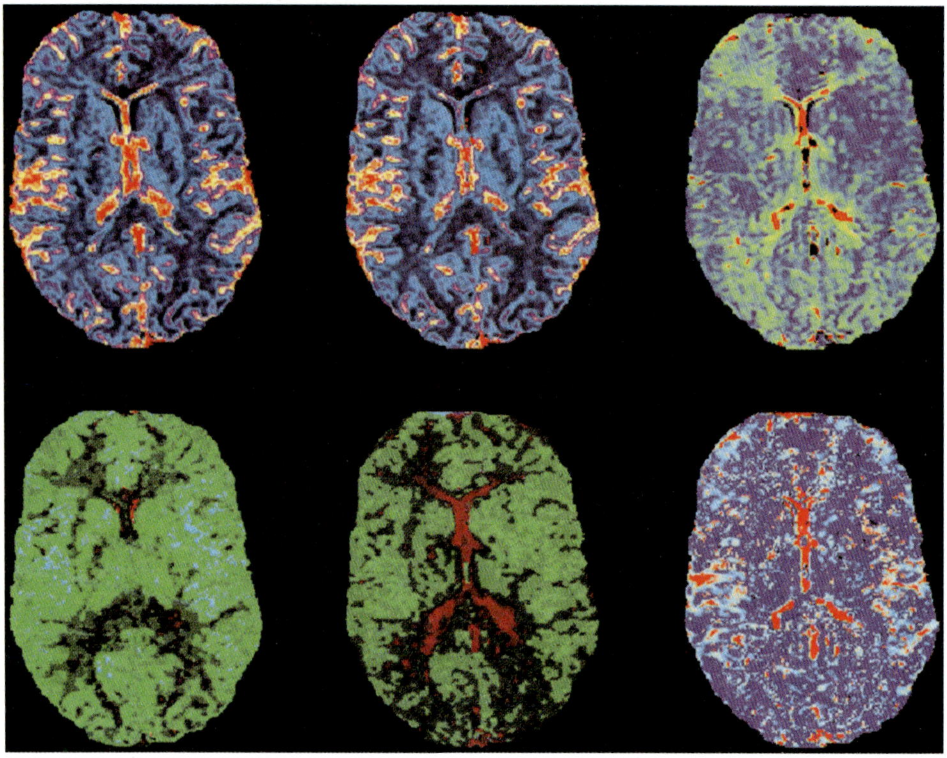

图24.8 rCBV(上左)、rCBF(上中)、MTT(上右)、t_0(下左)、TTP(下中)和标准拟合误差(下右)图像

对比剂再循环。分析对比剂团通过时,假设的是对比剂团通过体素后其在体素内的浓度将变为零。而事实上，对比剂在全身再循环，第一次循环峰之后通常可见到第二次的再循环峰。随着对比剂的循环,对比剂团分散变宽,因此第二个峰比第一个峰变宽变矮,当再一次的再循环发生时，血管内对比剂已在全身血容量中均匀混合，引起对比剂浓度基线持续轻度升高(图24.7)。由于存在首过和对比剂团通过后期的再循环，因此CBV测量会出现误差。另外，由于第二次的再循环存在，使得辨认对比剂团通过过程的结束变得困难。

克服这一困难的方法之一是采用γ变量曲线拟合技术，以产生对比剂团通过早期浓度变化的数学描述。曲线拟合技术使得数据变平滑,有效地减少了噪声,并消除了对比剂再循环对首过对比剂团的污染(BELLIVEAU 等 1989;ROSEN 等 1990;BENNER 等 1997;

BOXERMAN 等1997)。γ变量函数见边框24.2和图24.7。

对比剂漏出和组织增强。分析对比剂团注时，假设的是观察到的信号变化完全是由血管内对比剂引起的。然而根据弛豫机制，漏出到组织间隙内的对比剂也可导致信号变化(图24.9)。以磁敏感性为基础的成像方法能够区分基于弛豫还是基于磁敏感性的效应，并可得到排除了对比剂渗漏效应或将其降至最小的图像。理论上，使用真正的血管内对比剂或微弱弛豫效应的对比剂，如氧化铁，能进行纯粹的磁敏感性测量。事实上，很难找到合乎标准的对比剂，因此我们不得不采取一些方法尽量区分磁敏感性和弛豫效应。使用降低T_1敏感性的技术，如小翻转角的GRE序列，已成为常用技术（ARONEN 等1994；KUHL 等1997a；MAEDA 等1997)。虽然有人在迅速强化的肿瘤中仍观察到残余的弛豫效应，但这项技术基本上可有效地去除弛豫效应(MAEDA 等1997)。该方法的主要问题在于翻转角的减小将导致SNR下降，但这可由加大对比剂用量来部分补偿(ARONEN 等1994)。另一种降低T_1敏感性的技术是使用双回波技术，其中T_1加权效应的第一次回波被用来校正主要是T_2加权效应的第二次回波（MIYATI 等1997)。该方法可简单、有效地去除弛豫效应。遗憾的是，双回波需要更多的采样时间，不可避免地限制了采样数量和可覆盖的层面数。另外，使用这种从存在噪声的数据组中的同一像素计算得出的参数，将在数学上产生背景噪声的耦合效应，对SNR产生负面影响。

使用预增强技术的基础是对比剂浓度变化将导致信号的变化。T_1缩短效应所引起的信号强度变化为双—指数性(bi-exponential)，因此对于任何给定的序列均存在一个平台期，在此平台期信号强度保持相对恒定(图24.10)。平台期的位置和长度随序列的不同而异。这种反应曲线的效果是肿瘤的预增强将使随后注入对比剂时弛豫效应对信号的影响降低。该方法的主要问题是其效能依赖于对比剂团通过期间间质内的对比剂浓度。由于肿瘤的对比剂弥散速率不同(BULLOCK 等1991；GOWLAND 等1992)，所以间质中对比剂浓度虽可测量但不能准确预测。要消除T_1透射(shine-through)效应，需要间质内对比剂(Gd-DTPA-BMA)浓度大于0.4mmol/l，这一数值可因对比剂弛豫率不同而稍有差异。预增强技术的另一问题是，在随后的动态磁敏感性对比成像中存在的残留强化效应(LEVIN 等1995)。当随后注射对比剂时，信号反应曲

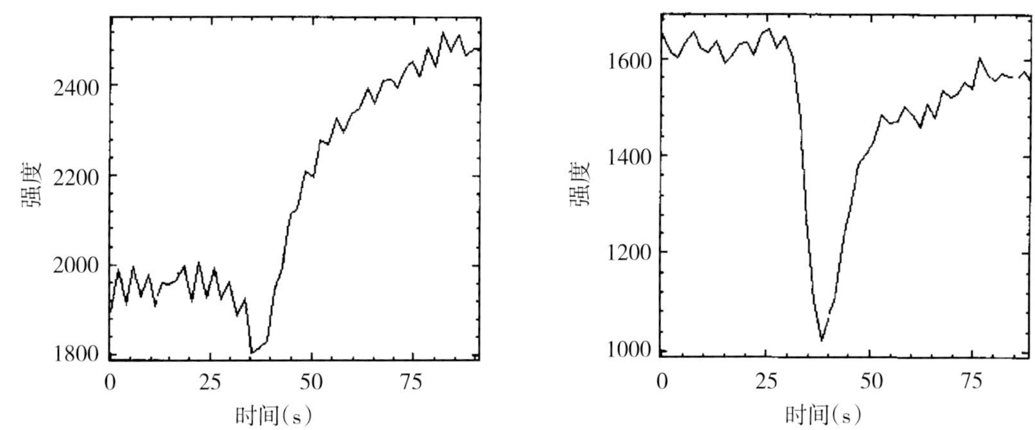

图24.9 强化的脑膜瘤在未使用(左)和使用(右)预增强技术情况下的信号改变。左图显示出弛豫效应引起的信号增高；使用预强化后，由于对比剂从异常肿瘤血管的延迟流出，使信号不能回到基线

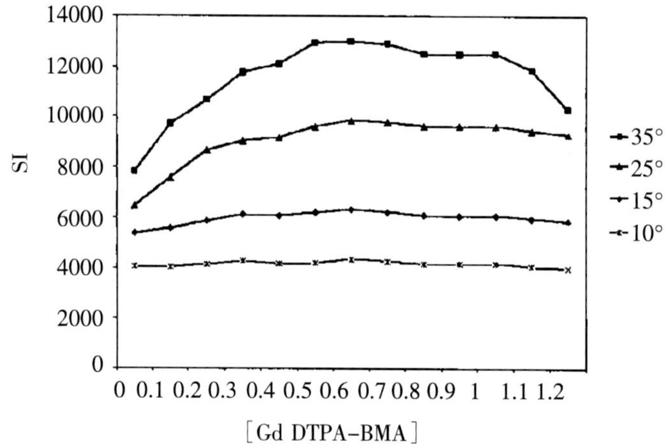

图24.10 GRE的翻转角对不同浓度对比剂增强特征的影响

线发生变化，不再符合γ变量类型，而显示出再循环期ΔR2的升高。虽然这些效应看来并非弛豫变化所致，但原因尚不清楚（LEVIN 等1995；KUHL 等1997b）。这些变化的结果是使标准γ变量拟合技术的灌注数据分析不准确，并可导致明显的拟合错误（LEVIN 等1995；KUHL 等1997b）。

上述方法都有各自的优缺点。技术的选择必须根据具体研究的特殊需要而定。双回波技术能可靠地消除弛豫效应，但受限于SNR低和有限的采样容积。小翻转角法只要TR（重复时间）时间长度足够，就能可靠地消除弛豫效应。这类方法速度快，但也受限于正常组织SNR的不足。预增强技术允许使用对弛豫变化敏感的序列，获得良好的SNR，但预增强的T_1透射效应高度依赖于肿瘤内对比剂浓度，而这种浓度在不同肿瘤中各异。另外，预增强技术引起的残余对比剂效应，影响随后对比剂团通过期间正常组织的动态信号变化。

统计学的稳定性。 通过对每个体素进行数学计算产生参数图像引起另外的问题，即估计值准确性问题，这使各个体素测量值的潜在误差不同。特别是使用γ变量曲线拟合技术，可能掩盖原始数据的质上的变异，在产生出的参数图像（产生于拟合数据）中，噪声成为主要的或唯一的变异源（图24.11）。以往研究已证实，如果时间性数据（temporal data）的SNR不佳，或对比剂通过所产生的信号下降过小，则计算CBV的准确性降低（BOXERMAN 等1992，1997；ROBSON 和GORE 1994）。

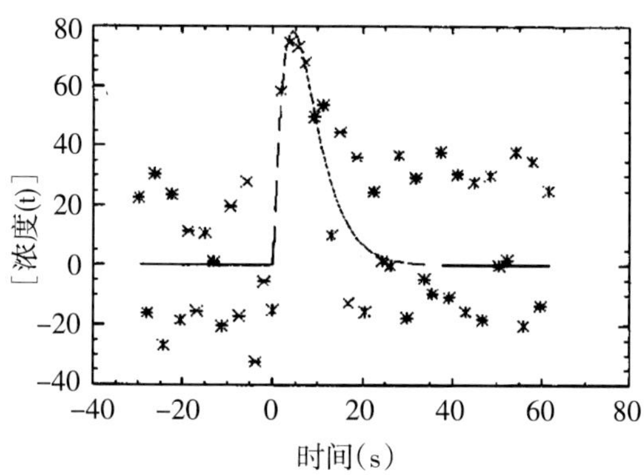

图24.11 γ变量貌似成功地拟合了来自肿瘤周围低灌注白质水肿区的严重噪声数据

在临床实践中，要评价参数变量反映对比剂浓度真实变化的准确性显然是不可能的，因为这些变化都是未知的。但有可能测量SNR和信号下降量，并导出一个简单的参数，量化地反映灌注参数估计中的误差。如果对比剂浓度的变化真的符合γ变量函数，那么γ变量计算值与时间过程数据之间的平均拟合误差方根(root mean fitting error)就是一个反映时间域内SNR的误差的估计值。事实上,如上所述,γ变量函数反映钆对比剂浓度变化的准确性也将受到对比剂团通过引起的信号下降量的影响。因此非常大的信号下降将能消除图像中高背景噪声的影响。给出γ变量曲线相似性的分度值,对拟合曲线下方面积测量的平均拟合误差方根进行分度,则能以平均标准差(mean standard deviation,MSD)来表示变异(边框24.2)。这种分度拟合误差(SFE)测量值与MTT和CBV估计值的误差接近线性关系,为评估具体参数图像的可靠性提供了一个重要指标(LI和ZHU 1998)。由于SFE可用于创建误差参数图(图24.8、24.12),因此可用来控制MTT和CBV测量中包含的错误。

对比剂团的扩散和绝对CBF值的测量。 使用中心容积定理对CBF进行计算,是假设这项技术可产生CBV和MTT的量化值。事实上,使用曲线下方面积估计CBV,得到的是能对组织间CBV进行比较的相对值,而不能产生绝对测量值。这些相对测量值可通过多种标准组织值如灰、白质,或通过测量大血管的CBV值来校正。每种方法都有相应的问题,用测量大血管获得100%CBV估计值的方法尤其有问题,因为大、小血管信号之间的关系极大地依赖于图像的采集技术。实际上许多研究者乐于使用SE技术来特异性地抑制大血管内对比剂对信号的贡献。

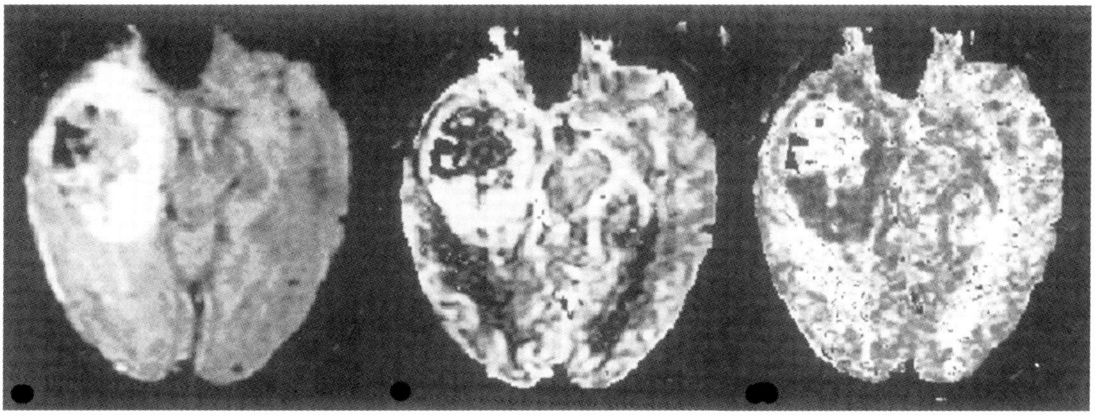

a b c

图24.12 a 胶质母细胞瘤病人的增强图像。b rCBV图像显示肿瘤强化部分的高CBV。c SFE图显示肿瘤强化区的误差低,而正常白质和肿瘤中心坏死区的误差较高

CBF的测量也需要对MTT的准确估计,后者可由每个体素中对比剂团的宽度得出(CALAMANTE 等 1999,2000;SORENSEN 和 REIMER 2000)。对比剂团的宽度事实上受三个因素的共同影响:①进入体素的对比剂团的宽度(动脉输入函数—arterial input function,AIF);②由于局部血流量和相对血容量变化导致的对比剂团宽度变化;③与血流无关的扩散效应所致的对比剂团的物理性增宽。

在实践中,对比剂团的宽度受注射技术、对比剂剂量和心血管功能等个体差异的强烈影响,因此个体间CBF测量值的直接比较需要假设这些变异因素已被减少到最小或已被消除(WEISSKOFF 等1993;REMPP 等1994)。

试图解决这个问题的方法之一是用输入响应函数(input response function)对每个体素数据去卷积,以清除变异性并产生出每个体素的对比剂浓度时间曲线的估计值,近似地描绘出对比剂团输入过程中任意时间点上发生的变化。这被作为是CBF绝对值定量技术的基础（REMPP 等1994；OSTERGAARD 等1996,1999；CALAMANTE 等1999）。去卷积方法假设每个体素的输入函数可被准确测量，但事实上这是不可能的。因此这些技术选择基底池中的一支大动脉，通常是大脑中动脉，测量代用AIF(surrogate AIF)。使用代用测量需要假设在AIF测定点与体素之间没有发生额外的对比剂团增宽（OSTERGAARD 等1998；CALAMANTE 等1999）。但事实上这种增宽效应甚至在正常受检者也有发生（图24.13）（OSTERGAARD 等 1998；THACKER 等 2000；LYTHGOE 等2000）。最近的模拟研究提示这种误差导致明显的对CBF的低估和对MTT的高估。模拟研究提示对比剂团额外增宽超过2.5s就会高估MTT 200%，低估CBF 50%，并且随其宽度增加对CBF的低估也进一步增加（CALAMANTE 等2000）。

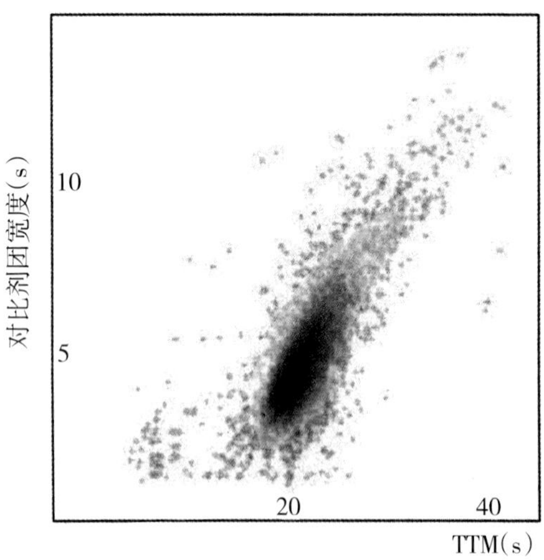

图24.13 正常志愿者的对比剂团宽度与平均到达时间的关系图显示对比剂团弥散效应引起的宽度与到达时间之间显著的线性关系

在实践中，典型的动脉对比剂团在通过头部的过程中会有100%~150%的增宽。这意味着假设AIF对比剂团的宽度为4s的话，引流静脉中典型的对比剂团宽度为8~10s。使用AIF去卷积技术估计这样的静脉的MTT为4~6s；而测出的小静脉的MTT约为0.02s（SEGEBARTH 等2000）和大的硬膜静脉窦的MTT约为0.01s（BEARDS 等1998）。因此，使用这种方法评价静脉灌注会出现与真实值相差20 000%到60 000%的误差。这些数据能被可靠地算出，因为直接测定去卷积对比剂团宽度和实际静脉血流速度方法简单、直接。除了大静脉中不可避免的误差外，小的皮层静脉受到皮层像素中的部分容积效应影响也可直接影响对灰质MTT的估计。

24.3.3 DSC-MR临床应用

对比剂团示踪实验看来是一种极有吸引力的快速收集高质量血流相关数据的方法。其中一些数据，特别是对比剂到达时间参数是该技术独有的，可为临床评估颈动脉狭窄、动脉炎、卒中等多种血管疾病提供有用的信息(图24.14、24.15)。CBV测量在许多方面都有明显的临床价值，特别是在肿瘤微血管结构的研究中(图24.16)。CBF定量测量比最初预计的复杂得多，在获得定量测量值时必须对对比剂团的输入和对比剂团宽度的个体差异做出补偿，在估计血流相关参数时，对体素间统计学上的变异性也必须做出处理。然而，即使这些步骤均被采用，对比剂团的弥散效应在任何血流定量测量中也会产生非常显著的误差，因此临床应用这些测量技术时必须极为谨慎(图24.17，24.18)。

24.4 血管内皮通透性的测量

由于毛细血管内皮细胞膜存在通透性，对比剂可从血管内漏入间质引起增强。漏出的快慢取决于体素内通透性内皮的表面积、内皮的通透性和血管壁内外对比剂的浓度梯度。因此不同组织间的强化形式不同，而且显然通透性是提示病理情况下（如肿瘤和炎症

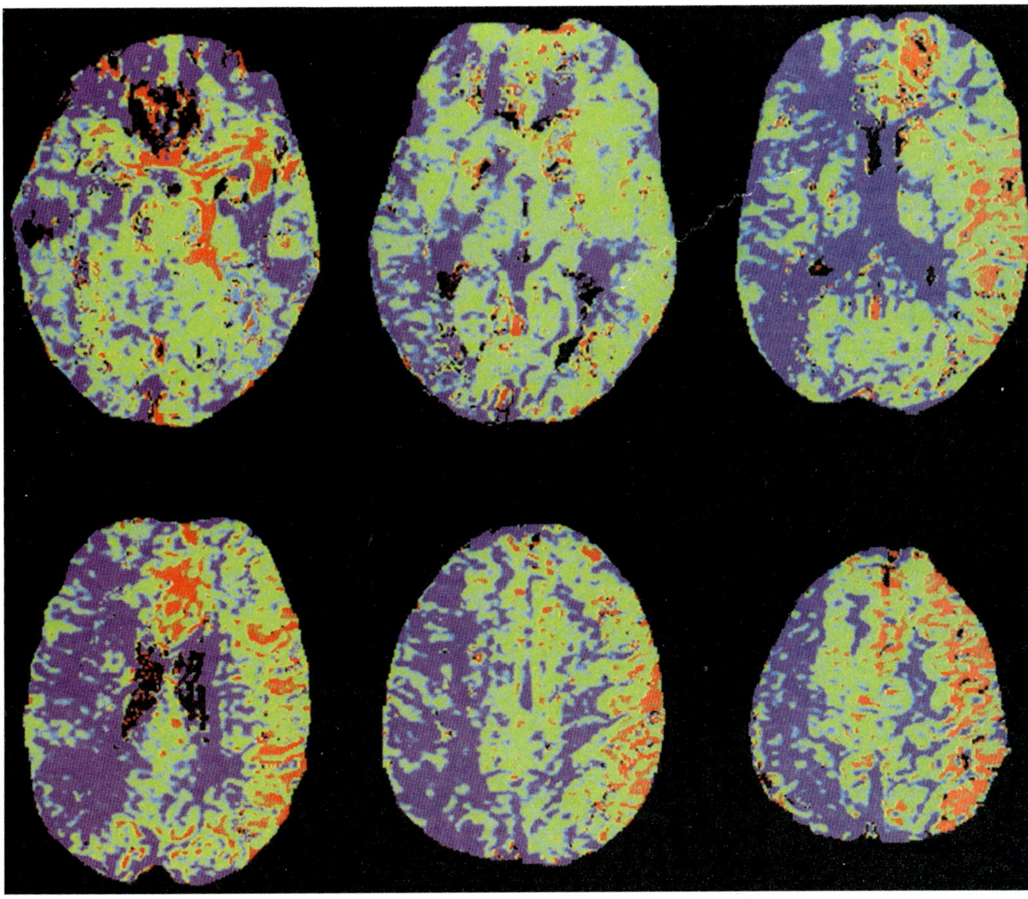

图24.14 右侧颈动脉狭窄病人的TTP图像显示对比剂到达右侧大脑的时间延迟

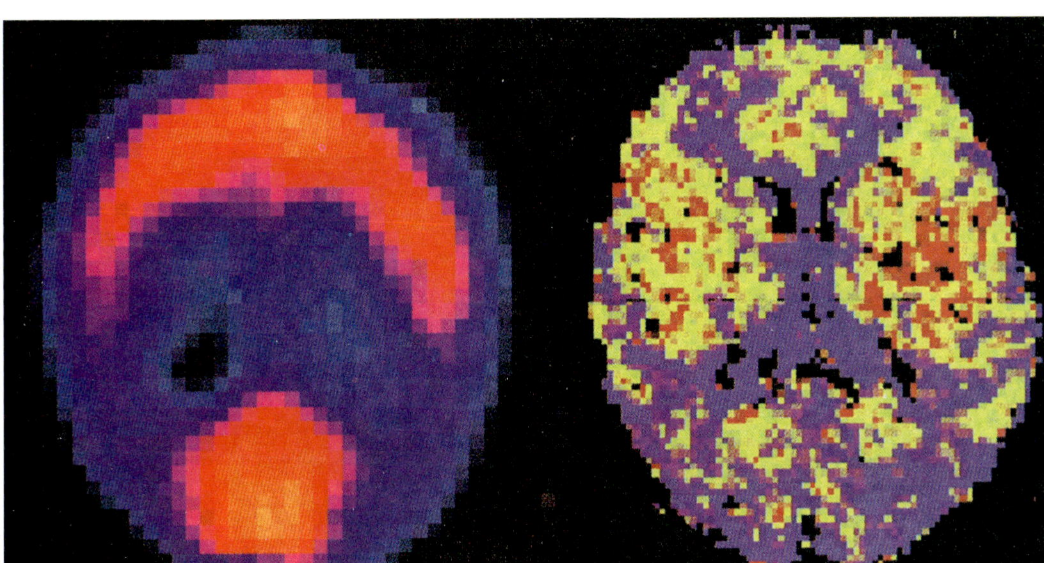

图24.15 Alzheimer病人的Tc99m-HMPAO脑灌注图(左)和TTP图(右)显示双顶区血流的减少和延迟

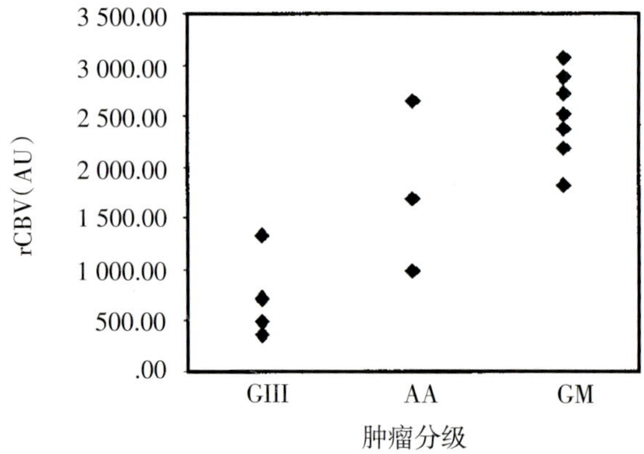

图24.16 胶质瘤的rCBV与肿瘤分级之间的关系

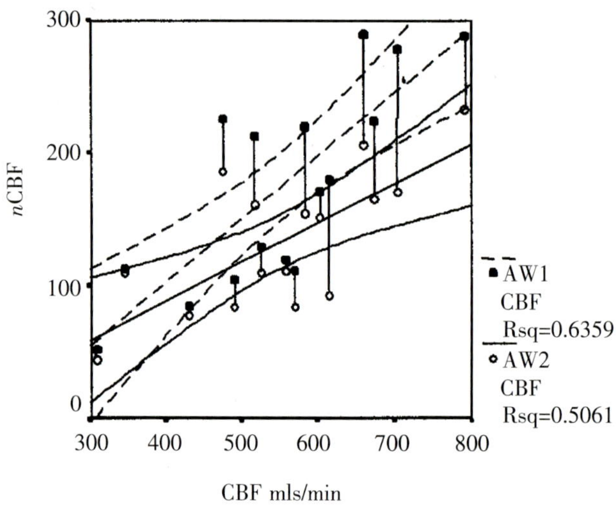

图24.17 相位对比MR血管成像测量的颈动脉和基底动脉CBF实测值与DSC-MR测量的标准化脑血流量(nCBF)之间的关系。图中各点代表严重颈动脉狭窄病人前分水岭区的测量值。实点为狭窄对侧,空点为狭窄侧

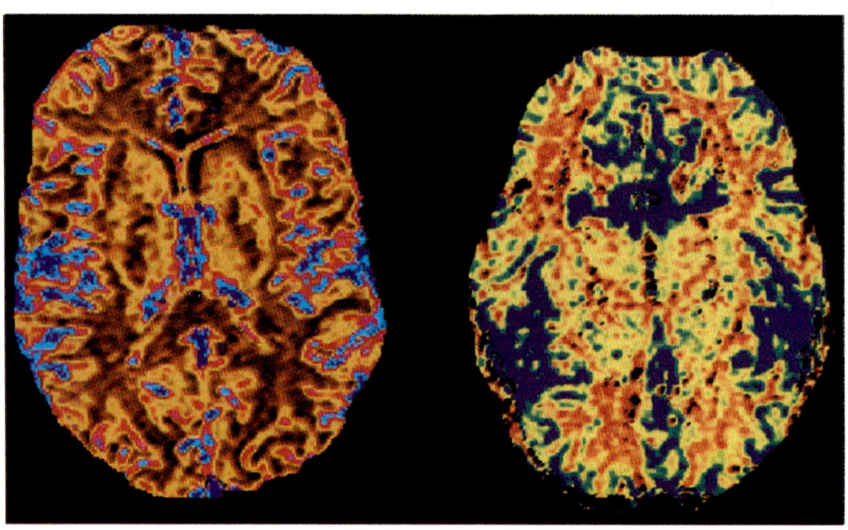

图24.18 正常人(左)和Alzheimer病人(右)的标准化CBF图,显示后者的总体脑血流量下降

组织)新生血管生成的有效指标。这对癌症病人尤其重要，抑制血管生成为癌症病人提供了新的治疗机会，这可以通过定向杀伤新生血管或抑制血管生成过程本身来实现。由于刺激血管生成的细胞因子，如血管内皮生长因子(vascular endothelial growth factor, VEGF)，主要效应之一是增加内皮通透性，因此用MRI观察对比剂的毛细血管渗漏可能成为监测这些细胞因子效应的一种有吸引力的办法(DVORAK 等1995；BRASCH 等1997；AMOROSO 等 1997；DELORME 和 KNOPP 1998；JENSEN 1998)。增强效应的定量方法有多种，从简单的测定强化率到复杂的算法分析，后者将药代动力学模型应用于图像数据，测定对比剂在血流与细胞外间隙间的转运常数(TOFTS 1997)。在血流量足以将对比剂递送到其内部的组织中，转运常数$k_{(转运)}$代表内皮通透性与内皮表面积的乘积。

24.4.1 简单分析技术

增强效应的最简单定量方法是直接比较ROI内的信号强度曲线。许多方法可以进行这种分析，最简单的方法是测定肿瘤组织达到最大强化效应的90%所需要的时间(T90)(STACK 等1990)。另一种方法是测定最大强化变化率（maximal intensity change per time interval ratio, MITR）(FLICKINGER 等1993)。两种方法均能将病人个体间由于对比剂剂量、注射方式、扫描技术和扫描装置类型不同引起的变异最小化。BRIX 等(1991)提出了一种更独立的描述曲线形状的方法，该法计算强化曲线的标准化斜率，通常称为k_{21}，它与内皮通透性直接相关。遗憾的是，大多数方法对采集系统如场强间的差异仍然敏感，且可重复性较差。尽管如此，这些分析方法在许多领域仍被证实具有明显的临床用途，可提供临床所需的大部分信息。

24.4.2 药代动力学分析技术

由于描述增强曲线形状的技术的可重复性差，许多研究者试图找到一种不受扫描装置类型、扫描技术或病人个体差异影响的定量技术。如果能用数据计算出内皮通透性和内皮表面积，使这些生物学特征与成像方法无关，这种技术就可以实现。内皮通透性和内皮表面积的乘积用转运系数$k_{(转运)}$表示，它决定了对比剂从血管内到血管外间隙的漏出(图24.19)。对比剂的渗漏根据以下公式计算

$$v_1 \frac{dC_t}{dt} = k_{转运}(C_p - C_t)$$

式中v_1指有对比剂漏入的体素的比例（对比剂分布空间），C_t指此空间内对比剂的浓度，C_p指血液中对比剂的浓度。根据这个简单的等式，如果我们能精确估计出血流中和组织中对比剂浓度随时间的变化，就能计算出$k_{(转运)}$。计算对比剂浓度也需要了解对比剂到达前组织的T_1值($R1_0$)，而它必须在动态成像前测量。

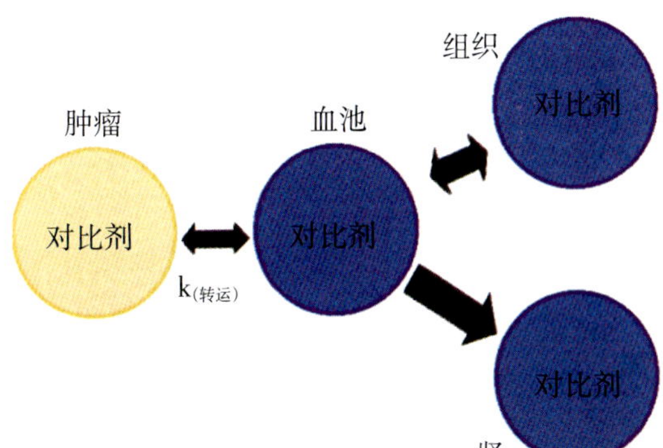

图24.19 药代动力学模型测量$k_{(转运)}$的基础。对比剂注入血池后在肿瘤和其他组织中达到均衡，并由肾脏排出

因此$k_{(转运)}$的测量主要有以下六个步骤：

—采集图像以便计算$R1_0$；

—采集包含强化组织及其主要血管的动态增强T_1加权图像；

—应用图像共配准技术纠正图像中因运

动引起的不匹配；

—计算出对比剂浓度图；

—确定并测量AIF；

—计算出每个体素的$k_{(转运)}$。

$R1_0$可采用多种方法测量,应用不同翻转角的GRE序列测量既迅速又准确。必须在时间分辨率能准确反映AIF特征的条件下采集动态系列图像,再就是也依赖于注射技术。许多学者倾向于应用与DSC-MR中相似的团注方法，这种方法要求较高的时间分辨率(≤5s),从而限制了扫描范围和空间分辨力。动态图像系列中必须包括注射对比剂前的图像，并且必须采集足够长时间段内的数据以精确估计v_t值和肾脏排泄量。实际工作中这需要5~10min的时间来采集数据。数据采集可以应用任何一种T_1加权成像方法，我们常规使用的是简单的3D GRE序列：空间分辨率128×128×25,TR 4.3,TE 1.1,翻转角35°,以保证大约5s的时间分辨率。对AIF的测量是存在问题的，确保没有会引起信号改变的流入效应是非常重要的，这需要对流入性自旋(inflowing spins)进行某种形式的预饱和,可通过应用预饱和带(将延长扫描时间)或成像序列中的层面选择梯度来饱和可能出现的流入性自旋(图24.20)。一旦图像经过共配准技术处理，即可用于计算对比剂浓度图并用于最终的药代动力学模型中(边框24.3)。应用边框24.4中所示的药代动力学模型能直接计算出$k_{(转运)}$(图24.21)。

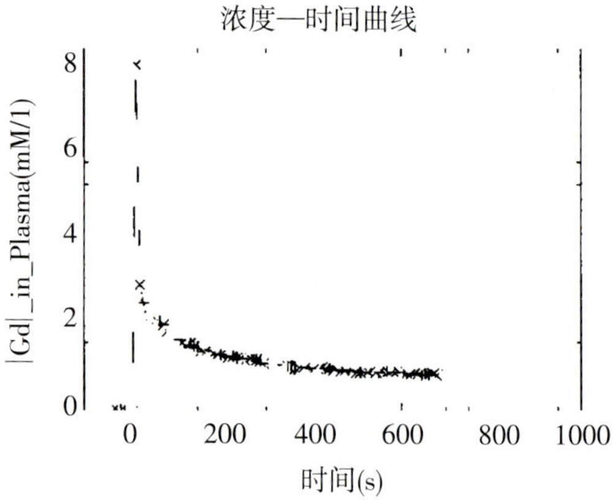

图24.20　注射对比剂后，主动脉内对比剂浓度随时间的变化。注意首过对比剂团和再循环及随后由于肾脏排泄引起对比剂逐渐下降

24.4.3　$k_{(转运)}$测量中存在的问题

应用上述方法测量$k_{(转运)}$有两个主要缺陷：一是假定靶组织中所有体素的信号变化都由对比剂渗漏引起；二是$k_{(转运)}$的测量需要较长的时间,至少5min。

部分容积平均效应。上述分析技术假设的是，取自血管内的体素样本将表现出血液中对比剂浓度的变化，而靶组织中的体素将

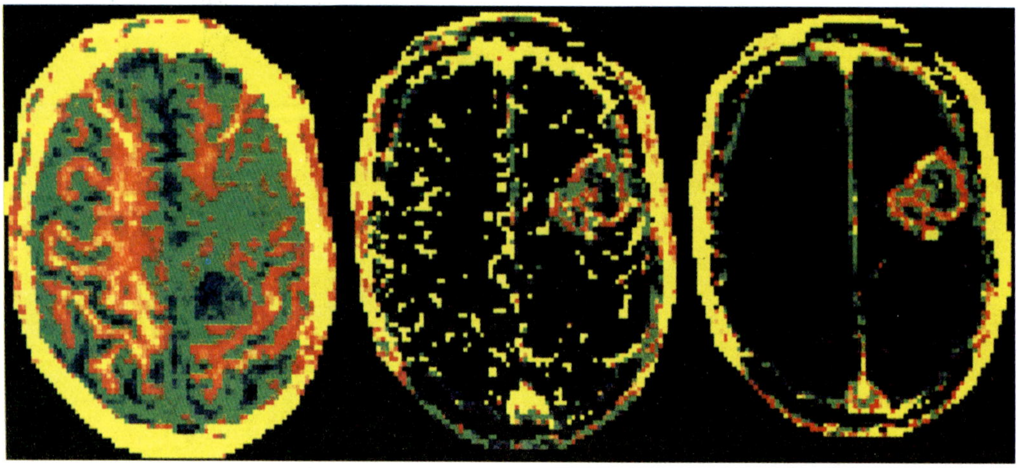

图24.21　胶质母细胞瘤病人的参数图　$R1_0$(左)、k(转运)(中)和v_t(右)

表现出血管外的对比剂渗漏。实际上这个假设是不正确的，靶组织中的体素事实上可能是一种混合体，有些体素可能含有较多的血管内对比剂成分，因此这将导致高估这些体素的$k_{(转运)}$，例如表现为正常脑组织内的明显高通透性区(图24.21)。最初用于消除这种错误的方法是将所有超过某一阈值（1.2min^{-1}）的体素均作为血管性成分予以排除(TOFTS 1997)。遗憾的是这种方法不能完全消除血管内对比剂的影响，而且会将强化的肿瘤或其他高度血管化组织中50%的体素排除在外。随着更复杂药代动力学模型的研发，明确地模拟出血管内对比剂对信号改变的影响，这个问题已经开始得到了解决(图24.22)。这些技术具有更好的可重复性，而且不需要丢掉含有较多血管内对比剂的体素(图24.23)(LI等2000)。

屏气成像方法。通透性成像中一个主要问题是需要5min或更长时间采集数据。这对头部检查影响不明显，很少或无数据错误配准，而且运动引起的误差通过数据共配准技术容易纠正。但在身体其他部位，运动引起的问题较突出，尤其是受呼吸运动影响明显的部位，如在正常呼吸状态下采集的图像将会出现明显的错误配准，而如应用呼吸门控技术则会显著限制选择图像采集方法和时间采样率。一种解决方法是修正药代动力学模型来检测对比剂团的首过循环。在这种情况下，可以假设间质中对比剂浓度极微，为模型提供充分的自由度，能根据一次屏气采集中获得的数据计算$k_{(转运)}$(图24.23)(Li等2000)。这项技术同样消除了上述部分容积平均效应带来的问题，可获得具有高度可重复性的$k_{(转运)}$和CBV参数图。

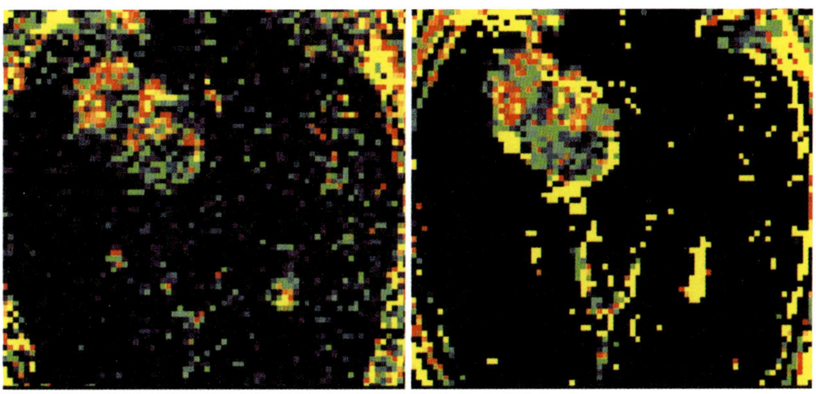

图24.22 经过(左)和未经(右)对血管部分容积平均进行校正获得的$k_{(转运)}$参数图。注意右图中存在由血管造成的不正确的高通透区

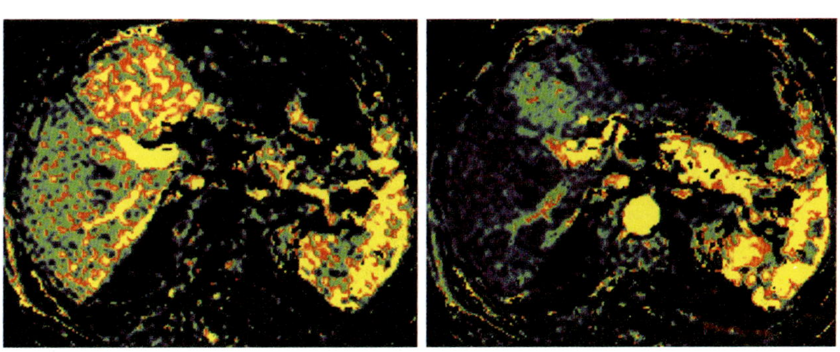

图24.23 结肠腺癌肝转移病人屏气状态下采集获得的$k_{(转运)}$(左)和CBV(右)参数图

边框24.1 fMR数据的相关分析

组块模型数据分析中的相关方法可分为三种：

1. 未经明确（确定的）标准化的简单相关测量。

$$C_j^1=\sum_{t=1}^{T} S_j(t)\cdot W(t)$$

式中W为标准化相关波形，$|W|^2=1$，S_j为体素j的一组平均减损了时间的数据（a mean subtracted temporal data set）。该相关测量结果除以测量值$\sqrt{(\mathrm{var}(C)}$标准差的合并估计值，则转换为简单的无效假设，并且与任何以稳定均匀图像噪声作为基本假设的测量，包括Fourier法，在作用方式上相一致。像这样的简单计算方法不可能毫无改进地用于fMR分析，这里仅供参考。

2. 基于单个体素标准化的相关测量。

$$C_j^2=\frac{\sum_{t=1}^{T} S_j(t)\cdot W(t)}{1/(T-1)\sqrt{\sum_t^{T}[S_j(t)-W(t)\cdot C_j^1]^2}}$$

式中，分子为假设模型的变量估计值。S_j仍为体素j的一组平均减损了时间的数据。该技术与任何通过数据估计变异的方法，如t-检验和Z-积分，在作用方式上相一致。

3. STIMULATE等程序中应用的标准化相关测量

$$C_j^3=\frac{\sum_{t=1}^{T} S_j(t)\cdot W(t)}{\sqrt{\sum_t^{T} S_j(t)^2}}$$

其参数同上。

边框24.2 灌注参数图和分度拟合误差图的计算

对比剂浓度$C(t)$正比于有效横向弛豫率$\Delta R2^*(t)$的变化，$R2^*(t)$的计算如下：

$$C(t)\propto\Delta R2^*(t)=-1\mathrm{n}[S(t)/S_0]/TE$$

式中S_0为基线信号强度平均值，$S(t)$为T_2*加权动态成像系列中t时间点的像素强度，TE为回波时间。

Γ变量函数可用于消除再通过或再循环效应（BELLIVEAU 等1989；ROSEN 等1991b）：

$$\Delta R2^*(t)=Q(t-t_D)^r\exp[-(t-t_D)/b]$$

式中，Q、r、b和$\Delta R2^*(t)$曲线的时间补偿t_D为拟合常量（ROSEN 等1990）。

$\Delta R2^*(t)$ 曲线下方的面积代表相对脑血流量（rCBV），其估计公式为：

$$r\mathrm{CBV}=q\cdot G(1+r)\cdot \mathrm{k}^{(1+r)}$$

式中，$G(x)$是γ函数（PRESS 等1992）。相对平均通过时间、对比剂到达时间（t_0）和示踪剂浓度峰值时间也依据$\Delta R2^*(t)$曲线的拟合常量通过逐个像素地进行计算获得。

分度拟合误差（SFE）图是通过比较在MR实验中直接观察到的$R2^*(t)$曲线与由Γ变量的拟合常量重建的$R2^*(t)$曲线之间在均方根（root mean square）上的差异计算出来。然后利用理论上的$\Delta R2^*_{理论}(t)$曲线（来自曲线拟合）下的面积分度这些值：

$$SFE=\sqrt{\frac{\sum_{t=P1}^{P2}[\Delta R2^*_{实验}(t)-\Delta R2^*_{理论}(t)]^2}{\sum_{t=P1}^{P2}\Delta R2^*_{理论}(t)}}\times100\%$$

式中，$P1$是对比剂到达时间（t_0），$P2$是再循环开始时间（$t_{再循环}$）。$t_{再循环}>\mathrm{TTP}$，$\Delta R2^*_{理论}(t_{再循环})=0.5\cdot\Delta R2^*(\mathrm{TTP})$，TTP代表Gd浓度到达峰值的时间。因此$\Delta R2^*(\mathrm{TTP})$是团注对比剂后组织$T_2$*变化率的最大值。$\Delta R2^*_{实验}(t)$是由动态扫描中的MR信号强度转化而来，$\Delta R2^*_{理论}(t)$是从本附录第二个方程中的拟合常量$Q$、$t_D$、$r$和$b$重建而来。

边框24.3 $R1_0$的计算和对比剂浓度图

用Ernst公式（假设$TE<<T_2^*$），代入稳态T_1–FE信号$S(\alpha)$即可计算质子密度（M_0）图和固有的纵向弛豫率（$R1_0\equiv 1/Tl_0$）图：

$$S(\alpha)=M_0\times\sin\alpha\times(1-El_0)/(1-\cos\alpha\times El_0)$$

式中，α为翻转角，有三个不连续取值（$\alpha=2°,10°,35°$），$E1_0=\exp(-TR\times R1_0)$

然后从增强前后T_1加权FE图像的信号强度数据[$S(t)-S(0)$]计算每个动态时相的四维（X，Y，Z，T）纵向驰豫率$R1(t)$图：

$$R1(t)=-(1/TR)\times \ln\{[1-(A+B)]/[1-\cos\alpha\times(A+B)]\}$$

式中$\alpha=35°$，$TR=4.3\sim7.0ms$，$A=[S(t)-S(o)]/(M_0\times\sin\alpha)$，$B=(1-El_0)/(1-\cos\alpha\times El_0)$

由此再计算对比剂浓度图：

$$C(t)=[R1(t)-R1_0]/\Re 1$$

式中$\Re 1$是37℃状态下对比剂的弛豫率。

边框24.4 通透性图的计算

Rl_0、$C(t)$和AIF图用于计算单位容积通透性表面积乘积$k_{(转运)}$和对比剂渗透间隙（v_1）利用TOFTS和KERMODE（1991）描述的立方指数模型逐个像素计算：

$$C(t)=D\times\{b_1\times\exp(-m_1t)+b_2\times\exp(-m_2t)-(b_1+b_2)\times\exp(-k_{(转运)}\times t/v_1)\}$$

式中$b_1=k_{(转运)}\times\alpha_1/(k_{(转运)})/\times v_1\times m_1$，$b_2=k_{(转运)}\times\alpha_2/(k_{(转运)}/\times v_1\times m_2)$。

参考文献

Amoroso A, Del Porto F, Di Monaco C(1997) Vascular endothelial growth factor: a key mediator of neoangiogenesis. A review. Eur Rev Med Pharmacol Sci 1:17–25

Aronen HJ, Gazit IE, Louis DN (1994) Cerebral blood volume maps of gliomas: comparison with tumor grade and histologic findings. Radiology 191:41–51

Bandettini P, Jesmanowicz A, Wong EC(1993) Processing strategies for time course data sets in functional MRI of the human brain. Magn Reson Imaging 30:161–173

Baudendistel K, Schad LR, Friedlinger M (1995) Post-processing of functional MRI data of motor cortex stimulation measured with a standard 1.5T imager. Magn Reson Imaging 13:701–707

Beards SC, Yule S, Jackson A(1998) Effect of anatomical variation on the source of jugular bulb blood samples. Anaesthesia 153:627–633

Belliveau JW, McKinstry R, Kennedy DN (1989) Functional imaging by gamma analysis of contrast enhanced NMR. Eighth annual meeting of the Society of Magnetic Resonance in Medicine, p 63

Benner T, Heiland S, Erb G (1997) Accuracy of gamma-variate fits to concentration-time curves from dynamic susceptibility-contrast enhanced MRI: influence of time resolution, maximum signal drop andsignal-to-noise. Magn Reson Imaging 15:307–317

Boxerman JL, Weisskoff RM, Aronen H (1992) Signal to noise and tissue blood volume maps from dynamic NMR imaging studies. Eleventh annual meeting of the Society of Magnetic Resonance in Medicine, p 1130

Boxerman JL, Rosen BR, Weisskoff RM (1997) Signal-to-noise analysis of cerebral blood volume maps from dynamic NMR imaging studies. J Magn Reson Imaging 7:528–537

Brammer ML, Bullmore ET, Simmons A (1997) Generic brain activation mapping in functional magnetic resonance imaging: a non-parametric approach. Magn Reson Imaging15:763–770

Brasch R, Pham C, Shames D (1997) Assessing tumor angiogenesis using macromolecular MR imaging contrast media. J Magn Reson Imaging 7:68–74

Brix G, Semmler W, Port R (1991) Pharmacokinetic parameters in CNS Gd-DTPA enhanced MR imaging. J Comput Assist Tomogr 15:621–628

Bullmore E, Brammer M, Williams SCR (1996) Statistical methods of estimation and inference for functional MR image analysis. Magn Reson Med 35:261–277

Bullock PR, Mansfield P, Gowland P (1991) Dynamic imaging of contrast enhancement in brain tumors. Magn Reson Med 19: 293–298

Calamante F, Thomas DL, Pell GS (1999) Measuring cerebral blood flow using magnetic resonance imaging techniques. J Cereb Blood Flow Metab 19:701–735

Calamante F, Gadian DG, Connelly A (2000) Delay and dispersion effects in dynamic susceptibility contrast MRI: simulations using singular value decomposition. Magn Reson Med 44:466–473

Delorme S, Knopp MV (1998) Non-invasive vascular imaging: assessing tumor vascularity. Eur Radiol 8:517–527

Dvorak HF, Brown LF, Detmar M (1995) Vascular permeability factor/vascular endothelial growth factor, microvascular hyperpermeability, and angiogenesis. Am J Pathol 146:1029–1039

Flickinger F, Allison J, Sherry R (1993) Differentiation of benign from malignant breast masses by time-intensity evaluation of contrast enhanced MRI. Magn Reson Imaging 11:617–620

Friston KJ, Holmes A, Poline JB (1996) Detecting activations in PET and fMRI: levels of inference and power. Neuroimage 40:223–235

Gowland P, Mansfield P, Bullock P (1992) Dynamic studies of gadolinium uptake in brain tumors using inversion-recovery echo-planar imaging. Magn Reson Med 26:241–258

Hajnal JV, Young IR, Bydder GM (1997) Contrast mechanisms in functional MRI of the brain. In: Advanced MR imaging techniques in functional MR imaging, p 62–78

Jensen RL (1998) Growth factor-mediated angiogenesis in the malignant progression of glial tumors: a review. Surg Neurol 49: 189–195

Jiang A (1995) Motion detection and correction in functional MR imaging. HBM 3: 224–235

Kuhl CK, Bieling H, Gieseke J (1997a) Breast neoplasms: T2* susceptibility-contrast, first-pass perfusion MR imaging. Radiology 202: 87–95

Kuhl CK, Bieling HB, Gieseke J (1997b) Healthy premenopausal breast parenchyma in dynamic contrast-enhanced MR imaging of the breast: normal contrast medium enhancement and cyclical-phase dependency. Radiology 203: 137–144

Lange N (1996) Tutorial in biostatistics. Statistical approaches to human brain mapping by functional magnetic resonance. Imaging Stat Med 15: 389–428

Levin JM, Kaufman MJ, Ross MH (1995) Sequential dynamic susceptibility contrast MR experiments in human brain: residual contrast agent effect, steady state, and hemodynamic perturbation. Magn Reson Med 34: 655–663

Li K, Zhu X (1998) Scaled error mapping in MR perfusion imaging. Proceedings of the 2nd conference on medical image understanding and analysis, Leeds

Li K, Zhu X Waterton J (2000) Improved 3D quantitative mapping of blood volume and endothelial permeability in brain tumours. J Magn Reson Imaging 12: 347–357

Lythgoe DJ, Ostergaard L, William SC (2000) Quantitative perfusion imaging in carotid artery stenosis using dynamic susceptibility contrast-enhanced magnetic resonance imaging. Magn Reson Imaging 18: 1–11

Maeda M, Male JE, Crosby DL (1997) Application of contrast agents in the evaluation of stroke: conventional MR and echo-planar MR imaging. J Magn Reson Med 7: 723–728

Miyati T, Banno T, Mase M (1997) Dual dynamic contrast-enhanced MR imaging. J Magn Reson Imaging 7: 230–235

Moonen C, Bandettini PA (2000) Functional MRI. Springer, Berlin Heidelberg New York

Ostergaard L, Sorensen AG, Kwong KK (1996) High resolution measurement of cerebral blood flow using intravascular tracer bolus passages. II. Experimental comparison and preliminary results. Magn Reson Med 36: 726–736

Ostergaard L, Johannsen P, Host Poulsen P (1998) Cerebral blood flow measurements by magnetic resonance imaging bolus tracking: comparison with [015] H_2O positron emission tomography in humans. J Cereb Blood Flow Metab 18: 935–940

Ostergaard L, Hochberg FH, Rabinov JD (1999) Early changes measured by magnetic resonance imaging in cerebral blood flow, blood volume, and blood-brain barrier permeability following dexamethasone treatment in patients with brain tumors. J Neurosurg 90: 300–305

Presciutti O, Pelliccioli GP, Tarducci (1997) New processing methods in functional MRI. Riv Neuroradiol 10: 261–264

Press W, Teukolsky S, Vetterling W (1992) Numerical recipes in C: the art of scientific computing. Cambridge University Press, New York

Rempp KA, Brix G, Wenz F (1994) Quantification of regional cerebral blood flow and volume with dynamic susceptibility contrast-enhanced MR imaging. Radiology

193:637-641

Robson MD,Z J,Gore JC (1994) Errors associated with fitting dynamic susceptibility contrast images for cerebral perfusion calculations.Thirteenth annual conference of the Society of Magnetic Resonance in Medicine,p 972

Rosen BR,Belliveau JW,Vevea JM (1990) Perfusion imaging with NMR contrast a gents.Magn Reson Med 14:249-265

Rosen BR,Belliveau JW,Aronen HJ (1991a) Susceptibility contrast imaging of cerebral blood volume:human experience.Magn Reson Med 22:293-299

Rosen BR,Belliveau JW,Buchbinder BR (1991b) Contrast agents and cerebral hemodynamics.Magn Reson Med 19:285-292

Sadato M,Ibanez V,Deiber M(1996)Frequency dependent changes of regional cerebral blood flow during finger movement.J Cereb Blood Flow Metab 16:23-33

Segebarth C,Delon-Martin C,Belle V (2000) Functional MR angiography using in-flow and phase contrast MR acquisition techniques.In:Moonen C,Bandettini P (eds) Functional MRI.Springer,Berlin Heidelberg New York,pp 83-89

Sorensen A,Reimer P (2000) Cerebral MR perfusion imaging: principles and current applications.Thieme,Stuttgart,p 152

Stack J,Redmond O,Codd M (1990) Breast disease:tissue characterization with Gd-DTPA enhancement profiles.Radiology 174:491-494

Thacker NA,Burton E,Lacey AJ (1999) The effects of motion on parametric fMRI analysis techniques.Physiol Meas 20:251-263

Thacker NA,Zhu X,Jackson A (2000) A new approach for the estimation of MTT in bolus passage perfusion techniques.Proceedings of the eighth annual meeting of the ISMRM,2000,Denver

Tofts PS (1997) Modeling tracer kinetics in dynamic Gd-DTPA MR imaging.J Magn Reson Imaging 7:91-101

Tofts PS,Kermode AG(1991) Measurement of the blood-brain barrier permeability and leakage space using dynamic MR imaging: fundamental concepts.Magn Reson Med 17:357-367

Van Gelderen P,Ramsey NF,Liu G (1995) Three-dimensional functional magnetic resonance imaging of human brain on a clinical 1.5 T scanner.Proc Natl Acad Sci USA 92:6906-6910

Weisskoff RM,Chesler D,Boxerman JL(1993) Pitfalls in MR measurement of tissue blood flow with intravascular tracers: which mean transit time? Magn Reson Med 29:553-558

Woods RP,Mazziotta JC,Cherry SR(1993)MRI-PET registration with automated algorithm. J Comput Assist Tomogr 17:536-546

Woods RP,Grafton ST,Holmes CJ (1998a) General methods and intrasubject,intramodality validation.J Comput Assist Tomogr 22:139-152

Woods RP,Grafton ST,Watson JD (1998b) Automated image registration.II.Intersubject validation of linear and nonlinear models.J Comput Assist Tomogr 22:153-165

25 医学成像中虚拟现实技术的基础和原理

NIGEL W.JOHN

目录

25.1 引言

本章主要介绍医学虚拟现实(virtual reality,VRe)技术,描述了VRe技术的六个主要组成部分:直观显示(visual display)系统;追踪系统;输入装置;触觉(haptics)装置;声学(audio)装置;计算机硬件。列举医学应用的实例,对已应用VRe的医学领域,包括训练、诊断、手术计划制定和计算机增强手术(computer-augmented surgery)等进行概述。

“虚拟现实”和“虚拟环境(virtual environment)”两个术语主要用来描述为增强人的自然能力而设计的各种计算机界面技术。VRe技术能够让人以直观、自然的方式(通常是临境于虚拟环境中)实现与实时3D图形之间的互动,目的是加强使用者理解、掌握、分析、获取、处理和传输影像数据的能力。

用VRe技术模拟有潜在危险和费用昂贵的过程并非是一个新概念。航空工业多年来一直用飞行模拟器训练飞行员的常规飞行及对突发事件的处理能力。VRe技术适合应用于医学领域,并表现出巨大的潜力。VRe技术的用途包括:

—使学习者在病人无任何风险的情况下获得经验和信心,

—使有经验的外科医生能在根据病人个体数据建立的仿真模型上设计和演练手术,

—利用由计算机提供的补充信息帮助和加强常规方法的实施过程,

—为病人教育提供新颖的工具。

VRe技术在上述和其他医学领域中的应用实例将在25.3节中叙述。本章首先简要概述VRe技术涉及的术语和设备,最后将预测医学VRe的未来。

25.2 术语学

无论用于医学还是用于其他方面的虚拟

N.W.JOHN,PhD
Deputy Director,Manchester Visualisation Centre,University of Manchester,Oxford Road,Manchester,M 13 9PL,UK

环境大多是由本节介绍的六种技术成分组成。VINCE(1998)也详尽地综述了VRe在不同领域中的应用潜力和技术。KALAWSKY(1993)为计算机科学家提供了更专业性的技术参考指南。

25.2.1　直观显示

直观显示系统是将计算机生成的3D世界呈现在使用者眼前的装置。直观显示一般分为五种，每一种显示都产生不同程度的临境感(immersion)，分别为：台式显示；头嵌式显示(head-mounted display，HMD)；臂嵌式显示；单屏显示和环绕屏显示。虽然也用单像管投影(monoscopic projection)，但大多数显示方式都能产生广角立体场景。

HMD已广泛应用于VRe系统。HMD由直接置于使用者眼前的一对显示屏组成。屏幕安装在头盔上，观察者戴上它就能进入虚拟世界。HMD在医学VRe中的应用有限，因为外科医生不希望被沉重的头盔所累。另一种方式是臂嵌式显示，看上去像安装在关节臂上的双目镜。使用者通过镜头观察虚拟环境，但使用者的活动受关节臂的长度和移动范围的限制。臂嵌式显示适合于在显微外科手术的模拟中使用。

单屏投影显示包括临境工作台(Immersion Workbench)，这种显示多采用台面暗喻(tabletop metaphor)，虚拟物体看上去像在台面上。它们也是利用立体投影，一般采用快门眼镜(shutter glasses)(图25.1)。这种显示系统的一个令人感兴趣的例子是为医学和特种工业的应用而开发的BARCO虚拟手术台(BARCO Virtual Surgery Table)。它兼有主动立体显示和被动立体显示，两名观察者可分别同时从手术台的任一侧操作同一组资料。自动立体显示(图25.2)已较多见，开始应用于医学VRe(JOHN 等2001b)。通常，单屏显示系统对于处理直接位于观察者面前的物体，是一种较好的选择。

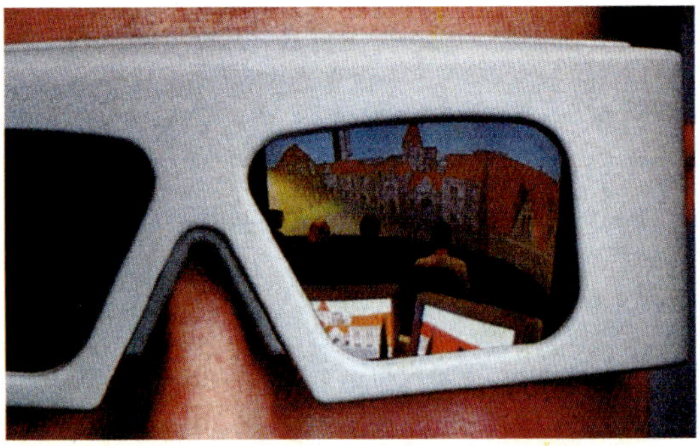

图25.1　立体快门眼镜　左眼和右眼的图像快速连续投影，图像投影与眼镜同步，当显示左眼图像时，右眼屏幕关闭，反之亦然

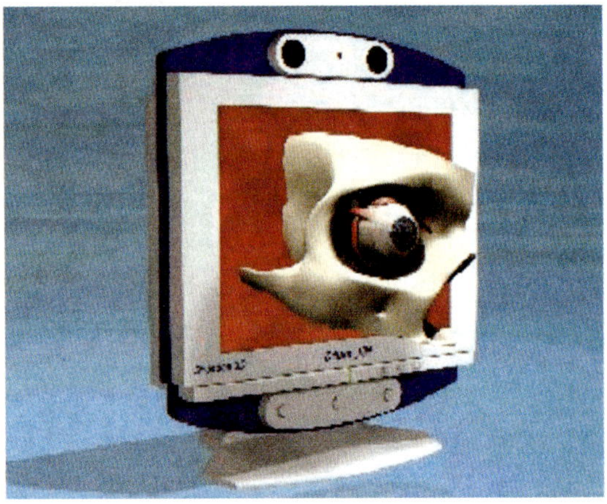

图25.2　自动立体显示应用于耳鼻喉手术计划的制定，使用者无需配戴特殊的眼镜即可看到立体图像。(D4D数字显示图像由Dresden 3D GmbH提供)

临境式投影剧场(Immersion Projection Theatre)(图25.3)和CAVE是环绕屏投影系统的实例，这种系统将立体图像投影到圆柱形或立方形的显示屏上。观察者可在临境式环境内漫游，观察虚拟世界。

25.2.2　追踪系统

追踪装置是临境式环境的关键部分。对使用者的头部位置和方向的测量特别重要，因为可以根据使用者的观察点计算正确的虚

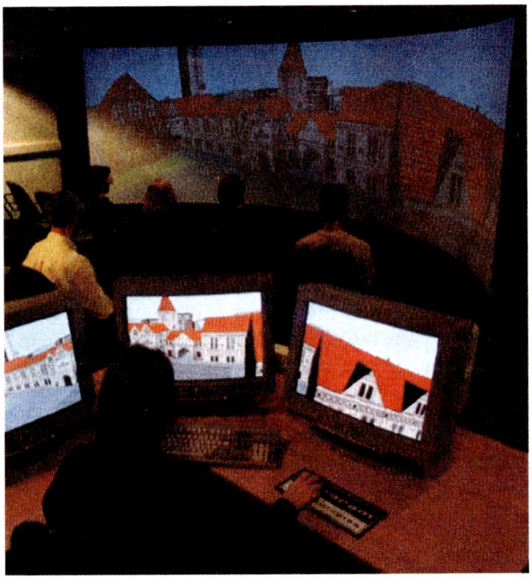

图25.3 英国曼彻斯特可视化中心的临境式投影剧场

拟世界视图。计算以观察者为中心的视图将能以与观察现实环境相同的方式观察虚拟环境。通常也追踪使用者的一只或两只手来提供互动，例如经常需要知道手术器械在虚拟环境中的位置。

目前有六种追踪技术：①电磁式；②机械式——带有几个关节的刚性结构；③声学式——利用超声波；④光学式——发光二极管(light-emitting diode，LED)、视频摄像机和图像处理技术等定位装置的组合物；⑤惯性系统——利用回旋装置；⑥图像追踪系统——利用视频摄像机。

25.2.3 常规输入装置

输入装置使使用者能与虚拟世界互动，有许多输入装置可供选择。常见的包括数据手套（data glove)、3D操纵杆和条形码读入器，甚至包括语音识别系统。许多定制设备也被应用，并且一些医疗系统使用与真实过程中一样的装置，例如用穿刺针和导管作为血管插管模拟器(URSINO 等1999)。

25.2.4 触觉装置

触觉装置是一种输入输出装置，它能够测量使用者在虚拟环境中操作时手和身体其他部位的位置和力量，并产生反馈作用力模拟碰到被操作的虚拟物体时的感觉。该技术应用于虚拟环境可显著增强操作者的体验。STONE(2000)对如何用该技术在几个应用领域中发挥更好的作用进行了有价值的综述，其中涉及医学领域。

25.2.5 声处理(发声)装置

VRe的声处理系统要求有定位感，即具有产生3D立体声的能力。可将有位置感的声音附加于物体，或用于增强在环境中的临境感。除了视觉之外，人类还可利用声音获得周围环境的信息。因此，如果使用正确，声处理系统能极大增强直观显示造成的临境感。WEGNER 和KARRON(1998)利用声处理系统引导穿刺针的放置，即为一个医学应用实例。

25.2.6 图形显示和计算机硬件

能提供模拟手术(或其他医学临床操作)的硬件一般必须能实时完成以下任务：

—解剖模型和/或手术器械间碰撞的探测。这通常简化为检测物体/点的碰撞或物体/线段的碰撞。

—基于身体的模型模拟软组织特性。弹簧减震模型和有限元模型都是最常用的方法，后者应用更广泛，但更依赖于计算机的性能。

—可变形物体的触觉再现。

BASDOGAN(2001)为如何进行这些工作提供了很好的指导。公认的医学模拟的基本标准是实时输出图像速度至少为10~15帧/s（WIET 等1996)。但从系统性能的观点来看，实时图像生成意味着图像生成的速度要能满足选定的显示速率的要求，理想情况下为30~60帧/s，同时用户输入与系统响应之间的延迟时间必须少于100ms，如少于10ms则更理想。对触觉反馈装置的更新速率要求更高，至少每秒更新100次。

图形处理能力和计算机硬件能力是影响医学VRe发展的主要因素。随着台式电脑处理能力的不断发展，下节叙述的应用将更为普及。

25.3 医学应用

VRe的医学应用是一个非常热门的研究领域。商业化产品已经出现，但尚处于早期阶段(SOFERMAN 等1998)。市售的系统多较昂贵，且大多数外科医生对VRe这样的新技术持保守态度。然而，这种情况正在改变。详细的调查超出本章讨论的范围，有兴趣的读者可参考医学虚拟现实(*Medicine Meets Virtual Reality*,*MMVR*)和医学图像计算及计算机辅助干预（*Medical Image Computing and Computer-Assisted Intervention*,*MICCAI*）的会议汇编。本节列举了不同种类的医学VRe，并简要介绍一些当前最新的应用。

25.3.1 操作训练

目前，医学操作的训练(如手术训练)几乎全部是以严格监督下的学徒模式为基础。虽然有许多人体模拟装置可提供辅助训练，但这些装置一般很昂贵，未得到广泛应用，而且并非总能提供逼真的模拟。VRe模拟装置的应用具有能使训练过程发生革命性变化的潜力，使临床医生可以在虚拟病人身上进行实践和训练。

DAWSON 和KAUFMAN(1998)确定出手术模拟装置的三个标准：它们必须是逼真的、经济上负担得起和有效的。只有满足上述所有标准的手术模拟装置才能在训练课程中使用，并作为对操作技能进行客观测试的工具。创建出满足上述标准的医学模拟装置决非易事，尤其是考虑到动作与物体间的互动要求。为内镜操作（支气管镜、乙状结肠镜和结肠镜）和血管内操作（血管造影术和血管成形术)研发的模拟装置是很好的例子。另一个成功的产品是Virtual Presence最先研发的微创技能训练器(minimally invasive skills trainer, MIST)(图25.4)。MIST利用软件环境提出手术任务，使用者对标准2D显示器上显示的简单几何物体(球体、立方体等)进行操作。对物

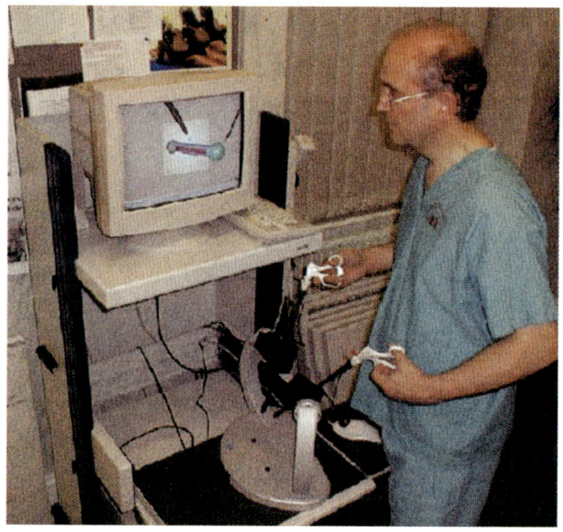

图25.4 曼彻斯特皇家医院Wolfson中心的MIST/VR模拟装置（图像由MUSE Virtual Presence 公司提供）

体的操作通过硬件界面完成，该硬件界面能模拟外科内镜装置。能反复提出看似简单，但做起来困难的任务，并被证明对提高学生的能力是成功的(TAFFINDER 等1998)。

低保真度模拟装置作为训练工具也有用处。例如，WebSET项目（WebSET project）(JOHN 等2001a)正推出基于网络技术的脑室导管手术(PHILLIPS 和JOHN 2000)和腰椎穿刺术的训练工具(图25.5)。这种方法非常经济，因为临床医生仅需要在标准的个人电脑上访问Web浏览器。证实该方法的有效性的

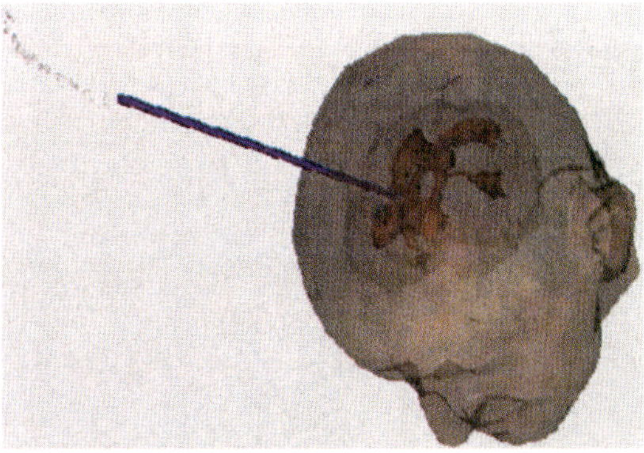

图25.5 WebSET项目的脑室导管模拟装置

工作正在进行。

25.3.2 诊断

本书包括了许多医学数据如何进行3D再现的例子。容积显示可为临床医生的诊断和其他目的提供更多的洞察力，例如，图25.6

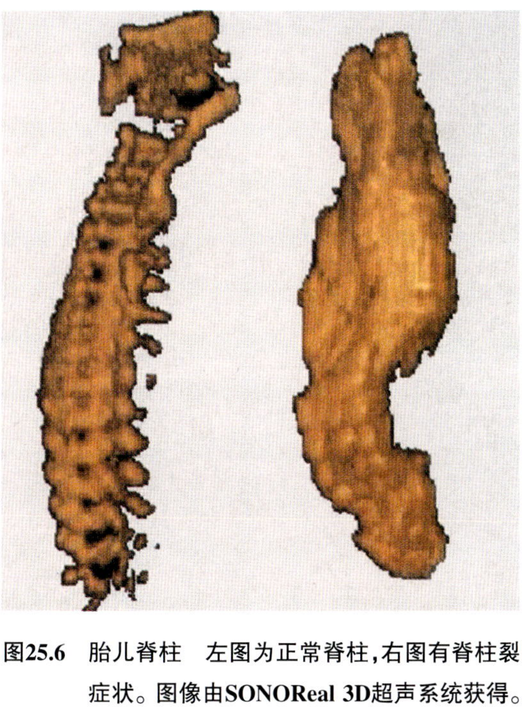

图25.6 胎儿脊柱 左图为正常脊柱，右图有脊柱裂症状。图像由SONOReal 3D超声系统获得。（图像由BIOMEDICOM，Israel提供）

显示了新近研发的3D超声系统提供的辅助诊断的价值。

仿真内镜检查（VE）是另一个成功的范例，这是VRe的一种应用，能为真实内镜检查不满意时提供一种替代检查方法。利用VE做诊断无需操作者进行任何数据处理。利用病人个人的CT、MRI或超声图像数据重建器官的解剖模型。在手术内镜中，模型是可操控、可变形的，仿真内镜软件可使临床医生在空腔器官内"漫游（fly-through）"，例如，能使操作者识别结肠壁上的息肉。第6章更详细地介绍了该技术。

25.3.3 制定术前计划

在虚拟环境中与3D数据互动的能力有利于复杂的术前计划制定工具的研发。外科医生可观察病人的容积再现图像，预演手术过程。在曼彻斯特，我们正在研发一种岩骨手术系统（JOHN 等2001b）。分割病人的个体数据以识别和重建岩骨周围的解剖结构，然后将这些数据输入一个基于物理的模拟器中，使外科医生可以虚拟进入岩骨进行乳突切除术。触觉反馈装置通过为外科医生提供触觉反馈来强化模拟效果。

SHAHIDI 等（1998）列举了许多其他制定术前计划的应用范例。

25.3.4 计算机增强手术

能在手术室辅助外科医生进行手术操作的计算机图形学（computer graphics）技术是计算机增强现实（computer-augmented reality）技术的一种应用。该技术的本质是把现实世界所见与计算机生成的物体结合起来。计算机增强现实技术能让外科医生在术前的图像上观察隐藏着的结构，而不必在手术野中寻找。AZUMA（1997）对计算机增强现实技术的应用做了很有价值的考察，该领域能做的工作越来越多。目前主要采用两种方法：光学组合器（optical combiner）和视频技术。光学组合器在视频显示中使用一种半透明的镜子，通过镜子可以看到真实世界，计算机生成的图像也同时反射到镜子上。第二种方法是通过安装在HMD上的摄像机观察外部世界，将视频图像与计算机制图进行数字化合成，并显示在HMD上(可以是立体的)。可以用常规显示器或外科显微镜代替HMD。STATE 等(1996)在超声引导下穿刺活检中使用的立体增强现实外科显微镜和KING 等(2000)在显微神经手术中使用的显微镜辅助引导介入(microscope-assisted guided intervention,MAGI)系统(图25.7),均显示了AR在医学中应用的巨大潜力。

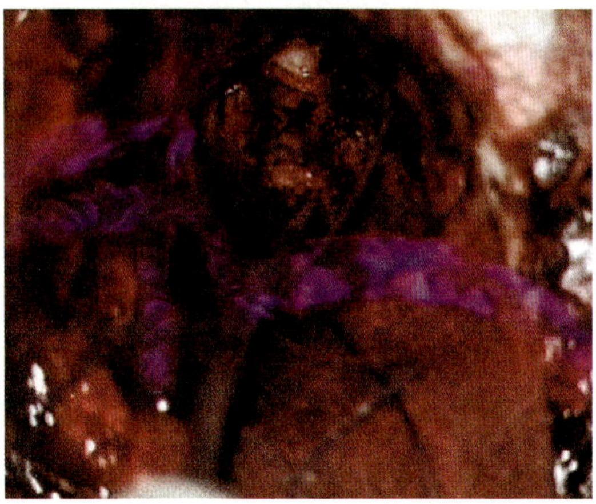

图25.7 外科医生通过MAGI系统显微镜观察到的场景,可见到重叠、隐藏的血管。(图像由英国伦敦Guy医院计算机成像科学小组的D. Hawkes,A. King和E. Edwards提供)

25.3.5 远程医学与VRe

远程医学涉及放射学图像和报告在两个地区间的电子传输，包括能使临床医生和远方同行进行病例讨论的交流系统。远程医学已成功应用了十多年，已有几种商品化的产品。传输的放射学图像是2D图像（CT或MRI),有时为视频流(如2D超声数据)。目前能实现在远程医学中应用3D数据的方法几乎没有,只有TeleInViVo工作站(KONTAXAKIS等2000)可传输3D超声数据容积模型,另一种是NOVICE项目(NOVICE project)中以网络为基础的方法(JOHN 等2000),利用的是一种多用户的3D网络环境。下一步的目标是要将合作扩展到能在临境环境中进行。这是当前的一个研究课题,预期将在未来2~3年内出现。

25.4 结论

毫无疑问,VRe技术的巨大潜力使其在医学应用中将具有更多的价值。本章描述的应用只是未来的起点。计算机制图硬件功能的不断增强使实时模拟医学过程能在价格不贵的操作平台上进行。当前的主要难题集中在发展更好的界面外围设备和应用软件上。

未来的发展需要更多跨学科的研究,在计算机科学与日常临床实践之间架起桥梁。这将解决图像分割方面的许多难题，如从数据组中提取有意义的内容和相关信息，从而能更有效地解读图像。

参考文献

Azuma RT（1997）A survey of augmented reality.Presence:Teleoperators Virtual Environ 6:355-385

Basdogan C（2001）Simulation of instrument-tissue interactions and system integration. Tutorial notes from Medicine Meets Virtual Reality 2001.http://eis.jpl.nasa.gov/~basdogan

Dawson SL,Kaufman JA（1998）The imperative for medical simulation.Proceedings IEEE 86:479-483

John NW,Riding M,Sadarjoen A（2000）Bringing 3D to teleradiology.Proceedings of the international conference on information visualization(IV2000),London

John NW,Riding M,Phillips NI(2001a) Web-based surgical educational tools.Proceedings of Medicine Meets Virtual Reality 2001.IOS Press,Amsterdam,pp 212–217

John NW,Thacker N,Pokric M(2001b) An integrated simulator for surgery of the petrous bone.Proceedings of Medicine Meets Virtual Reality 2001.IOS Press, Amsterdam,pp 218–224

Kalawsky RS(1993) The science of virtual reality and virtual environments.Addison-Wesley,Workingham

King AP,Edwards P,Maurer CR(2000) Stereo augmented reality in the surgical microscope.Presence:Teleoperators Virtual Environ 9:360–368

Kontaxakis G,Walter S,Sakas G (2000) EU-TeleIn ViVo:3D ultrasound telemedical portable workstation.Proceedings of the MEDNET 2000 5th world congress on the internet in medicine,Brussels

Phillips N,John NW(2000) Web-based surdical simulation for ventricular catheterisation.Neurosurgery 46:933–937

Shahidi R,Tombropoulos R,Grzeszczuk RP (1998) Clinical applications of three-dimensional rendering of medical data sets.Proceedings IEEE 86:555–568

Soferman Z,Blythe D,John NW (1998) Advanced graphics behind medical virtual reality:evolution of algorithms,hardware, and software interfaces.Proceedings IEEE 86:531–554

State A,Livingston MA,Garrett WF (1996) Technologies for augmented reality systems:realizing ultrasound-guided needle biopsies.Computer graphics proceedings, annual conference series,1996.ACM SIGGRAPH,pp 439–446

Stone RJ(2000) Haptic feedback:a potted history from telepresence to virtual reality. Proceedings of the lst international workshop on haptic human-computer interaction,Glasgow

Taffinder N,Sutton C,Fishwick RJ (1998) Validation of virtual reality to teach and assess psychomotor skills in laparoscopic surgery:results from randomised controlled studies using the MIST VR laparoscopic simulator.Proceedings of Medicine Meets Virtual Reality 1998.IOS Press, Amsterdam,pp 124–130

Ursino M,Tasto JL,Hguyen BH (1999) CathSim:an intravascular catheterization simulator on a PC.Proceedings of Medicine Meets Virtual Reality 1999.IOS Press, Amsterdam,pp 360–366

Vince J (1998) Essential virtual reality fast. Springer,Berlin Heidelberg New York

Wegner K,Karron DB (1998)Audio-guided blind biopsy needle placement.Proceedings of Medicine Meets Virtual Reality 1998.IOS Press,Amsterdam,pp 90–95

Wiet GJ,Strendney D,Yagel R(1996) Cranial base tumor visualization through high performance computing. Proceedings of Medicine Meets Virtual Reality 1996.IOS Press,Amsterdam,pp 43–59

26 虚拟现实中的头、手追踪装置

ENRICO GOBBETTI, RICCARDO SCATENI, GIANLUIGI ZANETTI

目录

26.1 引言

本章通过对头、手追踪装置的简短介绍,总结了一些与医学应用关系最密切的追踪技术的特点,并且描述了三种代表性的试验台(test bed)的配置。

追踪人的活动的能力对许多虚拟现实(VRe)系统来说都是必须具备的。该方面的研究已经有30多年的历史(SUTHERLAND 1968)。如今,几乎任何一种允许使用者与场景进行积极互动的虚拟医学应用系统,都需要追踪操作者的观察方向并识别操作者手的运动。追踪方案和技术有多种。具体使用哪种技术，需要在对特殊的技术要求与系统花费之间做权衡。

在有关该主题的介绍中，我们将仅限于描述与医学应用紧密相关的技术和系统。一般性的讨论可见MEYER 等(1992)、AZUMA(1993)、BAR-SHALOM 和LI(1993)、BHATNAGAR(1993)、KALAWSKY(1993)、BURDEA 和COIFFET(1994)、STURMAN 和ZELTZER(1994)、DURLACH(1995)和YOUNGBLUT 等(1996)的论著。

26.2 追踪器技术

虚拟环境的应用进展和普及，促进了多种类型的追踪系统的发展。它们的特点可用下列参数描述。

—准确性：追踪器报告位置和方向的测量误差。

—分辨力：追踪器可分辨的位置和方向变化的最小值。

—频率：追踪器向主计算机传送位置和方向数据信息的速度。

—时延(latency):位置和/或方向变化时，追踪器将这种变化传送至主计算机的延迟时间。

—工作容积：在特定的准确性和分辨力范围内追踪器能够测量位置和方向的容积。

理想的追踪装置具有高准确性、高分辨

E.GOBBETTI, PhD, R.SCATENI, MD, G.ZANETTI
CRS4-Centre for Research, VI Strada Ovest, ZI Macchiareddu, CP 94, 09010 Uta (CA), Italy

力和高频率。延迟时间应尽可能短，工作范围较宽广，并能够随意测量。它对操作环境应无特殊的要求，追踪装置可穿戴的部分要小而轻便，使用舒适。

追踪装置的目的是向计算机报告相对于所选择的参照点的位置变化。根据所使用的追踪技术，可通过相对运动或通过外部的、固定的参照系统来测量这些变化。例如，带有压阻屈伸传感器(piezoresistive flex sensor)的手套能报告手指的相对移动而不报告手的整体移动；另一方面，在医学应用中，能测出被追踪部分的运动通常是非常重要的，例如，在手术模拟系统中检测出外科医生的手相对于固定参照系的运动。从技术角度来说，这既可以通过安放在被追踪躯体部分的传感器测量位置依赖性磁场强度报告被追踪物的位置，也可以利用探测系统进行测量，例如，可以测量从外部参考点至安放在被追踪躯体部分的靶装置之间的距离。

总结上述各种方式分类如下（见Mulder1994）：

—内部—内部系统(inside-in system)，指传感器和信号源均安放在身体上(例如，带有压阻屈伸传感器的手套)，因此工作容积无限制。这些传感器通常很小，特别适合于追踪身体较小的部分，但是它们仅能提供相对运动的信息。

—内部—外部系统（inside-out system)，指传感器安放在身体上，感应人工外部信号源(例如，在外部电磁场中运动的线圈)或自然外部信号源(例如，以墙或天花板作为参照物的机械性头追踪器或在地球引力场中运动的加速度计)。虽然这些系统能提供相对于固定参照系的位置信息，但它们的工作容积和准确性常常因使用外部信号源而受到限制。

—外部—内部系统（outside-in system)，使用外部传感器，感受身体上的人工信号源或标记，例如，电子—光学系统追踪反射性标记物或身体的自然信号源(例如，体外摄像机系统追踪瞳孔和角膜）。这些系统容易受阻碍，工作空间也有限。

最常用的追踪技术是：电磁追踪器、声学追踪器、光学追踪器、机械追踪器和惯性追踪器。对于其中一些系统，我们参考了万维网上文献的说明。

26.2.1 电磁追踪器

电磁追踪装置是利用正交电磁(electromagnetic，EM）场来确定接收器的相对位置，发射器的位置是已知的。通常接收器安放在被追踪的物体上，而发射器安放在固定的参考位置上。电磁追踪系统(electromagnetic tracker system，ETS）被广泛应用于VRe技术中，因为造价相对便宜，且能在较大的操作空间内提供相当高的分辨力。此外，ETS不受光学通路阻断的影响。ETS的主要缺点是所使用的EM场可被金属物质和其他来源的杂散场严重干扰，造成失真。现代 ETS，例如Flock of Birds(ASCENSION 2001)，利用脉冲磁场来避免由抗磁性和顺磁性材料（例如铝、不锈钢)引起的干扰，但铁磁性物质很难对付，因为它们具有高的磁敏感性。单个EM追踪系统能接收32个接受器（Star*Trak)(POLHEMUS 2001)的信息，以高达120Hz的频率进行全身运动追踪，它甚至能跟得上表演者的快速舞步。

26.2.2 声学追踪器

声学追踪器利用超声波确定靶物体的位置。可分为两类：时间飞越(TOF)追踪器和相位—相干追踪器(phase-coherent tracker)。

TOF追踪器(TOF tracker)通过测量超声波从发射装置到接受装置所用的时间来计算靶物体的位置和方向。典型的系统由三个发射器和三个接受器组成。发射器安放在靶物体上,接收器排列在周围已知的固定位置上。

相位—相干追踪器通过比较发出的声波与参照声波的相位差异来追踪位置和方向。声波发射器安放在靶物体上，接受器安装在周围固定的位置上。接受器周期性测量由发射器传来的声波与参照声波之间的相位差异。

声学追踪装置容易受到阻断，且受工作容积内空气大幅度流动的干扰。

声学追踪装置的一个实例是FakeSpace Labs 公司生产的6自由度(DOF)头颅追踪系统(FAKESPACE 2001),它由一个发射器、可固定于头盔上的接受器和控制台组成。发射器包括三个发射超声信号的扬声器，接受器是能感受这些信号的三个微小麦克风。追踪器工作频率为50Hz，工作容积为锥形,长150cm,100°广角。

26.2.3 光学追踪器

多种技术被用于光学追踪，大多数可归类为信标追踪器(beacon tracker),但有一些类型，如激光测距追踪器（laser ranging tracker)就不属于这一类。

信标追踪器采用一套光学信标装置,它可以是主动性的（光发射器）或是被动性的(光反射器)。利用一组摄像机或光电二极管作为传感器去追踪这些信标(INMOTION SYSTEMS 2001)。这种配置非常可靠、准确,特别适合于像计算机辅助外科手术(computer-aided surgery,CAS)这样的医学应用。CAS中的光学信标通常为发光二极管(LED),安装在刚体上，如外科手术器械和/或骨碎片上(FlashPoint 5000)（IMAGE GUIDED TECHNOLOGIES 2001)。光学追踪系统的主要缺点是需要在LED与摄像机之间存在无障碍视线(free line of sight),使该系统对实际外科手术过程具有极大的局限性。

用廉价的红外线LED阵列作为参照系，如使用密集的光学追踪器能够覆盖非常大的区域（几百平方米）而同时能保持高的准确性：定位偏差小于1mm，定向偏差小于一个prime(3rdTech 2001)。

26.2.4 机械追踪器

机械追踪装置测量安装在可移动机械臂末端的靶物体的位置和方向。机械臂固定在固定的参考点上，由几个节段组成且能通过关节旋转和移动。通过齿轮、电位计和光学编码器对旋转和移动进行测量，计算出靶物体相对于固定参照点的位置和方向。由于这种装置的工作容积相对较小，因而主要被用于非常精密的探查系统(FARO 2001;FAKESPACE 2001)。

当安装上能对操作者的力进行反馈的电动机时,就构成了虚拟模拟器(virtual simulator)的基本组成部分(SENSABLE 2001)。

26.2.5 惯性追踪器

惯性追踪器利用加速度测量器和回转仪测量加速度和速度来计算位置和方向的变化。这种追踪器有随时间延长而累积误差的倾向,需要用外部信号源进行周期性更新。另一方面,它们具有轻便、小巧且便宜的特点可用于头嵌式显示装置中(INTERSENSE 2001)。除此之外,它们的主要用途是为EM场的变形提供补偿,完善EM场追踪器。

26.3 追踪在医学中的应用

医学应用对追踪技术有非常特殊的要求:通常要求高准确性、高分辨力,因为需要追踪细微的运动；频率与时延依临床应用的类型不同而不同(在远程外科手术中较低,在外科模拟手术中较高);工作容积通常限制在数十厘米之内。

另一个重要挑战来自医疗环境：用于外科手术的追踪设备必须遵循与其他外科手术器械一样的无菌标准；医用器械不应当干扰追踪系统，反之亦然。基于上述种种原因，为所有的医学应用确定一种最适当的追踪技术是不可能的，必须根据特殊的临床应用要求，根据不同的病例选择不同的方法。

以下我们对近年来研发的追踪技术三个应用进行简单介绍。

26.3.1 超声引导下乳房穿刺活检

超声引导下的乳房穿刺活检系统是由Chapel Hill北卡罗来纳大学的计算机科学系研发的（STATE 等1996），他们将获得的实时超声数据和几何要素与头嵌式摄像机得到的受检者立体图像相融合，再将这些融合后的图像通过头嵌式半透明显示器显示给医生，即增强现实（augmented reality，AR）。这种应用非常引人注目，因为医生可以直接看到超声探头下方与受检者体内活检针相配准的超声图像。虽然这项技术还处于试验阶段，但该系统已经显示出有用的临床效果，能使医生成功地将活检针刺入人体模型乳房内的人造肿瘤中。

准确的追踪对于将实时图像与合成图像精确配准是至关重要的，特别是在需要AR技术引导下进行的介入操作中。这种系统需要双重追踪：追踪医生的头部和手持的超声探头。

对头部追踪系统的要求是：它应当小巧、轻便、不妨碍医生操作。因此磁性追踪器似乎是理想的选择。由于实验室内的金属物质影响了EM追踪装置的准确性，因而研发者为改进配准精度，在磁性追踪器基础上结合运用了基于视觉的标记追踪技术。

此外，对超声探头的追踪必须非常精确，使其与超声层面准确配准。需要完成两种配准任务：一是层面对层面的逐层配准从而重建整个容积数据，二是通过半透明面具监控将可视容积与病人配准。探头的工作范围及追踪容积通常较小，并且受到超声仪器的限制。解决方法是用6 DOF FARO机械追踪装置（FARO 2001）追踪探头，尽管它在一定程度上阻碍了探头的移动。

有些作者报道的任务精度要求非常苛刻，例如需要医生将一支细针刺入一个3mm的囊肿内，抽取囊液时穿刺针直径为0.7mm，活检时为2.1mm。由于目前市售的追踪系统达不到这种准确性和精度要求，因此将机械追踪装置与磁性追踪装置相结合组成跟踪系统（Flock of Birds）（ASCENSION 2001），通过逻辑表（lookup table）进行校准，还结合了基于视觉的追踪技术，从而改善了实时图像（病人、超声探头、活检针）与合成图像［超声层面、再现图像和遮盖提示（occlusion cue）］的配准。

26.3.2 导管插入

导管插入血管（动脉或静脉）是最常用的临床操作。精确插入导管需要掌握丰富的3D血管结构知识和高超而灵巧的血管穿刺技术，这都需要大量的临床实践。如果操作不当，将会给病人造成伤害，操作不熟练是导致医源性感染的主要原因（ZORCOLO 等2000a）。

手术第一步是穿刺针插入，不容易掌握，需要将视觉与触感技能结合起来，确认穿刺点，控制穿刺过程中穿刺针的位置及穿刺方向。所以，提供视觉与触觉信息相互配准的训练系统是非常有意义的。应用头部追踪立体视图和定制的显示系统提供手—场景间的互动，可以增强视觉与触觉的配合。使用者通过快门眼镜上的镜子，可以观察到PHANToM触觉装置（控制穿刺针插入）工作容积内的虚拟图像。通过预先使虚拟病人与虚拟空间相互配准，并使用动态追踪头部运动的立体投影技术，可以使虚拟病人固定在虚拟手术台的某个物理位置上。无需求助于头嵌式显示系统，就可在虚拟容积内获得触觉和立体视图，使用者可在该容积内用手操纵探针，而不会干扰显示。

由于人类感觉系统对视觉反馈和力反馈的频率有不同的要求，因而需要同时进行计算和追踪过程，并且需要将不同的追踪技术整合到同一操作中。

力反馈的计算在1kHz频率下工作，6 DOF手定位追踪要求的频率为100Hz，而由头部追踪引导的立体视觉反馈速度必须达到10~20帧/s图像(ZORCOLO 等2000b)。为了实现这些目标，系统将用于手定位检测(6 DOF：X、Y、Z、偏航角、螺距、旋转)的PHANToM触觉装置(SENSABLE 2001)和力反馈装置(3 DOF：X、Y、Z)，与安装在SGI CrystalEyes (CRYSTALEYES 2001) 立体眼镜上的Logitech超声追踪器相结合，以追踪手和显示立体图像。

26.3.3　模拟乳突切除术

乳突切除术是岩骨部最表浅和常见的手术，仅将耳后皮下的气腔切除。

模拟岩骨部外科手术的VRe系统是一种人—计算机界面工具，可使手术者置身于实时模拟的逼真封闭手术环境中。手术模拟器接受外部输入的信息驱动手术器械改变位置。

类似的系统目前正在EU IST-1999-12175 IERAPSI项目框架下进行设计和研发(JOHN 等2001)。这个项目开始于为外科医生完成的目标手术提供详细的任务分析。视频录像的主观分析并结合现场观察，能突出显现出钻骨的方式、类型与钻骨深度的关系(STONE 2000)。

系统需要追踪优势手(控制骨钻)和非优势手（控制吸引器）。两只手的工作容积为5cm，优势手保持最小的表面压力在固定的钻孔处运动，范围为2~4cm。必须能对快速的侧面钻击和高质量打磨进行准确追踪。对非优势手的参数要求较少。对优势手要求有高质量的力反馈(感知组织变化)，而对非优势手仅要求有触碰探测功能。

任务分析证明，能够满足优势手追踪质量要求的商品化系统目前仅有带针式编码器的Sensable Technologies PHANToM系统。对于非优势手，可以使用更便宜的力反馈系统(如 Haptech/Immersion Corporation PenCAT Pro)(IMMERSION 2001)。

颞骨手术练习系统中的头部追踪和显示—控制技术必须考虑到一些技术参数。外科医生通过外科显微镜观察病人，他的移动范围不大，通常最低要求如下：

左右移动（相对于术者面部中心） ±10cm(大约)。

上下移动　±5~10cm。

内外移动　±5cm。

目镜的旋转(偏离和回到术者的面部) ±30°~45°。

磁性追踪装置不适合此类应用，因为力反馈电动机会产生干扰。而机械追踪装置能满足这些要求。然而因为对演练用仪器的准确性要求可以不必太高，所以可以将比较便宜的超声设备或混合设备组合到系统中。

26.4　结论

在头、手追踪装置的简单介绍中，我们总结了与临床应用最相关的一些技术的特点，介绍了三种代表性试验台的配置。

致谢，该项工作得到Sardinian地方行政管理机构的支持。

参考文献

Ascension(2001)http://www.ascension-tech.com

Azuma RT (1993)Tracking requirements for augmented reality.Communications of the ACM 36:50–51

Bar-Shalom Y, Li XR (1993)Estimation and tracking:principles,techniques,and software. Artec House,Boston

Bhatnagar DK(1993)Position trackers for head mounted display systems:a survey.Technical report TR93-010.University of North Carolina at Chapel Hill,Chapel Hill

Burdea G,Coiffet P(1994)Virtual reality technology,1st edn.Wiley,New York

CrystalEyes (2001)http://www.stereographics.com

Durlach N (1995)Position tracking and mapping. In:Durlach N,Mavor AS(eds)Virtual reality:scientific and technological challenges.National Academy Press, Washington,DC,pp 188–204

FakeSpace(2001)http://www.fakespacelabs.com

FARO (2001)Faro arm.http://www.faro.com/products

Image Guided Technologies(2001)http://www.imageguided.com

Immersion(2001)http://www.immersion.com

InMotion Systems(2001) CODA mpx30.http://www.inmotionsystems.com

Intersense(2001)http://www.isense.com

John NW,Thacker N,Pokric M(2001)An integrated simulator for surgery of the petrous bone.In:Westwood JD. (ed) Medicine meets virtual reality 2001.IOS,Amsterdam

Kalawsky RS(1993) The science of virtual reality and virtual environments.Addison-Wesley,Wokingham

Meyer K,Applewhite H,Biocca F (1992) A survey of position trackers.Presence 1:173–200

Mulder A (1994) Human movement tracking technology.Technical report TR 94 –1. School of Kinesiology,Simon Fraser University

Polhemus (2001)http://www.polhemas.com/home.html

Sensable (2001)http://www.sensable.com/haptics/products.html

State A,Livingston MA,Garrett WF (1996) Technologies for augmented reality systems:realizing ultrasound-guided needle biopsies.Proceedings of the SIGGRAPH 96,New Orleans,LA,4 –9 Aug 1996,pp 439–446

Stone RJ(2000) A human-centred definition of surgical procedures.IERAPSI(IST–1999–12175),Work package2,deliverable D2 (part 1)

Sturman DJ,Zeltzer D (1994) A survey of glove-based input.IEEE Comput Graph Appl 14:30–39

Sutherland IE (1968) A head-mounted three dimensional display.Proceedings of the 1968 Fall Joint Computer Conference, AFIPS conference proceedings.Thompson Books,Washington,DC,33:757–764

3rd Tech(2001) http://www.3rdtech.com

Youngblut C,Johnson RE,Nash SH (1996) Tracking interfaces. Review of virtual environment interface technology.IDA Paper. Institute for Defense Analysees,Alexandria, Va3186:47–77

Zorcolo A, Gobbetti E, Zanetti G (2000a) Catheter insertion simulation with co-registered direct volume rendering and haptic feedback. In: Westwood JD, Hoffman HM, Mogel GT, Robb RA, Stredney D (eds) Medicine meets virtual reality 2000–envisioning healing: interactive techno logy and the patient-practitioner dialogue. IOS, Amsterdam, pp 96–98

Zorcolo A, Gobbetti E, Zanetti G (2000b) A Volumetric virtual environment for catheter insertion simulation. In: van Liere R, Mulder J (eds) EGVE2000. Lecture notes in computer science. Springer, Berlin Heidelberg New York

27 计算机辅助耳鼻喉外科手术

STEFANO SELLARI FRANCESCHINI,
STEFANO BERRETTINI,RETO J.BALE

目录

27.1 引言

内镜下手术治疗鼻和鼻窦疾病的应用正在逐渐增多。然而,尽管普遍使用了非常先进的光学系统和高分辨力CT,但这种手术造成的严重并发症仍有报道。MAY 等(1994)曾报告严重并发症的发生率为0.85%，较轻并发症的发生率为6.9%。主要的负面后果包括眼眶损伤(视力、眼球运动或位置异常)和颅内并发症(出血、脑膜炎、嗅觉缺失、颈动脉和视神经损伤)，轻微的并发症是鼻出血、瘀斑和/或眶周积气。为了减少这些危险,影像引导下的神经外科技术也被应用到耳鼻喉(ENT)手术中。在解剖学标志被改变或缺失(比如新生物和接受过修复手术的病例)、出血、少见的解剖学变异如蝶筛小房(Onodi小房)或眶下筛窦小房(Haller小房)、眼眶减压、视神经手术、脓肿引流(眼眶和硬膜外)和颅底肿瘤切除术的病例，这种手术方式特别有应用价值 (ANON 等 1997,FRIED 等 1997,ANON 1998)。在这些情况下无框架立体定向系统(frameless stereotatic system)可提供特别的帮助，它能在术前获取的图像上显示外科手术器械的实际空间位置。

27.2 方法学

计算机辅助手术(CAS)利用的是术前CT或MR图像。所有导航系统都是由一个3D数字转换器(坐标探测或追踪系统)组成,并以计算机工作站为界面，能在术前获得的断面图像上显示出探针的实际位置。然而，它们在3D空间内追踪探针的方式不同,在病人—图像配准方法上也不同，这两者都会影响准确性。追踪系统的三种主要类型是以机电、光学和电磁理论为基础的系统。从根本上讲,商品化的导航系统的软件功能及配准算法都是类

S.SELLARI FRANCESCHINI,MD,S.BERRETTINI,MD
Otolaryngologic Unit,Department of Neuroscience,University of Pisa,Via Savi 10,56126 Pisa,Italy
R.J.Bale,MD
Department of Radiology I,University Hospital,University of Innsbruck,Anichstrasse 35,6020 Innsbruck,Austria

似的。

27.3 机电系统(Viewing Wand)

Viewing Wand (LEGGETT 等 1991, FREYSINGER 等1998）是一种6自由度(DOF)关节连接的机械臂(FARO Technologies Inc, Lake Mary, Fl.),连接到一台计算机和一台高分辨力监视器上。机械臂末端装有一个可拆卸、可消毒的点状探针(point probe)。从技术上讲，这类机械臂称为电测角仪(electrogoniometer)，是一种测量输入无线电信号之间角度的电检波器(electrical detector)。机械臂的六个关节中每一个都带一个高分辨力换能器,用于测量关节旋转,精度为0.05°。电测角仪追踪精度是0.25mm。

因为机械臂的空间系统是完全自我参照的，所以牢固固定病人的头和机械臂是成功的先决条件。另外,由于它体积庞大,已被后来出现的光学和磁场系统所取代。

27.4 主动光学系统(Medivision, Philips, Medtronic, Zeiss, Radionics)

主动光学系统包括一个带有红外发光二极管(LED)的探针、两个或三个(根据导航系统不同而异)红外线位置传感摄像机(安装在轨道架上)(图27.1）和一个动态参考架(dynamic reference frame, DRF)。

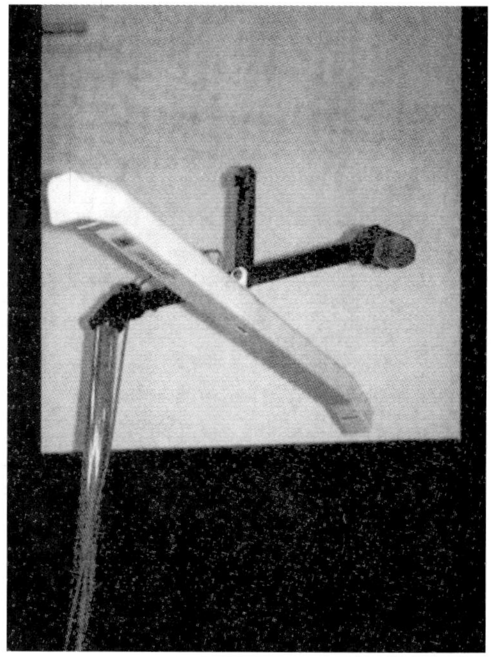

图27.1 主动光学系统 装置包括一个带有红外线发光二极管的探针、安装在轨道架上的两个或三个红外线位置传感摄像机和动态参考架

仪器和解剖结构被假设为刚体。DRF最初用于脊柱外科，如今用来作为一个相对于病人解剖结构的空间坐标系统来定位病人的实际位置。DRF必须与病人牢固连接。一旦对病人进行了配准,病人(和追踪器一起)与摄像机间可相互移动而不会丢失空间信息。在脊柱手术中,DRF被固定在脊柱上。在无框架立体定向神经外科手术中，追踪器通常安装在固定头的装置上。DRF则可以直接固定于病人的头部,这样,如果病人的头有移动,系统可对这种移动做出补偿，从而避免重新校准。用一种氯丁二烯橡胶带缠绕病人头部固定DRF，并在病人头部用塑料架扣紧固定了六个红外发光二级管(TEBO 等1996)。但皮肤移动引起的DRF移位仍可以导致准确性严重降低。

为了避免DRF的相对移位,RYAN 在手术中用骨螺钉将DRF固定在病人的颅骨上,而HAUSER 等(1997)和BALE 等(1997)使用一种无创性的牙铸件 (dental cast) 进行固定。CAVERSACCIO 使用的装置仅是为固定追踪器，而配准则利用皮肤表面完成。BALE 和HAUSER 的装置同样也是能进行准确配准的工具。

27.5 被动光学系统(Medtronic, Brainlab)

与主动光学系统相比较，被动系统需要

配备反射标志。两台摄像机发射出的光信号被标志反射，再被这两台摄像机探测到。计算机根据接收到的反射光的角度计算出这些标志的实际空间位置。这种被动装置的精度与机械系统和主动光学系统相似。DRF也同时装有被动标志。与主动红外线系统比较，该系统是无线的，从而提高了外科医生的灵活性。Medtronic系统使用的摄像机能同时检测主动和被动系统的光信号。

27.6 电磁系统（Instatrack）

以光学技术为基础的导航系统的一个主要缺点是在追踪器、指示器和摄像机之间需要存在直接“视线”，而电磁导航系统则不必如此。

FRIED 等（1996, 1997）曾报告了他们使用电磁影像引导手术装置（electromagnetic image-guided surgical device）的经验，使用的仪器叫Instatrak（Visualization Technology, Boston, Mass.）。该系统以两个电磁传感器为基础，提供术中的位置信息。一个与仪器整合在一起，另一个固定在术前CT扫描和手术过程中病人戴的头架上。扣在病人外耳道和鼻梁上的头架有两个功能：提供术中自动配准，补偿头部移动。该系统的一个主要缺点是有较大的金属物（如手术室中的设备）存在时，系统的准确性将受影响。

27.7 操作过程

27.7.1 术前步骤

通常用1mm或3mm层厚获得头部CT轴位图像。多数作者在CT或MR成像时使用安放于病人皮肤上的所谓的基准标志（fiducial marker），这些基准标志必须保留到术前。CT图像通过光盘、磁带或网络传到导航系统。然后行CT数据重建生成3D图像。

27.7.2 术中步骤

插管后，通过一个固定装置将DRF固定在病人身上。如果使用Viewing Wand系统，则病人必须牢固地固定在手术台的相对位置上；如果使用DRF，则必须将其牢固地固定在病人的头上。各种器械包括钳子、吸引管和内镜必须经过校对。最重要的步骤是配准过程，即将固定于手术台上的病人头部的空间构型与病人自身的头部CT、MR图像相互关联。这一过程需利用导航系统的探针指示出参考点（皮肤基准标志），使基准标志与数据组上相应的各点相互配准。病人准备和完成配准过程通常需要约10min。以基准标志为基础的配准系统的平均准确性是1.88mm，最小误差1mm，最大误差4mm。一旦配准过程完成，探针的尖端即在计算机显示器上实时显示。追踪系统一旦被配准，即可引导术中手术操作。在屏幕上显示的外科手术区多方位重建图像中，可以看到仪器的尖端，使外科医生能够追踪仪器的准确位置，甚至是在内镜不能到达的区域。

27.8 可选择的配准方法

最简单的配准方法是使用解剖学标志。用探针触及明确的外部标志（鼻根、鼻棘、耳屏、双眼内眦）和/或内部标志，使这些位置与CT或MR图像数据中的相应位置关联在一起。用标志物配准的优势是能使用回顾性数据组（retrospective data set），因而必须有术前扫描。对病人身上和图像数据组中的标志进行识别是困难的，且在某种程度上是主观的。通常，这种方法不够准确，而且费时间和依赖操作者的经验。通过确定病人皮肤或骨骼上的40个点进行表面匹配，可以改善解剖配准的准确性。总之，所有基于皮肤表面的配准方式对皮肤移动都很敏感，可导致准确性下降。

利用植入颅骨的标志物可获得最准确的配准。但会引起病人的不适，且不能长期留置。

可重复使用的体外参考架(reproducible external reference frame)(BALE 等 1997; HAUSER 等1997;FRIED 等1997)与DRF相结合为手术前未确定标志的病人提供了一个配准的机会。此外,这种方式需将DRF与病人无创性相互固定,用以在术中追踪病人的移动。在CT扫描期间,病人必须戴上参考架,产生的数据经过计算机软件处理,得到并显示3个方位(轴位、冠状、矢状)的2D图像及手术区域的3D重建图像。然后,这些数据传输到手术室的工作站上，根据所使用的方法类型与机电臂、红外线光学仪器或电磁装置连接。总之，影像引导外科手术所使用的三种主要装置是机电系统、光学系统、电磁系统。每种方法最关键的步骤都是所谓的配准过程，即校准，将固定在手术台上的病人头部的空间构型与来自病人自身的CT/MR图像相关联。在实际操作中可选择病人头部的某些参考点并以探针尖端触碰，在图像上定位并记录它们的坐标位置。正如我们所知,这些标志既可以是解剖学的,如颅面骨的一些特殊标志,也可以是基准标志，如CT或MR成像前在病人体表贴附的一些不透射线的标志点；这些标志点在图像上和在病人头部都能很容易地被识别。一旦完成配准过程,探针的尖端将在计算机显示器上实时显示。

因此，影像引导外科手术利用了计算机系统和坐标探测或追踪系统。计算机系统利用术前获得的CT或MR图像建立一个颅骨解剖模型,然后追踪系统引导术中手术操作。仪器的尖端显示在颅骨重建图像中，使外科医生能够追踪仪器的准确位置，甚至是内镜不能到达的区域(图27.2)

HAUSER 等(1997)研发了一种使用基准标志的专用参考架,基准标志确定在外耳道、鼻和上牙弓处。手术中同一参考架被再次放置在病人头上，然后再安装上带有红外发光二级管的支架。它可在位置传感器和病人头部之间产生一个相应的坐标系。

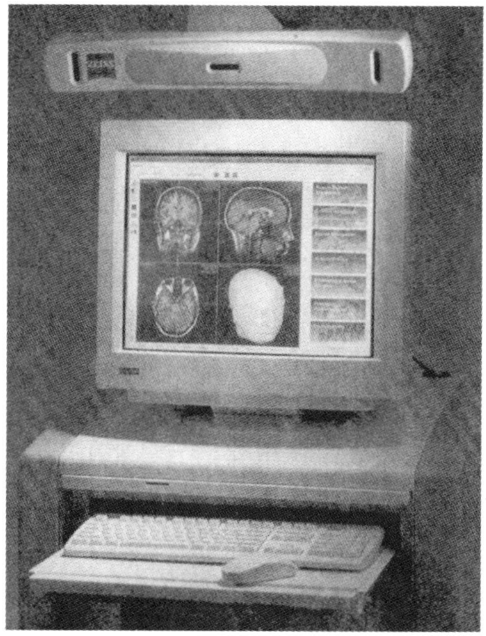

图27.2　仪器尖端在手术区的多方位重建图像中的位置显示在屏幕上,使外科医生能够追踪仪器的准确位置,甚至在内镜不能到达的区域

Instatrak系统的头戴式参考架(headset)以外耳道和鼻梁为固定点，也提供出外部参考点,补偿术中头部的移动。此外,该系统能自动探测头戴式参考架上的标志。FRIED 等(1997)将自动配准系统的准确性与以皮肤基准标志为基础的传统技术的准确性进行了比较，结果显示两者没有统计学上的显著性差异,自动配准的平均准确性为2.28mm,第95百分位为2.5mm,最大值为5.08mm(FRIED 等1996,1997)。然而,假如头戴式参考架发生了相对于病人颅骨的不经意移动，外科医生将不能从该系统中得到任何反馈信息，因此在每次使用引导工具之前都必须进行准确性核查。

Vogele-Bale-Hohner 套口（mouthpiece）（GUNKEL 等1999）已成功地在100多例计算机辅助视频内镜ENT手术中对病人进行制动和配准。与其他外部参考架比较，该装置可以通过真空刻度上压力数值来控制移位程度。假如没有达到所需的低压力（under-pressure），套口就不会准确再定位。最近发表的研究证实，Vogele-Bale-Hohner套口对病人头部具有亚毫米的复位准确性，因而可提供最准确的无创性体外参考点（MARTIN 等1998）。利用Vogele-Bale-Hohner套口的光学导航系统，在3mm层厚CT轴位图像中配准的平均准确性为1.47±0.63mm（标准差）。套口配准的主要缺点是它需要至少有两个完好的牙齿。

27.9 结论

影像引导下的手术系统能使手术过程更加准确，因此能更彻底地切除病变并减少并发症。这种手术特别适用于一些病例，例如：解剖学标志发生变化或缺失（例如肿瘤和修补术）、有出血或罕见的解剖变异（例如蝶筛小房或眶下筛房）、眼眶减压术、视神经手术、脓肿引流术（眼眶或硬膜外）、颅底肿瘤切除术等（ANON 等1997；FRIED 等1997；ANON 1998）。另外，它们也是极好的辅助教学手段。

通过考查多种类型定位系统，能够看出每种都有不同的缺点，特别是在应用的复杂性方面。第一种导航系统（Viewing Wand）已经被光学系统或磁性系统取代。所有这些系统的软件都有相似的性能和准确性，因此，研究的目标应在于消除或至少是限制这些方法固有的缺陷。

已报道的导航系统的机械准确性为0.3~0.7mm。然而，临床上的准确性与实验台上得出的不同。据报道，不同导航系统在实际应用中的准确性范围为1~10mm。使用影像引导手术系统的外科医生必须了解出现误差的可能的原因，包括层厚、CT/MRI的运动伪影、配准方法、皮肤标志的移动和标志的分布以及与感兴趣区（ROI）容积相关的DRF的移位。然而，一个普遍存在的问题是放射学图像再现病人头颅的准确性。来自使用过多种系统并最富有经验的操作者的报告表明，传感器固定于病人头颅的系统看来可以提供最好的追踪准确性。

参考文献

Anon JB (1998) Computer-aided endoscopic sinus surgery. Laryngoscope 108:949–961

Anon JB, Klimek L, Mosges R (1997) Computer-assisted endoscopic sinus surgery: an international review. Otolaryngol Clin North Am 30:389–401

Bale RJ, Vogele M, Freysinger W (1997) Minimally invasive head holder to improve the performance of frameless stereotactic surgery. Laryngoscope 107:373–377

Freysinger W, Gunkel AR, Bale RJ (1998) Three-dimensional navigation in otorhinolaryngological surgery with Viewing Wand. Ann Otol Rhinol Laryngol 107:953–958

Fried MP, Hsu L, Topulos GP (1996) Image-guided surgery in a new magnetic resonance suite: preclinical consideration. Laryngoscope 106:411–417

Fried MP, Kleefield J, Gopal H (1997) Image-guided endoscopic surgery: result of accuracy and performance in a multicenter clinical study using an electromagnetic tracking system. Laryngoscope 107:594 –

601

Gunkel AR, Vogele M, Martin A(1999)Computer-aided surgery in the petrous bone. Laryngoscope 109:1793–1799

Hauser R, Westermann B, Probst R (1997) Noninvasive tracking of patient's head movements during computer-assisted intranasal microscopic surgery. Laryngoscope 107:491–499

Leggett WB, Greenberg MM, Gannon WE (1991) The Viewing Wand: a new system for three-dimensional computed tomography-correlated intraoperative localization. Curr Surg 48:674–678

Martin A, Bale RJ, Vogele M (1998) Vogele-Bale-Hohner mouthpiece: registration device for frameless stereotactic surgery. Radiology 208:261–265

May M, Levine HL, Mester SJ(1994)Complications of endoscopy sinus surgery: analysis of 2108 patients. Incidence and prevention. Laryngoscope 104:1080–1083

Tebo SA, Leopold DA, Long DM(1996)An optical 3D digitizer for frameless stereotactic surgery. IEEE Comput Graph Appl 16:55–64

28 计算机辅助颅脑外科手术：现状和未来

WIESLAW L.NOWINSKI

目录

28.1 引言

常规手术训练是建立在学习、阅读、观察和指导下的操作与实践的基础上的，这种方式多年来一直没有改变。随着信息技术的快速发展，知识汇集、传播和吸收的方式发生了变化，使原有的训练模式受到了挑战。技术影响着外科手术的训练方式。计算机、医用物理学、应用数学、影像诊断学和生物工程学的进展，使微创外科学技术得以持续发展。与以往相比，计算机辅助手术系统能使神经外科医生更迅速、更准确地对病人进行手术治疗，而不必像以前那样实施过度的创伤性暴露。另外，计算机辅助技术的出现、演变和发展并作为辅助教学、训练和证实手术术式的工具，很可能会对外科实践产生难以预料的影响。

本章我们将简要回顾最新的技术进展，介绍我们实验室研发的三种高端脑介入应用技术的特点：①图谱辅助立体定向（atlas-assisted stereotactic）和功能性神经外科手术（functional neurosurgery）；②血管内操作的模拟技术，③虚拟现实—增强的神经外科学（virtual reality-enhance neurosurgery）。此外，对这些技术在未来可能对神经外科学发展的影响进行了预测。

28.2 技术进展

技术是推动外科学发展的主要动力。技术的进步使影像显示越来越接近真实，人体模型更为逼真，触觉模拟器产生的物理反馈更真实、速度更快，能够在手术室内实际应用。以下对一些特定领域内的最新技术进展做简要概述。

28.2.1 信息技术和互联网

信息技术正在改变我们的生活、工作和

W.L.NOWINSKI，DSc，PhD
Medical Imaging Laboratory，Kent Ridge Digital Labs，21 Heng
Mui Keng Terrace，Singapore 119613，Singapore

学习方式。微处理器、内存、存储器、软件和通信技术的发展，使得计算机的价格越来越便宜并能以合理的花费研发出功能更强大的系统。被广泛接受的Internet标准和技术是建立全球计算机网络的有力工具，能够在任何时间连接任何事物、任何人。通过计算机辅助外科手术（CAS）和基于互联网的视频系统，可向其他人演示外科手术过程。远程医学的应用已常见，使用电视会议和远程传感技术，使医生将能够接诊和检查远在千里之外的病人。强大的系统依靠分析大量的临床资料提供出专家级的意见。病人将通过新的方式与医生互动从而能对治疗做出自己的决定，并能够从数字化的医学图书馆或网络上获得越来越多的生物医学信息。在未来二十年中，计算机网络将渗透到我们社会的各个领域，将超过以往任何网络系统，如电话、广播、电视、运输、电力网等。信息技术将继续带动医疗保健和外科学的快速发展。

28.2.2 可视化

目前多排探测器CT、快速MRI技术和旋转球管X线血管造影技术的发展，使得获取人体大范围解剖、功能和病变的高分辨率容积数据成为常规。过去通常主要是用轴位图像解读数据组；然而，应用容积可视化技术可更有效地解读容积数据。而且，治疗向微创方式发展，使这些数据组的可视化成为计划及实施介入性治疗的关键步骤。计算机处理能力、内存容量的提高和相对便宜的成本，使快速显现和分析大数据组成为可能。现已研发出多种技术用于容积数据的可视化，包括多平面重建、最大强度投影、仿真内镜、表面再现和容积再现。

28.2.3 建立模型

制作模型的目的是建立并应用人体模型进行预测、评价、模拟、证实和提高诊断及手术效果。模型包括几何学和物理学模型。使用解剖模型的基本问题是这些模型必须适应病人的个体解剖。这些模型固有的信息将自动与病人个体的数据组相匹配。这个过程是通过配准技术完成的，较简单的形式是硬配准，而较复杂的形式是可变形配准。

28.2.4 虚拟现实和增强现实

“虚拟现实”通常被理解为一种模拟现实环境的人—计算机界面，使用者能够与之互动。虚拟现实通过创建整体的、直观的界面，为充分利用大量医学信息提供了途径，使神经外科医生的精力集中在为病人做手术上而不是在仪器设备上。外科医生与计算机的互动可采取多种形式，包括语言、触碰、动作识别及其复合方式。操作者进入一个模仿现实世界的虚拟环境中，获得不同程度的临境感，而且可以是实时的。典型的工具是头嵌式显示（HMD）器，一种像护目镜一样佩戴在使用者头部的视觉显示装置。使用者或者仅看到从外部输入的信息，例如摄像机或计算机产生的动画，或者可看到计算机产生的图像叠加在自然视野上形成的场景，称为增强现实（AR）技术。AR技术的优点是允许使用者以真实解剖结构作为视觉参考点，同时将有用的临床信息，如术前的扫描图像和模型，叠加到这一视野中。

28.2.5 手术模拟

模拟技术在训练民用、军用飞机飞行员和宇航员方面已得到充分应用。飞行员与外科医生行为间有惊人的相似之处：二者都必须在一个动态和不可预测的环境中准备应对潜在的对生命有威胁的情况出现。飞行模拟器的成功应用促进了模拟器在手术训练中的应用。计算机制图、组织建模、触觉装置和计算机技术的进步，使基于计算机的外科模拟器得到发展。在对病人进行神经外科手术之前，神经外科医生能在由病人本身数据建立的高度逼真的计算机模型上进行模拟手术过程的演练。通过这种方法,可制定出最安全和有效的手术方式，同时减少了在手术室内所需的时间。

计算机手术模拟器是一种交互性计算机虚拟环境,用于改善手术操作和疗效。基于计算机的模拟手术可用于教学、训练、制定术前计划和操作技能的评估。由于解剖的复杂性和苛求直接与容积图像(通常是多方式的)的交互能力，使基于虚拟现实的手术模拟器在近些年才获得成功。虚拟现实模拟器应当能够模拟手术过程,例如切割、钻孔、钳夹、抽吸、缝合和打结等。这类模拟器必须具备的条件包括:能准确而细致地再现器官的外形;可进行实时交互性操作;能进行定量性的变形;具有触觉反馈和能模拟多种手术操作，例如在虚拟环境中对组织模型进行推动、挤压、凿、切开、切除等。

28.3 应用

下面将描述在我们实验室中为颅脑介入性治疗而研发的三个系统的应用情况。每个系统都能对病人的个体数据进行显示、定量，其中最重要的是允许使用者对这些数据进行交互性操作。研发中遇到的主要困难是对医生的动作做出实时响应并同时保持模型和数据显示的高度逼真,例如插入一个电极、导管或模拟肿瘤切除等。

28.3.1 图谱辅助立体定向和功能性神经外科手术

可变形人体模型与整经技术相结合提供了一种医学图像的分析方法，特别是可变形脑图谱适合分析脑扫描图像。可变形脑图谱对影像引导下的手术操作有用，包括功能性神经外科手术、活检、基因治疗、放射外科学(radiosurgery)和药物定位导入。

电子脑图谱常用于立体定向和功能性神经外科手术（NOWINSKI 2001a;NOWINSKI 和 BENABID 2002)。我们的Cerefy脑图谱(见第9章）在脑立体定向和功能性神经外科手术中已成为标准。它已经与大多数影像引导手术系统整合在一起,包括*StealthStation*(Medtronic/Sofamor-Danek),*Target*(BrainLAB),*SurgiPlan*(Elekta),*SNN 3 Image Guided Surgery System*(Surgical Navigation Network）和神经外科机器人（neurosurgical robot)*Neu-roMate*(Integrated Surgical Systems)。最简单的图谱辅助方法之一是使用装载在CD-ROM上的**临床电子脑图谱**(NOWINSKI 等1997a),能生成个性化的图谱而无需输入病人特有的数据，这个能力对解剖定位很有用处。NOWINSKI 等(1998)建议使用这种CD-ROM为脑立体定向和功能性神经外科手术制定操作计划。通过使图谱中矩形感兴趣区(ROI)与数据组中相应ROI匹配,产生两维图像的局部变形,使图谱与病人的扫描图像相一致。这种变形能在多方位上重复，增加了目标定位的准确性和神经外科医生的信心。应用这种方法将显示出个体化图谱和被标记的立体定向目标及其坐标。

*NeuroPlanner*是我们为立体定向和功能性神经外科手术研发的另一个系统，可用于支持术前计划和训练、术中操作和术后随访(NOWINSKI 等2000)。它包含了Cerefy脑图谱数据库中的所有相互配准的图谱，并包括这些图谱的3D扩展图库（NOWINSKI 等1997b)。*NeuroPlanner*提供了四组功能:与数据相关的功能(数据内插、重建、影像处理);与图谱相关的功能（图谱—数据交互性3D整经、2D和3D交互性多重标记)；与图谱—数据查看相

关的功能（在三个正交视图和一个3D视图间，以交互方式进行连续的数据—图谱查看）;与神经外科相关的功能(目标确定、路径计划、测量、模拟微电极插入和模拟治疗性损伤)(图28.1)。

图谱—数据的配准，使用了Talairach转换（Talairach transformation)(TALAIRACH 和TOURNOUX 1988)，将Talairach标志交互性地定位于数据组内。另外，也可使用自动放置标志的方法(NOWINSKI 和THIRUNAVUUKARASUU 2000)。原始Talairach标志的放置存在几个问题(见第9章)。为了克服这些问题，引入了一套新的等效装置，称为*Talairach-Nowinski*标志(NOWINSKI 2001b)。与原始Talairach标志比较，新标志的定位更具有空间结构性，也更易于被自动识别。

*NeuroPlanner*通过几种操作使原始Talairach转换获得了加强，图谱—数据配准更

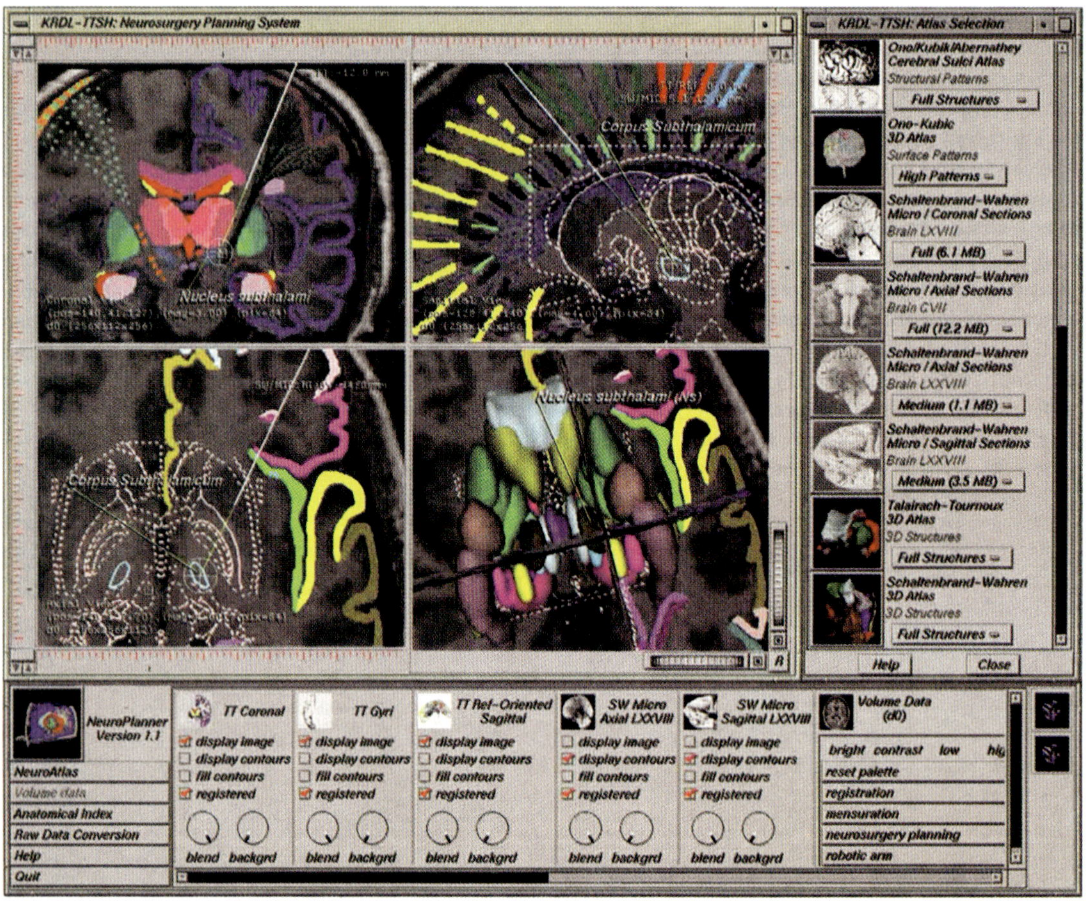

图**28.1** *NeuroPlanner* 中间：主窗口显示四个可调节大小的视图。这些视像包括由**2D**图谱配准的相互垂直(冠状位、矢状位、轴位)的层面图和由**3D**图谱配准的数据—图谱三平面图。通过拖拽它们的共用角可使图像大小平稳、持续地变化，使神经外科医生能协调**2D**和**3D**图像显示。通过图谱的轮廓图、图像或多边形模型显示出以下内容:在轴位视图中显示出皮层下结构和脑回;在冠状位视图中显示出大体解剖；在矢状位视图中显示出皮层下结构和脑连接；在**3D**视图和三平面图谱重合图中显示出皮层下结构。立体定向轨迹(细线)与微电极(粗线)的位置被显示出来。靶结构(例如下丘脑核)在所有视图上均被高亮显示并作了标记。右侧:图谱选择面板，可选择图谱和分辨率。底部:卷动控制面板，每种载入的图谱和每种被选择的操作均有相应控制模块

准确、有效和容易操作。这些操作包括总体和局部配准、在3D方向上编辑Talairach网格、随时可行的实时交互性图谱整经、多方位和多图谱靶目标定位等。为了能根据数据对图谱进行整经，引入了两步法Talairach转换，即总体整经和局部整经（NOWINSKI 1998）。总体整经是利用Talairach转换从总体上依比例缩放大体解剖，但不对第三脑室或内囊的宽度做补偿。局部整经通过相同的分段线性变形机制，来提高先前选定的总体图谱中ROI的配准准确性。局部配准时，数据中任何能清楚见到的标志均可被用来改善对通常不能清楚见到的目标结构的界定。另外，对图谱的轮廓图、图像和多边形模型进行实时交互性整经，使神经外科医生能将任何图谱与数据匹配，对图谱—数据之间的匹配做精细调整。在多方位上应用脑图谱提高了靶目标定位的准确性，能更灵活地选择局部标志，使神经外科医生增加信心。NOWINSKI（1998）阐述了同时在三个相互垂直的平面上进行总体配准的步骤。NOWINSKI（1998）还详细介绍了为实施苍白球切除术、丘脑切除术、下丘脑切除术，依照恰当的标志进行靶目标确定和局部配准的步骤。另外，使用多种脑图谱能提供补充信息，克服单一图谱的局限性，加强了靶目标定位能力（NOWINSKI 等2000）。图28.2显示了在下丘脑切除术中应用图谱进行多方位靶目标定位。目标结构，即下丘脑核，在三个互相垂直的平面上由图谱中的轮廓图描记出其边界，再用手动方式在三个轮廓图上勾画出目标点的位置。

*NeuroPlanner*提供了多种支持手术的工具（图28.3）。插入的电极的当前位置与立体定向轨迹一起被显示在正交视图、三平面和3D结构图上。立体定向轨迹穿经的一系列结构被计算出来并显示在正交视图中。此外，神经外科医生能模拟出电极的移动和治疗性损伤。

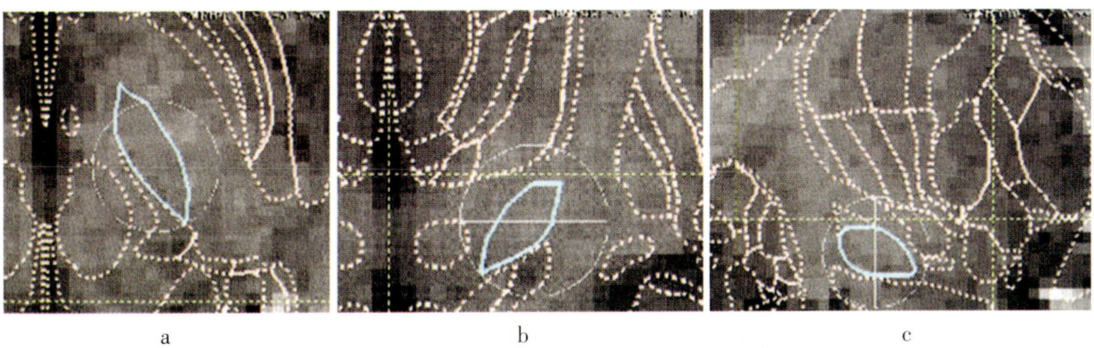

图28.2a–c ***NeuroPlanner*：下丘脑切除术术前计划，应用图谱同时在多个方位上确定靶目标的轮廓 (a)轴位；(b)冠状位；(c)矢状位。靶目标点位于由光标高亮显示的靶结构内**

*NeuroPlanner*的主要的优势是能节省费用、时间和降低侵入性损伤。最初的结果显示（NOWINSKI 等2000），图谱辅助方法的准确性优于非图谱辅助方法，通常使用第一个微电极即可从电生理学上确定功能性靶目标，使电极通道的数量由一般为3~7个减少到一个，因此平均每例手术能节省四个通道。这节省了费用，降低了操作创伤并减少了神经外科医生、手术室人员的操作时间和占用手术室的时间。

*NeuroPlanner*已被特许在几个商业性、临床和研究单位进行试用，已表明它在教学方面具有重要的应用价值，对研发应用Cerefy脑图谱数据库的商品化系统产生影响。

目前计算机化的人脑立体定向图谱有两个主要的局限性。第一，原版本的脑图谱图片

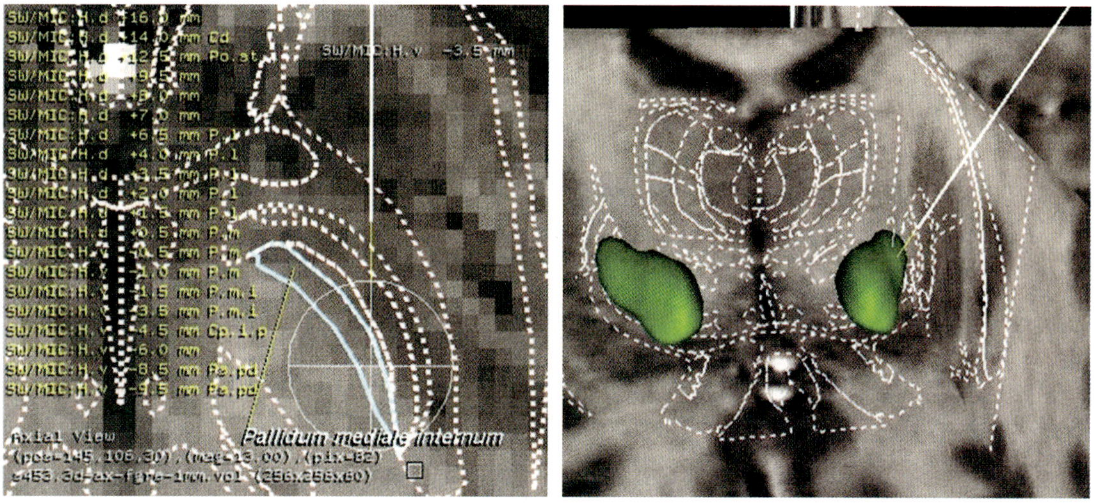

a　　　　b

图28.3a,b ***NeuroPlanner*：利用支持工具制定苍白球切除术手术计划　a 目标结构是苍白球内侧部，被勾画出并被标记；立体定向轨迹(细线)与微电极(粗线)的当前位置被显示出来；该轨迹穿经的结构也被显示出来。b 微电极和靶结构被显示在三平面图谱—数据的3D视图中**

数量太少，其内容仅仅来自为数不多的脑标本；第二，这些图谱是解剖学的，而立体定向术的靶目标是功能性的。概率功能性图谱(probabilistic functional atlas)已经克服了这两个局限性，该图谱最初版本描绘了丘脑腹中间核(ventrointermedius nucleus)、丘脑下核、苍白球内侧部(globus pallidus internus)的轮廓(NOWINSKI 和BENABID 2002)。

28.3.2　血管内操作的模拟

实施血管内操作需要良好的眼—手协调、从三维方向上对X线透视图像的正确解读和对血管结构及病变情况的全面了解。通过模拟器可以很方便地进行脑血管病治疗前的计划和训练。这些过程特别适合于使用模拟，医生在手术室外，通过视频监视器操作器械并观察操作过程。

脑血管内介入的计算机模拟器的研发富有挑战性。这类模拟器应该具有共同的特征标准，例如真实效果性、互动性、用户友好性、立体定向环境的相似性和有大量支持性工具。它还要求应用多种先进的技术：对血管造影数据的滤过和增强、血管结构的分割和特征的提取、正常和病变血管结构的定量分析、血管结构几何学模型的生成和啮合(meshing)、血管结构和介入设备物理模型的生成、血液动力学分析、设备—血管交互性分析、显示和触觉反馈。另外，有些特殊的临床操作应当使用术前模拟，包括血管成形术、支架和动脉瘤弹簧圈的放置等。

我们研发了一种实时、互动、基于模拟的脑血管病变手术计划和训练系统，称为*NeuroCath*(NOWINSKI 和CHUI 2001)。特点包括：①支持从多种成像方式中提取血管结构，并用一种有效的计算方法建立病人的解剖学血管模拟；②能模拟器械在脑血管操作中的物理行为；③含有触觉设备，该设备能使临床医生在制定介入手术计划和训练期间有触觉感。*NeuroCath*有两个显示器，设置如图28.4。

*NeuroCath*有多个同步、具有逼真视觉界面的窗口。X线透视图像模拟出实际操作时的视图，而3D显示和路径图(roadmapping)显示增强了操作者对病人解剖的理解能力。当路径图与血管结构和介入器械的实时3D显

示结合使用时，其实用价值明显增强。

血管模型和器械的显示与互动是*NeuroCath*的一个关键特点。对于训练目的，我们建立了一个完整的人体血管模型，它来自于可视人体数据（Visible Human Data）（图28.5）。对于治疗前计划，必须重建病人个体的模型（图28.5、28.7）。该血管模型是一种多层次的血管分支结构体系，每一段血管均被显示出沿其中心线的形态、相应的横断面、与其他血管节段的连接和/或接合。

当临床医生输入病人个体数据并提取出血管模型后，设定介入操作所要使用的导管和/或导丝的大小和形状。为了选择器械，*NeuroCath*设有一个介入器械库，有来自多家公司的导管、导丝、支架和弹簧圈可供选用。然后，临床医生设置插入/进入点。系统提供了两种导管导航的方法。一种方法是临床医生在用户界面上点击方向按钮，控制导管/导丝的移动方向。另一种方法是用触觉装置（一种机电装置）来控制这种移动（图28.4）。这种装置能使医生在移动或旋转导管时体验到像在真实操作过程中一样的感觉。另外，它通过控制导管在移动过程中产生的摩擦力提供出

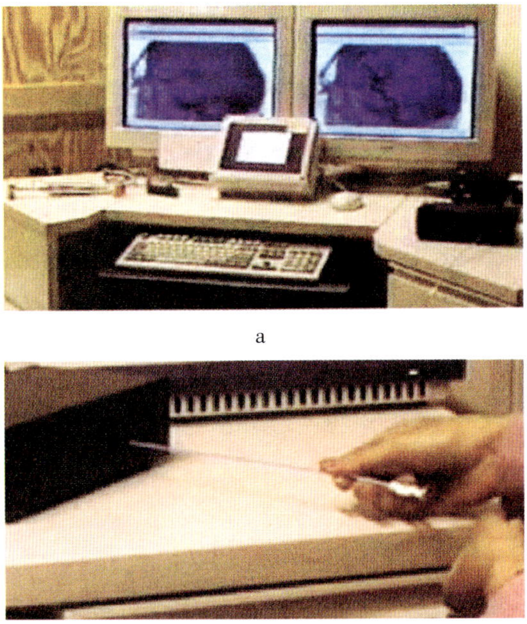

a

b

图28.4a，b ***NeuroCath*** **a** 物理设备包括两个监视器、触觉装置（右）、病人床控制单元（中）和模拟球囊膨胀装置（左）。**b** 介入器械通过触觉装置控制，该装置将器械的物理运动转换为它在虚拟的病人体内的运动。器械能向前、向后移动和向左、向右旋转

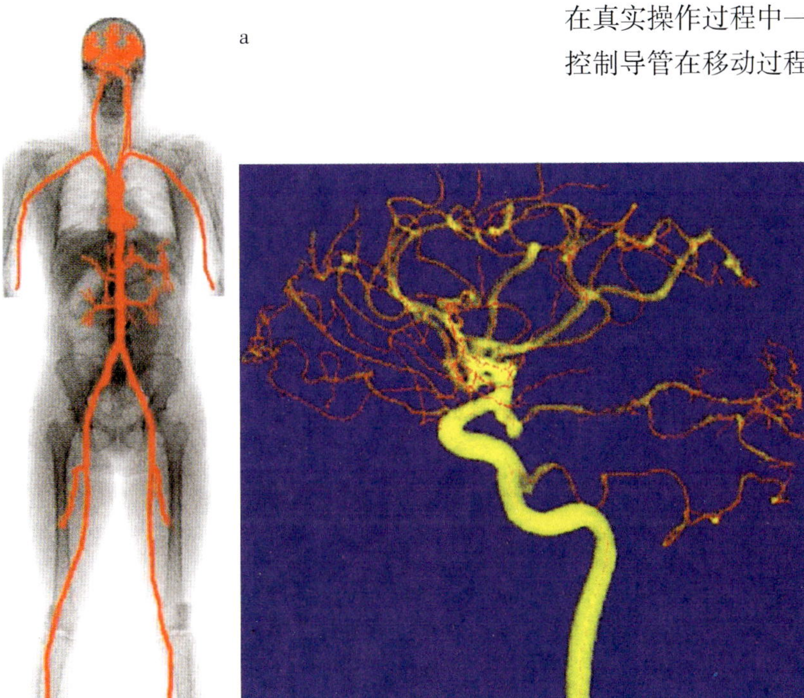

a

b

图28.5a，b ***NeuroCath***：血管模型 **a** 从Visible Human Data提取的完整血管结构。**b** 沿中线提取的病人个体的模型

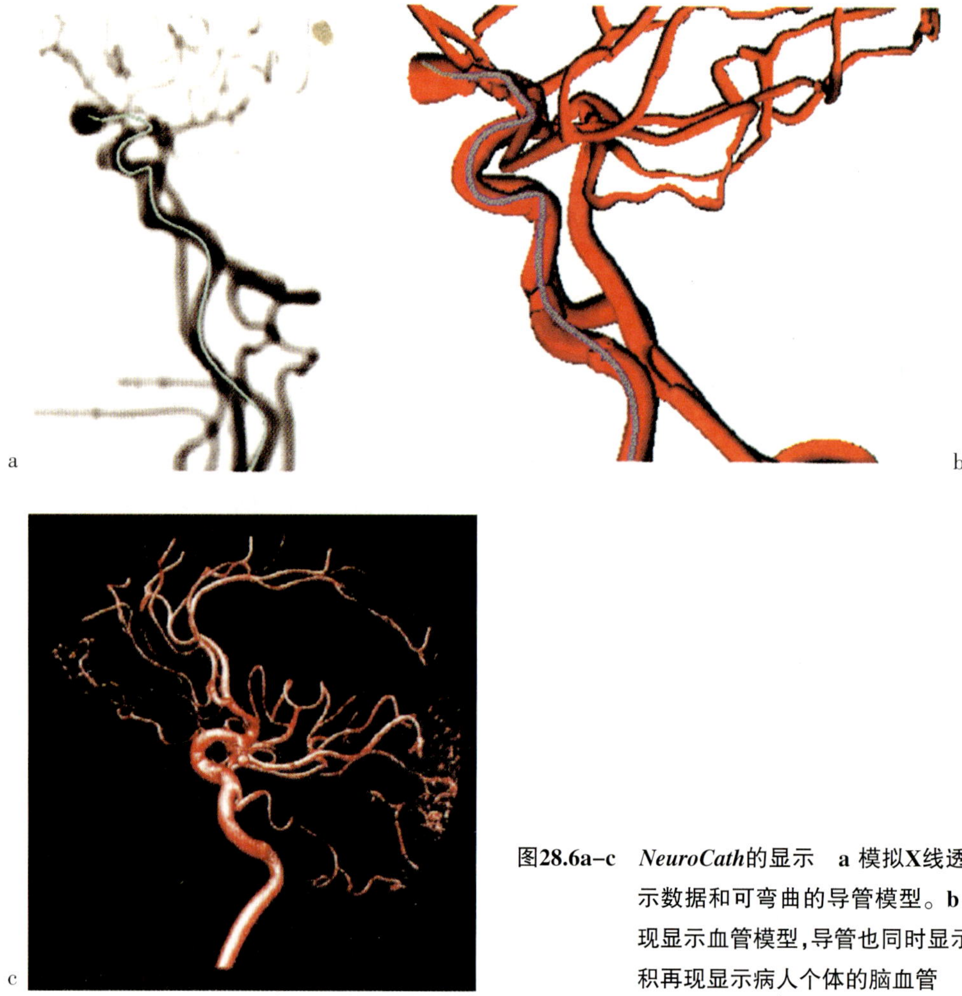

图28.6a–c *NeuroCath*的显示 a 模拟X线透视图显示数据和可弯曲的导管模型。b 表面再现显示血管模型,导管也同时显示。c 容积再现显示病人个体的脑血管

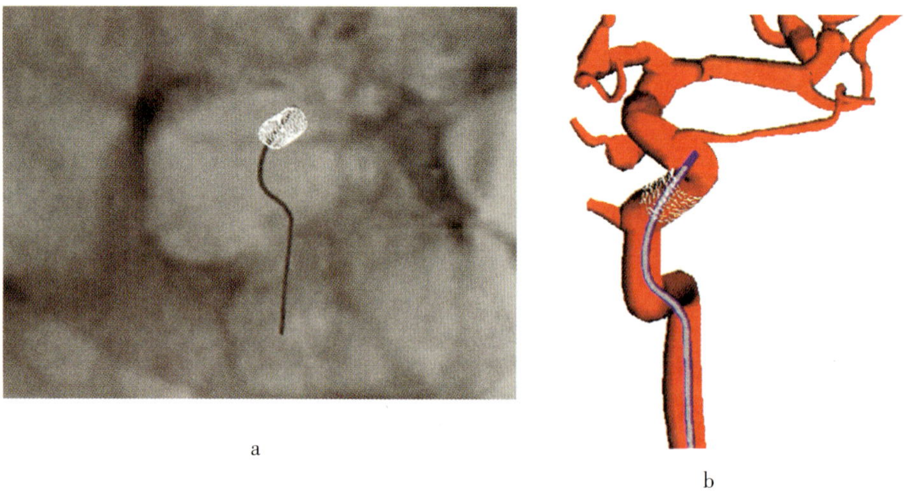

图28.7a,b *NeuroCath*:模拟支架放置 a X线透视图。b 3D视图

触觉反馈。摩擦力的大小依据导管(模拟为一种可弯曲的物体)与血管间的相互作用计算出来。

*NeuroCath*提供出强大、灵活的显示能力(图28.4~28.7)。容积和表面再现的联合应用,可同时观察病人血管的外部和内部。实时的数据处理、血管模型和器械操作的3D显示节省了时间和费用;通过减少对比剂使用量和减少透视、旋转球管X线血管造影和/或介入CT的X线照射量,将减少治疗过程中的创伤。

*NeuroCath*能模拟动脉瘤弹簧圈、球囊和支架的放置。模拟动脉瘤弹簧圈放置时,通过导航到达动脉瘤,然后用带弹簧圈的导丝替换出导丝,从导丝上分离、释放弹簧圈。多个弹簧圈的释放可通过重复上述过程来完成。使用一种特制的模拟球囊膨胀的装置来模拟球囊和支架的放置(图28.4)。膨胀球囊均匀地膨胀,随后释放支架并显示在X线透视和3D视图上(图28.7)。

*NeuroCath*还在不断地完善。通过视觉和触觉功能的改进,将使病理模型更为逼真。此外,即将研发出的血液动力学模型,能更可靠地模拟血流及其与器械之间的交互作用。

28.3.3 虚拟现实—增强神经外科手术

目前进入医疗信息的标准入口(standard portal)是视频监视器。大多数监视器显示的是平面图像(monoscopic image),这使手术者很难准确判断解剖结构的空间关系。在模拟手术中获得3D感觉的最常用技术之一是戴上装有快门的立体眼镜(图28.8)。这种眼镜与计算机监视器同步,能产生左、右眼的图像。由于存在视差,显示给左右眼的图像稍有不同,因而产生了立体效果。显示技术的进步,例如HMD、数字化全息摄影术或虚拟现实投影仪等,可能将取代视频监视器。

神经外科手术操作不仅涉及3D视觉概念,而且涉及到6自由度的3D操控的问题(即三种平移和三种旋转)。因此,要想在计算机辅助手术系统中充分发挥立体医学图像的潜能,使用者必须采用3D交互式操作。我们研发了一种3D立体显示界面,称为*Dextro-*

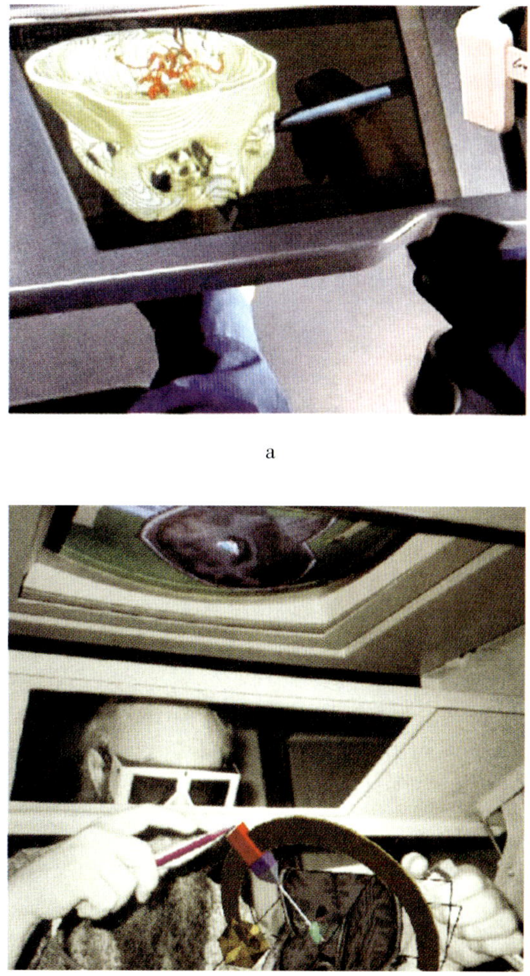

a

b

图 28.8a,b ***Dextroscope*** **a** 操作者接触到镜子下方的虚拟头颅,使用两只手操纵,并通过快门眼镜获得立体感。半透明镜子用于显示手–眼协调性。**b** 操作者能看到放置在镜子下面空间内的虚拟物体(此处是 ***BrainBench*** 的图谱、数据和立体定向弓架)。操作者的手握有传感器,不能被看到,也不会影响对虚拟物体的观察

scope[1]，是一种理想的手术计划和训练工具。它是一种虚拟手术台装置，提供出一种能产生临境感的环境，使用者能实时观察并交互式地改变3D多模态容积数据。*Dextroscope*由镜面显示系统(mirror-based display system)、3D输入系统和图形工作站组成。使用者戴上快门眼镜就能看到反射在镜子中的立体虚拟图像，引导使用者进入虚拟空间中。*Dextroscope*提供了操作(物理)空间与视觉(虚拟)空间的兼容性，能以手—眼协同方式用物理工具对虚拟物体进行操作(图28.8)。*Dextroscope*克服了HMD的一些局限性,例如它的尺寸和重量（容易产生累赘感并导致疲劳)、图像的分辨率、立体视觉效果、驱动远处摄像机追踪头部移动的伺服控制装置的时间延迟和移动的平滑程度等。

我们围绕这个界面研发了几种应用工具,包括神经外科的两个:用于立体定向和功能性神经外科手术的*BrainBench*和用于颅底及其他复杂颅脑手术的仿真颅内可视化和导航（*virtual intracranial visualization and navigation*,*VIVIAN*)。

BrainBench(SERRA 等1997)是一种立体定向框架神经外科手术计划系统。它包含一套神经外科支持工具和Cerefy脑图谱（图28.8、28.9)。*BrainBench*能使神经外科医生更快地制定计划,更准确地确定解剖学目标,提高避开关键结构的能力，减少不理想的框架固定和提供更快、更有效的计划和训练。

VIVIAN(SERRA 等1998)是一种为神经外科手术术前计划和手术模拟而研发的系统。它使用硬件加速多模态容积再现(hardware-accelerated multimodal volume rendering)技术。术前神经外科医生使用*VIVIAN*与

1 *Dextroscope*和手术计划软件均包含在我们研发的Volume Interactions中

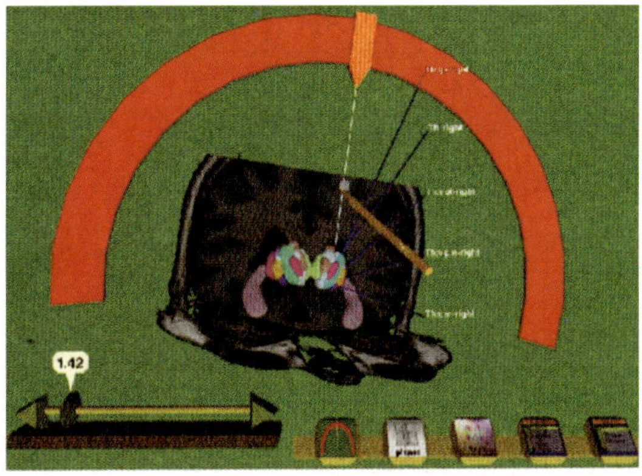

a

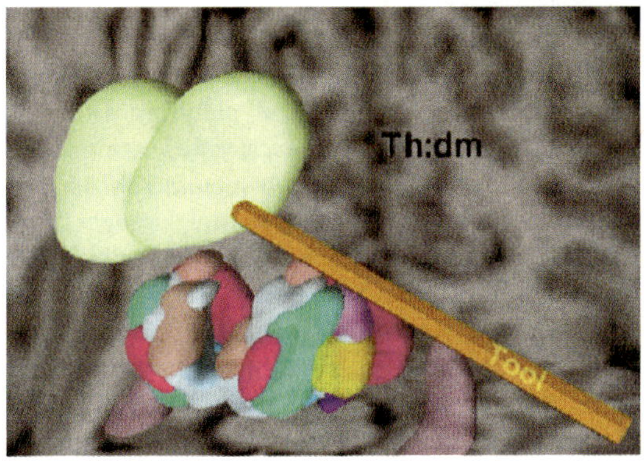

b

图 28.9a,b *BrainBench* a 触针操控立体定向弓架、立体定向轨迹、3D 图谱和数据三平面图像。通过工具架控制操作。b 选取局部脑结构进行近距离观察

病人的颅骨、脑、肿瘤和血管的多模态融合图像进行互动，上述结构在图像中共同构成一个3D虚拟实体(图28.10)。外科医生在图像中模拟切除骨和组织，设计肿瘤切除的最佳入路。目的是减少术者的“猜测(guess work)”，使手术时更容易识别病变和解剖标志，使手术更顺利。这将降低手术并发症发生率、缩短手术时间和加快术后恢复。通过点击虚拟空间中数据栏的仿真按钮可激活多种工具,极大地方便了分割、配准、显示、测量和模拟。对被分割的结构进行操作，使神经外科医生能够“挑选出”肿瘤(或其他结构)(图28.10),并从任意方向观察,同时显示其周围结构。这些

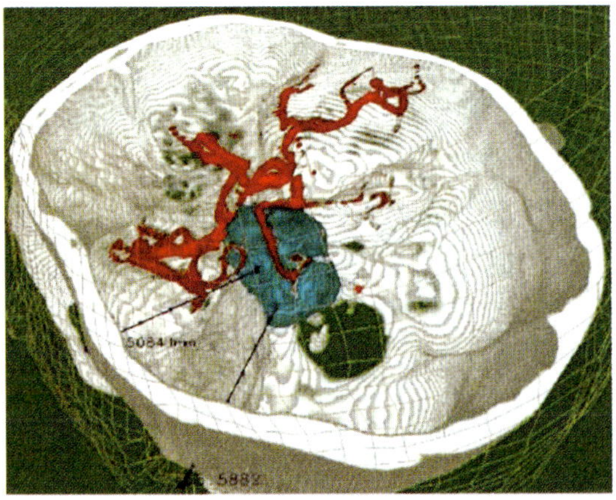

a

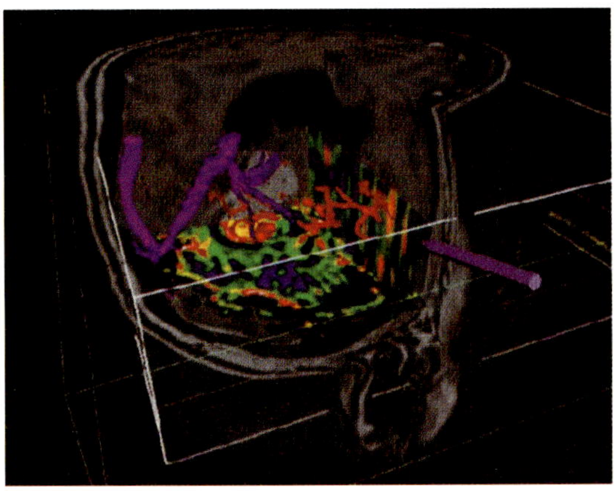

b

图 28.10a,b 使用 *VIVIAN* 进行多模态显示和 3D 互动 a CT 和 MR 血管造影数据与分割出来的肿瘤一起显示在一幅颅底图像上。可完成一些重要径线的测量,方便了手术的实施。b 对多模态容积图像(包含形态学的、功能性的和 MR 血管造影数据组的融合图像)进行交互性操作

数据可以在可互动的三平面模式下或以整个容积的方式来显示,并可在任意角度的平面上修剪(图28.10)。通过仿真测量工具,能够测量颅内、外的尺寸并作出标记(图28.10)。可以像真实手术那样对虚拟头颅进行定位,用虚拟骨钻进行颅骨切开术。另外,可从容积图像中模拟吸除脑组织、肿瘤和/或血管。

*VIVIAN*已经应用于30多例手术,我们的经验已见于KOCKRO 等(2000)的报道中。在两例颅部联胎(craniopagus)的双胞胎分离手术中,也使用了*VIVIAN*:1997年在南非手术的赞比亚双胞胎和2001年在新加坡手术的尼泊尔双胞胎。

28.4 小结

在过去的30年中,神经外科学随着计算机技术、生物医学和自然科学的进步而发展。本章叙述了我们对立体定向和功能性神经外科学、脑血管内介入、虚拟现实—增强神经外科学的发展所做出的努力。对于立体定向和功能性神经外科,图谱辅助靶目标定位的准确性优于非图谱辅助操作,并且使介入通道数量减少,费用降低,操作中的创伤减少,节省了神经外科医生、手术室工作人员操作时间和手术室的占用时间。

脑血管内介入的模拟减少了训练费用并具有提高手术效果的潜力。另外,对数据、血管模型和介入器械进行3D实时显示和操作,节省了时间和费用,而对比剂注射次数的减少和X线透视、旋转球管X线血管造影和/或介入性CT的X线照射量的减少,则降低了手术的创伤性。

虚拟现实环境使神经外科医生像操作真实物体一样操作病人个体的多模态数据,模拟从容积图像中切除骨和组织,设计出最佳的切除肿瘤的入路,这将减少外科医生的"猜测",从而降低并发症发生率,缩短手术时间并加快恢复速度。这特别是能给某些复杂病例带来变化,例如颅底肿瘤或颅部联胎的双胞胎。

目前的技术突破仅标志着计算机辅助颅脑外科拉开序幕。新技术的引入(如分子计算技术)将显著加快外科的前进步伐。这使得在计算机中用分子代替硅作为微切换器成为可能,而分子计算机将比现在的计算机功能更加强大，价格更加便宜。目前面临的一个关键问题是，计算机辅助外科将如何发展。我们相信，本章和第9章描述的电子脑图谱的进展或许会成为未来神经外科系统的重要组成部分。我们也相信，伴随着技术的进步将是医疗模式从以手术为中心向以病人为中心的转变。

致谢，许多科学工作者和机构多年来一直致力于这项工作。**临床电子脑图谱**（*The Electronic Clinical Brain Atlas*）是与美国Johns Hopkins医院的R.N.Bryan教授联合研发的。*NeuroPlanner*是与新加坡Tan Tock Seng医院/国际神经科学研究所的T.T.Yeo博士的联合项目。概率功能脑图谱正在完成中，是与法国A.L.Benabid教授的联合项目。*NeuroCath*是与Johns Hopkins 医院J.Anderson教授联合研发的。*BrainBench*和*VIVIAN*是与新加坡General医院的P.Pillay博士（*BrainBench*）和C.Chan博士（*VIVIAN*）合作研发的。*NeuroPlanner*和*BrainBench/VIVIAN*的研发获得了新加坡国家科学和技术委员会的资助。研发临床应用的关键人员有：C.K Chui、A Fang、Q.M Hu、R.A Kockro、H Ng、T Poston、L Serra、A. Thirunavuukarasuu、Y.P Wang和G.L Yang，还有其他一些人员。

参考文献

Carson B（1999）The big picture.Zondevand Publishing House，Baltimore

Kockro RA，Serra L，Yeo TT et al（2000）Planning and simulation of neurosurgery in a virtual reality environment.Neurosurgery 46：118–137

Nowinski WL（1998）Anatomical targeting in functional neurosurgery by the simultaneous use of multiple Schalten-brand-Wahren brain atlas microseries.Stereotac Funct Neurosurg 71：103–116

Nowinski WL（2001a）Computerized brain atlases for surgery of movement disorders. Semin Neurosurg 12：183–194

Nowinski WL（2001b）Modified Talairach landmarks.Acta Neurochir（Wien）143：1045–1105

Nowinski WL，Benabid AL（2002）New directions in atlas-assisted stereotactic functional neurosurgery.Advanced techniques in image-guided brain and spine surgery. Thieme，New York

Nowinski WL，Thirunavuukarasuu A（2000）Methods and apparatus for processing medical images.Patent application PCT/SG00/00185

Nowinski WL，Chui CK（2001）Simulation of interventional neuroradiology procedures. Proceedings of the medical imaging and augmented reality MIAR2001，Hong Kong，10–12 June 2001.IEEE Computer Society Press，pp 87–94

Nowinski WL，Bryan RN，Raghavan R（1997a）The electronic clinical brain atlas.Multiplanar navigation of the human brain. Thieme，New York

Nowinski WL，Fang A，Nguyen BT et al.（1997b）Multiple brain atlas database and atlas-based neuroimaging system.Comput Aided Surg 2：42–66

Nowinsli WL，Yeo TT，Thirunavuukarasuu A（1998）Microelectrode-guided functional neurosurgery assisted by electronic clinical brain atlas CD-ROM.Comput Aided

Surg:115–122

Nowinski WL,Yang GL,Yeo TT(2000)Computer-aided stereotactic functional neurosurgery enhanced by the use of the multiple brain atlas database.IEEE Trans Med Imaging 19:62–69

Serra L,Nowinski WL,Poston T et al(1997) The BrainBench:virtual tools for stereotactic frame neurosurgery.Med Image Anal 1:317–329

Serra L,Kockro RA,Chua GG et al(1998) Multimodal volumebased tumor neurosurgery planning in the virtual workbench. Proceedings of the medical image computing and computer-assisted intervention MICCAI'98,Cambridge MA,USA,11–13 Oct 1998.Springer,Berlin Heidelberg New York,pp 1007–1016 (Lecture notes in computer science,vol 1496)

Talairach J,Tournoux P (1988)Co-planar stereotactic atlas of the human brain. Thieme,Stuttgart

29 计算机辅助矫形外科手术

MAURIUS MARCACCI, PIER FRANCESCO LA PALOMBARA, LAURA NOFRINI, ANDREA MALVISTI

目录

29.1 手术增强现实导航系统

近年来,图像处理和计算机显示技术的进展,带动了包括医学领域在内的几个领域中的增强现实(AR)系统技术的发展和推广。AR系统是以显示技术为基础,将从真实环境中得到的信息与通过计算机处理产生的数据相结合,用额外的信息来增强实际场景并增强使用者的感知能力的技术。

手术导航系统是能在手术过程中,为外科医生提供实时、准确的可视信息和大量关于病人解剖结构与手术工具之间空间关系信息的AR系统。增强有几种方式:有些系统在虚拟场景中显示3D解剖模型,这些重建模型或者来自病人术前CT或MR图像,或者将现有的通用模型(generic model)匹配到病人的检查中;其他的系统不显示3D解剖模型,而是以线和点的形式显示任务所需的模型信息,这些信息来自对肢体运动和骨表面的直接测量。一般说,手术导航系统包括三个部分(NIKOU 等2000)。

—术中位置追踪系统,用于监视手术野内的相关目标,实时收集关于它们的位置和方向的数据。根据所使用的技术,这些追踪系统可以是机械的、光学的、电磁的或超声的。

—显示装置,用于实时显示虚拟场景。

—控制软件,处理追踪系统收集的数据,更新目标在虚拟场景中的位置。由显示器显示的图像必须有足够的帧速以避免闪烁。此外,系统更新图像的延迟时间必须尽可能短,因为处理追踪数据和显示新图像的延迟时间越长,虚拟环境再现真实场景的准确性就越差。

在临床实践中,AR导航系统能为矫形外科手术带来许多好处。首先,这些系统允许依据病人个体的信息制定术前或术中计划,允许模拟并选择最佳手术方式。对于术前制定了手术计划的病例,手术期间可将计划好的方案显示在虚拟场景中并与术中信息相结合。手术时,该系统通过提供有关手术工具的位置和病人解剖方面的大量的可视信息并实时更新,为术者提供准确的视觉反馈,指引其完成计划方案。另外,这些系统能在术中提供

M.MARCACCI, MD, P.F.LA PALOMBARA, MD, L.NOFRINI, MD, A.MALVISTI, MD
Istituti Ortopedici Rizzoli, Biomechanics Lab, Via Barbiano 1-10, 40136 Bologna, Italy

比肉眼直观能看到的更多的可视信息，这有助于克服肉眼直接观察的局限性，特别是在微创手术时。众所周知，手术创伤越小病人的预后就越好，但微创性手术通常会降低手术者的感知力和灵活性。AR导航系统通过对病人解剖结构和手术工具的显示，使手术者在显示装置的帮助下准确定位解剖区域，进入预定的解剖位置。

这些系统在外科教学和训练方面也有很大的应用潜力——例如在教授手术方案时，用模型代替真实病人，使训练者进行模拟操作。几种矫形手术特别适合于应用AR导航系统。目前导航系统最常被用来完成的任务包括：

—关节置换，AR系统可依据术前计划或术中收集的数据，引导置换部分的正确放置。

—关节镜手术，导航系统可向手术者提供更全面的关节视图并显示手术工具的实际位置和运动轨迹。

—骨折的治疗，例如髓内针的放置，可对进针工具和骨钻进行追踪和引导。

—脊柱手术，进行实时影像引导下的经椎弓根螺钉放置。

PICARD 等(2000a)建议将手术导航系统分为两种类型：

—应用术前模型的系统

—应用术中模型的系统

第一类系统使用的术前模型，可以是由病人术前的影像学检查（MRI、CT或超声)重建获得的3D解剖模型(病人个体系统)，也可以是该区的通用解剖模型（非病人个体的)。病人个体3D模型可直接由术前成像(例如CT或MRI)重建获得。事实上，这些医学影像学检查方式产生的多平面图像，可以按空间关系组合在一起构建出一种容积数据组。用这种数据组可以重建出术前3D解剖模型，用于制定术前计划，也可用来在虚拟场景中显示解剖结构。

该类系统的一个实例是HipNav系统(DIGIOIA 等1998b)。HipNav是髋骨假体植入导航和引导系统，使用光电追踪，由Carnegie Mellon 大学和UPMC shadyside医院的医学自动化和计算机辅助外科中心研制。该系统包括术前计划装置、运动范围模拟装置和术中导航和引导系统。在术前阶段，外科医生在来自病人CT图像的盆腔3D表面模型上和三个模拟正交CT视图上(矢状位、冠状位、轴位)计划拟植入髋臼的尺寸和方位。对于任何选定了大小、方位和几何形状的植入部分，运动范围模拟装置都能动态预测各种腿部运动时对其造成的冲击，这种预测是根据术前立位和坐位骨盆侧位X光片评估骨盆功能性活动范围做出的。使用该信息，手术者能为不同病人制定最佳植入方案。术中导航和引导系统能帮助外科医生完成预定的植入，骨盆、数据采集探针和植入操作工具均被牢固地安装了光学传感器，应用特殊程序进行配准和校准后，它们能被实时定位和追踪。

同样的原理已经被用于研发全膝关节置换术(KneeNav-TKR)和前交叉韧带(anterior cruciate ligament,ACL）重建术(KneeNav-ACL）的导航和引导系统，但尚未用于临床。KneeNav-TKR使用的是由股骨和胫骨的术前CT图像数据重建的3D表面模型。为了能在术中获得定位和引导信息，系统在TKR机械引导装置的普通锯槽内使用了一种预先校准的电极板探针追踪器（plate probe tracker),用户界面显示出预定义的力轴（mechanical axes),从这个信息开始，手术者可以确定切割向导(cutting guides)的理想方位。一旦切割向导的位置被确定下来，即可用常规振动锯切除骨。KneeNav-ACL(PICARD 等2000b)是一种基于CT图像的手术导航系统，用于引导组合定位针的放置方位，提高移植物定位的精度。这种版本的KneeNav系统也使用由股骨和胫骨术前CT图像建立的3D表面模型。通过光学追踪器同时监测骨和组合定位针的位置，外科医生在计算机3D骨模型引导下确定股骨和胫骨管的位置而不使用关节镜。这种计算机辅助ACL重建系统能依据术前计划准确、可重复地对ACL管（ACL tunnel）定位，目前该系统仍在发展中。

另一个使用术前模型的系统是Navitrack（AMIOT 等 1995），由 Orthosoft，Inc.Montreal，Canada研发。它类似于HipNav，使用基于病人术前CT或MR图像的模型，主要不同的是它使用电磁追踪系统。这种追踪装置的优势是能够追踪位于体内的装置，避免了光学追踪器需要直接视线的限制。这一技术的主要缺点是如果有铁磁性物体存在，追踪定位的准确性将明显降低。

Mitech Lab，Scuola Superiore S.Anna，Pisa 与 Biomechanics Lab，Istituti Ortopedici Rizzoli，Bologna，Italy合作研发了一种用于计算机辅助关节镜手术的导航系统（DARIO 等 2000），该系统对单腔膝关节成形术（unicompartmental knee arthropasty）的适应性仍处于完善过程中（MARCACCI 等2000）。它应用由术前关节的CT/MRI数据重建的3D模型。病人关节的3D模型、2D投影图、关节镜模型和带有传感器的手术装置都被显示。所有带传感器的物体的位置，包括病人的解剖，都被光电定位仪实时追踪，并被再现到虚拟场景中。关节镜的动态视野在3D关节模型中被高亮显示，并通过基于ICP的非基准标志配准算法（ICP-based non-fiducial registration algorithm）使其与真实解剖匹配。

一个非常有趣的设计是图像叠加系统（image overlay system），它们属于AR导航系统（BLACKWELL 等 1998a），使用一种特殊的计算机显示技术，在术中将病人的真实解剖与来自术前图像重建的相应的3D模型叠加在一起，产生的虚拟图像看上去像位于病人体内的手术野周围，为外科医生提供了一种X线视图形式的图像。该系统的显示装置是半透明的，能使计算机产生的信息与真实场景图像融合在一起，例如去除背景光的标准平板液晶显示器，或者是BLACKWELL 等（1998b）使用的技术，即基于标准计算机监视器与半银镜（half-silvered mirror）或分色镜（beam splitter glass）相结合的显示器。外科医生通过这些显示装置能直接看到病人的解剖，同时能看到由分色镜反射来的计算机显示的图像。使用的追踪系统必须能够追踪观察者眼睛的位置、图像显示、病人和重要的手术器具。软件必须能将3D仿真模型与病人相应的解剖部位相互关联（配准模块），能够转换图像使术者感到所见到的就像存在于虚拟空间中一样，能调整图像大小就像从不同距离进行观察（例如当眼睛靠近目标，则目标图像变大）。

图像叠加系统的临床应用包括：

术中引导。图像叠加与HipNav系统结合，可用于髋臼和股骨假体部分的准确定位。也可用于骨折复位和坚硬骨结构的手术中。

模拟手术教学。应用术中模型的系统包括利用术中获取的图像产生模型（基于图像）的系统和直接测量骨表面或肢体动力学获得信息产生模型（非基于图像）的系统。第一类系统还包括使用通用解剖模型的系统。这些模型也可以是相关解剖结构的统计学得出的模型，包括几何和物理特性的模型，通过配准能与病人真实解剖相融合。

这种系统的范例之一是FLEUTE 等（1999）描述的用于ACL重建的系统，它利用一种通用解剖模型，该模型的数据来自对一组人群骨的统计分析。该系统使用一种3D光学追踪器。手术期间，手术者使用定位器收集胫骨和股骨表面数据点的信息并将股骨形态变异的统计信息插入到数据点中。然后通过配准过程，系统将获取的点信息与通用模型进行最理想的拟合。使用统计学方法建立模型的优势是仅需使用较少的数据点就能获得充分的插入准确性，因此能减少术中为获取数据而占用的时间。

另一种使用术中图像的导航系统是基于透视图像的系统。通过处理一幅或多幅单次曝光(single shot)的C臂图像确定出虚拟场景中手术工具和病人解剖的位置;然后,使用追踪装置，导航系统追踪手术器械移动并在已获得的图像中显示出它们的位置，好像是一直在用C臂透视观察一样。该类导航系统的一个实例是KLOS 等(1998)提出的用于ACL重建的系统。透视图像在术中获得,然后使用帧捕获器(frame grabber)进行数字化。手术器械均安装了传感器并能被系统追踪，产生的信息叠加在透视图像上，能为手术者实时提供金属线和手术器械的解剖位置的视觉反馈。此外，通过使用重叠模板（overlap template)与侧位透视图重合,该系统能显示植入物的理想位置。NOLTE 等(2000)描述了一种基于透视图像的脊柱手术导航系统。

在直接测量病人骨表面和肢体动力学获取模型的系统中,Orthopilot系统(LEITNER 等 1997)是一个实例,它是由Aesculap,Tuttlingen研发的用于全膝关节置换术的导航系统。Orthopilot使用光电追踪系统，红外线传感器位于肢体和切割向导装置的预定位置上。通过追踪和记录腿在规定运动期间的位置,确认出髋、膝关节和踝关节中心,使系统确定出理想的肢体力轴。然后,系统—使用者界面实时显示出相对于力轴的理想切割方位和切割向导的实际方位，使术者了解切割锯的向导何时位于最佳位置和能进行最佳的假体植入，保证手术者使用常规振动锯准确地切割骨。

非基于图像的系统的另一个实例是由DESSENNE 等(1998)描述的用于ACL重建的系统,用于优化股骨管的放置。它包括一个光学追踪器和四个装有红外线二极管的刚体，分别固定在股骨、胫骨、手术钻头和指示器上以收集3D数据点信息。手术者收集股骨和胫骨表面的点的信息，并收集膝关节运动时的信息。使用这些数据,系统计算出股骨和胫骨间的相对位置,确定出等距映像图(isometric map),以此引导手术者进行移植物的最佳放置(移植物最小不等距)。

尽管目前技术的进步已经使AR系统的医学应用更容易实现,并且这些AR导航系统显示出能提供大量有用信息的潜力，但有些难题仍待解决。首先,导航系统的准确性必须能满足任务的要求。追踪系统是保证AR系统准确性的基础。必须根据每个任务的特点选择最合适的追踪系统:光学追踪器非常精确,但在操作过程中需要直接视线，这个直接视线容易被工具或医务人员阻断；磁性追踪器避免了直接视线的问题，甚至能追踪位于体内的仪器，但它们的准确性会因金属工具的存在而降低；而机械系统既不受直接视线的限制又非常精确,但难以操纵。此外,将追踪装置连接在感兴趣区(ROI)内每个单独移动的物体上是困难的。系统的准确程度还依赖于其他的因素。使用病人术前图像建立模型的导航系统的准确性既依赖于图像采集方案(如层厚等),也依赖于分割和3D模型重建所用的算法。此外,使用术前模型的系统需要一个配准阶段使模型与术中病人解剖相关联。众所周知，配准处理上存在的局限性仍是目前计算机辅助手术(CAS)技术不够准确的主要原因,特别是在微创手术中。

使用通用模型的系统的优点是不需要病人术前图像，但是它们的使用将高度依赖于任务所要求的准确性；此外，仍没有避免与真实解剖配准这一过程。在使用术中图像的系统中，基于透视图像的系统能减少病人和手术人员接受的照射剂量，医生在手术过程中无需新的透视图像就能够获得实时更新的代表手术野的虚拟场景；此外，以透视图像为基础的导航系统的优点是透视检查可用于任何矫形手术。然而，高质量的透视图像是保证系统安全、准确的必备条件。

基于机械分析的系统的主要问题是在确定模型的几何学特征上缺乏准确性，因而无法为术者准确地提供手术指示。

最后，为了使术者能接受，设备必须小巧、便于使用、易于掌握、安全并与手术环境相容。任何设备进入手术室都会增加感染的危险，因此，系统中与无菌手术野相接触的任何部分都必须容易被消毒或被无菌巾覆盖。

29.2 计算机辅助矫形外科手术中图像和3D数据的配准

CAS在矫形外科中的成功应用需要整合来自各种成像方式、传感装置和执行装置的空间信息，每一种都有自己的坐标系(coordinate frame)。这就是为什么准确评估不同坐标系和3D数据组之间几何关系，即通常说的配准过程，对于实际上所有的CAS应用来说都是非常重要的原因(SIMON 1997)。配准通常就是确定医学图像与手术室内病人之间的联系(图29.1)。其他更复杂的任务涉及在医学图像模型之间、病人解剖与各种独立仪器（例如安装了传感器的手术仪器、影像增强器、追踪系统和人工智能工具）之间建立联系。骨的一些固有特点，例如相对较硬、在常规诊断图像中容易与周围结构鉴别，可被用于简化配准过程。这就是CAS系统能够最先、最成功地应用于矫形外科的原因之一。然而，对于容易变形的组织(韧带、肌腱、纤维软骨

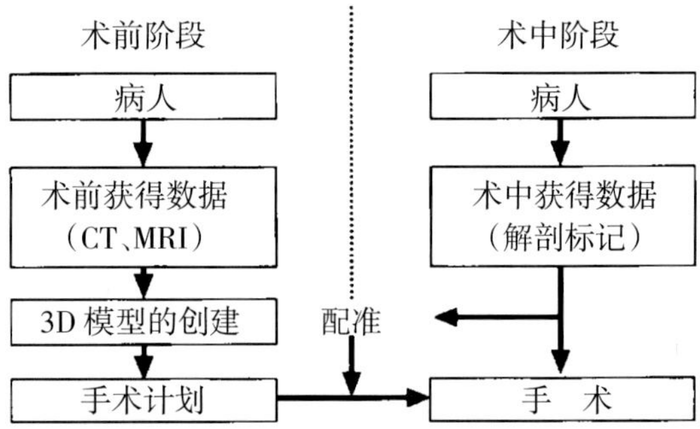

图 29.1　计算机辅助外科中配准的作用　概念化图表

结构等)，上述的优点就都消失了。

多数用于矫形外科的CAS系统使用了术前或术中医学图像。这是因为随着现代微创手术技术的进展，手术野越来越小，事实上肉眼可见的视野仅限于被暴露的解剖结构的表面。因而使用图像和来自图像的模型能将视野扩展到术野和被暴露的解剖结构表面以外。图像和模型通常都需要与病人的解剖和/或带传感器的手术工具相配准。矫形外科CAS系统常用的成像方式是常规X线摄影、透视(JOSKOWICZ 等1998；HOFSTETTER 等1999，2000；BROWBANK 等 2000；MERLOZ 等 2000；NOLTE 等2000；SLOMCZYKOWSKI 等2001；FOLEY 等2001)、CT（MERLOZ 等1998；KAMIMURA 等1999；ELLIS 等1999；MARTELLI 等2000)、超声（CARL 等 1997；TONETTLI 等 2001） 和 MRI（MARTEL 等1998；WOODARD 等2001)。通过分析现有系统使用的成像方式可以发现有两种对立趋势：一种是以技术为方向，趋向于研发和利用最先进的设备和技术以达到最佳的质量标准。以CT和MRI为基础的系统通常向这个方向发展，功能非常强大、准确但成本昂贵。另一种趋势是以简单和易普及为方向，这类系统以常规X线成像和透视图像为基础，通常不太准确，但多数使用者能装备得起。

选择一种特殊成像方式通常联系着选择一种特殊的配准方法。在CAS方案中配准可能是最关键的步骤，进行配准时必须强调几

个问题，其中首要的是准确性。在许多临床应用中，要求总体准确性水平应达到1°/1mm。该要求为准确性设定了重要限制，即配准的准确性必须保持在1°/1mm以下（SIMON 等1995；ELLIS 等1996；VIANT 2001）。第二个问题是创伤性。由于目前趋势是手术向微创方向发展，因此配准过程也必须遵循这一趋势（LA PALOMBARA 等1997）。第三个问题是复杂性。这个问题是双重的，包括操作过程的复杂性和计算的复杂性。操作过程的复杂性与外科医生为了完成配准而必须在术前和术中完成的任务有关。另一方面，计算的复杂性指的是算法，这是任何一种配准过程的核心。操作过程的复杂性和计算的复杂性均直接影响到手术所需的时间，这对于任何外科手术都是一个关键参数。此外，复杂的操作过程影响使用者对系统的掌握和使用并对系统的可用性产生负面影响。事实上，对于大多数熟悉常规手术技术的使用者来说，配准过程通常是不明确和耗时的步骤（SIMON 和LAVALLÉE 1998）。理想的配准过程应该是准确、无创、简易的，但这些条件通常相互制约。成功的商品化的系统对配准的要求是速度快而不复杂。这就是为什么尽管近年来配准技术取得了很大的进步，而商品化的CAS系统却倾向于使用简单、虽然有点过时的配准技术的原因。现已提出的几种配准方法（LAVALLÉE 1995；SIMON 和LAVALLÉE 1998），大多数可以按如下方式归类。

成对点配准法（*paired point registration method*）。配准两个参考帧（reference frame）的最简单方法是寻求线性转换，这至少要用空间三个点将两个坐标系关联起来。虽然从计算的角度来看这非常简单，但该方法需要从不同成像方式/环境的数据组中使用不同的工具挑选出相同的点。一个典型的例子是利用个人计算机上的绘图工具在病人术前CT数据的模型上做定位标志，然后在病人进入手术室后使用精确的数字转换器在病人身上找到相同的点。这种操作过程内在的不准确性将传递给转换后的估计值（FITZPATRICK 等1998；WEST 等2001）。

基准标志法（*fiducial-based method*）。为了使标志容易识别，可以在病人身上附加人工标志物，又称为基准标志（fiducial），无论是在医学图像上还是在病人身上这些标志物都应当容易被识别。习惯上采用小的金属珠，很容易粘在皮肤上或术前植入骨内。遗憾的是，皮肤运动伪影易产生配准误差，因此，虽然后者有侵入性，但更多地被接受（ELLIS 等1996；MAURER 等1997）。当使用植入的标志时，基于基准标志的配准计算简单并非常准确。然而，基准标志的植入增加了手术的创伤性和复杂性。比较知名的、商品化的CAS系统如RoboDoc（Integrated Surgical Systems，Davis，Calif.，USA）和*CASPAR*（URS.-ortho，Rastatt，Germany）都使用了基于基准标志的配准方法。

“非基准标志”法（“*non-fiducial*” *method*）。“非基准标志”配准技术不使用人工标志物，而使用的是解剖上的或几何学上的标志。解剖标志是容易在模型或“活体”的目标解剖结构上定位的点（AMIOT 等1995）。几何学标志是具有特殊几何特性的点，通常是由更为复杂的显示解剖结构的方法自动计算出来的（图像分割、3D模型、数字化表面等）。这两种方法都是无创性的，但较基准标志法准确性差。

基于*ICP*的配准方法（*ICP-based registration method*）。几种CAS系统包含有一种基于ICP算法或ICP的衍生算法的配准模块（BESL 和MCKAY 1992）。虽然可常规使用成对点进行匹配，但ICP算法的成功之处在于可不使用两套相应的点进行匹配。由于算法基于不成对的点，虽然这些点描述的是同一解剖结构，但使用者不必在不同成像方式/环境中去寻找相同的点，从而消除了与该任务有关的不准确性和复杂性。基于ICP的配准程序容易出现影响所有最佳算法的问题，例如局部最小值阻塞的危险，这将大大降低系统的准确性。目前已有几种方法用来解决这类问题(SIMON等1995；CUCHET 等1995；LA PALOMBARA 等1997)。CAS系统例如HipNav（DI GIOIA 等1998b)和RizzoliTKA系统(MARTELLI 等2000)使用的是上述配准方法。

基于表面和容积的配准方法(*surface-and volume-based registration method*)。该方法使用的表面和其他几何实体，是通过图像或特征分割直接从3D图像体素中提取出来的。这些方法能处理可变形的结构。常用于图像对图像的配准中，但仅限于在矫形外科CAS系统中使用。

29.3 手术机器人

外科机器人技术(robotics)正在成为一个越来越受普遍关注的研究领域（KWOH 等1988；GLUCKSBERG 等1994；RABISCHONG 等1997；CHARLES 等1997；KOBAYASHI 等1998；SHOHAM 等1998)。人们期望能从机器人技术的这个分支的应用中获得新标准和新结果，并为矫形外科研发出新的手术设备(RADERMACHER 等1994；DELP 等1998；DI GIOIA 等1998a；LA PALOMBARA 等1998；MARCACCI 等1999；ROFFMAN 等1999)。使用这种设备能防止假体的错误放置——这是手术失败的主要原因之一，并能从总体上提高手术的质量和安全性。机器人系统是能在手术过程的某些操作中使用的主动操控器系统(TROCCAZ 等1997；STOIANOVIC 等1998)，这些新颖的仪器直接与病人接触并必须使用病人个体模型。

现已研发出了几种机器人矫形外科手术系统，特别是用于膝关节和踝关节手术中。机器人设备可大致分为两类：自动机器人设备和半自动机器人设备。自动机器人系统是能够用主动操控器执行手术操作的系统，而手术者与系统通过人—机器界面(human-machine interface；HMI)互动。半自动机器人系统是指系统在正确方向和位置上放置一个专用的终端效应器(end effector)，由手术者进行操作。末端效应器的移动通常被限制在某一亚区域内(即一个平面内)。

从手术和机器人角度来看，在手术室中使用机械性主动设备带来了新的变数(parameter）和复杂性问题，并需要新的解决方法。因为机器人直接与人接触(即病人和手术人员)，因此它必须配备可靠的安全和容错机制(safety and fault tolerance mechanisms)。任何可能发生的问题都必须被防止或阻止，因为任何无法控制的系统故障都可能给病人、手术人员或手术设备造成无法挽回的损害。因此必须为机器人系统提供恰当的连接和接头设计、高度可靠的控制软件、新的硬件和高效的手术工具。对手术机器人的主要技术要求通常是它能按照手术者的指令达到指定工作位置的精度。为了满足这个看起来似乎简单的要求，必须满足以下条件：

—高度可靠性和安全性，首要问题是保证手术环境的安全。

—准确性，是矫形外科手术的基本特征。

—高度刚性，是必须具备的条件，特别在切割操作时将有相当大的力量作用于病人的肢体。

*RoboDoc*系统是为髋关节手术时切削加工股骨而研发的。该机器人系统是一种基于SCARA的体系结构，它的工作区与手术野之间有相对有限的交互性。在RoboDoc系统中自动控制亚系统进行全面的安全检查并监测

切割力以确保避免不必要的切削力损伤病人。它允许外科医生指导机器人接近手术区域,然后由机器人自动进行手术。可用于初次全髋关节置换术(primary total hip replacement)、改良髋关节置换术和全膝关节置换术。

CRIGOS(袖珍型影像引导矫形手术机器人,Compact Robot for Image-Guided Orthopaedic Surgery)计划是根据用户要求为研发袖珍型影像引导矫形手术机器人而设立的(BRANDT 等1997,1999)。模块化系统由袖珍并行自动控制装置和手术计划、设备监控软件系统组成。机器人装有专门设计的界面和输入设备,都已在手术过程中用完善的危险—分析技术进行了测验。*ACROBOT*是一种专门设计的机器人(DAVIES 等1991,1997),直接用于与人类使用者进行合作,也使用了驱动关节。*ACROBOT*使用反向驱动发动机(back-drivable motor)和传动装置,而常规机器人常做得结实而呆板,无反向驱动能力。所有发动机均主动遵从使用者的指令。当使用者接近和机器人接触到术前设定的限制界面时,发动机开始主动逐渐增加它的阻力,直到阻止操作者指令的进一步移动为止。该机器人已经在体外实验性全膝关节置换术中进行了测试。

KNEEROB(Biomechanics Laboratory,Istituti Ortopedici Rizzoli,Bologna in collaboration with Scienzia Machinale,Pisa)是一种专门定制的安装在腕关节上的带有滑动短臂的5自由度操控器。该机器人系统(MALVISI 等2000)是专为膝关节置换术而设计的。其最末端的关节装有末端效应器,由固定在被动滑动机械装置上的铣刀(milling tool)组成,铣刀的移动被控制在指定的平面内。切割平面由操控器的其他关节的位置决定,操控器作为可编程的定位装置有效地控制着铣刀。铣刀在外科医生的手控下完成全部实际切割工作。整个系统很容易清洗和消毒,因为对所有的机械都有防护,电缆被放置在软管内或在机器人的结构内部。该原型机已在尸体的肢体试验中获得成功。

CASPAR(计算机辅助手术计划和机器人,Computer Assisted Surgical Planning And Robotics.orto MAQUET,Germany)由一个固定在移动平台上的工业用机器人(基于PUMA结构)、一个铣刀和一个校准单元构成(KOBER和MEISTER 2000;PETERMANN 等2000)。该系统能帮助外科医生进行矫形外科手术,如髋关节手术或全膝关节置换术。根据病人的数据,可模拟髋部假体的放置。在外科医生的监视下可以按照最恰当的轮廓进行精确的打磨切割。*CASPAR*已在全膝关节置换术和髋关节手术中经过了广泛的试验。

参考文献

Amiot LP,Labelle H,DeGuise JA(1995)Computer-assisted pedicle screw fixation:A feasibility study.Spine 20:1208–1212

Besl P,McKay N(1992)A method for registration of 3-D shapes.IEEE Trans Pattern Anal Machine Intell 14:239–256

Blackwell M,Morgan F,Di Gioia AM(1998a) Augmented reality and its future in orthopaedics.Clin Orthop 354:111–122

Blackwell M,Nikou c,Di Gioia AM(1998b) An image overlay system for medical data visualization.In:Proceedings of medical image computing and computer-assisted intervention-MICCAI 1998,pp 233–240

Brandt G,Radermacher K,Lavallée S(1997)A compact robot for image guided orthopedic surgery: concept and preliminary results. In: Fourth international symposium on medical robotics and computer assisted surgery (CVRMed-MR-CAS'97), Grenoble, France, pp 767–776

Brandt G, Zilmolong A, Carrat L (1999) CRIGOS: a compact robot for image-guided othopaedic surgery. IEEE Trans Inf Technol Biomed 3: 252–260

Browbank I, Bouazza-Marouf K, Schnabler J (2000) Robotic-assisted internal fixation of hip fractures: a fluoroscopy-based intraoperative registration technique. Proc Inst Mech Eng 214: 165–179

Carl AL, Khanuja HS, Sachs BL (1997) In vitro simulation: early results of stereotaxy for pedicle screw placement Spine 22: 1160–1164

Charles S, Das H, Ohm T (1997) Dexterity-enhanced telerobotics microsurgery. In: Eighth international conference on ad vanced robotics (ICAR97), Monterey, Calif, USA

Cuchet E, Knoplioch J, Dormont D (1995) Registration in neurosurgery and neuroradiotherapy applications. J Image Guid Surg 1: 198–207

Dario P, Carrozza MC, Marcacci M (2000) A novel mechatronic tool for computer assisted arthroscopy. IEEE Trans Inform Technol Biomed 4: 15–29

Davies BL, Hibberd RD, Neg WS (1991) A surgeon robot for prostatectomies. In: Fifth international conference on advanced robotics (ICAR'91), Pisa, Italy, pp 871–875

Davies BL, Harris SJ, Lin WJ (1991) Active compliance in robotic surgery: the use of force control as a dynamic constraint. Proc Inst Mech Eng 211: 285–292

Delp SL, Stulberg SD, Davies BL (1998) Computer assisted knee replacement. Clin Orthop 354: 82–91

Dessenne V, Lavallée S, Julliard R (1998) Computer assisted knee anterior cruciate ligament reconstruction: first clinical tests. In: Nolte LP, Ganz R (eds) Computer assisted orthopaedic surgery CAOS. Hogrefe & Huber, Göttingen, pp 190–197

Di Gioia AM, Jaramaz B, Colgan BD (1998a) Computer assisted orthopaedic surgery, image guided and robotic assistive technologies. Clin orthop 354: 8–16

Di Gioia AM, Jaramaz B, Blackwell M (1998b) The Otto Aufranc Award. Image guided navigation system to measure intraoperatively acetabular implant alignment. Clin Orthop 355: 8–22

Ellis R, Toksvig-Larsen S, Marcacci M (1996) Use of a biocompatible fiducial marker in evaluating the accuracy of computed tomography image registration. Invest Radiol 31: 658–667

Ellis RE, Tso CY, Rudan JF (1999) A surgical planning and guidance system for high tibial osteotomy. Comput Aided Surg 4: 264–274

Fitzpatrick JM, West JB, Maurer CR Jr (1998) Predicting error in rigid-body point-based registration. IEEE Trans Med Imaging 17: 694–702

Fleute M, Lavallee S, Julliard R (1999) Incorporating a statistically based shape model into a system for computer-assisted anterior cruciate ligament surgery.In: Medical image analysis.Oxford University Press, Oxford, pp 209–222

Foley KT, Simon DA, Rampersaub YR (2001) Virtual fluoroscopy:computer-assisted fluorcscopic navigation.Spine 26:347–351

Glucksberg MR, Colgate JE, Grace KW (1994) Robotic micromanipulator for ophthalmic surgery.In: First international symposium on medical robotics and computer assisted surgery (MR-CAS'94), Pittsburgh, Pa, pp 204–210

Hofstetter R, Slomczykowski M, Sati M (1999) Fluoroscopy as an imaging means for computer-assisted surgical navigation. Comput Aided Surg 4:65–76

Hofstetter R, Slomczykowski M, Krettek C(2000) Computer-assisted fluoroscopy-based reduction of femoral fractures and antetorsion correction.Comput Aided Surg 5: 311–325

Joskowicz L, Milgrom C, Simkin A (1998) FRACAS: a system for computer-aided image-guided long bone fracture surgery. Comput Aided Surg 3:271–288

Kamimura M, Ebara S, Itoh H (1999) Accurate pedicle screw insertion under the control of a computer-assisted image guiding system: laboratory test and clinical study.J Orthop Sci 4:197–206

Klos TVS, Banks AZ, Banks SA (1998) Computer assisted anterior cruciate ligament reconstruction.In: Nolte LP, Ganz R (eds) Computer assisted orthopaedic surgery CAOS.Hogrefe & Huber, Göttingen, pp 184–189

Kobayashi E, Masamune K, Dohi T (1998) A new laparoscope manipulator with an optical zoom.In: Proceedings of medical image computing and computer assisted interventions (MICCAI'98) pp 207–214

Kober R, Meister D (2000) Total knee replacement using the CASPAR-system.In: Fifth international symposium on computer assisted orthopaedic surgery (CAOS'2000), Davos, Switzerland, pp 16–22

Kwoh YS, Jonckheere E, Hayati S (1998) A robot with improved absolute positioning accuracy for CT guided stereotactic surgery.IEEE Trans Biomed Eng: 35: 153–160

La Palombara PF, Fadda M, Martelli S (1997) Minimally invasive 3D data registration in computer and robot assisted total knee arthroplasty.Med Biol Eng Comput 35: 600–610

La Palombara PF, Fadda M, Martelli M (1998) Computer and robot assisted total knee arthroplasty.In: Proceedings of the first European symposium on biomedical technology and medical physics, Patras, Greece

Lavallée S (1995) Registration for computer-integrated surgery: methodology, state of the art.Computer-integrated surgery: technology and clinical applications.MIT Press, pp 77–97

Leitner F, Picard F, Minfelde R (1997) Computer assisted knee surgical total replacement.In: Proceedings of CVRMed-MR-CAS'97, pp 629–638

Malvisi A, Vendruscolo P, Morici F (2000) Bone milling: comparison of the temperature elevation and clinical performances during cutting.In:Proceedings of the millennium symposium on computer assisted orthopaedic surgery(CAOS 2000),Davos, Switzerland

Marcacci M,Martelli S,Nofrini L(1999)Computer and robot assisted total knee replacement.In:Proceedings of the international medical imaging and instrumentation technology conference (IMIIT'99), Kuala Lumpur,Malaysia

Marcacci M,Tonet O,Megali G(2000)A navigation system for computer assisted unicompartimental arthroplasty.In:Proceedings of medical image computing and computer-assisted intervention-MICCAI 2000,pp 1152–1157

Martel AL,Heid O,Slomczykowski M (1998) Assessment of 3 -dimensional magnetic resonance imaging fast low angle shot images for computer assisted spinal surgery. Comput Aided Surg 3:40–44

Martelli M,Marcacci M,Nofrini L(2000)Computer and robot-assisted total knee replacement:analysis of a new surgical procedure.Ann Biomed Eng 28:1146–1153

Maurer CR Jr,Fitzpatrick JM,Wang MY (1997) Registration of head volume images using implantable fiducial markers. IEEE Trans Med Imaging 16:447–462

Merloz P,Tonetti J,Pittet L (1998) Computer-assisted spine surgery.Comput Aided Surg 3:297–305

Merloz P,Huberson C,Eid A (2000) Computer-assisted surgical navigation using fluoroscopy:first clinical use in spine surgery. In:Proceedings of the fourth annual North American program on computer assisted orthopaedic surgery (CAOS/USA'00), Pittsburgh,Pa

Nikou C,Di Gioia AM,Blackwell M (2000) Augmented reality imaging technology for orthopaedic surgery.Oper Techn Orthop 10:82–86

Nolte LP,Slomczykowski MA,Berlemann U (2000)A new approach to computer-aided spine surgery:fluoroscopy-based surgical navigation.Eur Spine J 9[Suppl 1]:78–88

Petermann J,Schierl M,Heeckt PF(2000)The CASPAR-system in the reconstruction of the ACL:first follow-up results.In:Fifth international symposium on computer assisted orthopaedic surgery(CAOS'2000), Davos,Switzerland,pp 23–29

Picard F,Moody J,Jaramaz B(2000a)A classification proposal for computer-assisted knee systems.In:Proceedings of medical image computing and computer-assisted intervention (MICCAI 2000),pp 1145–1151

Picard F,Moody J,Martinek V(2000b)A computer-assisted ACL reconstruction system: assessment of two techniques of graft positioning in ACL reconstruction.In:Proceedings of medical image computing and computer-assisted intervention (MICCAI 2000),pp 1136–1143

Rabischong P (1997)Robots for surgeons or surgeons for robots? Comput Aided Surg 2:3–4

Radermacher K,Staudte HW,Rau G (1994) Computer assisted orthopaedic surgery by means of individual templates:aspects and analysis of potential applications.In: First international symposium on medical robotics and computer assisted surgery (MRCAS'94), Pittsburgh, Pa, pp 42–48

Roffman M, Borenstein E, Elber G (1999) Robot-assisted total knee arthoplasty. In: 72nd Annual Meeting, Japanese Orthopaedic Association, Yokohama, Japan

Shoham M, Ben-Horin R, Djerassi S (1998) Kinematics, dynamics and construction of a planarly actuated parallel robot. Robotics Comput Integrated Manuf 14:163–172

Simon DA (1997) What is "registration" and why is it so important in CAOS? In; Proceedings of the first annual North American program on computer assisted orthopaedic surgery (CAOS/USA'97), Pittsburgh, Pa, pp57–60

Simon DA, Hebert M, Kanade T (1995) Techniques for fast and accurate intrasurgical registration. J Image Guid Surg 1:17–29

Simon DA, Lavallée S (1998) Medical imaging and registration in computer assisted surgery. Clin Orthop 354:17–27

Slomczykowski MA, Hofstetter R, Sati M (2001) Novel computer-assisted fluoroscopy system for intraoperative guidance: feasibility study for distal locking of femoral nails. J Orthop Trauma 152:122–131

Stoianovic D, Witcomb LL, Anderson JH (1998) A modular surgical robotic system for image guided percutaneous procedures. In: Proceedings of medical image computing and computer assisted interventions (MICCAI'98) pp 404–410

Tonetti J, Carrat L, Blendea S (2001) Clinical validation of computer assisted pelvic surgery using ultrasound: a percutaneous safe technique with low radiation exposure. Stud Health Technol Inform 81:515–520

Troccaz J, Peshkin M, Davies B (1997) The use of localizers, robots and synergistic devices in CAS. In: Fourth international symposium on medical robotics and computer assisted surgery (CVRMed-MRCAS'97), Grenoble, France, pp 727–735

Viant WJ (2001) The development of an evaluation framework for the quantitative assessment of computer-assisted surgery and augmented reality accuracy performance. Stud Health Technol Inform 81:534–540

West JB, Fitzpatrick JM, Toms SA (2001) Fiducial point placement and the accuracy of point-based rigid body registration. Neurosurgery 48:810–816

Woodard EJ, Leon SP, Moriarty TM (2001) Initial experience with intraoperative magnetic resonance imaging in spine surgery. Spine 26:410–417

索　　引

D

T

缩 略 词 表

2D	two-dimensional　二维
2D FT	two-dimensional Fourier transformation　二维傅立叶变换
3D	three-dimensional　三维
3D CT	threeυdimensional computed tomography　三维CT
3D US	three-dimensional ultrasound　三维超声
3D FT	three-dimensional Fourier transformation　三维傅立叶变换
AC	anterior commissure　前联合
ACL	anterior cruciate ligament　前交叉韧带
AI	aorto iliac　主动脉—髂动脉
AIF	arterial input function　动脉输入函数
AIR	automatic image registration　自动图像配准软件包
API	application programming interface　应用程序界面
AR	augmented reality　增强现实
ARA	accessory renal artery　副肾动脉
ATM	adaptive template moderated　自适应模板调节
b-FOLD	blood flow oxygen level depending　血流氧水平依赖
BMS	bulk magnetic susceptibility　整体磁敏感性
BOLD	blood oxygen level dependent　血氧水平依赖
CA	celiac artery　腹腔干
CAS	computer-aided surgery　计算机辅助外科手术
CBD	common bile duct　胆总管
CBF	cerebral blood flow　脑血流量
CBV	cerebral blood volume　脑血容量
CD	cystic duct　胆囊管
CE-MRA	contrast enhancement magnetic resonance angiography　对比增强MRA
c-FOLD	CSF flow oxygen level dependent　脑脊液流动氧水平依赖
COLD	CSF oxygen level dependent　脑脊液氧水平依赖

CPR curved planar reconstruction 曲面重建
CRC colorectal cancer 结肠直肠癌
CRT conformational radiotherapy 适形放射治疗
CSF cerebrospinal fluid 脑脊液
CTA CT angiography CT血管造影
CTVE computed tomography virtual endoscopy CT仿真内镜检查

DCBE double contrast barium enema 双对比钡灌肠检查
DOF degrees-of-freedom 自由度
DRF dynamic reference frame 动态参考架
DSA digital subtraction angiography 数字减影血管造影
DSC-MR dynamic susceptibility contrast-enhanced MR imaging 动态磁敏感性对比增强MR成像
DWI diffusion weighted imaging 扩散加权成像

EGC early gastric cancer 早期胃癌
EM electromagnetic 电磁
ENT ear nose and throat 耳鼻喉
EPI echo planar imaging 回波平面成像
ERCP endoscopic retrograde cholangiopancreatography 内镜逆行性胆胰管造影
ETS electromagnetic tracker systems 电磁追踪系统

FESS functional endoscopic sinus surgery 功能性内镜鼻窦手术
FISP fast imaging with steady state processing 稳态进动快速成像
FLASH fast low angle shot 快速小角度激励
FLE fiducial localization error 基准定位误差
fMR functional magnetic resonance 功能性MR
fMR BOLD functional MR blood oxygen level dependent 功能性MR血氧水平依赖
FNH focal nodular hyperplasia 局灶性结节增生
FOBT faecal occult blood testing 便潜血试验
FOV field of view 视野
FWHM full width half maximum 最大半全宽

GRE gradient recalled echo 梯度回波
GUI graphical user interface 图形用户界面

HA hepatic artery 肝动脉

HCC	hepatocellular carcinoma	肝细胞肝癌
HD	hepatic duce	肝管
HMD	head-mounted display	头嵌式显示
HMI	human-machine interface	人—机器界面
HRCT	high-resolution computed tomography	高分辨力CT
ICP	iterative closest point	
IEE	image-enhanced endoscopy	图像增强内镜检查
IRB	institutional review board	社会公共机构审批委员会
LED	light-emitting diode	发光二极管
LHD	left hepatic duct	左肝管
LI	linear interpolation	线性内插
LIA	left iliac artery	左髂动脉
LRA	left renal artery	左肾动脉
MAGI	microscope-assisted guided interventions	显微镜辅助引导介入系统
MinIP	minimum intensity projection	最小强度投影
MIP	maximum intensity projection	最大强度投影
MIST	minimally invasive skills trainer	微创技能训练器
MITR	maximal intensity change per time interval ratio	最大强化变化率
MOLD	motion oxygen level dependent	运动氧水平依赖
MPR	multiplanar reconstruction	多平面重建
MPVR	multiplanar volume reconstruction	多平面容积重建
MR VE	magnetic resonance virtual endoscopy	MR仿真内镜检查
MRA	MR angiography	MR血管造影
MRCP	magnetic resonance cholangiopancreatography	MR胆胰管造影
MRDCT	multi-row detector computed tomography	多排探测器CT
MRU	MR urography	MR尿路造影
MSD	mean standard deviation	平均标准差
MTT	mean transit time	平均通过时间
NES	nasal endoscopy simulator	鼻内镜模拟器
PACS	picture archiving and communication system	图像存档和传输系统
PC	posterior commissure	后联合
PCI	personal computer interface	个人电脑界面

PD	pancreatic duct 胰管
PDW	proton density weighted 质子密度加权
PET	positron emission tomography 正电子发射体层成像
PTC	percutaneous transhepatic cholangiography 经皮肝穿刺胆管造影
PVR	perspective volume rendering 透视容积再现
RAM	random accessible memory 随机存取存储器
RARE	rapid acquisition relaxation enhancement 快速采集弛豫增强
RHD	right hepatic duct 右肝管
ROI	region of interest 感兴趣区
RRA	right renal artery 右肾动脉
SFE	scaled fitting error 分度拟合误差
SMA	superior mesenteric artery 肠系膜上动脉
SNR	signal-to noise ratio 信噪比
SPECT	single photon emission computed tomography 单光子发射计算机体层成像
SPGR	spoiled gradient recalled 扰相梯度回波
SR	surface rendering 表面再现
SSD	shaded surface display 表面遮盖显示
SSFP	steady-state free precession 稳态自由进动
STM	statistical trained models 统计训练模型
STS-MIP	sliding thin slab maximum intensity projection 滑动薄层块最大强度投影
SVC	spatially varying statistical classification 空间变化统计分类
TBNA	transbronchial needle aspiration 经支气管镜针吸活检
TE	echo time 回波时间
TKR	total knee replacement 全膝关节置换
TOF	time-of-flight 时间飞越
TR	repetition time 重复时间
TSE	turbo spin echo 快速自旋回波
TTP	time to peak concentration 峰值浓度时间
VA	virtual angioscopy 仿真血管镜检查
VB	virtual bronchoscopy 仿真支气管镜检查
VE	virtual endoscopy 仿真内镜检查
VEGF	vascular endothelial growth factor 血管内皮生长因子
VIVIAN	virtual intra-cranial visualization and navigation 仿真颅内显现和导航

virtual laryngoscopy 仿真喉镜检查

volume of interest 感兴趣容积

volume rendering 容积再现

virtual reality 虚拟现实

virtual reality modelling language 虚拟现实模型语言

extensible mark-up language

VL

VOI

VR

VRe

VRML

XLM

作者名录

WERNER BACKFRIEDER, MS, PhD
Department of Biomedical Engineering and Physics
University of Vienna
General Hospital Vienna
Waehringer Guertel 18–20
1090 Vienna
Austria

ISABELLA, BAELI, MD
Department of Radiology
University of Rome"La Sapienza"
Policlinico Umberto I
Viale Regina Elena n.324
00161 Rome
Italy

RETO J.BALE, MD
Department of Radiology I
University Hospital
University of Innsbruck
Anichstrasse 35
6020 Innsbruck
Austria

EMESE BALOGH, MSc
Department of Applied Informatics
University of Szeged Àrpád tér 2
6720 Szeged
Hungary

IRENE BARGELLINI, MD
Diagnostic and Interventional Radiology
Department of Oncology, Transplants,
and Advanced Technologies in Medicine
University of Pisa
Via Roma 67
56100 Pisa
Italy

CARLO BARTOLOZZI, MD
Professor and Chairman
Diagnostic and Interventional Radiology
Department of Oncology, Transplants,
and Advanced Technoloies in Medicine
University of Pisa
Via Roma 67
56100 Pisa
Italy

ANNA VILANOVA BARTROLÌ
Institute of Computer Graphics and Algorithms
Vienna University of Technology
Karlsplatz 13\186\2
1040 Vienna
Austria

STRFANO BERRETTINI, MD
Otololaryngologic Unit
Department of Neuroscience

University of Pisa
Via Savi 10
56126 Pisa
Italy

ELISABETTA BICHI SECCHI, MD
Department of radiology
University Hospital "Umberto I°"
Via Conca
60020 Torrette di Ancona, Ancona
Italy

WOLFGANG BIRKFELLNER, MS, PhD
Department of Biomedical Engineering and Physics
University of Vienna
General Hospital Vienna
Waehringer Guertel 18–20
1090 Vienna
Austria

ALAIN BLUM MOYSE, MD
Professor, Service de Radiologie
Hôspital Central
29, avenue Maréchal de Lattre de Tassigny
54035Nancy Cédex
France

PIERO BORASCHI, MD
2nd Department of Radiology
Pisa University Hospital
Via Paradisa 2
56124 Pisa
Itlay

DARREN BRENNAN, MB, BCh, MRCPI
Department of Radiology
Mater Misericordiae Hospital
Eccles Street
Dublin 7
Ireland

JOHN BRUZZI, MB, BCh, MRCPI
Department of Radiology
Mater Misericordiae Hospital
Eccles Street
Dublin 7
Ireland

GIUDITTA CAMPORI, MD
Diagnostic and Interventional Radiology
Department of Oncology, Transplants, and Advanced Technologies in Medicine
University of Pisa
Via Roma 67
56100 Pisa
Italy

CARLA CAPPELLI, MD
Diagnostic and Interventional Radiology
Department of Oncology, Transplants, and Advanced Technologies in Medicine
University of Pisa
Via Roma 67
56100 Pisa
Italy

DAVIDE CARAMELLA, MD
Diagnostic and Interventional Radiology
Department of Oncology, Transplants, and Advanced Technologies in Medicine
University of Pisa
Via Roma 67
56100 Pisa

Italy

MONIKA CARTELLIERI, MD
Department of Otolaryngology
University Hospital of Vienna
Waehringer Guertel 18–20
1090 Vienna
Austria

CARLO CATALANO, MD
Department of Radiology
University of Rome "La Sapienza"
Policlinico Umberto I
Viale Regina Elena n.324
00161 Rome
Italy

DANIA CIONI, MD
Diagnostic and Interventional Radiology
Department of Oncology, Transplants,
and Advanced Technologies in Medicine
University of Pisa
Via Roma 67
56100 Pisa
Italy

MARTIN CITARDI, MD
Department Ear Nose and Throat
Cleveland Clinic Foundation
9500 Euclid Avenue
Cleveland OH 44195
USA

ANNE COTTEN, MD
Professor, Service de Radiologie Ostéo-Articulaire
Hôpital R.Salengro-CHRU de Lille
Boulevard du Pr.J.Leclercq
59037 Lille Cédex
France

LAURA CROCETTI, MD
Diagnostic and Interventional Radiology
Department of Oncology, Transplants,
and Advanced Technologies in Medicine
University of Pisa
Via Roma 67
56100 Pisa
Italy

MASSIMILIANO DANTI, MD
Department of Radiology
University of Rome "La Sapienza"
Policlinico Umberto I
Viale Regina Elena n.324
00161 Rome
Italy

HELEN M.FENLON, MD, BCh, MRCPI, FFRRSCI
Department of Radiology
Mater Misericordiae Hospital
Eccles Street
Dublin 7
Ireland

FRANCESCO FRAIOLI, MD
Department of Radiology
University of Rome "La Sapienza"
Policlinico Umberto I
Viale Regina Elena n.324
00161 Rome
Italy

MARVIN P.FRIED, MD

Surgical Planning Laboratory
Department of Radiology
Brigham and Women's Hospital Boston
75, Francis Street
Boston, MA 02115
USA

CLAUDIA GIANNI, MD
Diagnostic and Interventional Radiology
Department of Oncology, Transplants,
and Advanced Technologies in Medicine
University of Pisa
Via Roma 67
56100 Pisa
Italy

ROBERTO GIGONI, MD
2nd Department of Radiology
Pisa University Hospital
Via Paradisa 2
56124 Pisa
Italy

ENRIO GOBBETTI, PhD
CRS4-Center for Research
VI Strada Ovest, ZI Macchiareddu, CP 94
09010 Uta(CA)
Italy

RUDOLF HANEL, MS
Department of Biomedical Engineering and Physics
University of Vienna
General Hospital Vienna
Waehringer Guertel 18–20
1090 Vienna
Austria

FRANCO IAFRATE, MD
Department of Radiology
University of Rome"La Sapienza"
Policlinico Umberto I
Viale Regina Elena n.324
00161 Rome
Italy

RICCARDO IANNACCONE, MD
Department of Radiology
University of Rome"La Sapienza"
Policlinico Umberto I
Viale Regina Elena n.324
00161 Rome
Italy

SANDRINE IOCHUM, MD
Service de Radiologie
Hôpital Central
29, avenue Maréchal de Lattre de Tasigny
54035 Nancy Cédex
France

GARY ISRAEL, MD
Department of Radiology, Abdominal Imaging
NYU Medical Center
560 First Avenue
Suite HW 206
NewYork, NY 10016
USA

ALAN JACKSON, MD
Professor of Neurology
Imaging Science and Biomedical Engineering
The Medical School
University of Manchester

Oxford Road
Manchester M13 9PT
UK

NIGEL W.JOHN, PhD
Deputy Director
Manchester Visualisation Centre
University of Manchester
Manchester M13 9PL
UK

FERENC A.JOLESZ, MD
Director of MR Division
and Image Guided Therapy Program
Department of Radiology
Brigham and Women's Hospital Boston
75, Francis Street
Boston, MA 02115
USA

JOACHIM KETTENBACH, MD
Department of Diagnostic Radiology
University Hospital of Vienna
Waehringer Guertel 18-20
1090 Vienna
Austria

RON KIKINIS, MD
Surgical Planning Laboratory
Department of Radiology
Brigham and Women's Hospital Boston
75, Francis Street
Boston, MA 02115
USA

DOMAGOJ KOVACEVIC, MD
Department of Electronic Systems
and Information Processing
Faculty of Electrical Engineering Computing
Zagreb
Unska 3
HR-10000 Zagreb
Croatia

ANDREA LAGHI, MD
Department of Radiology
University of Rome"La Sapienza"
Policinico Umberto I
Viale Regina Elena n.324
00161 Rome
Italy

PIER FRANCESCO LA PALOMBARA, MD
Istituti Ortopedici Rizzoli, Biomechanics Lab
Via Barbiano 1-10
40136 Bologna
Italy

RICCARDO LENCIONI MD
Diagnostic and Interventional Radiology
Department of Oncology, Transplants,
And Advanced technologies in Medicine
University of Pisa
Via Roma 67
56100 Pisa
Italy

MIKE E.LEVENTON, MS, phD
Surgical Planning Laboratory
Department of Radiology
Brigham and Women's Hospital Boston
75, Francis Street
Boston, MA 02115
USA

SIMONE LODOVING, MD
Diagnostic and Interventional Radiology
Department of Oncology, Transplants,
And Advanced technologies in Medicine
University of Pisa
Via Roma 67
56100 Pisa
Italy

SVEN LONCARIC, PhD
Department of Electronic Systems
and Information Processing
Faculty of Electrical Engineering Computing
Zagreb
Unska 3
HR-10000 Zagreb
Croatia

WILLIAM E.LORENSENM, MD
GE Corporate Research and Development
Building KW Room C215, 1Research Circle
Niskayuna, NY 12309
USA

MICHAEL MACARI, MD
Department of Radiology Abdominal Imaging
NYU Medical Center
560 First Avenue
Suite HW 207
NewYork, NY10016
USA

ANDREA MALCISTI, MD
Istituti Ortopedici Rizzoli, Biomechanics Lab
Via Barbiano1-10
40136 Bologna
Italy

MAURILIO MARCACCI, MD
Istitute Ortopedici Rizzoli, Biomechanics Lab
Via Barbiano1-10
40136 Bologna
Italy

LUIS MARTÍ-BONMATÍ, MD, phD
Dr Peset University Hospital
Unidad de Resonancia Magnetica
Avenida Gaspar Aguilar 90
46017Valencia
Spain

VIK M.MOHARIR, MD
Surgical Planning Laboratory
Department of Radiology
Brigham and Women's Hospital Boston
75, Francis Street
Boston, MA02115
USA

ALESSANDRO NAPOLI, MD
Department of Radiology
University of Rome"La Sapienza"
Policlinico Umberto I
Viale Regina Elena n.324
00161Rome
Italy

EMANUELE NERI, MD
Diagnostic and Interventional Radiology
Department of Oncology, Transplants,
And Advanced technologies in Medicine
University of Pisa
Via Roma 67

56100 Pisa
Italy

LAURA NOFRINI, MD
Istituti Ortopedici Rizzoli, Biomechanics Lab
Via Barbiano1-10
40136 Bologna
Italy

WIESLAW L.NOWINSKI, DSc, phD
Medical Imaging Laboratory
Kent Ridge Digital Labs
21, Heng Mui Keng Terrace
Singapore 119613
Singapore

LÀZLÒ G.NYÙL, MSc
Department of Applied Informatics
University of Szeged Àrpád tér 2
6720 Szeged
Hungary

KÁLMÁN PALÁGYI phD
Department of Applied Informatics
University of Szeged Àrpád tér 2
6720 Szeged
Hungary

MICHELA PANCONI, MD
Diagnostic and Interventional Radiology
Department of Oncology, Transplants,
And Advanced technologies in Medicine
University of Pisa
Via Roma 67
56100 Pisa
Italy

VALERIA PANEBIANCO, MD
Department of Radiology
University of Rome"La Sapienza"
Policlinico Umberto I
Viale Regina Elena n.324
00161Rome
Italy

ROBERTO PASSARIELLO, MD
Department of Radiology
University of Rome"La Sapienza"
Policlinico Umberto I
Viale Regina Elena n.324
00161Rome
Italy

FEDERICA PEDICONI, MD
Department of Radiology
University of Rome"La Sapienza"
Policlinico Umberto I
Viale Regina Elena n.324
00161Rome
Italy

MARZIO PERRI, MD
Diagnostic and Interventional Radiology
Department of Oncology, Transplants,
And Advanced technologies in Medicine
University of Pisa
Via Roma 67
56100 Pisa
Italy

SILVIA PICCHIETTI, MD
Diagnostic and Interventional Radiology
Department of Oncology, Transplants,
And Advanced technologies in Medicine

University of Pisa
Via Roma 67
56100 Pisa
Italy

HELMUT RINGL, MD
Department of Diagnostic Radiology
University Hospital of Vienna
Waehringer Guertel 18-20
1090 Vienna
Austria

LUCA SALVOLINI, MD
Department of Radiology
University Hospital "Umberto I°"
Via Conca
60020 Torrette di Ancona, Ancona
Italy

RICCARDO SCATENI, MD
CRS4-Center for Research
VI Strada Ovest, ZI Macchiareddu, CP 94
09010 Uta(CA)
Italy

ANDREAS G.SCHREYER, MD
Department of Radiology
University Hospital Regensburg
Franz-Josef-Strauss Allee 11
93053 Regensburg
Germany

STEFANO SELLARI FRANCESCHINI, MD
Otolaryngologic Unit
Department of Neuroscience
University of Pisa
Via Savi 10
56126 Pisa
Italy

RAMIN SHAHIDI, phD
Image Guidance Laboratories
Stanford University
Stanford University Medical Center
Department of Neurosurgery
300 Pasteur Dr., Room S-006
Stanford, CA 94305-5327
USA

ERICH SORANTIN, MD
Department of Radiology
University Hospital Graz
Auenbruggerplatz 34
8036 Graz
Austria

CHETI SPINELLI, MD
Diagnostic and Interventional Radiology
Department of Oncology, Transplants,
And Advanced technologies in Medicine
University of Pisa
Via Roma 67
56100 Pisa
Italy

MARCO SUBASIC
Department of Electronic Systems
And Information Processing
Faculty of Electrical Engineering Computing
Zagreb
Unska 3
HR-10000 Zagreb
Croatia

NEIL A.THACKER,PhD
Imaging Science and Biomedical Engineering
The Medical School
University of Manchester
Oxford Road
Manchester M13 9PT
UK

PAOLA VAGLI,MD
Diagnostic and Interventional Radiology
Department of Oncology,Transplants,
and Advanced technologies in Medicine
University of Pisa
Via Roma 67
56100 Pisa
Italy

SIMON K.WARFIELD,PhD
Surgical Planning Laboratory
Department of Radiology
Brigham and Women's Hospital Boston
75,Francis Street
Boston,MA 02115
USA

GIANLUIGI ZANETTI
CRS4-Center for Research
VI Strada Ovest, ZI Macchiareddu, CP 94
09010 Uta(CA)
Italy